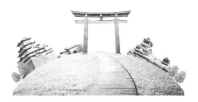

일본 **명심보감**의
전래와 수용 연구

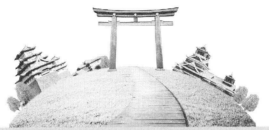

THE STUDY OF JAPANESSS MYOUNGSIMBOGAM'S INTRODUCTION AND RECEPTION

일본 명심보감의
전래와 수용 연구

성 해 준 저

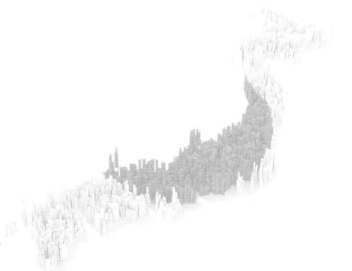

學古房

목차

• 서장 •

일본 『명심보감』의 연구목적과 개요 _ 11

1. 연구목적 ··· 13
2. 연구개요 ··· 29

• 제1부 •

중세 무로마치 시대의 『명심보감』 관련서적 _ 45

제1장 고잔(五山)승려 토요 에이쵸(東陽英朝)의 사상과
『젠린쿠슈(禪林句集)』 47

1. 들어가면서 ··· 47
2. 일본 선불교와 『젠린쿠슈(禪林句集)』 ··························· 52
3. 『젠린쿠슈(禪林句集)』와 『명심보감』 ··························· 54
4. 나오면서 ··· 63

제2장 고잔승려 하비안의 사상과 『아마쿠사판 금구집(天草版金句集)』 66

1. 들어가면서 ··· 66
2. 『아마쿠사판 금구집(天草版金句集)』의 출판 배경 ············· 67
3. 고잔 승려의 『아마쿠사판 금구집』과 『명심보감』 ············· 70
4. 나오면서 ··· 82

• 제2부 •
근세 에도시대 전기의 『명심보감』 관련서적 _ 85

제1장 승려출신 유학자 후지와라 세이카(藤原惺窩)의 사상과
『슨테츠록(寸鐵錄)』   87

1. 들어가면서 ·· 87
2. 후지와라 세이카의 생애와 사상 ·· 92
3. 『슨테츠록(寸鐵錄)』 속의 『명심보감』 ······························ 106
4. 나오면서 ·· 116

제2장 유학자 오제 호안(小瀬甫庵)의 사상과 『메이호칸(明意寶鑑)』 118

1. 들어가면서 ·· 118
2. 오제 호안의 『명심보감』 수용 선행연구 ···························· 122
3. 『메이호칸(明意寶鑑)』의 『명심보감』 인용 ························ 125
4. 나오면서 ·· 150

제3장 오제 호안(小瀬甫庵)의 『세이요쇼(政要抄)』   152

1. 들어가면서 ·· 152
2. 천(天)의 관념에 관한 인용 ··· 153
3. 정사(政事)에 관한 인용 ··· 157
4. 인간생활의 소양(素養)에 관한 인용 ··································· 160
5. 나오면서 ·· 163

제4장 유학관료 하야시 라잔(林羅山)의 사상과 『도모쇼(童蒙抄)』 165

1. 들어가면서 ·· 165
2. 『도모쇼(童蒙抄)』의 『명심보감』 인용 ······························ 171
3. 『도모쇼(童蒙抄)』 「권선부(勸善部)」의 사상 ····················· 177

4. 『도모쇼(童蒙抄)』「권선부」 외의 『명심보감』 관련 내용 ·· 184

5. 나오면서 ·· 198

제5장   유학자 노마 산치쿠(野間三竹)의 사상과 『홋케이간고(北溪含毫)』 201

1. 들어가면서 ··· 201

2. 『홋케이간고(北溪含毫)』의 서문 및 인용서적 ················· 206

3. 『홋케이간고(北溪含毫)』의 『명심보감』 관련 내용 ··········· 214

4. 나오면서 ··· 222

제6장   불교 사상가 아사이 료이(淺井了意)의 사상과
『우키요 모노가타리(浮世物語)』   225

1. 들어가면서 ··· 225

2. 『우키요 모노가타리(浮世物語)』의 『명심보감』 내용 ········ 230

3. 『우키요 모노가타리(浮世物語)』의 천(天) 사상 ··············· 233

4. 『우키요 모노가타리(浮世物語)』의 지족안분론 ··············· 239

5. 나오면서 ··· 247

제7장   아사이 료이(淺井了意)의 『칸닌키(堪忍記)』   250

1. 들어가면서 ··· 250

2. 『칸닌키(堪忍記)』와 『명심보감』 ···································· 256

3. 권선과 군자의 감인(堪忍) ··· 267

4. 자제교육과 효행 ··· 274

5. 나오면서 ··· 283

• 제3부 •
근세 에도시대 후기의 『명심보감』 관련서적 _ 287

제1장　박물학자 카이바라 에키켄(貝原益軒)의 사상과 『명심보감』　289

　　1. 들어가면서 ……………………………………………………… 289
　　2. 카이바라 에키켄의 사상과 『명심보감』 ………………………… 294
　　3. 카이바라 에키켄의 상벌관 …………………………………… 296
　　4. 카이바라 에키켄의 권선의 독자성 ………………………… 307
　　5. 나오면서 ……………………………………………………… 316

제2장　카가번사(加賀藩士) 아사카 큐케이(淺香久敬)의 『쯔레즈레구사
　　　　쇼쇼다이세이(徒然草諸抄大成)』　320

　　1. 카가번의 약사(略史) ………………………………………… 320
　　2. 『쯔레즈레구사 쇼쇼다이세이(徒然草諸抄大成)』의 출판배경과
　　　　구성 ………………………………………………………… 326
　　3. 『쯔레즈레구사 쇼쇼다이세이(徒然草諸抄大成)』 속의 『명심보감』 … 329
　　4. 나오면서 ……………………………………………………… 344

제3장　극작가·신도가·국학자들과 『명심보감』　346

　　1. 들어가면서 …………………………………………………… 346
　　2. 『지가바찌 모노가타리(似我蜂物語)』의 권선과 『명심 보감』 … 349
　　3. 『무까시바나시 이나즈마효시(昔話稻妻表紙)』의 권선과 『명심보감』
　　　　………………………………………………………………… 356
　　4. 산토 쿄덴(山東京傳)의 『명심보감』 인용 ………………… 358
　　5. 나오면서 …………………………………………………… 362

제4장   미야카와 도타츠(宮川道達)의 『쿤모요겐로꾸 코지(訓蒙要言錄故事)』와 『명심보감』   364

1. 들어가면서 ·· 364
2. 『쿤모요겐로꾸 코지(訓蒙要言錄故事)』의 편찬의도 ········· 365
3. 『쿤모요겐로꾸 코지(訓蒙要言錄故事)』의 『명심보감』 관련 ··· 370
4. 나오면서 ·· 383

제5장   보덕(報德)사상가 니노미야 손토쿠(二宮尊德)의 사상과 『명심보감』   384

1. 들어가면서 ·· 384
2. 에도시대 권선사상 수용의 특징 ··································· 389
3. 『명심보감』의 권선과 손토쿠의 권선 ···························· 391
4. 관념적 권선과 생산적 권선 ·· 403
5. 나오면서 ·· 411

제6장   니노미야 손토쿠(二宮尊德)의 분도·추양론과 『명심보감』의 지족안분론   414

1. 들어가면서 ·· 414
2. 『명심보감』의 지족안분론의 특징 ································· 417
3. 손토쿠의 분도 및 추양론의 특징 ································ 423
4. 나오면서 ·· 431

• 제4부 •
타 권선서의 사상과 『명심보감』_ 433

제1장 『성서』와 『명심보감』 권선사상의 공통점   435
     1. 들어가면서 ··· 435
     2. 천 관념에 의한 권선 ···································· 438
     3. 천 관념에 의한 지족안분 ····························· 449
     4. 타인과의 교제 및 화합의 강조 ····················· 453
     5. 나오면서 ·· 459

제2장 『성서』와 『명심보감』 권선사상의 차이점   461
     1. 들어가면서 ··· 461
     2. 효도와 가족관에 대한 견해 ························· 462
     3. 타민족과 약자에 대한 견해 ························· 474
     4. 나오면서 ·· 485

• 종장 •
일본『명심보감』의 전래와 수용 의미_ 489

     1. 유학(儒學) 이념의 확대와 일상성 ················· 491
     2. 근세 일본의 윤리관 형성에 기여 ················· 493
     3. 에도시대 후기『명심보감』수용상의 변화 ········ 498

참고문헌 ·· 505
저자 후기 ·· 519
영문 및 일문요약 ··· 523
찾아보기 ··· 529

서 장

일본 『명심보감』의
연구목적과 개요

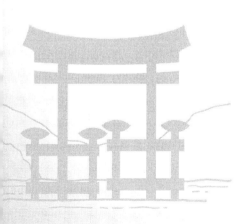

1. 연구목적

① 『명심보감』과 유학 수용

1368년 중국의 범입본(范立本)에 의해 편찬된 『명심보감』[1]은 유교
·불교·도교 사상과 밀접한 관계를 유지하며 인생의 철학, 행동의 규
범에서 정치이념에 이르기까지 폭넓게 논한 도덕서로 중국·한국·일
본·베트남 등, 동양의 지식인이 항상 곁에 두고 읽으면서 마음을 닦
고 밝혀온 보배로운 책이다. 또 아시아 유교 문화권 국가의 정치사회
에 널리 전파·수용되어 지대한 영향을 미쳤을 뿐만 아니라 서양의 선
교사들에게도 주목되어 1592년 동양의 한문 서적 중에서 최초로 서양
어로 번역되어, 스페인·독일·프랑스 등의 서양인들에게도 동양인의
심성을 이해할 수 있는 근원적인 서적으로 그 역할을 수행해 왔다.

이와 같이 『명심보감』은 세계 각국에 전파되어 다수의 사람들에게
읽혀져 철학·문학·사상·종교 등의 많은 분야에 영향을 미친 중요한

---

1) 지금까지는 청주본 명심보감 서문의 「홍무 26년 계유년 2월 16일 후학 범입본이
    서문을 씀(洪武二十六年歲在癸酉二月旣望後學范立本序)」의 1393년 2월 16일
    로 알려져 있었으나 2007년 이후 중국 국가도서관 보통고적 열람실 수장(普通
    古籍阅览室收藏)의 1368년 간인(刊印)의 범입본(范立本) 편찬의 『교정산보
    명심보감(校正删补明心寶鑑)』 판본명이 있는 것을 확인했다.

서석이다. 『명심보감』이 동아시아 가운데서도 중국에서 한국으로 다시 일본으로 전파되어 정착되었고, 또 일본 사상가들에게 주목받아 이들을 중심으로 일본사회에 전파·수용된 양상 등을 미루어보면, 일본 『명심보감』에 대한 연구는 중요한 과제라고 생각한다. 특히 일본은 동아시아 『명심보감』 수용의 종착지라고 할 수 있다. 그러나 아직까지이에 대한 전반적이고도 심도 있는 연구는 이루어지지 못한 실정이다. 그러므로 이 연구는 일본 중세에서 근세로 이어지는 시간의 사적(史的)인 흐름을 따르면서도 당 시대의 다양한 서적과 관련성 및 사상을 대비하는, 즉 시간과 공간을 날줄과 씨줄로 엮는 방식을 취하였다.

그럼 먼저 사상적 이해의 초석이 되는 일본 유학수용에 대해 개괄적으로 서술하고자 한다. 일본에는 4세기경 한자와 함께 유학의 경전이 전해져 조정·호족·승려에 의해서 학습되었다. 아스카(飛鳥) 시대의 정치개혁인 다이카노 카이신(大化改新) 후에는 고대 율령국가의 귀족·관료의 필수교양으로 되었지만 율령제도의 이완과 더불어 형식화되어 하카세(博士)[2] 가문의 단순한 가학(家學)으로 변화되었다. 그 후 카마쿠라(鎌倉)시대 초기에는 주자학이 전해지고, 무로마치(室町)시대에는 선승(禪僧) 사이에 선(禪)과 함께 보급되었다.

주자학의 일본 전래는 일반적으로 16세기 초 무로마치 시대의 무장 아시카가 다카우지(足利尊氏, 1305-1358)가 막부를 세운 1336년부터 1573년 쇼군 아시카가 요시아키(足利義昭, 1537-1597)가 오다 노부나가(織田信長, 1534-1582)에게 멸망당할 때까지인 무로마치시대(室町)로 간주한다. 그러나 당시 일본에서는 불교 및 신도사상이 민중 속에 뿌리를 내리고 있었으므로 주자학은 조정의 권위를 유지하기 위한 수

---

2) 영제(令制)의 관직명으로 학생을 교수시과(敎授試課)하는 교관을 뜻한다.

단으로 조정의 독점물이 되어 현실적으로 일본정치의 원리와 민중교화를 위한 가르침이 될 수 없었다. 따라서 주자학은 무로마치시대를 지나 토요토미 히데요시(風臣秀吉, 1536-1598)가 권력을 잡았던 아즈치모모야마(安土桃山)시대를 거쳐 에도(江戸)시대로 들어서면서 현실적인 경세제민의 학문으로 탈바꿈하기 시작하였다.3)

다음으로 임진왜란4)과 직·간접적인 영향 관계로 1592년과 1597년의 두 번에 걸친 토요토미 히데요시의 조선 침략은 정치적으로는 히데요시(秀吉) 가계의 몰락으로 인한 대 실패로 끝났지만 문화적으로는 동활자 및 인쇄기계와 함께 많은 서적이 일본으로 반입되어 문화와 사상에 미친 영향은 지대하다. 특히 조선의 인쇄술은 에도시대 중기 이후 『카나죠시(假名草子)』등, 문학에도 혁신적으로 기여하는 원인이 되었다.5) 이와 같은 요소는 임진왜란 이후 근대 일본 주자학 확립에 조선 주자학이 큰 영향을 미친 것이라고 할 수 있다. 일본에 전래된 많은 서적은 토요토미 히데요시 사망 후, 토쿠가와 이에야스(德川家康, 1543-1616)로 시작되는 토쿠가와 막부에 계승된다.

일본의 유학은 조선의 유학과 깊은 관계를 가지는데, 에도시대 초기에 후지와라 세이카(藤原惺窩, 1561-1619)와 그의 제자인 하야시 라잔(林羅山, 1583-1657)에 의해 근세 주자학의 기초가 마련되어 막부의 관학으로서 절정기를 맞이하였다. 특히, 토쿠가와 이에야스가 하야시

---

3) 성해준 외, 『동아시아 유교문화의 새로운 지향』(청어람 미디어, 2003년).
4) 일본에서는 임진왜란을 「분로쿠 케이쵸노 에키(文禄·慶長の役)」라고 한다.
5) 李進熙『日本文化と朝鮮』(NHKブックス 359, 1980年): 田村貞雄『日本史をみなおそう』(青木書店, 1986年)참조. 그러나 안사이 학파의 사상은 퇴계에게 보낸 호의적인 평가와는 달리 사상의 실질적인 면에서는 방향을 달리하고 있다.

라잔을 정치고문으로 삼은 이후, 주자학은 관학으로서 권력과 결탁되어 그 특권적 지위를 높여 나갔다. 또 조선정부가 1607-1812년까지 약 12회에 걸쳐 에도막부에 파견한 통신사를 통해 주자학을 중심으로 한 학문·문화적인 영향을 주었다는 사실을 간과해서는 안 된다. 이른바 조선에서 파견된 통신사가 수차례 일본을 내왕하면서 학문과 많은 문물의 교류가 이루어졌다. 나아가 임진왜란·정유재란 때 일본에 끌려간 사람들 그리고 조선통신사로서 내왕한 선인들이 일본주자학 발전에 일정한 공헌을 한 것이다.

주자학이 에도시대에 들어와서는 대표적인 사상학문으로서 왕성하게 학습되지만 일본 재래의 민족사상인 신도와 결합되어 일본의 풍토·기질에 맞는 사상으로 변용 발전하게 된다. 그러나 한국의 경우는 외래 사상을 수용하고, 흡수함에 있어 완충작용을 할 수 있는 전통사상의 뒷받침이 약해 거친 사상을 자국의 풍토·기질에 맞게 거르거나 기호에 따라 취사선택할 수 있는 기회가 적었다. 그 중에서도 지리적으로 가까운 중국 사상은 별다른 변용 없이 중국의 형태나 모습 그대로 수용되는 경우가 많았다.[6] 일본은 신도라는 완충 사상이 존재하고, 또 중국·조선과 달리 관리등용시험(과거제도)을 수용하지 않았기 때문에 유학자가 정치의 실제무대에서 활약할 기회가 적었다. 중국 특히 조선과 같은 당파싸움의 번거로움을 겪어야하는 일도 없었다. 따라서 유학의 실용적인 사상을 수용하는 가운데 비교적 자유로운 학문연구가 가능했고 당시 지식인들은 재빠르게 유학의 문(文) 우월의 약점을 찰지(察知)하여 병학(兵學)을 접목시킨 일본적 유학으로 발전시켰다.

에도시대 주자학의 구체적인 영향은 다음과 같다. ①주자학은 당시

---

6) 공자에 대한 예(禮)로 유교(전통·고대)식의 전통제사의 맥을 변함없이 이어
    온 곳은 동양 3국(중국·한국·일본) 중에서 한국뿐이라고 해도 과언이 아니다.

일본사회의 세속화에 기여하고 사회적 요구에 부응하여 인륜을 가르쳤
다. 후지와라 세이카와 하야시 라잔은 주자학을 접하면서 불교에는 없
는 측면을 발견하였다. 이 시대는 중세적 우키요(憂世)인 불교적 내세
구원을 지향하게 하는 괴로운 세상에서 근세적 우키요(浮世)인 현세
중심적인 삶을 유도하며 세상의 인의(仁義)를 중시하는 주자학의 세속
윤리로 바뀌어 가고 있었으며, 오랜 전란기를 마치고 질서와 안정을
희구하고 있었다. 이런 시대를 살았던 일본인들은 자연스럽게 주자학
의 세속적·인륜적 성격에 이끌리게 되었다. ②토쿠가와시대 초기에
하야시 라잔에 의해 주자학이 수용되었을 때, 주자학의 이(理)는 상하
간 신분관계의 기초를 확립하는 이데올로기로 작용하였다. 이처럼 일
본 주자학은 사회의 상하차별을 공고히 하는 동시에 사람들로 하여금
타고난 신분에 안주하게 만드는 체념적 성격을 갖게 했다. ③다른 한
편 무사들에게 책임감을 불러일으키는 원형(元型)으로 형성되어 명분
론을 강조하면서 막부의 권력을 공고히 하였다. 이러한 사고는 무력으
로 획득한 지배자의 지위를 천하의 재가를 통해 권위화 하고자 한 막
부의 정책에 부합되었다.

  나아가 이러한 의식이 천황의 재가(裁可)에 의해 정당화 된다고 하
는 존왕론에 영향을 끼쳐, 메이지(明治) 유신 및 근대 지식인들의 정신
적 지주가 되었다. 즉, 주자학의 명분론이 야마자키 안사이(山崎闇齋,
1619- 1682) 학파(기몬파, 崎門派)에게 중시되어 막말의 존왕론에 영
향을 미쳤고, 존왕론은 다시 토막론(討幕論)으로 발전하여 유교를 보
호한 토쿠가와 이에야스가 전혀 예상치 못한 결과를 낳게 되었다. 일
본의 주자학은「풀 한포기, 나무 한그루, 벌레 한 마리에 이르기까지
각각의 기를 지닌다.」는 경험적 측면, 즉 사물의 이치를 궁구하는 경험
적인 면에서의 합리주의적 사유를 발전 시켜나갔다. 그러한 주자학적

리(理)가 자연법적 역할을 수행하여 메이시(明治) 시대에 서양의 국가
평등사상을 수용하는 기반을 마련하였다.

  이와 같이 일본은, 조선이 한 가지 사상만을 최고의 사상이고 유일
한 사상이라고 생각하며 다른 것들은 낮은 학문이라 소외시켜 버릴
때, 주자학을 수용함에 있어서 형식에 구애됨이 없이 자유롭고 배타적
이지 않은 모습을 보였다. 그 결과 유학이 양명학·고학·국학·미토
학 등 다양한 학문을 포함하는 학문으로 탈바꿈하며 학문의 발전을 거
듭하였다. 구체적으로는 처음의 주자학은 불교에 예속되어 있었지만,
이후 주자학만의 학문으로 자리 잡기도 했고, 그런 주자학을 비판하여
고학, 그리고 국학 등과 같이 일본 고유의 사상체계를 성립하기도 했
다. 이렇게 일본의 사상이 하나의 학문으로 국한되지 않고 여러 학문
으로 발전할 수 있었던 것은 앞에서도 언급한 것처럼 근세 후기까지
이어진 사농공상의 신분제도의 질서 속에서도 중국이나 한국과 같이
고급 관리의 등용문이라고 할 수 있는 과거제도가 없었던 것이 큰 이
유기도 하다. 이러한 점은 학문이 특정 계층의 전유물로만 국한되지 않
고, 무사·상인·승려·한량 등에 이르기까지 다양한 계층이 필요에
따라 자유로운 사고방식으로 독창적인 해석을 할 수 있는 기틀이 되었
다. 또한 이 점이 일본 유학이 유교문화권인 다른 동아시아 국가와 달
리 철저한 체제교학으로 수용되지 않고 수용층이 다양한 이유이다.
  이와 동시에 『명심보감』을 비롯하여 『태상감응편(太上感應篇)』·『공
과격(功過格)』·『음즐록(陰騭錄)』 등의 권선징악·인과응보의 권선서
가 지식인층에서부터 서민층에 이르기까지 폭넓게 수용되었다. 에도
시대, 특히 전기를 중심으로 한 대표적인 위정자 및 지식인들은 권선
서를 주자학과 병용하거나 주자학의 일부로써 수용했다. 그 중에서도

특히 위정자 및 지식인들에게 널리 읽혀져『명심보감』의 조문을 인용한 서적과 일본판『명심보감』인 화각본(和刻本)이 간행되어 에도시대 일본인의 사상형성에 큰 역할을 했다. 특히 일본의 경우 판본 형태의 수용보다는 지식인들의 서적에 인용되어 수많은 관련 서적이 편찬된 것은 중국·조선과는 다른 일본『명심보감』의 독자적인 수용 형태로 주목할 사항이다. 당시 일본의『명심보감』은 무로마치(室町)시대 승려, 토요 에이쵸(東陽英朝)의『젠린쿠슈(禪林句集)』와 하비안의『아마쿠사판 금구집(天草版金句集)』의『명심보감』인용 외에, 에도시대 초기의 승려출신의 저명한 유학자인 후지와라 세이카(藤原惺窩)와 그의 제자 하야시 라잔(林羅山)을 비롯하여 카이바라 에키켄(貝原益軒) 등의 유학자, 아사이 료이(淺井了意)·미야카와 도타츠(宮川道達)·오타 난뽀(太田南畝)·산토 쿄덴(山東京伝) 등의 승려·양명학자·국학자·가인(歌人) 등『명심보감』을 이해한 사람은 상당히 높은 교양을 가진 신분 층의 사람들이었다.

　즉 일본에 전파된『명심보감』이 무로마치시대 고잔 승려(五山僧−당시 禪僧들은 유불 일치적인 사상을 견지)를 비롯하여 에도시대의 유학자들을 중심으로 양명학자·국학자·신도가들에게 수용되어 당시 일본사회의 윤리 도덕 사상에 지대한 영향을 미쳤음에도 불구하고 현재 이에 대한 의의가 거의 밝혀져 있지 않다. 그러므로 본 연구에서는 일본의 주자학과 함께 무로마치시대로부터 에도시대에 이르기까지 유학 서적의 하나로서『명심보감』이 어떻게 수용되어졌는지를 시공간을 교직(交織)하면서 고찰하였다. 구체적으로는『명심보감』의 조문을 인용한 관련서적을 통해서 실증적으로 하고자 하였다. 동시에 그 사상적 특징을 드러내면서 일본『명심보감』의 전래의 역사와 독자층에 대해서도 고찰하였다.

② 『명심보감』의 일본 전파경위

앞에서 간략하게 언급한 것처럼 에도시대 전기를 중심으로 지식인들의 권선사상 설파에 큰 역할을 한 대표적인 권선서가『명심보감』이다.『명심보감』은 일본 근세 전기의 위정자 및 지식인에게 널리 읽혀져 그 조문을 인용한 관련서적이 많고, 일본판『명심보감』인 화각본(和刻本)도 간행되었다. 그 중에서도『명심보감』의 조문을 인용한 서적들이 편찬되어 교훈서로서 널리 읽혀진 것은 일본에 있어서『명심보감』수용의 중요한 특징이라고 할 수 있다.

『명심보감』의 일본 전래 경로는 먼저 무로마치 시대에 고잔(五山)승려를 통해서 중국으로부터의 유입을 들 수 있다. 무로마치 문화의 기저에는 불교·유교·노장 및 신도 사상이 있었고, 고잔에서는 삼교일치 사상을 볼 수 있다. 또 선승 및 상층무가들의 대륙 문화에 대한 동경이 무로마치 문화의 내용을 풍요롭게 했다. 그 중에서도 특히 고잔의 승려들이 당시 일본 국내에서 한문 문장의 구성·회화 등에 있어서 가장 우수한 실력을 가지고 있었던 것은 주지의 사실이다.[7]

즉『명심보감』의 일본 전래의 배경에는 먼저, 고잔과 중국과의 폭넓은 교류를 들 수가 있다.『명심보감』초간본(初刊本)의 간행 시기에 해당하는 홍무제(洪武帝 14세기) 때, 간행 장소인 중국 남방(江蘇省의 太倉 등은『명심보감』재판본의 대부분이 편찬·간행되었던 장소이다)에 고잔 승려들이 빈번하게 왕래했다. 고잔 승려와『명심보감』과의 직접적인 관련은 무로마치 시대 임제종 묘심사파(妙心寺派)의 승려, 토요에이쵸(東陽英朝)의『젠린쿠슈(禪林句集)』훈해서(訓解書) 인용서 일람

---

7)　芳賀幸四朗,「五山文學の隆盛」(『中世禪林の學問および文學に関する研究』日本學振興會刊, 1956년) p.336. p.359.

에 『명심보감』의 서적명이 기록되어 있는 것으로부터 알 수 있다. 또 그 후 『젠린쿠슈』에서 인용된 것 이외에 『명심보감』 조문을 인용한 것으로 아즈치 모모야마시대 고잔 승려 출신의 선교사 하비안의 『아마쿠사판 금구집(天草版金句集)』(壬辰倭亂 발발 다음해 인 1593년 편찬)이 있다.

다음으로 임진왜란을 간과할 수 없다. 임진왜란은 정치적으로 토요토미 정권이 멸망하게 된 조선 침략이지만 당시 조선의 인적・물적 자원이 일본으로 강제 유입되어 이후의 일본문화 형성에 크게 공헌하게 된다.[8] 그 당시 조선에서 일본으로 강제 수입된 대표적인 물품으로 도자기・활자・서적 등이 있는데, 이 중에서도 에도시대 출판문화에 보다 큰 공헌을 하게 되는 것은 활자와 서적이다.

예컨대, 『명심보감』과 관련한 서적만 든다면, 조선양식의 활자를 사용한 것으로 보이는 오제 호안(小瀬甫庵)의 『메이호칸(明意寶鑑)』・『세이요쇼(政要抄)』의 출판을 들 수 있다. 그리고 나이카쿠 문고(内閣文庫)[9]・손케이카쿠 문고(尊經閣文庫)[10]의 『명심보감』 중국판본 및 조

---

8) 임진왜란이 일본에 끼친 문화적 공헌에 대해서는 川瀬一馬, 『古活字版의 연구』 (安田文庫 1937년); 今田洋三, 『江戸の書店』(NHKブックス 299, 1977년 p.24); 奥野彦六, 『江戸時代の古版本』(臨川書店 1983년); 前田金五郎, 『仮名草子集』(日本古典文學大系, p.5) 등의 여러 설을 참조했다.

9) 메이지시대 이후 내각에 의해 보관되어 온 고서적이나 고문서 콜렉션이다. 현재는 내각부 소관(内閣府所管)의 독립행정법인 국립공문서관에 이관되어 소장되어 있다. 에도 막부로부터 이어받은 장서가 중심으로 메이지 정부가 수집한 각종 자료를 추가한 것으로 다수의 귀중한 일본서적 및 한문서적을 포함한 것으로 총 서적 수는 약 49만권에 이른다.

10) 도쿄도 메구로구 코바마(東京都 目黒区駒場)에 있는 카가번주 마에다가문 문고(加賀藩主前田家文庫). 카가 번주 마에다 츠나노리(加賀藩主綱紀)의 장서명(蔵書名) 「손케이카쿠 장서(尊経閣蔵書)」에 연유하여 「손케이카쿠 문고(尊経閣文庫)」라는 이름을 붙였다.

선판본도 임진왜란 때 조선을 경유한 판본일 가능성이 높다. 서적을
비롯한 많은 것이 무장(武將)에 의해 강제 유입되었는데, 특히 활자를
유입한 우키타 히데이에(宇喜多秀家, 1573-1655)[11]에 의한 것이 많
다. 한편 당시 활자 인쇄기재 일절과 많은 한문서적을 빼앗긴 조선에
서는 종래에 존재했던『명심보감』원본을 비롯하여 많은 서적의 행방
을 알 수 없었다. 그런데 완본 청주본이 임진왜란 때 일본에 도래하여
현재 일본 츠쿠바(筑波)대학 부속도서관에 귀중도서로서 보관되어 있
다는 것이 밝혀졌다. 또 하야시 라잔이 자신의 저서『도모쇼(童蒙抄)』
에 인용한『명심보감』의 판본도 임진왜란 때 토요토미 히데요시 군대
가 조선으로부터 강제적으로 가져간 청주본『명심보감』인 것이 확인되
었다.

이 판본에 대해 이미 네덜란드 라이덴대학의 브리츠 포스 교수는 청
주본이 임진왜란 때에 일본에 전래된 것이라고 밝혔다.[12] 포스 교수에
의하면 당시 토요토미 히데요시의 조선침략 때 본부가 있었던 큐슈(九
州)의 나고야(名護屋)에서 일한 선교사 코보의『명심보감』스페인어
번역 원고 중에『명심보감』의 편자는「청주본(淸州本)」이라고 하는 기
술이 보인다. 이 사실을 통해『명심보감』판본이 임진왜란과도 깊은
관계가 있다는 것을 재삼 확인 할 수 있다.

이상『명심보감』이 최초로 일본에 전래된 것은 중국에서『명심보감』
이 출판된 직후인 15세기 중엽 무로마치시대 고잔의 유학 승려에 의한

---

11) 일본 전국(戰国)시대의 다이묘(大名)로서 토요토미 히데요시를 추종하여 츄고
쿠(中国-일본의 중부지방)·큐슈(九州)·오다와라(小田原) 침략에서 공을 세
우고 또 임진왜란 때는 벽제관(碧蹄館) 전투에 참가해서 공을 세웠다.
12) 「『明心寶鑑』に对して」(東北大學『日本文化研究施設編 文化研究所研究報告』
第21集 1985년) p.9.

것으로 추정한다. 그러나 일본『명심보감』이 위정자·지식인 사이에
서 본격적으로 수용된 것은 임진왜란 이후 조선에서 유입된 후이다.[13]

③ 근세 지식인들의『명심보감』수용

임진왜란 때에 유입된 활자 인쇄가 간에이(寬永, 1624-1643) 이후에
는 대량 출판에 적합한 정판(整版) 인쇄로 성행했다. 이와 동시에『명
심보감』도 전기의 많은 지식인에게 읽혀져 「화각본(和刻本)」이 거듭
간행되었다. 간에이 이후는 새로운 판본이 종래의 무로마치시대의 고
잔 승려를 통한 판본 및 아즈치 모모야마(安土桃山)시대인 임진왜란 때
에 전래한 판본이 더해진다. 즉 지식인이 조문을 인용한『명심보감』
관련 서적 이외에도『명심보감』의 화각본 간행과 새롭게 전래한 조선
판본(초략본『명심보감』)과 중국판본(명간본·청간본『명심보감』)이
더해져『명심보감』의 절정기가 된다. 이 가운데 간에이키(寬永期) 후
에도『명심보감』의 화각본이 연이어 간행되어진 것은『명심보감』이 에
도시대 중기의 사상계, 특히 막부 이데올로기 형성에 중요한 역할을
한 서적으로 정착한 결과라고 할 수 있다. 왕성한 「화각본」의 간행과
동시에 당시의 일본지식인에게 널리 읽혀져, 지식인들에 의한『명심보
감』의 조문을 인용한 다양한 편찬 서적에 대해 간략하게 제시하면 다
음과 같다.

---

13) 일본의『명심보감』의 다양한 종류는 타국에서는 그 예가 없다. 그러나 이는
   타국의 연구자에게 그다지 알려져 있지 않다. 이 풍부한 종류의 판본은 일본
   근세의 지식인에게 많이 읽혀져 사상적인 영향을 주었다.

①에도시대 초기의 승려출신 유학자, 후지와라 세이카(藤原惺窩, 1561-1619)[14]가 그의 저서 『슨테츠록(寸鐵錄)』에 『명심보감』으로부터 인용한 부분이 있다.[15]

②막부의 유학자로써 당시 대표적인 지식인의 한 사람이었던 하야시 라잔(林羅山, 1583-1657)[16]의 도덕적 계몽서 『도모쇼(童蒙抄)』[17]에는 『명심보감』에 수록된 대부분의 편에서 폭넓게 조문을 인용하고 있다.

③에도시대 전기의 의사, 유학자인 노마 산치쿠(野間三竹, 1608-1676)는 『홋케이간고(北溪含毫)』[18]에 『명심보감』의 조문을 인용하고 있다.

④카가번(加賀藩)에서도 『명심보감』을 보유했다. 특히 번주 마에다 츠나노리(前田綱紀 松雲公, 1643-1724)의 활발한 학문 활동이 기초가 되어 『명심보감』의 사상이 번주 및 번사(藩士)에게 영향을 끼친 것으

---

14) 레이젠 다메토키(冷泉 爲純)의 아들, 이름은 숙(肅), 하리마(播磨) 출신으로 처음 소코쿠지(相國寺)의 승려였지만 유학을 독자적으로 체계화해 경학파(京學派)를 일으켰다. 그 문인(門人)으로 하야시 라잔(林羅山)·마츠나가 세키고(松永尺五)·나와 캇쇼(那波活所)·호리 쿄안(堀杏庵) 등의 많은 수재가 있다.

15) 레이젠후서(冷泉府書)「슨테츠록(寸鐵錄)」(『藤原惺窩集』上卷, 思文閣出版 1951년 p.359)의 내용을 조사한 결과 『명심보감』으로부터 인용을 확인했다.

16) 막부 유관(幕府 儒官) 린케(林家)의 시조. 이름은 충(忠) 혹은 노부카츠(信勝), 법호는 도슌(道春), 교토출신으로 처음에는 겐닌지(建仁寺)의 승려였지만 일찍부터 주자학 연구를 결심하고, 후지와라 세이카의 문인이 되었다.

17) 상하 한권으로 1666(寬文 6)년 부린 사부로 헤이에이 간행(武林三郞兵衛刊行), 미야기 현립 도서관 아오야나기 문고(宮城縣立 図書館靑柳文庫) 등에 소장되어 있다. 또 다른 이름으로 『쿤모요겐로꾸(訓蒙要言錄)』에서 상·중·하, 세권, 1812(文化 9)년 가하옥선장재(加賀屋善藏梓), 도호쿠 대학 카노(狩野) 문고 등에서 소장하고 있다.

18) 3권, 1692(元祿 5)년 林九兵衛壽梓.

로 생각되는데, 그 중에서도 번사 아사카 큐케이(淺香久敬 1657-
1718)의 『쯔레즈레구사 쇼쇼다이세이(徒然草諸抄大成)』(1687년 刊行)
에『명심보감』으로부터 인용한 부분이 있다.

⑤에도초기의 유학자·의사로서『신초키(信長記)』·『타이코키(太閤
記)』·『텐쇼군키(天正軍記)』등의 저작자로 유명한 오제 호안(小瀨甫
庵, 1564-1640)의 저서『메이호칸(明意寶鑑)』및『세이요쇼(政要抄)』
·『동몽선집(童蒙先習)』에는『명심보감』의 정도론(政道論)에 감명되어
인용한 조문이 많이 보인다.

⑥당시에 막대한 출판량을 자랑하고 서민의 사상 형성에도 큰 역할
을 한 아사이 료이(淺井了意, 1612-1691)의『우키요모노가타리(浮世
物語)』·『칸닌키(堪忍記)』·『카쇼키효반(可笑記評判)』·『카가미쿠사
(鑑草)』에『명심보감』이 인용되어져 있다.

⑦카이바라 에키켄(貝原益軒, 1630-1714)[19]의『야마토 조쿠쿤(大
和俗訓)』(寶永五, 1708),『와조쿠 도지쿤(和俗童子訓)』(寶永7, 1710년)
에도『명심보감』으로부터 인용한 부분이 있다.

⑧1661(寬文元)년 간행의『카나조시(假名草子)』인『지가바찌 모노가
타리(似我蜂物語)』[20]도『명심보감』을 인용하고 있다.

⑨에도시대의 국학자·신도가인 미야카와 도타츠(宮川道達 貞享五,
1688년경 사망)의『쿤모요겐로꾸 코지(訓蒙要言錄故事)』(別名『쿤모코
지요겐(訓蒙故事要言)』) 중에『명심보감』의 조문이 많이 인용되어 있다.

---

19) 후쿠오카(福岡) 출신의 에도시대 유학자로 무카이 겐쇼(向井元升)에게 의학을
　　배워, 주자학을 주로 하였으나 양명학도 연구하였다. 후에 후쿠오카번 의사가
　　되어 교육·경제 분야에도 공적을 남겼다.
20) 작자 미상이지만 내용의 선적(善的) 표현으로 선승(禪僧)이 작자라고 추측된
　　다. 수필·설화·일상생활의 메모로부터『겐지모노가타리(源氏物語)』등의
　　소설에 이르기까지 다양한 내용이 혼재해 있다.

⑩에도시대 후기의 한학자, 음운(音韻)학자로 후쿠야마번(福山藩)의 문학교수를 역임한 번사(藩士) 오타 젠사이(太田全齊, 1759~1829)[21]의 『겐엔(諺苑)』(寬政九, 1797년)에도 『명심보감』이 인용되어 있다.

⑪극작자(劇作者)·광가사(狂歌師)로 알려져 있는 오타 난뽀(太田南畝, 1749~1823)의 수필집에 『명심보감』의 이름이 있다.

⑫극작자(劇作者)·우키요 회사(浮世繪師)로 알려져 있는 산토 교덴(山東京伝, 1761~1816)의 『무까시바나시 이나즈마효시(昔話稲妻表紙)』등에 『명심보감』의 조문이 보인다.

이상 주요 지식인들에 의해서 『명심보감』의 내용이 인용되었고, 특히, 후지와라 세이카(藤原惺窩)·하야시 라잔(林羅山)·오제 호안(小瀬甫庵) 등 전래 당시 직접 『명심보감』을 이해한 사람은 위정자 혹은 지식인으로 당시 높은 교양을 가진 신분층이었던 것을 알 수 있다.[22] 지식인에 의한 다량의 『명심보감』 관련 서적이 편찬된 것은 에도시대에 『명심보감』의 권선 사상이 주자학과 더불어 막번체제(幕藩體制) 이데올로기로서 일본 사회에 다양한 독자층을 가진 것으로 학술적으로도 중요하다. 특히 일본 근세 전기에서 후기까지 『명심보감』의 내용을 인용한 여러 종류의 문예서적이 출판·보급되어 높은 신분층의 위정자

---

21) 휘(諱)는 방(方), 통칭 하치로(八郎), 자(字)는 숙귀(叔龜), 호는 전제(全齊). 부친 토죠(藤藏)는 후쿠야마번(福山藩) 어기봉복행격(御旗奉福行格).

22) 이미 중국·조선에서 『명심보감』은 위정자들에게 중요시되어 칙찬서(萬曆 15년 明實錄) 혹은 관판(官版) 형태로 간행되었으며 지식인들에게도 널리 읽혔다. 스페인 등에서도 선교사가 가지고 돌아온 『명심보감』의 판본이 위정자에게 헌상되어 중시되었던 사실이 있다. 조선의 「관」에서 주목되었던 것으로 츠쿠바(筑波)대학 부속도서관 소장의 「청주본」에 의하면 발문의 어미에 경태(景泰) 5년 갑견(甲犬) 11월 초길 청주유학교수관(初吉淸州儒學敎授官) 근발(謹跋)이 있다.

및 지식인에게 읽혀졌으며, 『명심보감』의 조문을 인용한 관련 서적이 각각 독자적인 사상을 추구하면서 일본사회에 영향을 끼친 것은 주목할 만하다.

그러나 에도시대 중기 이후가 되면 고학·국학의 주자학에 대한 비판 세력이 대두하면서 에도시대 초기에 막부의 교학이었던 린케(林家, 하야시 라잔의 가문)의 관학은 그 권위를 잃게 된다. 이는 막부 정권이 안정되어 감에 따라 쵸닌(町人)의 경제적 실권이 상승한 때와 시기를 같이 한다. 또 주자학이 내세우는 금욕주의·엄숙주의·이상주의는 점차로 배척되면서 무사계급이 주를 이루었던 학문이 부를 획득한 쵸닌 계급을 중심으로 확대된다. 이에 따라 향락주의·현실주의 가치관이 기세를 떨치게 되면서 선악의 관념도 종래는 인간의 선악 행위에 대한「천(天)」또는「신(神)」에 의해 그에 상응하는 상벌이 내려진다는 관념이 강했는데 그러한 생각은 점점 엷어지게 된다. 악한 사람이 복을 받고 선한 사람이 화를 당하는 선악의 부조리를 내세워 나쁜 행위를 하고도 당장 이익이 되는 신불에게 빌면 구원을 받을 수 있다고 생각하는 현세 이익적인 사고가 만연하게 된다.[23]

---

23) 마침내 유학은 소라이학의 쇠퇴와 함께 여러 학파의 분립 상황에 달했지만 어느 학파도 시대를 리드할 수 있는 사상이 못되었다. 구래의 학파에서 고학파유행의 세례를 받은 학파들에 의해 고주학(古注學)이나 고증학(考證學)과 같은 실증적인 학문방법이 모색되었지만 대개 학자들은 선행사상가의 여러 설의 절충가운데에서 옛날 성인(聖人)의 가르침을 이해하려고 하는 경향이 강했다. 이노우에 긴가(井上金峨 1739-1784), 야마가타 켄잔(山片兼山 1730-1782), 호소이 헤이슈(細井平洲 1730-1801) 등은 절충학의 대표적 학자이다.

　이상 『명심보감』의 전래의 방식은 중국에서 식섭 혹은 조선을 경유하기도 하였다. 에도시대에는 일본 주자학의 융성과 함께 당시의 지식인이 『명심보감』으로부터 조문을 인용한 서적을 편찬한 사실이 밝혀졌다. 그 가운데서도 근세 일본에서는 『명심보감』의 「화각본」이 새로이 간행되어진 것이다. 특히 「화각본」『명심보감』의 간행 기록에서 「화각본」은 문화의 중심지였던 교토(京都)·오사카(大坂) 및 에도(江戸)에서 1631년 이후 약 80년간에 걸쳐서 거듭해서 간행·수용되었다. 이 시기는 전기와 같이 이미 일본 국내에 여러 종류의 『명심보감』 판본이 존재하였고, 많은 지식인이 『명심보감』의 조문을 인용한 관련서적을 편찬한 시기였다. 즉 에도시대 이후도 『명심보감』의 중국·조선 판본의 전래는 계속되는 가운데 「화각본」까지 간행되어진 것은 간에이키(寬永期) 이후 『명심보감』이 보다 많은 독자층을 획득했던 것을 알 수 있다.

　특히 『명심보감』의 수용 양상에 있어서 중국·조선에서는 주로 판본의 형태를 유지하면서 전파되었다. 그러나 일본 『명심보감』은 중국·조선과 같이 판본에 의한 직접적인 영향보다는 『명심보감』의 조문을 인용한 관련 서적이 각각 독자적인 사상을 추구하면서 사회에 간접적으로 영향을 끼쳤다. 특히 일본 근세 전기에서 후기까지의 『명심보감』 내용을 인용한 여러 종류의 문예서적이 출판·보급되어 위정자 및 지식인에게 널리 읽혀졌다.

2. 연구개요

본 서적의 구성은, 서장의 일본『명심보감』의 개요, 제1부의『명심보감』의 일본 전래와 관련서적을 시작으로 제4부 타 권선 사상과『명심보감』을 거쳐 종장의 일본『명심보감』의 전래와 수용 의미를 시대별로 편성하였다. 먼저 ①서장과 1장에서는 일본『명심보감』의 연구사를 비롯하여 일본 주자학과 관련한『명심보감』의 수용과 정착에 관한 전반적인 사항을 고찰하고, ②제1부에서는 중세의 승려들과『명심보감』과의 관계를 규명하였으며, ③제2부와 제3부에서는『명심보감』의 일본 전래와 관련(근세 에도시대 전기에서 후기) 양상을 지식인과 관련지어 고찰하고, ④제4부에서는 타 권선서의 사상과『명심보감』과의 관계를 규명하였다.

이러한 구성으로 무로마치시대 전래로부터 에도시대에 본격적으로 수용된『명심보감』을 시대 순으로 배열하면서『명심보감』의 조문을 인용한 관련서적을 통해서 일본에서의 수용 실태와 사상적 의의를 명확히 하고자하였다. 이것은 조선 및 중국과는 다른 일본에서의『명심보감』의 수용상의 독자성과 에도시대『명심보감』이 주자학과 더불어 막번 체제 이데올로기로써 일본 사회에 다양한 독자층을 가진 증거로 연구의 필요성과 그 중요성이 입증된다고 할 수 있다.

제1부 중세 무로마치 시대의 『명심보감』 관련서적

제1장 고잔(五山)승려 토요 에이쵸(東陽英朝)의 사상과 『젠린쿠슈(禪林句集)』

　무로마치 시대의 임제종 묘심사파(臨濟宗 妙心寺派)의 승려, 토요 에이쵸(東陽英朝)의 저서 『젠린쿠슈(禪林句集)』 중에 유교의 사서오경, 불교의 여러 경전 등과 더불어 『명심보감』의 조문이 인용되어 있다.

　『명심보감』의 조문을 전거(典據)로 한 부분을 보면 『젠린쿠슈』 조문에서는 사람을 비방하지 않고, 해를 끼치지 않으며, 자신의 언행을 조심하는 것에 의해서 몸의 재앙을 방지할 수 있음을 역설하고 있다. 여기에서는 ①『명심보감』의 「천(天)」 관념의 두 축, 즉 「천」의 엄정한 응보 작용과 「천」이 인간의 운명을 일방적으로 결정짓는 작용에 관해서는 관심을 두고 있지 않다. ②자기 스스로가 인간의 도리(人道)에 따라 행동하면 치욕이나 부당한 죄를 받을 일이 없다고 하며, 스스로 삼가는 생활을 역설하였다. 본 장에서는, 무로마치 시대의 선승(禪僧)에 의해 편찬된 『명심보감』 관련서적의 사상적 특징을 고찰하였다.

제2장 고잔(五山)승려 하비안의 사상과 『아마쿠사판 금구집(天草版金句集)』

　아즈치모모야마 시대의 크리스트교 선교사 하비안이 전도와 교화를 위한 요령 및 일본어·문학·역사 등을 알리기 위해서 편찬한 『아마쿠사판 금구집(天草版 金句集)』에 『명심보감』의 조문을 인용하고 있다. 『아마쿠사판 금구집』에서는 『젠린쿠슈(禪林句集)』에 인용한 것과 같은 내용도 있지만, 『젠린쿠슈』에서는 관심을 나타내지 않은 유학 서적인 『논어』를 많이 인용하여 「천(天)」·「군자」라는 용어가 빈번하게 등장한다. 그 밖에 『젠린쿠슈』가 「도(道)」에 따라 삼가는 생활을 강조하고 있는 것에 비해, 『아마쿠사판 금구집』은 인간의 「운(運)」·「명(命)」이 「천」에 맡겨져 있다는 것과 인간은 「천」에 대해 죄를 범해서는 안 된다는 것을 강조하고 있다.

이와 같이 본 장에서는 『아마쿠사판 금구집』을 『젠린쿠슈』와 비교하면서 두 서적의 『명심보감』으로부터의 인용 부분의 사상적 특징을 밝혔다.

제2부 근세 에도시대 전기의 『명심보감』 관련서적

제1장 승려출신 유학자 후지와라 세이카(藤原惺窩)의 사상과 『슨테츠록(寸鐵錄)』

에도시대 초기의 승려출신 유학자 후지와라 세이카의 저서 『슨테츠록(寸鐵錄)』에 『명심보감』으로부터 인용한 부분이 있다. 세이카(惺窩)가 선원(禪院)을 나와 유복(儒服)을 입고 토쿠가와 이에야스(德川家康) 앞에서 신유학을 제창한 것은 세키가하라 전투 직후인 1600년의 일이다. 즉 세이카는 선승으로서는 처음으로, 고잔(五山)에 전해진 유학·불교학을 전수 받았으나 그가 사상적으로 불교나 하카세게(博士家)와 대립하게 되는 직접적인 요인은 송·원 및 조선에서 출판된 서적들이었다. 그 서적들의 대부분은 임진왜란 당시 조선에서 가져간 것이다. 동시에 당시 통신사로 간 김성일과의 필담 및 그 후 임진왜란의 포로로 일본에 연행된 퇴계학파 강항(姜沆)과의 친교의 역할 또한 빼놓을 수 없다.

본 장에서는 세이카의 『슨테츠록(寸鐵錄)』의 『명심보감』으로부터 인용의 사상적 특징을 고찰하였다.

제2장 유학자 오제 호안(小瀬甫庵)의 사상과 『메이호칸(明意寶鑑)』

오제 호안은 『명심보감』을 본떠 『명심보감』의 「심(心)」 자를 「의(意)」 자로 바꾸어 『메이호칸』이라는 책을 편찬했다. 이 책의 「계선편」에서는 『명심보감』의 계선편으로부터 「천(天)」과 관련된 내용만을 인용하고 있다. 또 호안은 『명심보감』의 치정론(治政論)에 관심을 가지고, 위정자의 정치에는 인의(仁義)의 도덕이 필요하다는 주장을 강하게 표현한 부분을 인용하고 있는데, 호안의 위정자에 대한 정리(政理)의 역설방법에는 『명심보감』과 다른 부분이 있다. 예를 들면, 『명심보감』에서 정치의 도리를 언급한 부분을 호안은 이미 집권하고 있는 정치권력을 어떻게 하면 장기간 유지·번창시킬 수 있을까 하는 점에 중점을 두고 있다.

본 장에서는 오제 호안(小瀬甫庵)의 권선사상의 특징을 정치관과 관련시켜 호안(甫庵)의 저서 『메이호칸(明意寶鑑)』이 『명심보감』의 조문을 인용한 부분을 들어, 그 사상적 특징을 밝혔다.

제3장 오제 호안(小瀬甫庵)의 『세이요쇼(政要抄)』

호안(甫庵)은 『세이요쇼(政要抄)』에서도 『메이호칸(明意寶鑑)』과 같이 많은 부분을 『명심보감』의 조문에서 인용하고 있다. 그러나 『세이요쇼』는 『메이호칸』처럼 정확한 편명(篇名)에 의해 내용을 나누지 않고 여러 가지 출전을 가진 내용이 하나로 되어있다. 대부분이 『논어』의 본문과 그 주에서 가져온 것이 있지만 주를 붙이지 않은 부분은 대부분이 『명심보감』의 조문에서 인용한 것이다.

『세이요쇼』가 『명심보감』의 조문에서 인용한 것은 같은 호안편(甫

庵編)의『메이호칸』을 상회한다. 그러나『명심보감』의「계선편」에서
의 인용만을 볼 경우『메이호칸』이 인용한 부분에 비해 반 이하이다.
또『세이요쇼』에도『메이호칸』과 같이 인간의 선악행위에 대한 정확한
응보를 부여하여 인간사회에 도덕적 질서를 가져오는 천의 본연이 나
타나있다.

이와 같이『세이요쇼』도『메이호칸』과 같이 호안의 사상을 이해하
는데 중요한 의의가 있다. 본 장에서는『세이요쇼』의『명심보감』조문
인용 부분을 조사하여 인용부분의 사상적 특징을 밝혔다.

제4장 유학관료 하야시 라잔(林羅山)의 사상과『도모쇼(童蒙抄)』

오제 호안보다 뒤에『명심보감』을 접한 하야시 라잔은『도모쇼(童蒙
抄)』(別名『訓蒙要言錄』)에『명심보감』을 전체적으로 인용하고 있다.
라잔의 인용 요점은『명심보감』으로부터 도덕적 요소를 적극적으로 받
아들이는 것에 있다. 여기에는 오륜(五倫) 등 유교의 기본적인 도덕을
중시하는 자세가 보인다. 라잔의『도모쇼』에 있어서의 권선사상은 인
간의 도덕을 종교와는 연관시키지 않고 사회도덕으로서의 인륜을 중시
하고 있다.

그러므로 본 장에서는『명심보감』과 편의 구성방법 및 내용이 유사
한 라잔의『도모쇼』를 분석하여,『명심보감』에서 인용한 인용문을 제
시하고, 그 인용이 어떤 사상적 의미를 가지고 있는가에 중점을 두고
고찰하였다.

제5장 유학자 노마 산치쿠(野間三竹)의 사상과『홋케이간고(北溪 含毫)』

에도시대 전기의 의사이자 유학자인 노마 산치쿠(野間三竹)는『홋케

이간고(北溪舍毫)』에 『명심보감』의 조문을 인용하고 있다. 산치쿠(三竹)는 경의(經義)를 하야시 라잔(林羅山)에게 배웠고, 『명심보감』으로부터 인용한 『홋케이간고』의 조문 내용도 라잔(羅山)과 유사하다. 『홋케이간고』에는 명확하게 『명심보감』으로부터 인용한 사실을 밝히고 있으며, 자신이 보유한 서적 명에도 『명심보감』의 이름이 보인다. 산치쿠가 자신의 대표적인 저작 『홋케이간고』에 『명심보감』을 인용하고, 또 조선의 유학과 깊은 관련을 가지고 이미 에도시대 조선으로부터 파견된 통신사와 학문적 내용으로 필담을 나누며 교류를 하였다는 점은 시사하는 바가 크다.

이런 점에서 산치쿠의 사상을 이해하는데 있어서 당시 조선에서 인기가 있었던『명심보감』과 조선에서 파견된 통신사 등과 관련시켜 연구하지 않으면 안 된다. 그러므로『홋케이간고』의 편찬의도 및『명심보감』으로부터의 인용한 부분을 발췌하여 동일한 인용부분이 다른『명심보감』 관련서적에서는 어떻게 인용되어있는지에 대해 비교하면서『홋케이간고』의 사상적 특징을 밝혔다.

제6장 불교 사상가 아사이 료이(淺井了意)의 사상과 『우키요 모노가타리(浮世物語)』

본 장에서는 아사이 료이(淺井了井)의『명심보감』수용 및 권선사상의 특징을『우키요 모노가타리(浮世物語)』를 통해서 명확히 하였다. 료이의『명심보감』의 조문으로부터의 인용상의 특징을 보면, 호안과 같이「천」과 관계 지은 권선이다. 그러나 호안에 비해「천」의 권능은 인간의 비도덕적인 행위에 대해 무서운「벌」을 주는 면을 강조하여『명심보감』의 숙명론을 적극적으로 교화서(教化書)에 받아들였다. 또, 인간에게 천의 절대적 존재를 인식시키면서 호안에 비해 보다 강한 권선과 지

족안분을 역설하고 있다. 료이의 이와 같은 천의 관념에는 영리활동은
물론 재욕(財欲)이나 색욕(色欲)이 부정적으로 다루어지고 있다.

료이의 『명심보감』 조문 인용에서 보이는 중심적 주장은 군신·부
자·부부의 상하관계가 불변한 것과 같이 부귀빈천은 인간의 노력으로
변화시킬 수 없다는 점이 있다. 그 결과 신분질서의 절대화와 고정화
에 의해 당시의 정치·사회질서를 긍정하고 있다. 그러므로 본 장에서
는 이러한 료이의『우키요 모노가타리』의 출판 목적 및 그 대상에 중
점을 두고 살폈다.

제7장 아사이 료이(淺井了意)의 『칸닌키(堪忍記)』

『명심보감』이 위정자층에서 민중층에 이르기까지의 대상을 포함하
고 있는 것과는 달리, 료이에 있어서는 민중대상의 실천도덕에 기준을
둔 민중교화를 목표로 하고 있다고 말할 수 있다. 그 서적 중의 하나인
『칸닌키(堪忍記)』는 감인(堪忍)을 기조로 하여 유교·불교·도교가 융
합한 도덕에 근거하여 고래(古來)의 고전과 일본의 일화(逸話)·항설
(巷說)·설화 등을 채취하고 편집하면서 「권선징악·인과응보」를 설
파하고 있다. 여기에서는 인간의 「악(惡)」과 「욕(欲)」에 의한 비논리적
인 행동에 대하여 천(天)과 신(神)의 무서운 징계가 첨가되어 인간의
악행에 대해 엄한 벌이 있다는 것을 특별히 강조하고 있다. 이와 같이
『칸닌키』는『우키요 모노가타리(浮世物語)』와 나란히『명심보감』의 조
문을 인용한 료이(了意)의 대표적인 교훈서로 료이의 권선사상을 이해
하는데 있어 간과할 수 없다. 특히『칸닌키』에서는 적은 부분이지만『
명심보감』의 천의 관념을 바탕으로 하는 권선징악, 지족안분 이외에
다른 권선서인『태상감응편』『음즐록』의 사상도 수용하고 있다. 이 점
은 동시대의 타 교화서(敎化書)와는 다른『칸닌키』만의 특징이라 할

것이다. 이 장에서는『칸닌키』본문의 사상적 특징을『우키요 모노가
타리』에 비교하여 고찰하였다.

제3부 근세 에도시대 후기의『명심보감』관련서적

제1장 박물학자 카이바라 에키켄(貝原益軒)의 사상과『명심보감』

에키켄(益軒)의 저작에도「천(天)」의 관념이 중요한 위치를 차지하
고 있다. 그것은 ①인간행위의 선악에 대해「천」의 공정한 상벌이 있
다는 것을 시사하고, 특히 인간의「악」에 대해「천」의 엄격한 벌이 강
조되어 있다. ②또,「천」은 절대적인 권능을 가지고 있지만 그 권능 중
에는 인간의 부귀(富貴)·빈천(貧賤)·길흉화복(吉凶禍福) 등, 인간의
운명을 지배하는 요소가 있다. 사람들이 천도에 의한 상벌을 의식하거
나, 세간(世間)의 칭찬과 비난을 의식해서 선행을 쌓는 것은 올바르지
못하다고 주장하며 인간이 마땅히 해야 할 도리로서의「선」, 즉 타인
을 위한「선」을 권하고 있다.

에키켄의 서적은 지식인뿐만 아니라 서민층 사이에도 많은 독자층
을 두었고, 당시의 사회에도 큰 영향을 끼쳤다. 본 장에서는 에키켄의
『명심보감』수용방법과 권선관을 제시하였는데,『명심보감』의 조문을
인용한 지식인과는 다른 에키켄의 독자적인『명심보감』수용 및 권선
사상의 특징을 규명하였다.

제2장 카가번사(加賀藩士) 아사카 큐케이(淺香久敬)의『쯔레즈레 구사 쇼쇼다이세이(徒然草諸抄大成)』

카가번(加賀藩)에서도『명심보감』을 보유했다. 특히 번주(藩主) 마

에다 츠나노리(前田綱紀 松雲公)는 학문을 좋아하는 번주였으나 정치
적으로는 에도막부의 무가정권을 지탱하는 중요한 역할을 한 사람이
다. 또 츠나노리(綱紀)는 무예백반(武藝白般)을 단련하여 병법 및 군사
학과 함께 학문에 정진하였다. 주자학을 린케(林家)에게 배웠으며, 널
리 각 방면의 학자를 초빙하여 여러 학문을 닦아 자신의 학문을 실제
정치에 활용하였다.

특히, 번주 마에다 츠나노리(前田綱紀)의 활발한 학문 활동이 기초가
되어『명심보감』의 사상이 번주 및 번사(藩士)에게 영향을 끼친 것으로
생각되는데, 그 중에서도 번사 아사카 큐케이(淺香久敬 1657- 1718)의
『쯔레즈레구사 쇼쇼다이세이(徒然草諸抄大成)』(1687년 刊行)에『명심
보감』으로부터 인용한 부분이 있다. 카가번의 재력으로 역대번주(歷代
藩主)가 모은 많은 장서가 도쿄 코마바(駒場)의「손케이가쿠 문고(尊經
閣文庫)」에 전해지고 있으며 그 가운데는 몇 권의『명심보감』판본도
존재하는데, 본 장에서는 그 관련 내용을 명확히 하고자 하였다.

第3장　극작가·신도가·국학자들과『명심보감』

1661년(寬文원년) 간행의『카나죠시(假名草子)』인『지가바찌 모노가
타리(似我蜂物語)』의『명심보감』인용을 비롯하여, 국학자이자 신도가
인 미야카와 도타츠(宮川道達 貞享五, 1688년頃 沒)의『쿤모요겐로꾸
코지(訓蒙要言錄故事)』(別名『쿤모코지요겐(訓蒙故事要言)』全十卷十冊)
중에도『명심보감』을 인용하였다. 또 에도시대 후기의 한학이자 음운
(音韻)학자로 후쿠야마번(福山藩)의 문학교수를 역임한 번사(藩士) 오타
젠사이(太田全齊, 1759-1829)의『겐엔(諺苑)』에도『명심보감』을 인용
하였다. 또 극작가이자 광가사(狂歌師)로 알려져 있는 오타 난뽀(太田南
畝, 1749-1823)의 수필집에도『명심보감』을 인용하였고, 극작가이자

우키요에시(浮世繪師)로 알려져 있는 산토 쿄덴(山東京伝, 1761~1816)
의『무까시바나시 이나즈마효시(昔話稻妻表紙)』등에도『명심보감』이 인
용되어 있다. 본 장에서는 이들 서적의 사상적 특징을 밝혔다.

제4장   미야카와 도타츠(宮川道達)의『쿤모요겐로꾸 코지(訓蒙要言錄故事)』와『명심보감』

『쯔레즈레구사(徒然草)』는 유학자를 비롯하여 승려·가인(歌人)·
하이카이시(俳諧師) 등 다양한 학문 및 예도(藝道)와 관련된 사람들이
그들 스스로의 학문이나 예도와 관련한 다양한 논평과 주석을 붙여 놓
았다. 따라서 서로간의 논평이 크게 어긋나는 부분도 적지 않은데, 사
상적으로 대립하던 유교와 불교 연구자들에게도『쯔레즈레구사(徒然
草)』를 제재로 하여 자신들의 사상을 부각시키려고 한 의도가 보인다.
그 중『쿤모요겐로꾸 코지(訓蒙要言錄故事)』에서도 유교·불교·도교
의 다양한 사상을 수용하고 있는데 이『쿤모요겐로꾸 코지』는 에도시
대 전기의 국학자로 호가 잇스이시(一翠子)인 국학자이자 신도가인 미
야카와 도타츠(宮川道達)의 작품으로 알려져 있다.

이『쿤모요겐로꾸 코지』에는『명심보감』의 조문이 많이 인용되어있
는데, 본 장에서는 도타츠(道達)의 편찬으로 알려진 쿤모요겐고지의
서문(訓蒙要言故事 序) 내용 고찰을 중심으로『명심보감』과의 관련사
상을 밝혔다.

제5장   보덕(報德)사상가 니노미야 손토쿠(二宮尊德)의 사상과『명심보감』

보덕(報德)사상은 에도시대말기의 농정가(農政家) 니노미야 손토쿠
(二宮尊德)가 관동(關東)지방의 농가에서 시작한 농촌부흥을 주도한

경세사상이다. 인간 개개인이 천도를 자각하고 이웃과 사회에 공헌하면 행위자 자신에게 이익이 돌아간다는 논리로서 후에 일본 전국과 식민지 조선 및 대만에도 전파된 사상체계이다. 이에 앞서 1368년경에 편찬된『명심보감』의 권선사상은 마음을 밝히는 보배로운 거울이라는 의미이며, 끊임없이 선을 권하는 사상체계이다.

이 두 서적의 사상이 일본 사회에 미친 영향은 지대한데, 먼저『명심보감』의 권선사상은 에도시대에 본격적으로 수용되어 중기이후가 되면 지식인 및 위정자뿐만 아니라 민중에게 널리 전파된다. 손토쿠의 보덕사상은 에도시대후기에 민중을 중심으로 하여 지식인과 위정자들에게 널리 전파되었으며, 메이지(明治)・다이쇼(大正)・쇼와(昭和)의 시기까지 농촌계몽과 부흥에 큰 공헌을 한 사상이다. 현재 일본에서『명심보감』의 권선사상은 연구자 이외에는 그다지 알려져 있지 않지만, 보덕사상의 주창자인 손토쿠는 대표적인 일본인으로 널리 알려진 인물의 한 사람이다. 그러므로 본 장에서는 천(天)의 관념에 근거한『명심보감』의 권선사상과 손토쿠의 보덕사상의 비교에 초점을 두고 손토쿠가 역설한 권선사상의 특징을 명확하게 밝혔다.

제6장   니노미야 손토쿠(二宮尊德)의 분도・추양론과『명심보감』의 지족안분론

손토쿠에 의해 에도시대 말기 관동지방의 농가에서 피폐한 농촌을 부흥시키기 위해 실천을 중시한 보덕사상이 근대에 들어와서 손토쿠의 문하생인 후쿠즈미 마사에(福住正兄)에 의해 부활되었다. 그는 히라타 아츠타네(平田篤胤)의 사상을 채용하여『부국첩경(富國捷徑)』등을 저술하고, 신도에 기초한「보덕교회(報德敎會)」를 만들어 국민교화운동을 추진하였다. 1870년대 후반 경부터는 메이지 정부의 후원을 받아 국민규모의 농촌개량운동과 농촌진흥운동으로 발전해 갔다. 이와 동시에 손토쿠는 근대 메이지시대에 이르러 수신 등의 공교육의 대표적인 모범인물로 추앙되었다. 문하생들에 의해 결성된 보덕회는 메이지 정부의 국가 운영에 중요한 역할을 수행하였다. 이런 보덕 사상을 보급하기 위해 손토쿠의 제자인 오카다 사헤이지(岡田佐平治, 1812-1878)가 토토미노쿠니(遠江國)에 보덕사(報德社)를 설립하는 것을 시작으로 그의 제자들에 의해 여러 지역으로 보덕사가 확산 건립되어 보덕 사상이 실천되었다. 보덕사가 연대하여 1924년에 대일본 보덕사로 발전하였으며 보덕 사상의 농촌진흥운동은 대 일본제국의 선양사상으로 당시 식민지였던 홋가이도와 조선, 대만 등지에서도 시도되었다.

이와 같이 보덕사상은 손토쿠 자신의 의지와는 관계없이 대일본제국의 황국사상 및 근대 천황제의 보완기능에 이용되며 「분도(分度)」・「추양(推讓)」이라는 국민의 근로도덕에 커다란 영향을 끼쳤다. 이 장에서는 선행연구에서 그다지 주목하지 않은 근세 전기에서 중기까지 일본에 유행한『명심보감』의 「지족안분론」과 근세 후기 이후에 유행한 니노미야 손토쿠의 「보덕사상」과 관련된 분도 및 추양론에 초점을 맞추어 보덕 사상의 실체를 고찰하였다.

제4부 타 권선서의 사상과『명심보감』

제1장 『성서』와『명심보감』권선사상의 공통점

『성서』와『명심보감』은 사랑과 믿음 소망 등 인간 생활에 희망과 용기를 불러일으키는 참신한 삶의 표본이 되는 서적으로 그 내용에는 하늘에 대한 갈망과 근거가 있다. 특히 이 두 서적의 천의 관념과 인간의

참신한 생활과 올바른 도리를 추구하는「선(善)」관념의 공통성에 주
목한 서양의 선교사들은 일찍이 동양의『명심보감』을 서양의『성서』와
동일한 존재라고 평가한 예가 있다. 그리하여『명심보감』은 16세기 전
후 일본에서 활약한 기독교 선교사들이 동양에서 활동했을 때 전도활
동의 수단으로 이용되어 동양의 한문서적 중에서 처음으로 서양어로
번역된 서적이기도 하다. 그리고 번역된『명심보감』이 스페인을 통하
여 유럽제국에까지 전파되었다. 이미 430여 년 전에 선교사들에게 주
목받은 이『명심보감』과『성서』의 내용을 비교·검토해 보면 서로 상
통하는 가르침과 상이한 가르침이 있다. 먼저 본 장에서는『명심보감』
의 권선사상과『성서』의 사랑과 용서 봉사정신과의 관련성을 이해하
며, 두 서적이 추구하는 사상의 공통점 및 권선사상의 독자성을 명확
하게 하였다.

제2장 『성서』와『명심보감』권선사상의 차이점

『성서』와『명심보감』의 두 서적은 천의 관념과 선악에 대한 응보·
겸손·인내·지혜·관용·지족·신뢰의 교류 등에서 동일한 사상을
가지고 있다. 즉 서로에게 선을 베풀 것을 강조하고, 선악행위에 따라
그 응보가 주어지는 권선징악 사상이 있으며 잘못을 했을지라도 회개
하고 선을 실천하면 올바른 새로운 삶을 살 수 있다는 가르침이다. 또
교만하지 않고 겸손하며, 물질에 대한 욕망을 자제하는 지족안분 사상
이 깔려있다. 그러나『성서』에서는 유일신인 하나님을 신봉하여, 그것
이 타종교와 타민족을 배척하는 결과로 이어져 일부이지만 부모 형제
·이웃과 장애인에게 차별적인 내용이 있는 것이『명심보감』과의 차이
점이다.

이렇게 두 서적은 권선이라는 주제로는 그 사상 상의 맥락을 같이하

지만 현세 지향적인『명심보감』과 내세 지향적인『성서』, 누구인가 성해지지 않은「신」과「천」이 존재하는『명심보감』과 여호와 하나님이라는 유일신의 영감을 받아 기록하였다고 하는『성서』, 비종교적 서적인『명심보감』과 종교적 서적인『성서』는 상이점도 분명히 존재한다.

물론『성서』는 유일신 여호와 하나님에 대한 믿음과 순종 그리고 하나님의 나라에 대해 초점이 맞추어져 있고, 그 표현에 있어서도 비유적 표현과 예언적인 의미를 담은 난해한 내용이 있어 종교적 관점이나 견해 차이에 의한 상이점도 달라 질 수 있다. 그러므로 본 장에서는『성서』의 문자적 표현 그대로를 비교하면서 관련 성구의 흘러가는 맥락에서 본 의미를 중심으로 각 서적이 추구하는 권선사상(효와 가족관, 타민족과 약자에 대한 견해 등)의 의의를 짚어보았다.

종장 일본『명심보감』의 전래와 수용 의미

이 장은 본 서적의 결론에 해당하는 것으로 일본『명심보감』을 고찰한 연구 결과를 정리함과 동시에 에도시대 전기와 후기 각각에 있어서 권선서 수용 방법의 차이 및 그 시대적 배경을 정리하여 서술하였다. 그리고『명심보감』의 천의 관념이 에도 전기에는 적극적으로 수용되었으나, 후기에 와서는 잊혀 지게 된(중국·조선과는 다른 일본의 독자적 수용) 사실의 배후에 에도시대의 특수한 사회적 문화적 사정이 있었다는 것을 밝혔다.

특히『명심보감』이 일본에 전래됨으로써 유학의 이념이 보다 확대되고 일상의 생활에 스며들었으며 중세 일본의 사상, 보다 좁게 말하자면 윤리관을 형성하는데 간접적으로 기여하여, 일본 근세의 신분제도를 공고히 한 측면이 있다는 점을 제시하였다. 이를 보다 긍정적으

로 말하면 자연에 순종적이고 겸손하며 책임성이 강한 윤리관을 형성
했다고 하겠다. 이러한 점이 일본『명심보감』의 전래와 수용의 큰 특
징으로 현재의 일본인들의 의식에도 남아 있다고 할 수 있다.

제1부

중세 무로마치 시대의
『명심보감』 관련서적

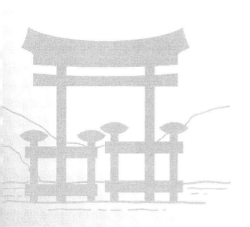

제1장

고잔(五山)승려 토요 에이쵸(東陽英朝)의 사상과
『젠린쿠슈(禪林句集)』

1. 들어가면서

　일본의 중세인 13세기에는 일본과 대륙을 연결하는 남북 2개의 수상 교통로가 존재하였는데, 북방에는 에조치(蝦夷地, 北海道)와 사할린·대륙과의 교통은 일찍부터 열려져있었다. 몽고의 사할린 원정이 행하여진 후 그것을 계기로 물자의 교류가 활발하게 되었다. 그 주역이 된 것이 츠가루반도(津軽半島)의 토사미나토(十三湊)를 본거지로 하는 안도씨(安藤氏)이다. 요시츠네(義経)나 니치렌(日蓮)의 수제자인 니치지(日持)[1]라고 하는 인물의 대륙도항 전설은 그러한 북방과의 교역의 일상화를 배경으로 하여 생겨난 것이었다. 또 국가 레벨과는 차원을 달리하는 지역교류권의 왕래도 활성화되었다. 남방의 교류권은 유구(琉

---

1)　1250(建長 2)년 출생의 스루가국 마츠노(駿河国松野)의 출신으로 사망연대는 미상이다. 카마쿠라 중기로부터 후기 니치렌종(日蓮宗)의 승려였다.

球, 오기나와)를 중심으로 일본·조선·중국을 연결시키고 동남아시
아 여러 나라와 이어진다.

중세에 들어와서 중국과의 왕성한 직접적인 교류로 견당사(遣唐使)
파견이 정지된 이래 국가 차원에서의 중국과의 교류는 폐지되었지만
일본과 중국 사이의 교역은 오히려 증가하였다. 이 교역을 통하여 일
본에는 송판(宋版)이라고 불리는 대장경이나 동전(銅錢)·도자기를 비
롯하여 다양한 종류의 방대한 문물이 흘러 들어가 물적·인적교류가
진행되었다. 송대에 들어오면 중국에서는 선(禪)이 발달하였는데 송에
들어간 승려들에 의하여 선종이 일본으로 유입되어 공무(公武)의 비호
아래 교토(京都)나 카마쿠라(鎌倉)에 큰 사찰이 연달아 건립되었다. 송
학(宋学, 朱子学)이라고 불리는 유학계의 새로운 풍습도 전래에 이어
송대의 건축기술은 헤이케이(平家) 반란(1180)으로 재건되는 과정에서
남도(南都, 奈良)의 사원에 큰 영향을 미쳤다.[2]

무로마치시대에는 견명선(遣明船)에 의한 명과의 사이에서 국가적
차원의 무역도 부활하였다. 조선과의 사이에도 여러 다이묘(大名)들에
의한 다원적인 교류가 진행되어 대륙과의 교류는 최전성기를 맞이하였
다. 중국어에 능통한 고잔(五山)의 선승들은 외교사절로서 통역이나
접대로 활약하였고, 주자학의 경우도 고잔의 선승들을 통한 흔적이 보
인다. 이와 같이 일본 중세에는 무사가 집권한 표면적인 엄격한 통제
의 이미지 속에서 내면적으로는 대륙과의 왕성한 문화적 경제적 문물
교류가 있었다.

다음에는 『젠린쿠슈(禪林句集)』 이해를 위하여 먼저 일본 중세의 주
자학 수용과 불교 관련을 고찰하고자 한다. 일본에 주자학이 전해진

---

2) 石田一良, 『日本思想史概論』(吉川弘文館, 1963) p.43.

것은 선박 등의 교통수단의 발달에 의해 헤이안시대(平安時代, 794-
1185) 말기부터 카마쿠라시대(鎌倉時代, 1185-1333) 초기에 걸쳐서
중국 송과의 교역 확대로 인한 송의 신문화가 수입되면서 유학 방면에
서는 선종의 승려들을 통한 것으로 간주되고 있다. 구체적으로는 주자
학의 일본 전래는 카마쿠라시대 초기로 보고 있다. 그 근거로 1200(正
治 2)년 오오에 무네미츠(大江宗光)의 간기(刊記, 識語)가 있는 주자의
『중용장구(中庸章句)』가 동양문고에 남아 있는 것과 1211(建曆 元)년에
송에 간 승려 쥰조(俊芿)가 송나라에서 가지고 온 2000여권의 서적 중
에 300여권의 유학 서적이 포함된 것으로부터 쥰조를 일본 최초의 주
자학 전래자로 간주하고 있다.

　그 후 카마쿠라시대 말기부터 무로마치시대(室町時代, 1336-1573)
까지 계속된 전란 속에서도 유학서적은 교토(京都)의 조정·쿠게(公
家)3)·하카세가(博士家)4)·율령제(令制)의 관직명으로 학생을 교수시
과(教授試課)하는 교관을 칭하는 고잔(五山−禪佛教의 官寺)5)의 선승
들 사이에서 널리 읽혀졌다. 특히 일본의 고잔은 중세의 관사 제도로
정해진 선종(禪宗)사원의 격식을 말하고 고잔 승려는 당시의 외교문서
및 한학에 깊이 관여한 학식이 높은 승려를 말하는데, 이 린자이슈(臨
濟宗) 고잔 석학 승려들에 의해 한시·한문 및 그 시대의 일기 또는 수
필 등의 문권이 유지되면서 빛을 발휘한 것이 바로 선승(禪僧)들 사이

3)　원래는 천황이나 조정을 칭하였으나 카마쿠라시대 무가의 지위가 확립되고
　난 후 무가중(武家衆)에 대해서 천황이 근시(近侍)하는 조신일반(朝臣一般)을
　공가중(公家衆)이라고 하며 쿠게(公家)라고도 하였다.
4)　음양료(陰陽寮)에 음양박사(陰陽博士)·역박사(曆博士)·천문박사(文博士)
　·루각박사(漏刻博士) 등이 있다.
5)　원래는 남송의 관사(官寺) 제도로 정부가 임지(任持)를 임명하는 최고의 선
　사찰 다섯 곳을 말한다.

에서 선과 함께 보급된 고잔 문학이다. 즉 카마쿠라시대 중기부터
1500년대(무로마치시대 말기)까지 주자학은 유불 일치라는 형태 속에
서도 처음에는 불교적인 측면에서 유교가 이해되고 또 유교는 불교에
예속된 형태로 머물러 있었다. 당시 선승들의 중국·일본 왕래로 인하
여 전래된 주자학은 유불일치·일본 고유의 종교로 불리는 신도와 외
래 종교인 불교의 융합을 말하는 신불습합(神佛習合, 신부츠슈고)6) 등
의 경과를 거치지만, 난보쿠쵸(南北朝)·무로마치시대 말기부터 오다
노부나가(織田信長)가 장군 아시카가 요시아키(足利義昭)을 봉쇄하고
입경(入京)한 1568년부터 토요토미 히데요시(風臣秀吉)가 사망한 후
토쿠가와 이에야스(德川家康)가 실권을 쥐게 된 1600년까지를 말하는
아즈치 모모야마(安土桃山)시대에는 불교 색에서 벗어나 독립된 주자
학으로 연구되어 선(禪) 보다는 유(儒)에 힘쓰는 자도 나타난다.

　고잔 젠린(五山禪林)에서 주자학 연구와 병행하여, 조정·관가·신
도가 사이에서도 주자의 신주서(新註書)와 사상에 관심을 가지고 연구
하는 자가 점차 증가했다. 특히, 신도가의 주자학 섭취는 카마쿠라시
대 중기에 고려를 정복한 몽고가 일본을 침공한 사건인 분에이·코간
의 역(文永·弘安 - 元寇·蒙古 來襲이라고도 함)7) 때부터 조금씩 보
여 오다가 무로마치시대의 간빠쿠(關白)8) 이찌죠 카네라(一條兼良,

---

6)　신도와 불교의 융합은 6세기 중엽 불교가 일본에 유입되면서 나타나기 시작했으
　며 두 종교의 융합과정은 현재에 이르기까지 일본인들의 종교생활을 지배해왔
　다. 오늘날에도 일본인들은 흔히 가정에 신도의 신붕(가미다나 神棚)과 불교의
　불단(부츠단 佛壇)을 두고 있으며 결혼식은 신도식(혹은 기독교식)으로 장례식
　은 불교식으로 치르고 있다.
7)　1268년 이후 원은 일본에게 복속을 요구했지만 카마쿠라 막부가 거부했기
　때문에 1274년(文永의 役)과 1281년(弘安의 役)의 두 번에 걸친 대군을 기타큐
　슈(北九州)에 파견하였으나 태풍으로 인해 두 번 다 실패하였다.
8)　영외관(令外官)이라는 별칭으로 일본 헤이안시대 중기부터 시작된 것으로

1402-1481)9)의『니혼쇼키산소(日本書紀纂疏)』10)에는 정자(程子)·주
자의 학설 위에 신도 중심의 신도·유교·불교 융합론이 전개되었다.
또 카마쿠라시대 말기에서 무로마치시대에 걸쳐 선승이나 오닌11)·분
메이(応仁·文明)의 난이 있었던 무로마치시대 후기에는 전란이 빈발
해 고대 율령시대 이래 하카세가(博士家)의 학자들이 전란을 피해 교토
에서 지방의 다이묘(大名)·무장(武將) 등 유력자들을 의존하게 되면서
정치지배의 필요에 따라 그들의 주자학 학습·섭취는 주목할 만하며
주자학은 지방에도 보급되기 시작하여 그 지위가 점점 향상되었다.

　그러나 한국이나 중국이 과거 시험에 사서(四書)를 널리 사용한 것
과는 대조적으로, 당시 일본에서는 그와 같은 제도는 없었으며 또한
유학사상도 반드시 일반 민중에게까지 전파되었다고 보기는 어렵다.
단지 조정이나 관위·신분이 높은 고잔의 승려·신도가·쿠게(公家)
등 극히 일부 한정된 지식인들의 교양으로 읽혀져 유교 사상의 형성과
사회에 미친 영향은 그다지 크다고 할 수는 없다. 그러나 후대 유학의
융성과 독립을 위한 조건은 잠재하고 있었다.

천황보다 먼저 진상(秦狀)을 열람하고 천황을 보좌하는 직무로써 천황이 어릴
때는 섭정(攝政)이라고도 말한다.
9)　학자로 다죠다이진(太政大臣)에서 간빠쿠(關白)까지 승진한 자이다.
10)　이찌죠 카네라(一條兼良)가 지은『니혼쇼키(日本書紀)』의 주석서(8권)가 카마
쿠라시대 말기에 성립되었다. 니혼쇼키 진다이 마키(日本書紀神代卷)만의
주석서임과 동시에 카네라(鎌良)의 신도론 이기도 하였기 때문에 고래의 신도
서로서도 중요하게 여겼다.
11)　무로마치시대 말기 교토를 중심으로 일어난 대란으로 무로마치시대 중기 이후
막부가 강한 통제력을 발휘하지 못한 수호다이묘(守護大名)의 반란에 골치를
앓았다. 거기에다 반복되는 실정(失政), 부패, 집단 봉기의 빈발 등으로 무로마
치 막부 지배는 현저하게 쇠약해 졌다.

2. 일본 선불교와『젠린쿠슈(禪林句集)』

사상적인 관점에서 일본의 중세, 특히 카마쿠라시대와 무로마치시대는 변동의 시기이며, 일정한 형태를 가진 고대와 근세 사이의 시기로 불교를 중심으로 유교·도교의 삼교합일 사상이 주를 이루었던 시기이기도 하다. 불교 사상을 보면 카마쿠라시대에 신불교, 예를 들면 정토종(淨土宗)·정토진종(淨土眞宗)·임제종(臨濟宗)·조동종(曹洞宗)·일련종(日蓮宗)·시종(時宗) 등 각 파의 활동과 구불교, 예를 들면 천태종(天台宗)·진언종(眞言宗)·법상종(法相宗)·율종(律宗) 등의 활동에 대응한 개혁 활동을 통해서 주목할 만한 새로운 사상들이 생성되었다.[12]

노장사상은 송·명의 삼교(유교·불교·도교) 일치론의 이입과 함께 특히 무로마치시대의 선승에 의해 널리 수용되어 그들의 사상 형성에 중요한 역할을 하며 지식인들의 인생관이나 문예관에도 많은 영향을 끼쳤다. 무로마치 문화의 기저에 보이는 불교·유교·노장 사상의 성행과 병행하여 일본에서 예로부터 전해오는 신기신앙(神祇信仰)이 종교로서의 윤리·체계를 창출하기에 이르렀고, 천태종 및 진언종 계통의 신도 및 이세(伊勢)신도나 요시다(吉田)신도가 형성되었다. 이 무로마치 문화는 선승뿐만 아니라 상층무가들의 대륙문화에 대한 동경이 그 문화의 내용을 풍부하게 했고 대륙문화를 받아들이는 기틀을 만들어 주었다.[13]

---

12) 여기에 더해 무로마치시대에는 임제종(臨濟宗)·정토진종(淨土眞宗)·일련종(日蓮宗) 등 그 외 종래의 사상에 새로운 면을 더하면서 종교적 영위를 전개했다.
13) 芳賀幸四郞 「五山文學の隆盛」(『中世禪林の學問および文學に関する硏究』日本學術振興會刊, 1956年, p.336, p.359), 村井章介「建武·室町政權と東アジア」(『講座日本歷史』中世二, 東京大學出版會, 1985年, p.2), 石田一良「禪の

이들 사상 가운데 불교 승려를 중심으로 한 종교가에 의한 서적이 지식인을 중심으로 많은 독자층을 가졌는데 그 대표적 서적으로서 『젠린쿠슈(禪林句集)』와 『아마쿠사판 금구집(天草版金句集)』을 들 수 있다. 이 『젠린쿠슈』와 『아마쿠사판 금구집』의 양 서적은 일본 어학분야에서 많은 연구가 있지만 인용에 의한 여러 사상적 연구는 적극적이지 못하다. 사상사학 관련의 대표적인 선행 연구로서 고잔(五山) 승려와 『명심보감』과의 관련에 관해서 오가와 타케히코(小川武彦) 씨의 연구를 일례로 보면 오가와씨는 에도시대에 성립된 「젠린쿠슈 훈해서 인용서적 일람(『禪林句集』 訓解書の引用書一覧)」에 『명심보감』의 서적명이 기록된 점에 대해서 지적하고 있지만, 『젠린쿠슈』 본문이 『명심보감』을 인용한 사실에 관한 언급은 없다.14) 이러한 이유로 인해 선행 연구자들 사이에서는 『명심보감』이 처음 일본에 전래된 것은 에도시대라고 일컬어지고 있는 것이 일반적이다(前田金五郎). 그러나 여기에서는 에도시대보다 그 이전인 무로마치시대로 거슬러 올라가 『명심보감』과 일본 중세 문화와의 관계를 논하고자 한다. 그 제재로 무로마치시대의 고잔(五山) 승려에 의해 편찬된 『젠린쿠슈』와 그 내용을 인용한 『아마쿠사판 금구집(天草版金句集)』를 통해서 『명심보감』과의 관련과 그 사상적 의의를 명확히 하고자 한다.

그러면 일본에 있어서 최초의 『명심보감』 관련 서적이라고 할 수 있는 『젠린쿠슈』에 대해 살펴보고자 한다.

思想と室町文化の精神」(『日本思想史概論』吉川弘文館, 1963年, p.133) 참조.
14) 「『堪忍記』の出典上の二 −中國種の說話を中心として−」(『近世文藝』第12號, 1976年, p.1)에서 「1688(貞享 戊辰)년의 발문이 있는 『젠린쿠슈(禪林句集)』의 훈해서 항목에 『명심보감』의 서적명이 언급되어 있는 것으로 보아 일반적으로 유행한 서적이다.」라고 기록되어 있다.

3.『젠린쿠슈(禪林句集)』와『명심보감』

『젠린쿠슈』는 다른 이름으로『젠린슈쿠(禪林集句, 노래구절을 즐겨 가까이 함으로서 마음속으로부터 자연스럽게 청량감을 맛볼 수 있다고 함)』혹은『구쇼시(句双紙)』로 무로마치 시대의 임제종 묘심사(妙心寺) 파의 승려로 미노국 카모군(美濃國賀茂郡)의 호족 토키씨(土岐氏)의 15 대 모치요리(持賴)의 자식이라고 전해지고 있는 토요 에이쵸(東陽英 朝, 1428-1504)에 의해 편찬된 서적이다.[15]

현존하는 판본으로는 에도시대 인 1692(元祿 5)년에 간행된『구소카 토묘(句雙葛藤妙)』와 1741(元文 6)년에 간행된『가나츠키젠린쿠슈(假 名付禪林句集)』등 스물 세 개의 사본이 있다.

내용은 일언(一言), 이언(二言), 삼언(三言), 사언(四言), 오언(五言) ・오언대구(五言對句), 육언(六言)・육언대구(六言對句), 칠언(七言)・ 칠언대구(七言對句), 팔언(八言)・팔언대구(八言對句)로 구성되어 있 다.『젠린쿠슈』의 주요 독자층으로는 먼저 선림(禪林)의 초학인(初學

---

15) 토요 에이쵸(東陽英朝)는 유아인 5세경에 교토로 가 천룡사파(天龍寺派)의 홍원사(弘源寺)의 시조 옥수영종(玉岫英種)에게 출가했다. 그 뒤 천룡(天龍)・ 남선량사(南禪兩寺)의 석덕(碩德)에 취임하여 종의(宗義)를 구하고, 시와 문장 등 고잔 계통의 선문학(禪文學) 교양을 익힌 후 묘심사파 4파(妙心寺派四派) 중에 성택파(聖澤派)의 시조가 되었다고 한다. 시호(諡號)는 대도진원선사(大 道眞源禪師)로 저술은『종문통녹(宗門統錄)』(六祖慧能下에서 나온 남악南岳 에서 일본의 종봉宗峰에 이르는 23명의 조사(祖師)의 법어와 언행을 모아 마지막 13권에 묘심사의 관산혜현關山慧玄에서 육조설강六祖雪江에 이르는 정법산육조옹正法山六祖翁을 수록하고 있다)・『소림무공적(少林無孔笛)』 (문인에 의해서 하치까 데라八か寺에서의 법어나 풍부한 문조文藻를 구사한 시나 문장이 편집되어 있다) 등이 있다. 이상 토요 에이쵸(東陽英朝)에 대해서는 木村靜雄『妙心寺 六百五十年の歷史』(妙心寺大法會事務局, 1984年, p.161) 및 吉川弘文館이 편찬한『國史大辭典』등을 참조하였다.

人)을 들 수 있는데 이들에게는 필독서가 되었다. 그리고 다도계(茶道界)·서도계(書道界)의 사람들도 그 독자층이었는데 주로 선자(禪者)의 정신 수양과 교양 함양 증진이 그 출판 목적 이었다.16) 특히 시바야마 젠케이(柴山全慶)에 의하면 겐로꾸(元祿) 5년판『구쌍갈등서(句雙葛藤書)』, 겐로꾸(元祿) 6년판 『가명부선림구집(假名付禪林句集)』을 비롯하여 야마모토 토시다케(山本俊岳)『화훈략해선림구집(和訓略解禪林句集)』, 나카가와(中川涉庵)『선어자휘(禪語字彙)』, 시바야마 젠케이(柴山全慶)『훈주 선림구집(訓注 禪林句集)』,「종문초학(宗門初學)의 여러 사람에게 언급할 뿐만 아니라, 특히 다도계, 서도계를 비롯하여 선(禪) 체험을 바탕으로 일반인사와 종문의 초학의 자제를 위하여 저술했다.

『젠린쿠슈』와『명심보감』과의 관계에 대한 고잔 승려들과 폭넓은 교류로 먼저 무로마치시대에 이미 초간본이 간행된 명의 홍무제(洪武帝) 집권 시기에『명심보감』간행 장소인 중국 남방(「江蘇省의 太倉」등)에 일본의 고잔 승려가 빈번하게 왕래한 것을 들 수 있다.17) 즉『명심보감』이 성립한 홍무 원년(1368)에 강소성 태창(太倉)에 황도시박사(黃渡市舶司)가 설치되어 있었던 점으로 보아 고잔 승려 절해(絶海)가 소주교외(蘇州郊外)의 황동항(黃渡港)에 들어간 것으로 간주한다. 또 홍무 5년(1372년, 杭州), 홍무 6년(1373年, 杭州), 홍무 25년(1392년,

---

16) 柴山全慶 編輯의『훈주 선림구집(訓注 禪林句集)』(書林其文堂, 1974年, p.2) 및 1688년「락교손 우산부이십자(洛橋巽隅山阜己十子)」의『젠린쿠슈』의「발문」참조. 불립문자(不立文字)를 주장하는 것이다. 문자 체험으로부터 유출한 여적(餘滴)이라고 말 할 수 있다. 고로 극히 짧은 구의(句意)에 깊은 함축을 다 할 수 없는 것은 당연하다.」p.3)

17) 西尾賢隆「室町幕府의 外交에 있어서의 五山僧」(『日本歷史』, 吉川弘文館, 1993年 2月)

江蘇省)등에 고잔 승려가 입국한 기록이 있다.

다음으로 당시의 고잔 승려를 중심으로 한 일본과 중국 남방과의 활발한 문화 교류가 있었다.[18] 이러한 고잔 승려들의 빈번한 중국 왕래와 당시『명심보감』간행 장소인 중국 남방에 직접 방문한 사실들로 볼 때 고잔 승려가 중국으로부터 가지고 온『명심보감』을 토요 에이쵸(東陽英朝)가 접한 다음 자신의 저서에 인용한 것으로 판단된다.[19]

또『젠린쿠슈』와『명심보감』과의 관련을 뒷받침하는 자료로 이미 1688년 「락교손 우산부이십자(洛橋巽隅山皁己十子)」(출생 및 사망연대 미상)의『젠린슈쿠 슈추쿤카이쇼(禪林集句 集中訓解書)』에서『젠린쿠슈』가『명심보감』으로부터 인용된 사실을 지적하고 있다. 즉, 에도시대의『젠린쿠슈』의 한 종류인『젠린슈쿠 슈추쿤카이쇼』가운데는 유교의 사서오경 및 불교의 여러 경전 등이 기록되어 있고, 또 그 가운데에는『명심보감』의 서적명도 분명하게 명기되어 있다.

이러한 사실을 근거로『젠린쿠슈』와『명심보감』과의 관련을 명확히 하고자 한다. 앞에서 언급한 「락교손 우산부이십자(洛橋巽隅山皁己十子)」는『젠린슈쿠 슈추쿤카이쇼(禪林集句 集中訓解書)』의 본문 두주(頭注)에『명심보감』으로부터 인용한 사실을 알 수 있도록 그 서적 명을 기록하고 있지만 그곳에『명심보감』의 편·조에 대한 구체적인 언

---

18) Lothar G . Knauth・白石晶子「明心寶鑑の流通とエスパニア譯の問題」(多賀五郎編『近世アジア教育史硏究』文理書院, 1960년, p.870에 의하면『명심보감』의 스페인어 번역자인 도미니크파 선교사가 히데요시(秀吉) 시대에 외교관계를 처리하고 있던 고잔 선승(禪僧)과 응대한 사실이 있다.

19) 下出積與「江戶時代における農民と善書─『太上感應篇靈驗』に関して」(『日本宗教思想史論集』下卷, 吉川弘文館, 1976년, p.252)에서 권선서의 일본 전래에 관해서는 무로마치 시대의 고잔(五山)의 유학 승려에 의한 중국 전래와 임진왜란 때의 조선 전래설을 시사하고 있다.

급은 없다. 또, 1688년 「락교손 우산부이십자(洛橋巽隅山阜己十子)」가 인용하여 기록한 부분은 11개 부분이지만 필자가 조사한 바로는 그것보다 2개 부분이 많은 13개 부분이다.

『명심보감』과 관련이 있는 부분의 편은 아래에서 인용하는 자료 ① 에서 ⑬과 같이 거의 『명심보감』 「성심편」(제1 「계선편」에서 제20 「부행편」 가운데 일본에서는 편의상 제1 「계선편」에서 제10편까지를 상편, 제11편에서 제20 「부행편」까지를 하편으로 구분하고 있다) 보다 뒤에 있는 편의 내용을 편집한 것이다.

이하에서는 『젠린쿠슈』가 『명심보감』의 조문으로부터 인용한 부분을 발췌하여 그 전거가 되는 『명심보감』의 원문을 덧붙였다. 또 『젠린쿠슈』가 『명심보감』에서 그 내용을 인용한 사실과 관련이 되는 구체적인 예를 두 서적의 본문에서 그 내용을 발췌하여 『명심보감』과의 관련 조문을 기록하고 아울러 사상적 의의도 간략히 밝혔다.

3-1. 사물의 순리에 대한 내용

① 好事不和無(호사불화무).

『명심보감』이 전거가 되는 부분.

(恩愛生煩惱, 追隨大丈夫. 亭前端草, 好事不和無. 은혜와 사랑은 번뇌를 낳으니 대장부로서는 뒤로 미룰 일이로다. 정자 앞에 상서로운 풀이 나니 아무리 좋은 일이라 할지라도 고요하고 조용하며 불화음이 없는 것보다는 못하다. 「省心篇, 13조」의 일부)

② 含血噴人, 先汚其口(함혈분인, 선오기구).

『명심보감』이 전거가 되는 부분.

(欲量他人, 先須自量. 傷人之語, 還是自傷. 含血噴人, 先汚其口. 남을

헤아리고자 하거든 먼저 자신을 헤아려 보라. 남을 상하게 하는 말은 도리어 자신을 상하게 한다. 피를 머금어 남에게 뿜고자 하면 먼저 자신의 입부터 더럽혀야 한다. 「正己篇, 84조」의 일부)

③ 心不負人, 面無慚色(심불부인, 면무참색).
『명심보감』이 전거가 되는 부분.
(心不負人, 面無慚色. 마음에 남을 속일 생각이 아니었다면, 얼굴에 부끄러운 기색이 나타날 일이 없다. 「存心篇, 49조」)

④ 不經一事, 不長一智(불경일사, 부장일지).
『명심보감』이 전거가 되는 부분.
(不經一事, 不長一智. 한 가지 일을 경험해 보지 않으면 한 가지 지혜가 자라지 못한다. 「省心篇, 63조」)

⑤ 以德勝人者昌, 以力勝人者亡(이덕승인자창, 이력승인자망).
『명심보감』이 전거가 되는 부분.
(以德勝人者昌, 以力勝人者亡. 以德勝人, 則强. 以財勝人, 則凶. 以力勝人, 則亡. 덕으로써 남을 이기는 사람은 창성하고, 힘으로써 남을 이기는 사람은 망한다. 덕으로써 남을 이기면 강함이고, 재물로써 남을 이기면 흉함이고, 힘으로써 남을 이기면 망함이다. 「正己篇, 9조」의 일부)

모든 괴로움은 온당치 못한 일그러진 마음에서 오기 때문에 마음이 평화롭지 못한 자는 남과 평화롭게 지낼 수 없다는 것이다. 즉 사람들은 주위 사정이 자신에게 유리하면 친절하지만, 주위 사정이 자신에게 여의치 않으면 불친절하고 민감해진다.

이는 사악한 감정이 내면에 잠복하다가 여건이 맞으면 불길처럼 타올라 사람을 지배하는 것처럼 자신이 선량하면 남들도 선량해 질 수 있지만, 자신이 선량하지 않으면 남들도 사악하고 추악한 감정을 나타내기 쉽다는 의미이기도 하다. 곧 선행은 사람의 본성 속에 강력한 선의 요소를 심어주고 악행은 파괴적인 요소를 심어주므로 증오 속에 사는 사람은 그 증오로 자신의 마음을 악마로 만들게 되는 것이다. 그러므로 이 원리를 잘 깨달아 사악한 마음과 이기적인 마음을 품는 것을 경계하여야 한다는 것이다.

여기에서의 분노의 불행은 상대방에게 일어나기를 바라는 것이지만 이것은 오히려 자신에게 돌아온다는 것이므로 어둠을 어둠으로 걷어낼 수 없고 오로지 빛으로만 걷어낼 수 있는 것처럼 증오는 증오로서 극복할 수 없고 자애로서 극복하여야 한다는 것이다. 후덕한 사람을 헐뜯는 사악한 자는 하늘을 보고 침을 뱉는 자와 같아 뱉은 침은 하늘을 더럽히지 못하고 떨어져 제 얼굴을 더럽힌다. 남을 비방하는 자는 바람을 안고 상대방에게 오물을 던지는 것과 같아 던진 오물이 오히려 자신에게 돌아온다는 것처럼 후덕한 사람은 더러워지지 않으며 비방하는 자에게 괴로움이 돌아간다는 것이다. 그러므로 증오심은 어둠을 더하고 올바른 이해를 방해하는 건전하지 못한 마음자세로 혼란과 후회를 동반하며 경직·분열심을 일으키므로 버려야 한다.[20]

---

20) 마음에 남을 저버리지 않으면 얼굴에 부끄러운 빛이 없다」와의 관련으로 「불유삼신, 시법신야 보신야 화신야 간피비로노한, 주처비삼비일, 이삼이일 야사문수, 부내도중, 보현 망각청산, 조이고부비노노한, 고부비노칙심유겸연, 면유참색, 여금부연, 한산 망각내시로, 습득 상장휴수귀, 소이 심무겸연, 면무참색(佛有三身, 是法身耶 報身耶 化身耶 看彼毗盧老漢, 住處 非三非一, 而三而一, 若使文殊不來途中, 普賢, 忘却靑山, 早已辜負毗盧老漢, 辜負毗盧則心有歉然,

3-2. 언행의 경계에 대한 내용

① 日月雖有盛明, 不照覆盆之下(일월수유성명, 부조복분지하).

② 剛刀雖利, 不斬無罪(강도수리, 무참무죄).

③ 賊不入愼家之門(적불입신가지문).

『명심보감』이 전거가 되는 부분.

(日月雖有盛明, 不照覆盆之下. 刀劍雖快不斬無罪之人. 非災橫禍不入愼家門. 해와 달이 밝다고 하나 엎어놓은 화분의 아래쪽은 비출 수 없고, 칼이 아무리 잘 든다 해도 죄 없는 사람을 벨 수는 없다. 잘못된 재앙이나 엉뚱한 화라 해도 삼가는 집안에는 들어오지 않는다. 「省心篇, 237조」의 일부)

해와 달이 아무리 밝다고 하나 엎어놓은 양동이를 비출 수 없고 아무리 잘 드는 칼이라고 하여도 죄 없는 사람을 벨 수 없는 것처럼 잘못된 재앙이나 엉뚱한 화라 할지라도 조심하고 삼가며 철저한 문단속을 하는 집에는 들어오기 힘들다는 것이다.

④ 逢人且說三分, 未可全施一片(봉인차설삼분, 미가전시일편).

『명심보감』이 전거가 되는 부분.

(逢人且說三分, 未可全施一片. 不虎生三箇口, 只恐人情兩樣心. 사람을 만나면 그저 서푼어치만 말하라. 자신의 한 조각의 마음을 모두 던져 주지 말라. 호랑이가 세 마리 새끼를 낳는 것을 두려워할 것이 아니

面有慚色, 如今不然寒山, 忘卻來時路, 拾得, 相將攜手歸, 所以心無歉然, 面無慚色.)」이라는 말이 있다. 담마난다 저, 홍종욱 옮김, 『현명한 사람은 마음을 다스린다』(지혜의 나무, 2022년). p.66.

라, 단지 사람의 인정이 두 가지 마음임을 두려워하라. 「言語篇, 14조」
의 일부)

⑤ 一言既出, 馳馬難追(일언기출, 치마난추).
『명심보감』이 전거가 되는 부분.
(一言既出, 馳馬難追. 말이란 한번 내뱉고 나면 네 필 말로도 뒤쫓아
가기 어렵다. 「存信篇, 4조」)[21]

남의 마음에 상처를 주는 말보다 남을 배려하고 용기와 희망을 주는
진정한 말이 중요한 것을 인식시키는 단락으로 한 번 내 뱉은 말은 엎
질러진 물과 같아 되돌리기 어렵다는 것이다. 이와 관련된 예로 강태
공의 부인 마씨가 세월을 낚는다며 위수에 낚시를 드리우고 있는 남편
을 이해하지 못하고 집을 나갔다가 강태공이 입신출세한 소식을 듣고
돌아와 다시 받아달라고 간청하였을 때, 강태공은 마씨에게 물을 길러
와 마당에 부으라고 하여 마당에 붓게 하고 다시 그 물을 담으라고 했
다. 즉 한 번 엎질러진 물은 담을 수 없고 한 번 나간 아내는 다시 받아
들일 수 없다는 뜻을 보였다(복수불반분. 覆水不返盆).

---

21) 비심비불(非心非佛)에 관한 내용으로 마조(馬祖)에게 어느 승려가 「부처가
무엇입니까.」라고 물으니 마조가 대답하기를 「마음도 아니고 부처도 아니다.」
라고 했다. (중략) 시인을 만나지 못하면 바치지 마라. 사람을 만나면 그저
서푼어치만 말하라. 자신의 한 조각의 마음을 모두 던져 주는 전체를 내보여서는
안 된다.」(馬祖, 因僧問, 如何是佛. 祖曰, 非心非佛. (中略) 不遇詩人莫獻
逢人且說三分, 未可全施一片.)고 하였다. 「사불급설(駟不及舌)」과 「일언기출,
사마난추(一言既出, 駟馬難追)」와 연관되는 것으로 한 번 내뱉은 말은 네 마리
말이 끄는 마차로도 따라 잡을 수 없다는 뜻으로 이미 저지른 일과 이미 내뱉은
말은 주워 담지 못한다는 뜻으로 언행을 삼가라는 것이다.

⑥ 刀瘡易沒, 惡語難消(도창이몰, 악어난소).

『명심보감』이 전거가 되는 부분.

(刀瘡易沒, 惡語難消. 칼에 베인 상처는 쉽게 치료할 수 있으나, 악한 말은 소멸시키기가 어렵다.「言語篇, 13조」)

⑦ 貪心害己, 利口傷身(탐심해기, 이구상신).

『명심보감』이 전거가 되는 부분.

(貪心害己, 利口傷身. 탐욕스러운 마음은 자신을 해치고, 날카로운 입은 몸을 상하게 한다.「正己篇, 63조」)

⑧ 水至淸則無魚, 人至察則無徒(수지청즉무어, 인지찰즉무도).

『명심보감』이 전거가 되는 부분.

(水至淸則無魚, 人至察則無徒. 물이 지나치게 맑으면 고기가 없고, 사람이 지나치게 살피면 따르는 무리가 없다.「省心篇, 159조」)

깨끗한 물에는 물고기가 살 수 없고, 너무 완벽하고 철저한 사람에게는 동지보다 적이 많다는 것이다. 칠뜨기·팔푼이·맹구 같은 사람이 오랜 세월 사랑을 받아온 이유도 심리적으로 자기보다 조금 모자라는 사람에게 호감을 갖고, 바늘로 찔러도 피한방울 나지 않을 것 같은 냉정한 사람은 존경의 대상은 될지언정 사랑의 대상이 되기 어렵다는 것이다. 즉 조금 부족한 사람은 나머지를 채워주려고 동정하는 벗들이 많지만 결점 없이 완벽한 자는 동정보다 시기하고 질투하는 적이 더 많다는 것이다.

또 마음속에 시기심을 품고 있는 사람은 자기가 가진 것에 만족하지 못하고 자기 보다 더 많이 가진 사람을 시기하는 경우도 있다. 누가 보아도 훌륭한 일을 했음에도 불구하고 이에 만족하지 못하고 그보다 훌륭한 일을 한 사람이 있으면 이것을 괴로워하는 경우이다.

원래『젠린쿠슈』에서는 사람을 비방하지 않고, 해를 입히지 않으며 자신의 언행을 삼가 하면서 덕을 쌓음으로 자신에게 불시에 닥칠 수 있는 재앙을 예방할 수 있다고 논하고 있다. 스스로 도리와 순리에 따라 말과 행동을 하면 부끄러움과 욕됨이 없고, 부당한 대우와 치욕의 벌을 받을 걱정은 없으므로 스스로 조심하고 삼가 하는 생활을 중시하고 있다. 그 가운데는 부귀나 명예 인간 행위에 대한 상벌응보 관념은 적다. 오직 인간의 본성에 호소하고 마음의 수양으로서의 온화함과 인간의 심신을 평안하게 하는 작용이 있다는 것을 논하고 있다.

에도 시대의『젠린슈쿠 슈추쿤카이쇼(禪林集句 集中訓解書)』의 편찬자가『명심보감』으로부터 인용한 것으로 보이는 해당 부분에 필자의 조사에 의해 밝혀진 부분을 더해 새롭게 편·조문을 나타내었다. 이 인용 내용 중에는 에도 시대의 지식인들(오제 호안, 아사이 료이, 카이바라 에키켄 등)이 관심을 가지고 인용한『명심보감』의 천의 응보관인 「인간행위의 선악에 대한 천으로부터의 화복응보(禍福應報)」, 「운명·숙명관」 등의 사상은 거의 나타나 있지 않다.

4. 나오면서

헤이안시대 후반부터 무사 집권시대의 절정기인 카마쿠라시대에 걸쳐서 일본을 말법변토(末法辺土)의 사악한 나라라고 하는 부정적인 인식이 당시 사람들에게 널리 침투되어 있었다. 악인이 웅성대는 예토(穢土), 즉 더러운 세상으로서의 이 세상을 싫어하고 사후의 이상세계인 정토에의 왕생을 목표로 하는 정토신앙도 말법변토의 사상적 배경의 영향이 작용하였다. 그러한 소극적이고 허무주의적인 사상은 종교의 세계뿐만 아니라 평민가인으로서 활약한 카모노 쵸메이(鴨長明, 1155-1216)의 출가 은둔 작품인 『호죠키(方丈記)』나 헤이케이(平家) 일가의 영화와 멸망을 그린 군담 소설 『헤이케이 모노가타리(平家物語)』 등의 문학작품, 지옥을 그린 『지고쿠소시(地獄草子)』, 육도(六道) 가운데 아귀(餓鬼)의 세계를 그린 『가키소시(餓鬼草紙)』 등의 두루마리 그림에서의 현실부정의 의식과 무상관에서도 나타나 있다. 즉 말법변토의 자기인식은 문학·예술 사상을 시작으로 하는 중세 전기의 모든 문화에 깊은 영향을 미친 것은 잘 알려진 사실인데, 이곳 『젠린쿠슈』에서도 그러한 소극적인 시대 상황을 엿볼 수 있다.

즉 『젠린쿠슈』 조문에서는 언행을 삼가며 다른 사람을 비방하지 않는 것에 의해서 타인에게 해를 끼치지 않고 자신에게 닥치는 재앙을 미리 방지할 수 있다는 것이다. 『명심보감』의 천 관념의 두 축인 엄정한 응보 작용과 인간의 운명을 일방적으로 결정짓는 작용에 관해서 별다른 관심을 두지 않고 있다. 다만 자신 스스로 인간의 도리에 따라 행동하면 치욕이나 부당한 죄를 받지 않는다는 것이다.

이 단계에서는 무로마치 시대 사상의 주류였던 선불교(禪佛敎)가 반영된 것인지 『명심보감』의 유교사상을 중심으로 한 「천」의 관념이나 「정도론」·「치정론」에는 주목하지 않고 있다. 또 신들의 합리화 현상의 다른 하나는 신의 작용을 형용하는 말로서 「재앙」을 대신하여 「벌」이라는 말을 사용한다. 예를 들면 12세기부터 작성되기 시작한 사람들이 계약을 어기지 않는다고 신불에게 맹세하는 문서인 기청문(키쇼몬, 起請文)은 중세문서를 대표하는 양식이다. 거기서는 서약의 감시자로서 반드시 신들이 권청(勸請)되지만 그들 신의 작용은 모두 「벌」로 기록

되어 「재앙」으로 기록한 것도 보이지 않는다.[22]

　『명심보감』은 그 후에도 지식인에게 읽혀졌는데 그것을 알려주는 『명심보감』의 조문을 인용한 관련 서적으로서 『아마쿠사판 금구집(天草版金句集)』이 있다. 계속해서 그 부분도 발췌하여 비교·분석 하도록 하자.

---

22) 佐藤弘夫, 『神國日本』 筑摩書房, 2006, p.65.

제2장
고잔승려 하비안의 사상과 『아마쿠사판 금구집(天草版金句集)』

1. 들어가면서

일반적으로 일본사상은 유·불·도가 조화를 이루면서 수용된 것으로 알려져 있지만, 일본인의 사고양식 중에서 고대는 샤머니즘 등의 문명화 이전의 종교가 주를 이루었고, 중세는 불교, 근세는 유교, 근대는 서구사상이 주를 이루었다. 그리고 유·불·도의 사상이 혼합되어 본격적으로 다양한 사상문화를 창출한 것은 전란을 종식시키고 정치적·경제적 안정기로 접어든 에도시대이다. 이 에도시대는 유학자·국학자·난학자들의 학문적 논의를 거쳐 합리적인 서양 근대과학을 적극적으로 수용한 시기이기도 하다.

그 중에서도 당시의 대표적인 학문으로써 주자학이 부상하여 고잔(五山)출신의 지식인들은 주자의 사서학이나 이기(理氣) 심성의 학습을 통한 지적문화를 전파하고 향유한 것으로 알려져 있다. 이와 관련한 선행 연구에서는 권선서 또한 주로 에도시대의 지식인들에게 수용되어 에도사회에 널리 전파된 것으로 알려져 있다.

그러나 권선서의 수용은 이미 무로마치시대 고잔 승려들이 편찬한 저서에 인용된 것이 확인된다. 그 중에서 본고에서는『아마쿠사판 금구집(天草版金句集)』에 인용된 권선서의 내용, 그 중에서도『명심보감』의 조문을 인용한 내용을 중심으로 살펴보고자 한다.

카마쿠라시대의『젠린쿠슈』의『명심보감』인용에 이어『명심보감』의 조문을 인용한『아마쿠사판 금구집』은 임진왜란 즉 일본의 분록(文祿)의 역(役), 다음 해인 1593년에 편찬된 판본이 있다. 이『아마쿠사판 금구집』의 편찬자로 보이는 선교사 하비안은 일본 야소교(耶蘇敎)에 입회하기 전에는 선종의 승려였다.

다음 장에서 보다 자세하게 설명하겠지만,『아마쿠사판 금구집』의 '금구(金句)'는 불교적 용어이다. 이는 이 책의 편찬 당시의 하비안의 신분 혹은 그의 사상적 정도를 보여주는 것이다.『젠린쿠슈』와『아마쿠사판 금구집』의 성격과 독자층은 서로 비슷하다. 또 두 서적 모두 고잔 승려와 관계하며『명심보감』을 인용하고 있고, 종교인에 의해 편찬되었다는 점이 동일하다. 그러나『아마쿠사판 금구집』의 구체적인 사상은 물론 인용에 대한 선행연구가 부족한 실정이다. 따라서 본장에서는『아마쿠사판 금구집』의 출판배경과『명심보감』과 관련한 인용문을 조사하여 그 사상적 배경에 대해서 분석하고자 한다.

2.『아마쿠사판 금구집(天草版金句集)』의 출판 배경

먼저『아마쿠사판 금구집』의 금구(金句)라고 하는 용어는 불교인의 명명(命名) 혹은 채택에 의해 불러진 것으로 알려져 있다. 금구는 무로

마치 시대의 선림(禪林)에 나오는 것으로 이후 금구는 오래된 역경(譯
經)에 보이며 이미『만요슈(萬葉集)』의 제사(題詞)에도 사용되어 사람
들에게 잘 알려져 있다. 『금언류취집(金言類聚集)』의 제목명에 보이는
금언(金言)이라는 숙자(熟字)도 이미 오래 전의 한문 서적에 보이지만
역시 불교 경전으로부터 모은 것으로 본다면, 이 금구라는 문자는 불
교에 가깝다고 단언할 수 있다.

　이 금구를 수록한 『아마쿠사판 금구집(天草版金句集)』의 편찬자는
라틴어를 이해할 뿐만 아니라, 화한(和漢)의 학식도 풍부한, 16세기 중
기에서 17세기 초기에 걸쳐서 일본 야소회(耶蘇會, Societas Jesu) 포
교에 도움이 되기 위해 많은 서적을 출판한 하비안23)이다. 앞서 출판
된『금구집(金句集)』은 정신 수양과 교양 함양의 필요에 의해 편찬된
것이지만『아마쿠사판 금구집』의 출판은 언어를 위한 것이 주목적인
것으로 짐작되나 구체적인 사항은 다음과 같이 기록되어져 있다.24)

　　「언어를 익히기 위하여, 세상에 도움을 주기 위해 이러한 종류의 서
　　적을 출판하는 것은 에크레셔에 있어서 흔히 있는 예이다. 아마쿠사
　　(天草)에서 페베레로의 23일에 이것을 쓴다. 1593년 (言葉の稽古の
　　ため、世の得のため、これらの類の書物を版に開くことは、エクレ
　　シャにおいて珍しからざる儀なり。天草において、フェベレーロの二
　　三日にこれを書す。時に御出世の年紀一五九三年。)」

---

23) 일본인 야소회사(耶蘇會士)로서 통칭 후칸사이(不干齊)라고 하지만 본명이나
　　출생 및 사망 연대는 미상으로 알려져 있다.
24) 성해준「일본 중세 사상사에 있어서『선린구집』과『천초판 금구집』, 日本文化
　　硏究』 7집, 동아시아 일본학회, 2002. p.196 이하를 참조하였다.

언어를 익히고 세상에 도움을 주기 위해 이러한 종류의 책을 출판하는 것은 흔히 있는 예이다. 일본 야소회 출판의『헤이케이 모노가타리(平家物語)』·『이소호 모노가타리(伊曽保物語)』·『킨쿠슈(金句集)』의 3부로 연결된 서적의 권두(卷頭)의 총서(總序)에 기록된『이소호 모노가타리』의 서두에도 이하와 같은 출판목적을 기록하고 있다.

이에 대해 후쿠시마 쿠니미치(福島邦道)는25) "『아마쿠사판 금구집』의 편자가 일본인 기독교 신자라고 하지만 편찬자에 대한 상세한 내용은 미상이다."라고 하였다. 또 요시다 스미오(吉田澄夫)는26)『아마쿠사판 금구집』의 편찬자를 일본인 야소회의 하비안 혹은 하비안 혼자만이 아니라고 하였는데, 하비안 외의 다른 협력자로서 코스메를 언급하고 있다. 보다 구체적으로는 하비안은 주로 원본을 제작하고 코스메는 주해문(註解文) 제작을 맡았을 것이라는 추측이다. 또 요시다 스미오는27)「이 금구집은 단지 일본어 사료(國語史料)로서 기리시탄(吉利支丹) 문학의 하나의 표본일 뿐만 아니라, 일본에서 일부 정리된 격언집 중 가장 오래된 문집으로 더욱 더 중요하다.」고 하며,「종래에는 거의 인식하지 않고 있던 문집이어서 금후 이 길을 걷는 사람에게 더욱 더 존중시 될 것임에 틀림없다.」고 논하고 있다.

그러나 다음의 내용을 보면 이 책이 단지 언어를 익히기 위함만이 아니며, 또 세상에 도움을 준다는 구체적인 내용이 무엇인지를 분명하게 제시하고 있다.

25) 福島邦道『金句集四種集成』, 勉誠社, 1977, p.196.
26) 吉田澄夫『天草版金句集の研究』, 東洋文庫, 1938년, p.107.
27) 吉田澄夫『天草版金句集の研究』東洋文庫, 1938年, p.5.

「글을 읽는 사람에게 알린다.」(중략) 「이것은 진정으로 일본어 학습을 위해서 도움이 될 뿐만 아니라 선(善)한 길을 사람에게 가르치고 전하는데 도움이 되는 것이다」(「讀書の人へ對して書す」(中略) 「これ誠に日本の言葉稽古のために便りとなるのみならず、善き道を人に教へ語る便りともなるべきものなり。」)[28]라고 출판 목적을 표시하고 있다.

위 인용문을 통해서 보면『아마쿠사판 금구집』의 출판은 언어의 습득이 주요한 목적이지만, 동시에 사람들은 선하게 길러 내고자 하는 목적이 있다. 즉 이 서적은 당시의 선교사들이 일본인을 전도・교화하기 위한 지침서로 활용했다. 「선도(善道)」와 함께 일본어(한문)를 비롯하여 일본의 문학・역사・격언 등을 가르치기 위한 자료이기도 했던 것이다. 그 때문인지『아마쿠사판 금구집』은 넓게는 유교와 불교 양방면에 상통하는 사상을 가지며 각 구(句)는 한문 서적인 종래의 많은 구집(句集)이 포함되어 있다. 또『논어』・『삼략(三略)』등의 서적을 중심으로 일본서적인『타이헤이키(太平記)』등의 서적도 인용하고 있다.

본문의 성구(成句)는 로마자의 알파벳순이며 총구는 282구이다. 또 성구 뒤에 각각 구어체로 번역한「심(心)」으로부터 시작되는 주를 달아 일본어 해석을 덧붙인 것이 특징이다.

3. 고잔 승려의 『아마쿠사판 금구집』과 『명심보감』

『아마쿠사판 금구집』은 당시 유행한 여러 권선서의 내용을 인용하고 있는데 그 중에는『명심보감』조문도 인용하고 있다. 그러나 현재

---

28) 吉田澄夫『天草版金句集の研究』東洋文庫, 1938年, p.83.

까지『명심보감』의 조문이 인용되었다는 것에 대해 언급된 적이 없다.
또『명심보감』이외의 다른 서적으로부터의 인용에 대해서도 명확하게
밝혀진 부분이 적은편이다. 그 인용에 대한 대표적인 견해로서는 후쿠
시마 쿠니미치(福島邦道)의 설을 살펴보면,「금구집 가운데 아마쿠사
판(天草版)은 독특한 것이다. (중략) 더욱이 일본의 금구집 이외의 것
도 자료로 있으며 그 서적의 하나로 선종의『구쌍지(句雙紙:『禪林句
集』의 다른 이름)』를 들 수 있다. 아마쿠사판은 금구집(金句集)이라고
제목을 붙여도 금구집 이외의 것도 포함되어 있다.『아마쿠사판 금구
집』은 일본의 어떠한 금구집(金句集)을 근거로 다른 어떤 서적에 의해
만들어진 것인지 잘 알 수 없는 부분이 있다」고 하며『아마쿠사판 금
구집』은 구성과 성립 과정 등이 독특한 것으로 간주하고 있다.

그러나 이『아마쿠사판 금구집』의 내용 가운데는 많은 부분에서『명
심보감』과 같은 내용이 보인다. 편찬자로 알려져 있는 선교사 하비안
이 일본 야소교(耶蘇敎)에 입회하기 이전에「선종의 승려였기 때문인
지, 이미 고잔 승려의 서적인『젠린쿠슈(禪林句集)』(다른 이름으로『쿠
쇼시句双紙』라고 한다)」에 인용한『명심보감』의 조문과 같은 부분도
많이 인용하고 있다.[29] 그러면『명심보감』에서 그 내용을 인용한 사실
과 관련이 있는 구체적인 예를 두 서적의 본문에서 발췌하여『명심보
감』과의 관련 조문의 편·조를 밝히고 그 사상적 특징을 살펴보기로
하자.

『아마쿠사판 금구집』은 종래의 여러 가지『금구집(金句集)』이나『논
어』등으로부터 금언을 모으고 있지만『명심보감』과 유사한 부분은 41
개 조문이다. 그 중 조문의 인용방법에서『명심보감』의 조문을 인용한

29) 福島邦道氏『金句集四種集成』, 勉誠社, 1977년 p.195.

것으로 생각되는 부분은 13개 부분이다. 특히 그 인용 부분은 조문의 길이가『명심보감』의 편·조문과 같다.[30] 다음에『아마쿠사판 금구집』의 내용 중『명심보감』에서 인용된 내용을 나란히 제시하여 보이고자 한다. 내용은 '천명', '군자와 벗', '자연'과 관련한 항목으로 정리하였다. 내용의 인용은 사실상 그 사상을 수용한다는 뜻이기도 하다. 곧『아마쿠사판 금구집』은『명심보감』의 선의 사상을 수용하고 있다.

3-1. 천명과 관련한 내용

천명사상이란, 인간의 생사의 문제가 운명에 달려 있고 부귀의 문제 또한 하늘에 달려 있다는 것으로 부귀빈천과 장수요절 등은 인간의 힘으로는 어떻게 할 수 없는 운명이 있다는 뜻이다. 즉 인간의 생사·부귀가 하늘에 달려있으니 분수에 맞게 살면서 이미 정해진 운명에 순응하며 하늘에 절대 죄를 지어서는 안 된다는 것을 말하고 있다.『아마쿠사판 금구집』은『명심보감』의 이 사상을 수용하여 그 조문을 인용하고 있다.

①하늘에 죄를 얻으면 빌 곳조차 없다. 마음, 하늘을 배반하면 의지할 곳이 없다(罪を天に獲つる時んば、禱るに所なし。心、天をそむいてからは、より所がないものぞ。)

『명심보감』이 전거가 되는 부분

(獲罪於天, 無所禱也. 획죄어천, 무소도야. 「天命篇, 19조」).

---

30) 이하『아마쿠사판 금구집』의 자료는 吉田澄夫『天草版金句集の研究』(東洋文庫, 1938年, p.83)중『아마쿠사판 금구집』본문의 일본어 번역에 의한 것이고, 괄호 안은 필자가『명심보감』의 조문으로부터 인용된 것이라고 생각되는 부분을 조사해서 기록한 것이다.

비슷한 내용이 『논어』 「八佾, 13조」(王孫買問曰, 與其媚於奧, 寧媚於竈, 何謂. 子曰, 不然, 獲罪於天, 無所禱也)에도 있지만 인용된 문장의 길이가 『명심보감』과 같은 점으로 보아 『명심보감』으로부터 인용된 것이라 볼 수 있다.

②죽고 사는 것은 명에 달려 있고, 부귀는 하늘에 달려 있다. 마음, 생사부귀는 모두 천명에 있다.(死生命あり, 富貴天にあり。心, 生死富貴ともに天命にあるぞ.)

『명심보감』이 전거가 되는 부분

(死生有命, 富貴在天. 사생유명, 부귀재천. 「順命篇, 1조」).

비슷한 내용이 『논어』 「顏淵, 5조」(可馬牛憂曰, 人皆有兄弟, 我獨亡. 子夏曰, 商聞之矣, 死生有命, 富貴在天, 君子敬而無失, 與人恭而有禮, 四海之內, 皆爲兄弟也, 君子何患乎無兄弟也)에도 있지만 인용된 문장의 길이가 『명심보감』과 같다는 점에서 『명심보감』으로부터 인용한 것으로 볼 수 있다.

위의 두 인용문은 『논어』의 내용이 『명심보감』에 인용되고, 이것이 다시 『아마쿠사판 금구집』에 인용되는 과정을 거쳤을 것이라는 판단이다. 그러므로 『명심보감』에서 인용하였다고 말하는 것이다. 이 점을 당시 『논어』보다는 『명심보감』이 보다 더 폭 넓게 유행하였기 때문이다. 또 앞에서 간략하게 언급한 것처럼 인용한 문장의 길이라든지 방식이 그렇다. 그 내용은 부귀빈천·생사여탈 등 인간만사 모두가 절대자인 하늘(천)에 달려 있으므로 절대자인 하늘의 뜻을 저버리는 죄를 범하지 말고 도의 순리에 따라 정직하고 성실하게 살아야 한다는 선도(善導)이다.

3-2. 군자와 벗에 대한 내용

유가의 경전인 『대학』에서는 군자의 자세로 '신독(愼獨)'[31]을 강조
한다. 좀 넓게 해석하자면, 군자는 혼자 있을 때도 근검한 마음으로 천
명의 도리를 따르며 덕을 어지럽히지 않도록 매사에 선으로 널리 학문
을 추구해야 한다는 뜻이다. 벗에 대해서는 공자가 일찍이 익우(益友)
와 손우(損友)가 있다고 하였다. 이러한 유가사상은 『명심보감』에 그
대로 수용되었고, 『아마쿠사판 금구집』도 이어서 수용하고 있다. 아래
에 군자와 벗에 대한 인용 내용을 차례로 제시한다.

①군자는 먹음에 배부르고, 삶에 편안한 것을 구하지 않는다. 마음,
군자는 배가 불러 물릴 정도로 먹을 것을 바라지 않는다. 거주지도 마
음 편안하게 있는 것만을 위해 탄식하지 않는다.(君子は食飽かんと求
むることなく、居安からんと求むることなし。心、君子は飽くまで食
をも望まず、居所も結構に心安う居ることも嘆かぬ。)
『명심보감』이 전거가 되는 부분
(君子食無求飽, 居無求安. 군자식무구포, 거무구안 「正己篇, 37조」).
비슷한 내용이 『논어』(子曰, 君子食無求飽, 居無求安, 敏於事而愼於
言, 就有道而正焉, 可謂好學也已矣. 「學而, 14조」)에도 있지만 인용된
문장의 내용 및 길이가 『명심보감』과 같다.[32]

---

31) "所謂誠其意者, 毋自欺也, 如惡惡臭, 如好好色, 此之謂自謙, 故, 君子必愼其獨
也."『大學』.
32) 순자(荀子)는 인간과 사물의 다른 점에 관해 초목은 생명이 있으나 지각이
없으며 금수는 생명과 지각이 있으며 인간은 생명과 지각이 있고, 또한 신령하고
선하다고 하였다. 인간이 일반식물이나 동물과 다른 점은 사유능력에서 월등히
뛰어나며 동시에 선이라는 도덕적 지향심을 가지고 있다는 것(『全書』2-4,
47a-b, 『中庸講義』)에서 찾을 수 있다.

②군자로써 진중하게 하지 않으면 위엄이 없고, 배움에 있어서는 또한 고집스럽게 주장하지 않는다. 마음, 군자의 가벼움은 품위가 없다. (君子重からざる時んば、威あらず。學もまた固からず。心、君子の輕々しいはもちいが少ない。)

『명심보감』이 전거가 되는 부분

(君子不重則不威, 學則不固. 군자부중즉불위, 학즉불고. 「正己篇, 3조」).

비슷한 내용이 『논어』 「學而, 8조」(子曰, 君子不重則不威, 學則不固主忠信, 無友不如己者過則勿憚改)에도 있지만 인용된 문장의 길이가 『명심보감』과 같다.

③홀로 배워 친구가 없으면 고루하여 듣는 바가 적다. 마음, 혼자서 하는 학문은 도에 이르지 못하는 것이다.(獨學にして友無きは、孤陋にして聞き寡し。心、一人學問は道が行かぬものぢや。)

『명심보감』이 전거가 된 부분

(獨學而友無, 則孤陋而寡聞. 독학이우무, 즉고루이과문. 「勤學篇, 16조」)

④사람이 요순이 아닐진대 어찌 능히 매사에 모두 선할 수 있으랴? 마음, 능력 있는 사람이라도 모든 일에 능할 수는 없다.(人は堯舜にあらず、何ぞ事々によく善を盡さん。心、いかな人とてもある程の事に達することはかなわぬぞ。)

『명심보감』이 전거가 되는 부분

(人非堯舜, 焉能每事盡善. 인비요순, 언능매사진선. 「省心篇, 60조」).

⑤덕으로써 남을 이기는 사람은 창성하고, 힘으로써 남을 이기는 사람은 망한다. 마음, 덕의를 가지고 사람을 따르면 좋지만 팔목을 잡으면

나쁘다.(德を以って人に勝つ者は昌え、力を以って人に勝つ者は亡ぶ。
心、德義をもって人を從ゆればよけれども、腕取りにすればわるいぞ。)
『명심보감』이 전거가 되는 부분
(以德勝人者昌, 以力勝人者亡. 이덕승인자창, 이력승인자망. 「正己
篇, 9조」).
동일한 내용의 조문이 『젠린쿠슈(禪林句集)』에도 있다.

　진정한 군자는 거처와 먹을 것, 편안한 삶을 갈구하지 않고, 학문에
정진하여 정중한 품위를 유지하면서 벗과 진정한 도를 논하며 완고한
생각을 없게 한다. 덕으로 남을 대하면 많은 사람들이 따라서 창성하
게 되지만, 힘으로 남을 대하면 사람들이 멀리하여 망하게 되므로 도
로서 벗과 사람들을 감화시켜야 한다.
　유교에서 말하는 군자의 이상적인 인간상은 참 선비의 다른 이름으
로 불교에서의 보살(菩薩)이나 도교에서 진인(眞人)과 비슷한 의미를
가진다. 군자는 '하나의 사물을 알기 위하여 온 힘을 다하여 바른 마음
을 가지고 정성을 다하면 그 사물의 이치를 알게 되고, 그 사물의 이치
를 알게 되면 자신을 갈고 닦아 집안을 가지런히 할 수 있고, 나아가
나라를 다스리며 세상을 평화롭게 할 수 있다는, 격물(格物)·치지(致
知)·성의(誠意)·정심(正心)을 통해 수신하고 이후 제가(齊家)→치국
(治國)→평천하(平天下)로 확대한다.
　군자는 학(學)과　지(知)가 전제되는 교양과 신의(信義)뿐만 아니라
지혜와 용기를 지니고 예악(禮樂)에도 정통하여야 한다. 이 군자에 대
한 많은 비유와 말이 있지만 한 마디로 군자불기(君子不器)이다. 천지
자연과 인간을 통찰할 수 있는 깊고 폭 넓은 교양을 지닌 이상적인 인
간이라는 의미에서 군자는 일정한 틀로 이루어진 그릇과 같은 존재가

아니라는 것이다. 즉 문(文: 禮樂으로 文飾한 문화적 인문적 세련미)과 질(質: 소박하며 巧言令色의 거짓이 없는 자연스러운 착한 마음의 본성)이 균형과 조화를 이루어야만 군자의 완성된 인격이 형성된다는 의미이다. 정의를 표준으로 하는 보편적 가치를 추구하면서, 질박하고 선한 인간미를 바탕으로 문화일반에 대한 세련된 소양을 갖춘 인격체를 지향하는 것이 군자다. 그렇게 군자는 도(道)를 걱정하지 가난을 걱정하지 않는다는 것처럼 일단사일표음(一簞食一瓢飮)의 소박한 생활 속에서도 군자가 개인의 사욕을 멀리하고, 가난을 염려하거나 전혀 걱정하지 않는다는 것은 더 큰 공동체의 선(善)을 염려한다는 뜻이다. 왜냐하면 하나의 공동체 혹은 한 사회가 이미 남을 배려하고 존중하는 선으로 충만하다면 가난은 저절로 해결되어 지학(知學)·호학(好學)·낙학(樂學) 할 수 있기 때문이다.

3-3. 자연의 순리에 대한 내용

자연에 대한 유가사상의 원리는 인위적인 힘이나 미사여구(美辭麗句)로 남을 속이거나 해롭게 해서는 안 된다는 것이다. 만약 남을 해롭게 하려고 하면 먼저 자신이 해를 입게 되는 법이니 탐욕과 과언을 삼가며 자연 그대로의 법칙과 원리를 거스르지 않고 자연의 질서에 따르면서 교유할 것을 권하고 있다. 이러한 자연에 대한 순응 역시『명심보감』을 통해『아마쿠사판 금구집』에 수용되고 있다.

①마음에 남을 속일 생각이 아니었다면, 얼굴에 부끄러운 기색이 나타날 일이 없다. 마음, 마음에 과오가 없다면 겉으로 부끄러워 할 이유가 없다 (心に人を負かざれば、面に慚づる色なし。心、心に過がなければ、外に慚ぢようずる謂れもないぞ。)

『명심보감』이 전거가 되는 부분

(心不負人, 面無慚色. 심불부인, 면무참색「存心篇, 49조」).

동일한 내용의 조문이 『젠린쿠슈(禪林句集)』 및 하야시 라잔(林羅山)의 『도모쇼(童蒙抄)』에도 인용되어 있다.

②말이란 한번 내뱉고 나면 네 필 말로도 뒤쫓아 가기 어렵다. 마음, 내 뱉은 말은 거두어들일 수가 없다.(一言すでに出づれば馳馬も追ひがたし。心、出いた言葉は取り返へされぬものぢや。)

『명심보감』이 전거가 되는 부분

(一言既出, 馳馬難追. 일언기출, 치마난추.「存信篇, 4조」).

동일한 내용의 조문이 『젠린쿠슈(禪林句集)』에도 있다.

③피를 머금어 남에게 뿜고자 하면 먼저 자신의 입부터 더럽혀야 한다. 마음, 타인에게 원수를 갚기 전에 먼저 자신에게 원수를 갚는 것이 된다.(血を含んで人に噴けば、先づその口汚る。心、人に仇をなさぬ先に、先づわが身に仇をするものぢや。)

『명심보감』이 전거가 된 부분

(欲量他人, 先須自量. 傷人之語, 還是自傷. 含血噴人, 先汚其口. 욕량타인, 선수자량. 상인지어, 환시자상. 함혈분인, 선오기구.「正己篇, 84조」의 일부) 동일한 내용의 조문이 『젠린쿠슈(禪林句集)』에도 있다.

④사람은 재물 때문에 죽고, 새는 먹이 때문에 망한다. 마음, 사람은 보물을 얻으려고 고생하고 새는 먹이를 구하기 위해 그물에 걸린다.(人は財のために死し、鳥は食のために亡ぶ。心、人は寶故に辛勞し、鳥は餌食によって罠にもかかるぞ。)

『명심보감』이 전거가 되는 부분

(人爲財死, 鳥爲食亡. 인위재사, 조위식망.「省心篇, 93조」).

⑤참외밭에서는 신을 고쳐 신지 말며, 배나무 아래에서는 갓을 고쳐 쓰지 말라. 마음, 참외 밭에 떨어진 신발은 줍지 말고, 배나무 밑에서 의관은 고치지 않는 것이다.(爪田に履を納らず、梨下に冠を整さず。心、瓜の畑に落いた履をばとらず梨の木の下に冠をなほさぬものぞ。)

『명심보감』이 전거가 되는 부분

(瓜田不納履, 李下不整冠. 과전불납리, 이하부정관.「正己篇, 92조」).

⑥물이 지나치게 맑으면 고기가 없고, 사람이 지나치게 살피면 따르는 친구가 없다. 마음, 너무 맑은 물에는 고기가 없다. 그와 같이 사람도 너무 현명하면 친구가 없다.(水至って淸き時んば魚無く、人至って察なる時んば徒無し。心、餘りに澄みちぎって淸い水には魚が居らぬ。その如く人も至って賢い人には友がないものぢや。)

『명심보감』이 전거가 되는 부분

(水至淸則無魚, 人至察則無徒. 수지청즉무어, 인지찰즉무도.「省心篇, 159조」).

동일한 내용의 조문이『젠린쿠슈(禪林句集)』에도 있다.

마음속에 사악한 생각을 갖지 않으면 치욕스러움이나 부끄러움이 없어 겉모습도 떳떳하다. 남에게 상처를 주는 말이란 것은 엎질러진 물과 같이 한 번 내 뱉으면 거두어 담을 수 없다. 남을 해롭게 하려면 먼저 자신의 마음이 사악해지는 것처럼 입에 피를 머금고 상대방에게 뿜고자 하면 남을 더럽히기 전에 자신의 입속과 몸을 더럽히게 된다.

의심받을 짓을 하며 먹을 것과 재물에 목매여 평생을 분주하게 지내기
보다는 참신한 도리로 타인과 이웃을 이해하고 너무 까다롭게 따지지
말고 관용의 도로써 대하면 인생이 여유롭고 풍요로워 진다는 것을 암
시하고 있다.

   이『아마쿠사판 금구집(天草版金句集)』에는『젠린쿠슈(禪林句集)』가
먼저 인용한 것과 같은 내용도 있다. 그러나『젠린쿠슈』에서는 인간
스스로가 도(道)에 따라서 삼가는 생활을 논하고 있지만『아마쿠사판
금구집』에서는『젠린쿠슈』가 관심을 나타내지 않은 부분을 많이 인용
하고 있다.
   특히 유학서인『논어』를 많이 수용하여 인덕(仁德)의 도덕관을 중심
으로 하는 천(天)・군자(君子)・덕(德)을 많이 인용하고 있다.

   ①천(前揭、罪を天に獲つる時んば、禱るに所なし。心、天をそむい
てからは、より所がないものぞ。死生命あり、富貴天にあり。心、生
死富貴ともに天命にあるぞ。하늘에 죄를 얻으면 빌 곳조차 없다. 마
음, 하늘을 배반하면 의지 할 곳이 없다).
   ②군자(前揭、君子は食飽かんと求むることなく、居安からんと求む
ることなし。君子重からざる時んば、威あらず。學もまた固からず。
心、君子の輕々しいはもちいが少ない。군자는 먹음에 배부르고, 삶에
편안한 것을 구하지 않는다. 군자로써 진중하게 하지 않으면 위엄이
없고, 배움에 있어서는 또한 고집스럽게 주장하지 않는다. 마음, 군자
의 가벼움은 품위가 없다).
   ③덕(前揭、德を以って人に勝つ者は昌え、力を以って人に勝つ者は
亡ぶ。心、德義をもって人を從ゆればよけれども、腕取りにすればわ

るいぞ。덕으로써 남을 이기는 사람은 창성하고, 힘으로써 남을 이기
는 사람은 망한다. 마음, 덕의를 가지고 사람을 따르면 좋지만 팔목을
잡으면 나쁘다.)이라는 말을 사용한 것이 주목된다.

　여기에서 천(天)은 인간의 생사·부귀를 지배하는 절대자로서의 천
을 나타내고 있다. 또 『젠린쿠슈(禪林句集)』에서는 인간 스스로가 도
덕에 따라 삼가 하는 생활을 할 것을 논했다. 이에 비해 『아마쿠사판
금구집』에서는 천의 힘을 배경으로 인·덕의 도리가 논해져, 인간이
죄를 지으면 빌 곳이 없다며 천의 뜻에 반대되는 죄를 지어서는 안 된
다고 하고 있다(罪天獲時禱所).

　또 『아마쿠사판 금구집』에서는 인간이 선(善)의 수양을 쌓는 것에
의해 천국(불교의 극락세계에 해당함)에 갈 수 있고 악을 행하면 지옥
에 떨어진다는 형태로 권선을 논하고 있다.[33] 즉 『아마쿠사판 금구집』
에서는 인간의 선악 행위에 대한 상벌을 기독교의 「천국」과 「지옥」에
연결 지어 논하고 있다. 이러한 『아마쿠사판 금구집』의 인간 행위의
선악에 대한 천이 내리는 응보의 상벌, 즉 천국과 지옥이라는 구체적
형태로 응보를 나타낸 것은 『명심보감』의 응보관과 명확히 다른 것으
로서 주목해야 할 응보관념이다.

---

33) 修善生天, 造惡地獄. 心, 선을 행하는 자는 하늘에 태어나며, 악을 행하는
　　자는 지옥에 떨어진다.

4. 나오면서

신과 재앙을 연결시키는 기술 방법은 헤이안시대 후반기부터 점차로 감소하는 경향이 있는데, 이때 신은 재앙을 내리는 존재로부터 벌을 부여하는 존재로 그 기본적인 성격이 변화 된다. 여기에는 벌이라고 하는 말이 단순하게 재앙을 다른 말로 표현한 것에 불과한 것인가 그렇지 않으면 신에 대한 사상적인 변화가 생긴 것인가라고 하는 문제가 있다. 이 점에 관해서는 벌이라고 하는 말의 용례를 들어보면 「상벌(賞罰)」이라고 하는 형태로서의 벌이 상과 세트로 출현하는 경우가 많이 보인다. 신이 벌을 내리기만하는 존재가 아니고 경우에 따라서는 사람들의 행위를 칭찬할 수도 있다고 생각한 것이다. 즉 신이 인격화한 것이다.

이 때 신이 상벌을 내리는 기준은 신 자신과 그가 수호하는 불법(佛法)에 대한 「신(信)」과 「불신(不信)」이다. 불신은 종종 벌이라고 하는 말로 바꿀 수 있다. 올바른 신앙이야 말로 신이 인간에게 요구하는 것이었다. 신은 신심(信心)을 요구하고 사람들의 태도에 응하여 상벌을 내린다. 신이 인간에게 어떤 초월적인 힘을 행사하는 점에서는 재앙과 상통하고 있는 것처럼 보이지만 그 구조는 매우 이질적이다. 고대 이전의 신의 재앙은 신으로부터의 일방적인 지시였다. 그런데 중세의 신은 미리 사람이 행하여야 하는 명확한 기준을 제시하고 그것에 엄격하게 대응하는 존재로 파악하기에 이르렀다. 또한 인간 측에서의 행동 선택의 자유와 신에 대한 주체적인 작용이 인정되었다. 칙사(勅使)의 봉폐와 선명(센묘, 宣命)을 받아 신직(神職)이 읊는 말인 카에시 노리토(返祝詞)에 보이는 것과 같이 사람과 신과의 관계는 응수(応酬)가 가능한 것으로 변화하고 있다. 그러한 인간과 상호 의존관계에 있는 신의 모습은 카마쿠라시대에 제정된 무사정권을 위한 법령인 「고세이바이 시키모쿠(御成敗式目)」 제1조의 「신은 사람의 존경에 의하여 위력을 높이고, 사람은 신의 덕에 의하여 운을 더 한다」라고 하는 말로도 알 수가 있다. 헤아리기 어려운 의사를 가진 「비합리적」인 존재로부터 인간의 행위에 엄격한 응보를 내리는 「합리적」 존재로 우리들은 여기에서 고대로부터 중세에의 전환기에 생긴 신들에 대한 성격의 근본적 변화를 알 수가 있다.[34]

요컨대 『젠린쿠슈(禪林句集)』에서는 상벌응보 관념이 적고 인간의 본성에 호소하여 심신을 평안하게 하는 작용이 있다. 또 선불교의 영향으로 천 관념에는 아직 주목하지 않고 있다. 반면 『아마쿠사판 금구집』에서는 언어의 습득이 주목적이었으며 유학의 인·덕의 도덕관을 중시한 것과 인간의 선악 행위의 상벌을 기독교의 천국과 지옥으로 연결 지어 논하고 있는 점이 주목된다.

이와 같이 두 서적은 『명심보감』으로부터의 인용에 있어서 각자 독자적(자신의 내부에서 스스로 우러나는 善과 외부의 힘을 의식시킨 善)인 내용으로 일본 중세의 서적에 등장했다. 또 두 서적을 통해서 일본에 있어서 『명심보감』의 최초의 전래는 중국에서 출판된 후 얼마 되지 않은 15세기 중엽 무로마치 시대의 고잔(五山)의 유학 승려에 의해서라는 것이 명확해졌다. 고잔 승려에 의한 중국으로부터의 전래시기 당시의 사회상황에서 보면 『명심보감』을 접하고 이 서적을 이해한 사람은 극히 일부에 불과했던 지식인들이다. 일반인(민중)의 『명심보감』에 대한 인식은 거의 없었다고 해도 과언이 아니다. 그 이유는 그 당시의 문화가 귀족·승려 등의 지배계급의 소유물이었다는 점과 전래시기가

---

34) 사토 히로오 저, 성해준 외 역 『일본사상사』 논형, 2009, 참조

전국시대와 가까운 정치적으로 불안정기 였다는 점을 들 수 있다. 그
러나 이후 두 서적은 무로마치 시대를 거쳐 정치체제가 다른 에도시대
에 재판을 거듭하면서 많은 지식인을 중심으로 읽혀졌다. 『명심보감』
또한 위정자와 지식인을 중심으로 활발하게 읽혀지게 된다. 특히 1600
년대 초반의 지식인에게 주목되었고 후에 「화각본(和刻本)」이 출판되어
일본에 있어서『명심보감』은 절정기를 맞이하게 된다. 그러나 무로마치
시대에『명심보감』이 사회에 미친 영향에 대해서는 현재로서는『아마쿠
사판 금구집』과『젠린쿠슈』의 두 서적을 통한 간접적인 역할에 의존할
수밖에 없다.

제2부

근세 에도시대 전기의
『명심보감』 관련서적

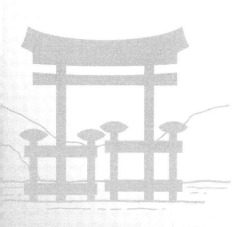

제1장
승려출신 유학자 후지와라 세이카(藤原惺窩)의 사상과 『슨테츠록(寸鐵錄)』

1. 들어가면서

시대배경으로 일본 사상의 구도는 불교・유교・도교 등이 조화를 이루면서 수용된 것으로 알려져 있다. 구체적인 사고나 발상 양식의 계보를 보면, 고대는 샤머니즘 등의 문명화 이전의 종교, 중세는 불교, 근세는 유교, 근대는 서구 사상이 주류를 이루면서 함께 어우러져 있었다. 이와 관련하여 비토 마사히데(尾藤正英)는 「신도와 불교에 민속종교를 추가한 삼자가 일본의 전통적 사상을 대표하며 이 삼자가 단순히 병존하는 것이 아니라 서로 영향을 주면서 때로는 보완적 관계로 전통사회 속에서 생활하는 사람들에게 살아있는 종교로서의 기능을 했다」고 한다.[1]

에도시대의 사상 배경을 보면 초기에는 유교의 이데올로기적 기능

---

1) 尾藤正英, 『江戸時代とはなにか日本史上の近世と近代』 岩波書店, 1992, pp.110-111.

은 절대적이 아니었지만 고진 출신인 후지와라 세이카(藤原惺窩, 1561-1619)에 의해 근세 일본 주자학의 기초가 마련되고, 그 제자인 하야시 라잔(林羅山, 1583-1657)이 막부의 관학자가 되어 주자학이 막번체제의 이데올로기로서 확립되면서 주자학은 점점 활기를 띄게 되었다.[2] 즉 주자학은 토쿠가와 이에야스가 하야시 라잔을 정치고문으로 삼은 이후, 관학으로서 권력과 결탁되어 그 특권적 지위가 오랫동안 지속되었다. 즉 토쿠가와 이에야스가 전국을 통일한 후 집권정치 체제가 안정된 에도시대는 사농공상의 신분구분 중 무사계급이 농·공·상에 대해 절대 우위를 가졌다. 또 동일한 무사들 사이에서도 엄격한 상하의 주종관계를 유지했는데 이는 유학의 명분론과도 관계가 있다. 당시 유학은 대표적 사상 학문으로 발돋움하여 지식인들은 주자의 사서학(四書學)이나 이기심성(理氣心性)의 철학 연구에 이르기까지 유학 학습을 통한 지적 문화를 이해하고 향유하였다.

주자학은 정책상 이용될 때가 많았지만 학문으로서의 유학은 에도시대 많은 유학자를 배출함으로서 발전하는 가운데 주자학과 양명학을 중심으로 하는 신유학이 일본에 전개되었다. 일본 양명학의 시조가 된 나카에 토주(中江藤樹, 1608-1648)[3]를 비롯하여 쿠마자와 반잔(熊澤

---

2)　末木文美士, 『近世の仏教』 華ひらく 思想と文化(吉川弘文館, 2010年) p.5.
3)　나카에 토주의 학문은 양명학이라기보다 토주학(藤樹學)이라 불리는 것이 일반적이며, 이 이름이 널리 사용되고 있다. 토주는 1640년 그의 나이 33세 때 『왕용계어록(王龍谿語錄)』을 쓰기 시작하였고, 쿠마자와 반잔(熊澤蕃山, 1619-1691)이 제자로 입문한 1641년경부터 양명학에 접근하였다. 통상 토주의 나이 36세 전후를 토주학의 원숙기로 본다. 후치 코잔(淵岡山, 1617-1686)이 입문하는 1644년(토주 37세)에 『양명전서(陽明全書)』를 쓰기 시작했는데, 이때가 가장 양명학에 전념한 시기라 할 수 있다. 일본 양명학의 시조인 나카에 토주가 주자학에 의문을 가지고 주지주의적인 입장을 버리고 양명학에 접근하였지만, 토주학 역시 유학사상을 근간으로 하는 학문이었다.

蕃山, 1619-1691), 유학에 경험적 합리주의를 도입한 카이바라 에키켄 (貝原益軒), 그리고 공자・맹자로의 복귀를 주장한 야마가 소코(山鹿 素行, 1622-1685) 등의 고학파도 초기부터 상당한 영향력을 지니고 있었다. 원래 양명학은 주자학의 지나친 주지주의(主知主義)적인 내용에 의문을 가지고 탄생하였지만 왕양명 사후 양명 좌파(現成派), 우파 (歸寂派), 정통파(修証派)로 나누어진 것이 일본에서는 다시 3파로 나누어졌다. 먼저 ①내용을 중시하며 치양지(致良知)를 받아들이는 입장의 대표적인 파로 나카에 토주(中江藤樹)와 미와 싯사이(三輪執齊)가 있다.4) ②다른 하나는 사회적 실천을 강조하며 사회변혁을 주도하는 사회사상적 측면의 대표적인 파로는 오시오 츄사이(大鹽中齊)가 있다. 마지막으로 ③이들 두 파의 절충파가 사토 잇사이(佐藤一齊, 1772-1859)로, 잇사이의 문하에서 사쿠마 쇼잔(左久間象山, 1811-1864)과 야마다 호코쿠(山田方谷, 1805-1877) 그리고 존황양이론(尊皇攘夷論)을 주창한 요시다 쇼인(吉田松陰, 1830-1859)과 사이고 타카모리(西鄕 隆盛, 1828-1877)가 있다.5)

  그러나 근세 이전에 이미 일본에서는 주자학이 토착사상과 융합되면서 유학의 종주국인 중국과는 다른 재래의 신도사상을 매개로 하여 일본 정서에 어울리게 친숙하게 변용되었다. 신도사상은 인류에게 보편적으로 보이는 소박한 자연숭배 사상으로 애니미즘이 그 기반이 되어 대륙에서 일본에 전해진 불교나 유교사상을 흡수하면서 각각의 시대별로 이론적 배경을 형성했다. 주자학 이전에 일본에 유입된 불교는 신도와 융합하여 신불습합(神佛習合) 사상의 형태로 불교사원 안에 신사를 건설하여 사람들의 신앙을 모았다. 애당초 신도사상은 고도의 종

---

4) 토주의 제자 쿠마자와 반잔(熊澤蕃山)은 사회적 실천 쪽의 학자이기도 하다.
5) 河村慶『東洋思想のなぐさめ』創言社, 2008. p.32.

교직 이론이 없기 때문에 불교 등 외래의 이론과 융합하면서 신도의
논리를 정비하는데, 진언밀교(眞言密敎)의 이론을 수용한 료부신도(兩
部神道)와 천태종의 교의를 습합한 산노신도(山王神道)가 그 대표적인
예다.6) 또 신도사상의 영향으로 하야시 라잔 가계에 계승된 학문인 린
케(林家)는 유학의 독립화를 도모하며 불교나 기독교를 배척하여 유학
을 신도와 결합시킨 쥬카신도(儒家神道)7)를 주장하였다. 린케와 같이
조상 숭배를 중시했던 야마자키 안사이(山崎闇齋, 1618-1682)도 처음
에는 교토의 묘진지(妙心寺)8)의 승려였지만 불교를 버리고 유학자가
되었다. 말년에는 유학과 신도를 합병하여 신도의 새로운 한 파를 만
들어 스이카 신도(垂家神道)9)라고 칭하였다. 즉 유학의 군신관계가 황
실의 존황사상과 결합하면서 신도사상을 형성하게 된다. 주자학을 확
립한 하야시 라잔(林羅山)과 야마자키 안사이(山崎闇齊)는 주자학과 신
도에 관심을 가지고 각각 신유습합(神儒習合)으로 리당심지(理当心地)
신도와 스이카신도를 전개했다. 즉 일본의 불교와 유교 등의 새로운

---

6)   後藤丹治 釜田喜三郎校注『太平記』(日本古典文学大系 34. 岩波書店. 1960,
      서문)
7)   유교 본위의 사상계의 경향을 반영하여 불교 신도를 강하게 배격하고 유교의
      사상, 의례의 영향을 이용한 것이 특징이다.
8)   교토시 우경구(京都市 右京區)에 있는 린자이슈(臨齋宗)는 묘심사파(妙心寺
      派)의 본산으로 산호(山号)는 정법산(正法山)이다. 1337년 하나조노(花園)천
      황의 리궁추원전(離宮萩原殿)의 기부로 관산혜현(關山慧玄)이 개창하였다.
      에도시대에는 백은혜학(白隱慧鶴)이 나와 종세(宗勢)를 강화하여 임제의 여러
      종파 중 최대가 된다.
9)   야마자키 안사이(山崎闇齊)가 제창한 신도서로서 안사이가 편력한 여러 사상
      중 주로 주자학의 경신설(敬愼說)을 중심으로 요시다(吉田)신도 이세(伊勢)신
      도 등의 요소를 더한 신도습합(神道習合) 사상이다. 천지개벽의 신의 가르침과
      천황의 덕이 유일무이(唯一無二)하다고 논한 강한 존왕론은 미토학(水戸學)에
      도 영향을 미친다.

외래사상은 신도와 습합하여 신불습합·신유습합, 즉 신도가 모습을 바꾼 형태에 지나지 않는다는 인식이 있다(本地垂亦說). 그러한 신도의 완충사상이 새로운 외래사상에 대한 저항감을 적게 하여, 새로운 사상을 모순 없이 수용하는 과정에서 원리에 보다 충실하고자 한 사상·관념이었다.10)

이와 관련하여 조선은 일본에 비해 동아시아에서 강대국으로 자리 잡고 있던 중국과 친밀한 관계를 유지하며, 문화적으로도 일체감이 강하여 독자적인 신국사상을 계승 발전시키기에는 무리한 요소도 있었다. 오히려 중국문화에 일방적으로 따르는 의식이 강하여 지식인들 사이에서는 멸망한 명을 대신하여 소중화라는 의식이 형성되었다. 그러한 사상이 외래사상 수용 시, 완충역할을 하는 토착사상을 독자적으로 계승 발전시키는 저해 요인이 되기도 하였다.11)

일본에서는 이 유불신(儒·佛·神)이 함께 어우러져 다양한 사상 문화를 창출하였는데 그 결정체가 자연재해와 기근 속에서 전란을 종식시키고 정치적 경제적 안정기에 접어든 에도시대이다. 에도시대는 문화예술, 특히 대중예술이 풍성했던 시기이다. 에도시대의 문학·연극

---

10) 일본의 테라고야(寺子屋)나 사숙·번교 등은 자연 조화를 중시하는 신도·불교·유교·도교 등의 각 사상이 융합되어 운명에 따라 살면서 자급자족이 가능한 나라였다. 稻盛和夫·梅原 猛『近代文明はなぜ限界なのか』PHP文庫. PHP연구소. 2011. p.98

11) 조선에서는 오랜 기간 중심사상이었던 불교를 버리고 바로 주자학으로 이행·수용한 숭유억불의 성급한 변화가 있었다. 초창기에 그 중심적인 역할을 한 사람인 이색(李穡 1328-1396)은 불교를 이단으로 취급하고 유교 중심 사상 이행을 단행한 후 사상의 다양성을 용인하기보다 특정 사상을 철저하게 추구하여 그 사상을 순화시켜 정통으로 하려고 하는 경향이 강했다. 그러한 정통을 강하게 희구하는 태도가 객관주의에 입각하기보다 이념적 관념적으로 변해 주자학 본 사상인 현실을 객관적으로 보는 견해를 퇴보시키게 되었다. 下川玲子,『朱子學的 普遍と東アジア-日本·朝鮮·現代』, ペリカン社, 2011. p.10.

·미술·공예의 결정체인 가부키·우키요에·하이쿠 등은 지식층은
물론 서민들이 널리 애용한 예술이기도 하다. 여기에 담긴 풍부한 해
학과 세련된 색채와 지적인 이미지는 에도시대의 문화 예술을 창출하
고 성장시키는 힘이었을 뿐만 아니라 그 문화예술적인 저력은 근·현
대의 일본 문학예술에까지 이어지며 중요한 역할을 하였다. 그 예로
특히 에도시대의 유학자·국학자·난학자들은 왕성한 학문적 논의를
하고, 합리적인 서양의 근대 과학을 적극적으로 수용하였다. 이러한
점에서『명심보감』도 에도시대 초기에서 후기까지 주자학, 양명학, 국
학, 신도가 등의 다양한 층에서 독자적으로 수용하였다. 그러한 다양
한 사상을 수용하는 가운데 주자학의 원조로 불리는 후지와라 세이카
와 그 제자 하야시 라잔, 또 양명학자·국학자·신도가·게사큐샤(희곡
작가) 등이 권선징악의 도리를 논하면서『명심보감』등의 권선서를 적극
적으로 수용하였다. 이러한 점을 중시하여 다음에서는 아직까지 선행연
구에서 직접적인 언급이 없는 후지와라 세이카의『명심보감』수용을 시
작으로 에도시대 사상가들의 권선서 수용에 대하여 고찰하고자 한다.
그럼 먼저 후지와라 세이카의 생애와 그 사상을 살펴보고자 한다.

2. 후지와라 세이카의 생애와 사상

2-1. 세이카의 생애

후지와라 세이카(藤原惺窩, 1561-1619)의 이름은 숙(肅), 자(字)는
염부(斂夫)이고 세이카(惺窩)는 호이다. 그 외에도 시립자(柴立子), 북
육산인(北肉山人)12), 작목산인(昨木山人), 동해광파자(東海狂波子), 성
성자(惺惺子), 묘수(妙壽) 등으로 다양하게 불리고 있다. 1561(永錄 4)

년 현재의 효고현 미키시(兵庫県 三木市 細川町 桃津)인 하리마국 미키
군 호소카와무라(播磨國 三木郡 細河村)에서 시모 레이제이케(下冷泉
家)13)에 속하는 쿠게(公家) 출신, 레이제이 타메즈미(冷泉爲純,
1530-1578)14)의 3째 아들로 태어났다. 일본 중세 가학(歌學)의 태두
명문 레이제이케(冷泉家), 후지와라(藤原) 가문15)의 후지와라 사다이
에(藤原定家, 1162-1241)의 손자 후지와라 다메스케(藤原爲相, 1263-
1328)를 조상으로 하는 저명한 가문이다.(「藤原惺窩略傳」) 세이카는
그러한 가문의 후광을 받으며 성장하면서 국학(國學)이나 와카(和歌)
에 대해서 특별한 애정을 가지게 된다.16)

성장기를 보면 7세인 유년기에 입산한 세이카는 고잔 중의 일산파
(一山派) 선승 동명종호화상(東明宗昊和尙)과 문봉종소화상(文鳳宗韶
和尙)에게 선학을 배웠고, 18세 때 교토 고잔의 소코쿠지(相國寺)로 옮
겨 숙부이자 상국사(相國寺) 보광원(普廣院) 8대 주지인 청숙수천(淸叔
壽泉, ?-1576)으로부터 사사를 받고, 선종의 승려가 되었다.17) 당시

---

12) 현재의 교토시(左京区 静市市原)에 암자를 세우고 스스로 북육산인(北肉山人)
    이라는 호를 지었다.「북육(北肉)」은 배자(背)자를 두개 나눈 것으로 주역 8괘의
    간(艮), 그 뒤에서 머문다(其の背に艮, とどまる)에 의한 것으로 대의(大意)는
    머물러 움직이지 않는 것이다.
13) 레이제이케(冷泉家)는 중세 가학(歌學)의 봉두 후지와라 테이까(藤原定家)의
    손자 타메아이(爲相)를 개조(開祖)로 하는 저명한 와카의 집안이다.
14) 전국시대에서 아즈치 모모야마(安土桃山)시대에 걸쳐서 공경(公卿), 무장(武
    将), 가인(歌人)으로 가계는 레이제이케(冷泉家)의 하나인 시모레이제이케(下
    冷泉家)로 관위는 종삼위 참의(從三位參議)까지 올랐다.
15) 세이카는 카마쿠라(鎌倉)시대초기의 쿠게(公家)·가인(歌人)인 후지와라 사
    다이에(藤原定家, 1162-1241)의 직계 3대손이다.
16) 이하 세이카 관련은 冷泉府書「寸鐵錄」, 『藤原惺窩集』上卷, 思文閣出版 1951년
    p.359를 참조하였다.
17) 「藤原惺窩略傳」, 『藤原惺窩集』卷上.

선종은 주자학을 신종 교리와 융합시켜 유석불이(儒釋不二)를 주장하였는데, 세이카는 주자학을 공부하여 처음으로 유학자로서 독립하게 된다. 그러나 그는 주자학을 기조로 하면서도 육상산(陸象山)·왕양명(王陽明)의 학문도 수용하는 포용적인 학자였다. 또한 한시를 사랑하고 와카를 즐기는 예술적 학풍을 가진 학자이기도 하였다. 즉 지식이 한쪽으로만 치우친 고루일편(固陋一扁)한 주자학자가 아니라 유학 외에 선(禪)18)과 일본 고전과 시문도 두루 갖춘 폭넓은 지식인이었다.

세이카가 고잔 승려에서 불교의 가르침이 인륜을 도외시한다며 불교를 부정하고 유학자로 변한 이유로 먼저 전국무장(戰国武將)과의 정신적 교류를 들 수 있다. 이는 무장들이 단순한 전사를 넘어 위정자로서의 필요한 자질과 정치적 필요성에 부응하였다.

실제로 세이카는 토쿠가와 이에야스와 히데요시(秀吉)의 양자로 관백(關白)인 토요토미 히데쯔구(豊臣秀次, 1568-1595), 히데요시의 최측근 이시다 미쓰나리(石田三成)와 같은 최고의 무장이자 위정자들의 초청에 응하여 교설(教説)을 베풀었다.19) 특히 세이카의 고향인 하리마(播磨)국 성주 아카마츠 히로미치(赤松広通)와의 교제는 각별했다. 세이카에 의하면 이때의 일본 장관(將官)은 모두 도적으로, 당시 일본의 지배자들을 사람의 마음을 잃은 금수로 간주했다.20) 사람들이 오직

---

18) 임제종의 승려이자 토요토미 히데요시의 어용학자 사이쇼오 죠오타이(西笑承兌, 1548-1608)로부터 선학(禅学)을 배웠다. 사이쇼오 죠오타이(西笑承兌)는 토요토미 히데요시(豊臣秀吉)나 토쿠가와 이에야스(徳川家康) 브레인의 한 사람으로서 알려져 막부의 여러 법도 및 외교문서의 기초 학문장려 정책 등 사사(寺社) 행정입안(行政立案)이나 법요(法要)등 불사운영에 중요한 역할을 하였다. 이러한 선학이나 고잔 일부의 풍습은 세이카의 유학경도에도 영향을 주었다고 한다.

19) 「惺窩先生行狀」, 國民精神文化硏究所 編纂, 『惺窩先生文集』卷上, 思文閣出版, 1941.

전쟁기술에만 전념하여 상하 모두 탐욕에 빠져 있을 때 오로지 아카마츠 히로미치(赤松廣通)만은 사람의 마음을 지녔다고(『大學要略』)하였다. 즉 이 시대 무가의 이상은 덕도 명예도 아닌 단순한 승리와 생존이었다. 세이카는 무자(武者)들은 이기는게 근본으로 개나 축생이라고 하면서(『朝倉宗滴話記』) 전쟁과 도적의 시대 속에서 고통 받는 백성과 사람의 마음을 잃은 세상에 대한 깊은 비애로부터 백성을 기한에서 구하고 인륜을 회복하는 일이야말로 시대적 과제이자 정치의 책무라고 생각했다. 세이카보다 4년 아래인 아카마츠는 세이카의 진정한 추종자이자 후원자로 세이카는 아카마츠를 통해 무장들의 정치적 요구를 이해했다.

아카마츠씨(城主 赤松氏)와 친교를 맺고 교토로 돌아와 후시미(伏見)를 틈틈이 찾았는데, 이때부터 불선(佛善)을 보면서 인간 구원의 높은 뜻을 가진 불교지만 인륜을 도외시 하여 공허(空虛)나 공리(公利)에 빠지게 됨을 고심하며 본격적으로 유학에로 관심을 돌리게 된다. 「나는 오랫동안 불교를 공부해왔지만, 마음에 의심이 있었다. 성현의 책을 읽어보고는 믿어 의심하지 않았다. 도란 과연 여기에 있지, 어찌 인륜 밖에 있으랴. 불교가 이미 인종(仁種)을 끊고 의리를 멸하니, 이것이 이단인 까닭이다.」[21]고 한 것처럼 이때부터 유교 전향의 내적인 심적 계기가 드러난다. 또 본격적으로 유학에 관심을 가지게 된 것은 조선 사상계의 영향 또한 크다는 통설이 있다.

---

20) 日本將官盡是盜賊 而惟廣通頗有人心(「壬辰丁酉入寇諸將倭數」, 『看羊錄』)
21) 「惺窩先生行狀」『林羅山先生文集』卷四十.

　세이카가 주자학자로 전향했다고 보는 조선 주사학의 영향으로,[22] 임진왜란 1년 전인 1591년에 토요토미 히데요시(風臣秀吉)의 명령에 의해 조선 사절단 중의 황윤길, 김성일과 함께 온 퇴계 문하 3걸 중의 한 사람인 유희춘(柳希春, 1513-1577)의 제자로 조선국사 서장관 허성(許筬 山田, 1548-1612)[23]과의 만남이다. 허성은 귀국전 조선 사절단 숙소를 방문하여 필담을 나눈 세이카에게 「순상인에게 드리는 시립자설」(柴立子說, 贈葬上人)이란 글을 남겼다.[24] 이 때, 허성이 유교와 불교를 준별하여 불교를 이단으로 규정한 글에서 정신적인 부담을 느꼈을 것으로 간주한다. 또 같은 해에 퇴계의 문인이기도 한 조선국사 김성일(金誠一, 鶴峰, 1538-1593)[25]도 만나면서 본격적으로 유학에 관심을 가지게 된다.[26] 당시 세이카는 종종 학봉 김성일의 숙소인 다이

---

22) 일본 유학자의 주체성 문제로 지금까지 일본에서는 일본 주자학의 조선 주자학과 조선사상사의 영향관계를 경시하며 중국에서 직수입한 것으로 보고 중국에 주요한 관심을 기울여 온 경향이 있다.

23) 허성(許筬, 1548-1612)은 『藤原惺窩集』 이래로 허성지(許筬之)로 쓰여 있다.

24) 「시립자(柴立子)」는 세이카의 호, 슌(蕣)은 법명으로 『장자』 「달생(達生)」 시립(柴立)에서 연유한다. 「공자는 도가 다르면 함께 일을 도모하지 말라 하였고, 맹자는 양묵(楊墨)을 막는 자는 성인의 무리라고 하였다. 그대는 석씨(釋氏)의 부류, 나는 성인(聖人)의 도(徒). 진실로 이를 막기에 여가가 없어야 지만, 도가 같지 않은 자를 위해 도모함은 성인의 계를 범하여 스스로 이단에 빠지는 것이다. 그러나 사람에게 말을 증함은 어진 자의 일이지만, 나의 말이 진실로 그대의 도를 이끌어 내지못하니, 후일 다시 볼 때 작은 도움이 되기에 족할지. (「柴立子說」, 『惺窩文集』 卷4, 『藤原惺窩集』 卷上)」

25) 조선 중기의 정치가·학자로. 지방관 시절 선정을 베풀었다. 학문으로는 이황을 따라 주리론을 계승하였다. 1590년 통신부사로 일본에 파견되어 돌아와 당시의 민심을 고려하여 일본이 침입하지 않을 것이라고 보고하였다가 임진왜란이 일어나자 파직되었다. 곧 난리가 일어났을 때 백성을 초유(招諭)하는 일을 맡아보던 임시 벼슬인 초유사(招諭使)로 임명되어 직접 의병활동을 하며, 경상도 관찰사로서 의병활동도 지원하였다.

26) 『藤原惺窩集』 上卷(思文閣出版, 1941년 출판, 1978년 復刊)

도쿠지(大德寺)에 가서 필담을 나누고, 시를 주고받았다.[27] 또 김성일
과의 이 만남이 세이카로 하여금 불자에서 주학자로 변모하게 된 계기
가 된 것으로 알려져 있다.[28] 그 기세를 이어 1593(文祿 2년, 세이카
33세)년에는 에도에 가서 토쿠가와 이에야스(德川家康)를 위해 당태종
(唐太宗)의 제왕의 도리(帝王之道)의 기본서적인 『정관정요(貞觀政要,
죠간세이요우)』를 강의하였다.

　모친 사후에는 교토에서 성현성리(聖賢性理)의 책에 전념하며 당대
에 선사(善師)가 없음을 걱정하여 명나라로 건너갈 뜻을 세운다. 라잔
에 의하면 당시 그는「성현의 성리서(性理書)를 읽고 당대에 좋은 스승
이 없음을 생각하고 홀연 분발하여 대명국(大明國)에 들어가려고 했다」
고 한다. 또한「언제나 중화의 풍을 사모하고, 그 문물을 보고 싶어했
다」고 하며, 그 뜻을 이루지 못하자「성인은 정해진 스승이 없다. 나는
육경(六經)에서 스승을 구하면 족할 것」이라고 말했다고 한다.[29]
　1596(慶長 원년, 세이카 36세)년 6월 28일 마침내 명나라 행을 결
심하고 교토를 출발하여 동큐수(東九州)를 회항하여 카고시마에 도착
하여 야마카와즈(山川津)에서 명나라로 가는 배를 기다리다 겨울이 되
어 배편을 구하여 출항하였으나 불행하게도 폭풍으로 인하여 큐수 아
마미 군도(奄美群島)의 북동부에 위치하는 섬인 귀계도(키카이지마,
鬼界島)에 표류하였다. 귀계도에 머물면서 도항을 기다렸지만, 도항의
기회를 얻지 못하고 하는 수 없이 교토로 돌아가게 되는데, 교토로 돌

27) 학봉 김성일로부터 칠언절구 2수와 칠언율시 1수의 응수를 받았다.
28) 성해준, 「退溪와 일본과의 遭遇에 關한 考察」(『退溪學論集』6호, 嶺南退溪學硏
　　究院. 2010년) p.22.
29) 「惺窩先生行狀」, 『林羅山先生文集』 卷四十.

아간 후에는 스승이 될 수 있는 성인(聖人)이 없음을 깨닫고 이를 오직 육경(詩經·書經·易經·樂經·禮記·春秋)에서 구하기에 이르렀다. 이때쯤부터 같은 세대의 유명한 가인(歌人)인 키노시타 쵸쇼시(木下長嘯子, 1569-1649)와의 교류를 시작하여 시가와 문예의 이야기를 주고받으며 서로 오랫동안 왕래하면서 친교를 맺었다.

세이카가 선원을 나와 유학자 복장(儒服)을 하고 토쿠가와 이에야스(德川家康) 앞에서 신유학을 제창하며 본격적으로 주자학을 지향하게 된 것은 세키가하라(關が原) 전투[30]가 끝난 뒤의 일이다. 세이카는 선승으로서는 처음으로, 고잔에 전해진 유학·불교학을 전수 받았으나 그가 사상적으로 불교나 하카세가(博士家)와 대립하게 되는 직접적인 요인은 송·원 및 조선에서 출판된 서적들로 대부분은 임진왜란 때 조선에서 가져간 것이다. 동시에 그때 포로로 일본에 연행된 퇴계학파 성혼(成渾)의 제자인 강항(姜沆, 1567-1618)의 역할 또한 빼놓을 수 없다.[31]

고잔(五山) 승려가 유학서적을 즐겨 읽고 고잔의 학술에 이미 주자학의 일면이 존재한 것은 명료한 사실인데, 이 때 마침, 스승과 벗이 없던 세이카도 유학 중에서도 주자학의 성리설(性理說)에 관심을 가지고 있던 차에 강항과의 만남은 특별한 인연이 되었다.

세이카가 유학자로서 활약한 것은 강항과의 직접적인 교류와 주고받은 문서[32]에서 확인 할 수가 있다. 그 기록에 의하면 강항은 세이카

---

30) 토요토미 히데요시 사후 1600년 미노 세키가하라(美濃關ヶ原)에서 5대 로주(老中) 필두의 실력자 토쿠가와 이에야스를 중심으로 하는 동군과 이시다 미츠나리(石田三成)를 중심으로 하는 서군과의 전투를 말한다.
31) 阿部吉雄 『日本朱子學と朝鮮』(東京大學出版會, 1965年) 참조.
32) 강항이 세이카를 위해 쓴 「시상와기(是尙窩記)」, 「성제기(惺齊記)」가 있다.

를 두고 「일본의 유학자 염부(日東儒者斂夫)」로 칭하거나 「은거교수
(隱居教授)」(「惺齊記」)라고 칭하면서 일본의 주자학 주창자로 그 공적을
높이 평가하였다. 이와 같이 유학을 배우기 위해 명나라로 가려고 한 세
이카의 계획은 수포로 돌아갔지만, 강항(姜沆)과의 교유를 통해 그때까
지 고잔 승려들 사이에서 교양의 일부였던 유학을 체계화시켜 경학파
(京学派)로서 독립하게 된다.[33] 그러면 다음에서는 세이카와 강항과의
인연을 구체적으로 살펴보면서 세이카의 사상을 고찰하고자 한다.

2-2. 세이카의 사상

1598(慶長3)년 세이카 나이 38세의 가을, 1597년 정유재란 당시 포
로로 일본에 연행되었던 당시 32세의 강항을 아카마츠 히로미치(赤松
廣通, 1562-1600)[34] 집에서 만나 교류하게 된다. 두 사람은 서로에
대해 깊은 존경심을 가지게 되었는데, 강항은 세이카를 보고, 일본에
이런 사람이 있음을 기뻐하며 하루 종일 함께 담론하였다고 하며, 「조

---

[33] 세이카가 승려에서 유학자로 경도된 심경을 다음과 같이 토로하였다. 聖人之道
非它人道也. 人道非它君臣也. 父子也夫婦也. 21『荀子』. 正論. 22『書經』.
道心惟微. 人心惟危. 惟精惟一「我れ久しく釋氏に従事す、然れども心は疑あ
り。聖賢の書を読んで信じて疑わず、道果たして茲に在り。豈人倫外なら
んや(然有疑于心、読聖賢書信而不疑、道果在茲、豈人倫外哉。釈氏既絶仁
種又滅義理、是所以為異端也。)」

[34] 아즈치모모야마 시대의 무장으로 에이로쿠(永禄) 5年 생으로 하리마 타츠노(播
磨, 兵庫県 竜野) 성주로 히데요시를 따라 텐쇼(天正) 13년에 타지마(但馬,
兵庫県) 타케성(竹田城) 성주가 된다. 후지와라 세이카(藤原惺窩)에게 감복하
여 원조를 하다가 임진왜란 때 포로로 잡혀온 조선의 유학자 강항(姜沆)을
귀국시켰다. 세키가하라 전투에서는 이시다 미츠나리(石田三成) 쪽에 있다가
나중에 이에야스 쪽으로 갔지만, 허용되지 않고 39세인 케이쵸(慶長) 5년
10월 28일에 할복 명을 받고 자결했다.

선은 3백년이래, 세이카와 같은 사람이 있다는 것을 나는 아직 듣지 못
했다. 나는 불행하게 일본에 왔지만, 이런 사람을 만난 것은 다행이다.」
라고 말했다. 강항은 세이카가 거처하는 곳을 광반와(広胖窩)라고 칭
하며,35) 「일본 사람들은 송현(宋賢)이 있는 줄을 알지 못한 것을 염부
(斂父, 세이카의 자)가 처음으로 그 사실을 밝혔으니, 염부가 아니었다
면 곧 송현도 없었을 것」이라고 했다.36)

　또 아카마츠 공이 지금 새로이 『사서오경』의 경문을 베껴 나에게 청
하기를, 송유(宋儒)의 뜻을 각 경의 글자 옆에 일본식 훈독인 왜훈(倭
訓)을 붙여 후학의 편의를 도모하고자 하였다. 그러므로 일본에서 송
유의 의(義)를 외치는 자라면 이 책을 원본으로 삼아야 한다고 하였
다.37)
　이와 관련하여 오오타 세이큐(太田青丘, 본명 兵三郎, 1909-199
6)38)는 「강항의 출현은 천래(天來)의 복음」이라고 평가했다. 세이카가
사서오경(四書五經)에 일본 훈점을 더하고, 『문장달덕강령(文章達德綱
領)』(6권)을 편찬하고자 한 것은 강항의 도움과 격려에 크게 고무된 결

---

35) 『惺窩先生行狀』『羅山先生文集』;『藤原惺窩 林羅山』日本思想史大系 28, 岩波
　　書店, p.190. 강항의 호는 수은(睡隱). 퇴계학파의 주자학자. 정유재란 때
　　일족 수십 명과 함께, 도우도우 다카토라(藤堂高虎)의 포로가 되어 후시미(伏
　　見)에 머물렀다. 마침 아카마츠 히로미치(赤松広通)의 저택이 후시미에 있어
　　서, 거기에서 세이카는 강항을 만났다. 저서로 『수은집(睡隱集)』이 있다. 「광반
　　와」(広胖窩)는 세이카의 별장의 이름이자 호이다. 『대학』의 「마음이 너그러워
　　지고 모서 몸이 편안해진다(心広体胖)」에서 명명했다.(『藤原惺窩・林羅山』,
　　p.378)
36) 「五經跋」,『惺窩藁』續卷3, 『惺窩文集』
37) 「問姜沆」,『惺窩先生文集』卷10
38) 『藤原惺窩』(吉川弘文館, 人物叢書, 1985)

과였다. 그래서 세이카는 강항보다 6세나 연상이었지만, 강항의 시에 화답하면서「나의 스승(吾師)」이라고까지 칭하면서(「涉亂事迹」, 『睡隱集看羊錄』)[39] 본격적으로 주자학에 경도되기 시작했다.(「藤原惺窩略傳」) 이후 강항이 세이카와 아카마츠의 도움으로 조선으로 돌아가게 되는 1600(慶長 5)년 봄까지 약 1년 6개월간 강항과 세이카는 흉금을 터놓은 사이가 되었다.[40]

강항이 이러한 세이카를 평가하기를 고고한 기품과 올곧은 성품을 가진 솔직담백한 은둔 군자와 같은 품격을 가진 학자로 표현한 것처럼,[41] 세이카는 코바와카와 히데아키(小早川秀秋, 豊臣金吾, 1582-1602)[42]의 난폭함을 꾸중한 적이 있다(惺窩先生行狀). 이것은 세이카의 강직하고 올곧은 성품을 나타낸 것으로 위무(威武)에 굴하지 않음

---

39) 신현승, 「17세기 한 조선 지식인의 일본 인식 : 강항의 『간양록』을 중심으로」, 『일본사상』 17, 한국일본사상사학회, 2009.

40) 이때 쯤 아카마츠 히로미츠(赤松廣通)는 정유재란 때 연행된 강항을 비롯한 조선의 포로 10여명으로 하여금 사서오경을 정서시키고 세이카에게 청해서 송유(宋儒)의 뜻에 따라 훈점을 붙였다. 강항은 그 업무를 마무리 지으면서 세이카의 요청에 따라 경장 4년 2월 「오경발(五經跋)」을 작성했다. 『藤原惺窩集』上卷(思文閣出版, 1941년 출판, 1978년 復刊)

41) 강항은 세이카의 인물에 대해서, 「其爲人也, 韜晦不求聞達, 人可聞而不可見, 可見而可知也, 見善若驚疾惡如風, 道所不合, 雖王公大人, 有所不顧也, 簞瓢陋巷, 處之裕如, 義所不可, 雖千駟萬種, 有所不屑也,」라고 하였고, 또한 「頗聰明解古文, 於書無不通, 性又剛峭, 於倭無所容, 內府家康聞其才賢, 築室倭京, 歲給米二千石, 舜首座者捨室不居, 辭粟不受, 獨與若州小將勝俊(木下長嘯子)左兵廣通(赤松廣通)遊,」 『看羊錄』라고 서술하고 있다.

42) 아즈치 모모야마(安土桃山)시대의 다이묘(大名), 단바카메야마 성주(丹波亀山城主)로 치쿠젠 나시마(筑前名島) 성주(城主)를 거쳐 히젠 오카야마번주(備前 岡山藩主)가 되었다. 이름은 세키가하라 전투 후에 히데아키(秀詮)로 개명했다. 어릴 때부터 토요토미 히데요시의 일가로서 중요시 되었는데 세키가하라 전투 중에 동군(東軍)으로 변심하여 토쿠가와 이에야스에게 승리를 안겨주는 계기가 되었다.

을 말하고 있다. 이러한 굳건한 성품은 토쿠기와 이에야스에게 유학을
강의는 하였지만 이에야스가 내린 벼슬을 사퇴하고 수제자인 하야시
라잔을 천거한 것에서도 확인 할 수 있다. 세이카는 문달(聞達)을 구하
지 않고 학문 연구에 전념하였으며, 도리로서 임무를 다하고 어두운
난세의 공자·맹자와 같은 호연지기[43]의 기백(氣魄, 惺窩問答參照)을
지닌 학자였다. 또한 그는 창문에 붙은 벌도 죽이지 않았던 불선불인
(不善不仁)을 싫어하는 결벽성을 가진 사람이기도 하였다. 이러한 고
고결백(孤高潔白)한 세이카의 마음이 세상과 맞지 않을 때 그 열정이
자연스럽게 산천초목으로 향하여 자연으로부터 위로받으며 자연에 빠
져 사는 것이 일상이었다. 친구와 사귐에 있어서도 진정하게 마음이
통하지 않으면 손쉽게 교제하지는 않았다고 한다. 그렇기 때문에 친구
가 많았던 것은 아니다. 또한 제자도 스스로 그 이름을 떠벌리는 것이
아니고 그 사람의 됨됨이와 도학의 열망이 스스로 사리에 밝은 식견의
선비를 끌어오게 만든 것이다.

　　1651(慶安4)년 후 코메이(光明) 천황이 내린 「어제성와선생문집서
(御製惺窩先生文集序)」의 「근세 북육산인 세이카 선생은 너그러운 인
품과 큰 도량을 지닌 군자이다.(近世有北肉山人惺窩先生者, 寬仁大度

---

43) 일찍이 맹자는 어떠한 유혹에도 불의와는 타협하지 않는 결연한 의지로 「내가
　　스스로 돌이켜 보아 옳지 않으면 신분과 나이에 상관없이 고개를 숙이며 상대방
　　이 헐렁한 옷을 입은 비천한 사람일지라도 두려워할 것이지만, 내가 스스로
　　돌아보아 옳다면 비록 천만군이 와도 두려움 없이 다가가서 해낼 것이다.(自反
　　而不縮, 雖褐寬博, 吾不惴焉. 自反而縮, 雖千萬人, 吾往矣.『孟子』「公孫丑」)라
　　고 하였다. 이는 어떠한 불의와도 타협하지 않겠다는 올곧은 자세로 양심에
　　따라 행동하는 곳에 참다운 용기가 생기고, 이러한 용기가 부동심의 밑거름이
　　된다는 것으로 자신에 대한 엄격함과 흔들리지 않는 마음의 당당함을 강조한
　　것이다. 또 공자가 제자들에게 인의예지의 덕성을 강조한 것도 어떠한 유혹과
　　압력에 굴복하지 않는 의연한 길을 걷게 하기 위함이었다.

之君子也)」라는 의미처럼 세이카는 단순한 수행자가 아니라 온건한 학
자이자, 독실한 교육자이고, 고고한 성품을 가진 시인이었다. 앞에서
도 언급한 것처럼 세이카는 일본 주자학의 초창기 사람으로 시정(市井)
에 은거하면서 철저한 공부를 함으로써 고잔 선승 등의 교양이었던 유
학을 독자적으로 체계화시켜 경학파(京學派)를 탄생시킨 인물이다. 또
세이카는 도연명과 같이 천진(天眞)과 절개·지조를 중시하며 술을 즐
겨 마셨지만 흐트러지는 일은 없었다고 한다.[44]

　이와 같이 세이카는 일본 근세유학의 시조로 토쿠가와의 문운(文運)을
지배한 하야시 라잔(林羅山)과 마츠나가 세키고(松永尺五) 두 가문의 주
자학 구축을 돈독하게 하였다. 그 문하인으로는 세이카 문하의 사천왕
(四天王)으로 불리는 석학 ①하야시 라잔을 비롯하여, ②마츠나가 세키
고(松永尺五, 1592-1657)[45], ③나와 카쇼(那波活所, 1595-1648)[46],
④호리 쿄안(堀杏庵, 1585-1642)[47] 외에도 수많은 수재가 있다. 그

---

44) 그의 생활은 주로 제자들이나 후원자들에 의해서 유지되었다고 한다.
45) 당대를 대표하는 문화인으로 유명한 마츠나가 테이도쿠(松永貞德)의 아들로서
　　교토에서 태어났다. 세키고는 어릴 때부터 친척이었던 후지와라 세이카(藤原
　　惺窩)에게 사사(師事)해서 유학에 열중했다. 세키고가 열한 살이 되어서는
　　하야시 라잔(林羅山), 칸 도쿠안(菅得庵) 등에게 배우고 13세 때는 사서, 육경에
　　통달하고 이때 토요토미 히데요리(豊臣秀賴) 앞에서 서경(書經)을 강의해서
　　많은 사람들로부터 경탄을 자아내게 했다. 그 문하는 5000명 정도로 키노시타
　　준안(木下順庵), 카이바라 에키켄(貝原益軒), 안도 쇼안(安東省庵) 등이 있다.
46) 에도시대 초기의 유학자로 자(字)는 도엔(道圓)이다. 히메지(姬路) 출신으로
　　호상(豪商)의 가문에 태어나 교토에 나와 후지와라 세이카에게 배우고 토쿠가
　　와 요리노부(德川賴宣)에게 종사했다.
47) 에도 전기의 유학자로 부친 덕인(德仁)이 명의(名醫)였는데 쿄안(杏庵)도 부친
　　을 따라 의학 공부를 하였다. 7세 때 교토에 나와 후지와라 세이카에게 유학을
　　배워, 교토파의 넓은 학문 전통을 만들었다. 저서로서는 『동행일록(東行日錄)』
　　·『조선정벌기(朝鮮征伐記)』 등이 있다.

중 마츠나가 세키고는 교토에 체류하면서 키노시타 준안(木下順庵, 1621 -1698)[48] 등의 문인을 양성해 내었는데 준안(順庵)의 문하에서는 아라이 하쿠세키(新井白石, 1657-1725)[49]·무로 큐소(室鳩巢, 1658- 1734)[50]·아메노모리 호슈(雨森芳洲, 1668-1755)[51] 등의 석학이 나왔다. 그 외에도 명경도(明經道)의 키요하라 히데타카(淸原秀賢, 船橋秀賢, 1575-1614)[52], 이시카와 죠잔(石川丈山, 1583-1672)·요시다 소안(吉田素庵, 1571-1632)·칸 도쿠안(菅得庵, 1581-1628) 등이 있다.

그 중, 학문적으로 가장 우수하고 주자학의 지위를 견고히 하여 관학 린케의 기초를 쌓은 제자는 바로 하야시 라잔이다. 또 시(詩)로서

---

48) 에도 전기의 주자학자로 교육자로서도 명성이 높다. 교토 출신으로 마츠나가 세키고(松永尺五)에게 배웠다. 카가(加賀)의 마에다가(前田家)에서 종사했는데 1628년에는 토쿠가와 츠나요시(德川網吉)에게 시강(侍講)을 하고 막부유학자가 되었다.

49) 에도 중기의 주자학자, 정치가로 키노시타 준안(木下順庵)에게 주자학을 배워 그 추거(推擧)에 의해 토쿠가와 츠나토요(德川網豊, 家宣)의 유신(儒臣)이 되어 1709년 이에노부(家宣)가 장군이 되었을 때 막신(幕臣)이 되어 마나베 아키후사(間部詮房)와 같이 이에노부(家宣)를 보좌했다. 특히 학자로서 우수한 합리성과 실증을 중요하게 여겨 주자학적 사고와 실천을 결합한 합리주의자이기도 하다.

50) 에도 중기의 주자학자로 15세 때 토쿠가와 츠나요시(德川網吉)에게 종사하다 1711년에는 아라이 하쿠세키(新井白石)의 추천으로 막부 유학 관료가 되어 8대 장군 토쿠가와 요시무네(德川吉宗)의 시강이 되었다. 주자학의 입장에서 정치 경제론이 우수하다.

51) 에도 중기의 주자학자. 교토 사람으로 키노시타 준안(木下順庵)의 문인으로 조선어 중국어에 능통해 쓰시마번(對馬藩)에서 문교와 조선과의 외교를 담당했다.

52) 쿠게(公家)로 천정(天正) 3년생이다. 키요하라 쿠기타카(淸原國賢)의 아들로 명경도(明經道)를 가업으로 하는 키요하라(淸原)씨의 적류(嫡流)로 수현(秀賢)의 대부터 가명(家名)을 후나바시(舟橋)로 하였다. 후양(後陽)천황, 후수미(後水尾)천황의 시독(侍讀)을 맡아 활자 인쇄 기술에 달인이 되었다.

이름을 떨친 이시카와 죠잔(石川丈山, 1583-1672)[53], 문장으로 이름을 떨친 호리 쿄안(堀杏庵), 문인이 많은 마츠나가 세키고(松永尺五)와 그의 밑에서 후에 기몬파를 만든 키노시타 준안(木下順庵)과 그 준안(順庵) 문하에 기몬(木門)의 5선생으로 불린 아라이 하쿠세키(新井白石)・아메노모리 호슈(雨森芳洲)・무로 큐소(室鳩巣)・기온 난카이(祇園南海, 1676-1751)・사카키바라 코슈(榊原篁洲, 1656-1706)를 비롯하여 난부 난잔(南部南山, 1658-1712)・핫토리 칸사이(服部寛斎, 1667-1721)・마츠우라 캇쇼(松浦霞沼, 1676-1728)・무카이 소슈(向井滄洲, 1666-1731)・미야케 칸란(三宅観瀾, 1674-1718)은 기몬(木門)의 십철(十哲)로 불린다.[54]

세이카는 자신이 믿고 몰두한 학문으로 계몽적인 사명을 다한 근세 주자학의 선구적 역할로 명성이 높았다. 즉 주자를 존숭하는 동시에 육상산의 학문에도 정통하여 주자의 신주(新注)에 근거하여 처음으로 사서오경에 훈점을 달아 근세유학의 창시 혹은 일본주자학의 개조 등으로 불리었다. 그러나 아쉽게도 세이카 자신의 학설을 논한 저술은 별로 없는 편이다. 이른바 아즈치 모모야마시대 말기에서 에도시대 초기라는 계몽기의 시대상황 때문인지 단지 『슨테츠록(寸鐵錄)』・『치요모토 쿠사(千代もと草)』・『문장달덕강령(文章達德綱領)』 등이 있을 뿐이다. 앞에서도 언급한 것처럼 1593(文禄 2)년에 이에야스(家康)에게 초대되어 에도에서 『대학』・『정관정요』 등을 강의하였지만 교토로 돌

---

53) 에도초기에 한시의 대표적인 인물로 유학(儒学)・서도(書道)・다도(茶道)・정원설계(庭園設計)에도 정통(精通)하여 있었다. 막말(幕末)의 『전다기언(煎茶綺言)』에는 「전다가계보(煎茶家系譜)」의 기재(記載)가 있어 전다(煎茶)의 시조라고도 불린다.

54) 미야케 칸란(三宅観瀾)은 기몬(木門)의 인사(人士)와 교류가 있었던 것만으로 준안(順庵)의 문하생이 아니다.

아간 후에는 오로지 『사서주주(四書朱註)』만을 강의했다. 세이카 만년의 유학에 대한 생각을 정리한 저작으로 자신의 사상적 도달점을 살필수 있고 윤리적·실천적 입장을 가장 강하고 선명하게 드러내고 있는것으로 『대학』을 적출하여 일본어 해석을 단 『다이가쿠 요랴쿠(大学要略)』(2권, 별명은 『逐鹿評』, 여기에서 「鹿」은 儒敎를 가리키다.)가 있고, 그의 문장을 모은 것으로 『세이카선생문집(惺窩先生文集)』18권이있다.

저서 『슨테츠록』과 『다이가쿠 요랴쿠』는 그런 의도로 쓴 저술이었다. 그 중 회심의 저술은 『다이가쿠 요랴쿠』이다. 이중에서 아직 선행연구에서 언급하지 않은 『명심보감』과 관련이 있는 『슨테츠록』에 대해 고찰하기로 한다.

3. 『슨테츠록(寸鐵錄)』 속의 『명심보감』

『슨테츠록』은 오랫동안 편찬자가 미상이었으나 후에 제자들의 기록에 근거하여 세이카의 저작으로 알려지게 되었다. 『후지와라 세이카집(藤原惺窩集)』上卷(昭和16년, 昭和53년 復刊 思文閣出版)에 의하면, 세이카가 편찬한 저서 중에 『슨테츠록』(寛永 5년 간행)이 있다는 기록이 있다. 즉 이 책에 먼저 세이카의 수제자 칸 도쿠안(菅得庵, 1581-1628)의 「속 세이카 문집서(續惺窩文集序)」에 『슨테츠록』이라는이름이 나온다.

슨테츠록은 약간의 종이에 초략해서 초학자의 몽매를 깨우치기 위해 발휘되어 따로 민간에 유행시켰다. (「顧寸鐵錄, 逐鹿抄若干紙, 爲初

學蒙味, 以發揮, 別行于俗間」)

　　또 세이카의 수제자 하야시 라잔(林羅山)의 저서로 전해지는 바이손 사이히츠(梅村載筆, 人卷)의 『세이카 경서(惺窩經書)』 어구를 30여 조를 발췌하여 가나 주를 붙여 작은 책으로 만들어 『슨테츠록』이라 는 이름을 붙였다고 하고 있다.

　현재 『슨테츠록』은 2종류가 전해지고 있는데, 하나는 ①1628(寬永 5)년 간행본 『슨테츠록』(상하 2권)이고 다른 하나는 ②레이제이 자작 집안 소장(冷泉子爵家所藏)의 『슨테츠록』(사본 1권)이다.

　①간에이(寬永) 5년 간행본은, 『논어』・『맹자』를 중심으로 사서오 경의 주요 어구 32조(상 13조, 하 9조)를 인용하여 여기에 가나 주 해 설을 붙였는데, 이에 대해서는 세이카 자신이나 세이카 문인들의 언급 은 없다. 그러나 하야시 라잔이 편찬한 「세이카센세이 교죠(惺窩先生 行狀)」에는 나와 있다.

　「이 해에 선생이 남기(南記)에 가셨는데 태수 아사노 유키나가(淺野 幸長)의 초대가 있었기 때문이다. 그 대함이 더욱 삼가 했고 (중략) 태 수를 위해 경서의 중요한 말씀 30조목을 초략하여 현재 사용하는 일본 어로 주해를 달아 1권의 작은 책을 만들었다. 사용하기 편리한 곳에 두 고 찾아보게 하였는데, 이는 정치에 마음을 두고, 다스림을 잘 요약하 였기 때문에 태수는 매우 기뻐하였다.(惺窩先生行狀 「此歲(慶長 11년) 先生赴南記, 蓋太守淺野幸長招之也, 其所待尤謹 (中略) 爲太守抄經書要 語三十件許, 添倭字之註解, 爲一小冊, 便于眞褚, 備於顧諟, 是爲政之存 心, 資治之守約也, 太守甚喜」)

위의 작은 책, 한 권이라는 말이 바로『슨테츠록』을 가리킨다고 한
다.[55]

이『슨테츠록』은 자신을 다스리는 수기부터 사람을 다스리는 치인
에 이르기까지 유교일반적인 것이지만, 치인 쪽에 역점을 두고 있는
것과 같이 행장에 소위「정치에 마음을 두고 다스림에 도움이 되는 것
을 요약하였다(爲政之存心, 資治之守約)」라는 말에 예외는 없다. 그리
하여 행장의 기사를 신빙(信憑)하면『슨테츠록』은 세이카가 1606(慶長
11)년 겨울 키슈 와카야마 번의 태수(紀州太守) 아사노 유키나가(淺野
幸長, 1576-1613)[56]의 초빙을 받고 와카야마(和歌山)에 갔을 때 태수
를 위하여 쓴 책이다. 이『슨테츠록』이라는 이름을 붙인 이유도 바이
손 사이히츠(梅村載筆)가 언급한 것처럼 선가(禪家)에서 간단한 경구
로 사람의 급소를 찔러 감동시킴의 비유로 촌철살인(寸鐵殺人)이라는
것을 공자의 제자로 유교 여명기의 중요한 인물인 증자(曾子)의 수약
(守約)을 비유한『학림옥로(鶴林玉露)』[57]에 보이는 것이다. 경서(經
書)의 주요어구 30조를 발췌하여 소위 촌철살인이라는 주요 의미로 그
이름에 어울리게 간단명료한 유교의 핵심을 나타내면서 가나 주 해설
은 주자학에 의거한 자기의 견해를 피력하려고 한 것이기도 하다.

---

55)『후지와라 세이카(藤原惺窩集)』上卷 昭和 16년, 昭和 53년 復刊 思文閣出版, p.80.
56) 아즈치 모모야마(安土桃山)시대에서 에도시대 초기에 활약한 무장으로 키슈 와카야마번(紀伊国和歌山藩) 즉 키슈번(紀州藩)의 초대 번주.
57) 송나라 나대경(羅大經) 저작의 시화(詩話)・어록(語錄)・소설의 문체로 문인・도학자・산인(山人)의 말을 실어, 주자・장재(張載) 등의 말을 인용하고, 구양수(歐陽修)・소동파(蘇東坡)의 글을 찬양한 책으로 천・지・인의 세 부로 분류되어 있다.

②또 다른 『슨테츠록』(사본1권)으로 레이제이자작 소장(冷泉子爵家所藏) 승형(枡型)의 소책자로 편자명은 명기되어 있지 않으나 레이제이케(冷泉家)에서 세이카의 것으로 전해오는 것이다. 그 내용은 경서를 비롯하여 광범위하게 『노자』·『장자』·불교사상에 걸쳐 있는 점으로부터 세이카의 학식·상식과도 통한다. 구체적으로는 사서오경으로부터 주요 어구 약 220조(O표시38조)를 발췌하여 훈독을 달았지만 특별한 규칙이나 순서 없이 수신제가치국평천하의 수기에서 치인에 이르는 유교일반의 주요어구를 교훈적으로 기록하였다.

명기한 인용서적 혹은 문장으로 『맹자』. 『중용』. 『사기』. 『감철론(監鐵論)』. 『문선(文選)』. 『고문진보(古文眞寶)』. 『한서(漢書)』. 『제범(帝範)』. 『명심보감』. 『포박자』. 황산곡(黃山谷)의 시. 『좌전(左傳)』. 『공자가어』. 『백씨문집(白氏文集)』, 『효경주(孝經註)』. 『상서(尙書)』. 『학림옥로(鶴林玉露)』. 한퇴지(韓退之)의 문. 『장자』. 몽창국사(夢窓國師)의 시가 대은장산(大隱藏山) 등 다수가 있다. 이로 인하여 『슨테츠록』은 경서를 주로 인용하고 있으나, 그 중심은 유교사상의 고취가 주요 목적인 것을 알 수 있다.

이 2종류의 『슨테츠록』에는 『명심보감』과 관련한 내용이 다수 포함되어 있다.

먼저 간에이(寬永) 5년 간행본 『슨테츠록』(상하 2권) 속에 담긴 『명심보감』 관련 내용을 살펴보면 다음과 같다.

3-1. 「간에이寬永 5년 간행 『슨테츠록』(上下 2권)」

①공자가 말하길, 세 사람이 함께 길을 가면 거기에는 반드시 내 스승이 될 만한 사람이 있다. 그 선한 것을 택하여 따르고, 그 불선한 것은 고친다.

(子曰三人行, 必有我師焉. 擇其善者而從之, 其不善者而改之.)
→ 이 내용은 『명심보감』의 「정기편」 23조의 내용과 같다.

②공자가 말하길, 자신의 몸이 바르면, 명령하지 않아도 행하고, 그 몸이 바르지 못하면 비록 명령을 하여도 따르지 않는다. (子曰其身正, 不令而行. 其身不正, 雖令不從.)
→ 이 내용은 『명심보감』의 「치정편」 14조의 내용과 같다.

③공자가 말하길, 군자는 은혜를 베풀되 낭비하지 않으며, 수고하되 원망하지 않으며, 하고자 하면서도 욕심내지 않으며, 태연하면서도 교만하지 않으며, 위엄이 있으면서도 사납지 않느니라.(子曰君子惠而不費, 勞而不怨, 欲而不貪, 泰而不驕, 威而不猛.)58) → 이 내용은 『명심보감』의 「치정편」 19조의 내용과 같다.59)

먼저 『논어』 「술이편(述而第七)」의 이야기로 세 사람이 함께 하여 스승이 될 만한 사람은 택하여 따르고, 그렇지 못한 사람은 선하지 못한 것을 고친다는 이야기에서 모든 사람이 자신의 스승이 될 수 있고 배울 점이 있다는 것을 논하고 있다. 한편 「학이편(學而第一)」에서는 자신보다 못한 자를 친구로 사귀지 말라는 글귀도 있다.(無友不如己者)

---

58) 인용문 ①②③은 冷泉府書 「寸鉄錄」, 『藤原惺窩集』上卷(思文閣出版, 1951), p.377, p.340에 나오는 내용이다.
59) 『논어』 원문은 다음과 같다. 子張曰, "何謂惠而不費?" 子曰, "因民之所利而利之, 斯不亦惠而不費乎? 擇可勞而勞之, 又誰怨? 欲仁而得仁, 又焉貪? 君子無衆寡, 無小大, 無敢慢, 斯不亦泰而不驕乎? 君子正其衣冠, 尊其瞻視, 儼然人望而畏之, 斯不亦威而不猛乎?" 子張曰, "何謂四惡?" 子曰, "不敎而殺謂之虐, 不戒視成謂之暴, 慢令致期謂之賊, 猶之與人也, 出納之吝謂之有司."(堯曰第二十).

이는 나쁜 사람과 친구로 하지 말고 좋은 사람을 골라서 친구로 삼아라는 의미로 누구와도 사귀되 착한 사람을 본보기로 하며 따라 배우고 나쁜 사람은 따라 배우지 말고 고쳐 라는 현실적인 의미이기도하다.[60]

여기에서는 모두 공자의 말을 인용하여「군자는 은혜를 베풀되 낭비하지 않고, 힘들어 수고로워도 원망을 하지 않으며, 태연히 하되 교만하지 않으며, 위엄 있게 하되 사납게 하지는 않는다.」는 말처럼 스스로 선을 택하여 따르고 불선을 고쳐나가는 난초의 향기와 같은 은은한 군자의 도를 논하고 있다. 즉 자신의 올바른 몸가짐과 마음가짐으로 겸손·근검한 생활 속에서 타인을 위하여 은혜를 베푸는 모범을 보이는 지도자는 비록 명령을 하지 않아도 모두가 따르게 된다는 것이다. 항상 교만·원망·탐욕·사나운 마음을 경계하며 자신을 바르게 하는 내용을 인용한 것으로『명심보감』본문의 자기를 바로 잡는 길을 지시한 「정기편」 관련 내용과 정치자세에 관한 「치정편」 관련 내용이 인용되어 있다.

다음은 ②레이제이 자작 집안 소장(冷泉子爵家所藏)의 『슨테츠록』(사본 1권)의 『명심보감』 관련이다.

3-2. 레이제이 자작 집안 소장(冷泉子爵家所藏)의『슨테츠록』(사본 1권)[61]

레이제이 자작 집안 소장(冷泉子爵家所藏)의 『슨테츠록』에는 다음과 같은 『명심보감』 인용 내용이 있다.

---

60) 친구를 사귐에는 모름지기 자신보다 나은 자를 하고, 자신과 비슷한 자는 없느니만 못하다는 관련 의미는 다른 서적에서도 많이 보인다. 「結朋須勝己, 似己不如無.(『事林廣記』前集 9)」, 結朋須勝己, 似我不如無.(休靜『儒家龜鑑』).
61) 冷泉府書「寸鉄錄」,『藤原惺窩集』上卷, 思文閣出版, 1951, p.81.

「언행의 책임성과 신의의 중요성」

①공자가 말하기를, 공교로운 말은 덕을 어지럽히고, 작은 일을 참지 못하면 큰일을 어지럽힌다. (子曰巧言亂德. 小不忍, 則亂大謀.)

→ 이 내용은 『명심보감』의 「존심편」 69조의 내용과 같다.

②공자가 말하길, 많은 사람들이 싫어하더라도 반드시 살펴야 하며, 많은 사람들이 좋아하더라도 반드시 살펴야 한다.(子曰衆惡之必察焉. 衆好之必察焉.)

→ 이 내용은 『명심보감』의 「정기편」 66조의 내용과 같다.

③범을 그리되 가죽은 그릴 수 있으나 뼈는 그리기 어렵고, 사람을 알되 얼굴은 알 수 있으나 그 속마음은 알기 어렵다. 이것은 『명심보감』의 내용이다.(畵虎畵皮難畵骨. 知人知面不知心. 明心寶鑑)

→ 이 내용은 『명심보감』의 「성심편」 39조의 내용과 같다. 특히 여기에는 『명심보감』의 서적명을 명시하고 있는 점이 눈에 띈다.

④노자가 말했다. 사람에게 믿음이 있는 것은, 수레에 바퀴가 있는 것과 같다.

(老子曰, 人之有信, 如車有輪.)

→ 이 내용은 『명심보감』의 「존심편」 2조의 내용과 같다.

⑤말이 진실하고 신의가 있으며, 행실이 독실하고 공손하면 비록 오랑캐의 나라에 가더라도 행세할 수 있으나 말이 진실하지 못하고 신의가 없으며, 행실이 독실하지 못하고 공손하지 못하다면 자신이 사는 고을이나 고향에서라도 어찌 행세할 수가 없다.

(言忠信, 行篤敬, 雖蠻貊之邦行矣. 言不忠信, 行不篤敬, 雖州里行乎哉.)

→ 이 내용은 『명심보감』의 「치정편」 15조의 내용과 같다.

⑥시비가 종일토록 있을지라도 듣지 않으면 저절로 없어지느니라.
(是非終日有, 不聽自然無.) → 이 내용은 『명심보감』의 「성심편」 65조의 내용과 같다.

여기서는 불필요한 언행으로 덕을 어지럽히며 믿음과 신의를 저버리지 않을 것을 역설하고 있다. 또 많은 사람들이 싫어하더라도 반드시 살펴야 하며, 많은 사람들이 좋아하더라도 반드시 살펴 타인의 미사여구(美辭麗句)에 부화뇌동(附和雷同)하여 시비의 번뇌를 만드는 일이 없도록 할 것을 논하고 있다. 특히 군자는 말로만 사람을 천거하지도 않고 폐하지도 않는다(君子不以言擧人, 不以人廢言.「衛靈公第 十五」)는 공자의 말처럼 말만 듣고 판단하지 않는다는 것이다. 겉을 장식하는 일은 예나 지금이나 변함없이 존재하므로 군자는 모름지기 그 더불어 처하는 바를 삼가(君子必愼其所與處者焉)는 것이 중요하다는 것을 역설한 것과 같이 생활상의 언행의 조심과 인내, 신실한 행실, 신의 생활의 중요성을 역설하고 있다.

「선행의 정의와 효행」
⑦공자가 말하길, 부유함과 존귀함은 누구나 바라는 것이다. 그러나 정당하지 않은 수단으로 얻은 부유함과 존귀함은 받아들여선 안 된다. 가난함과 비천함은 사람들이 싫어하는 바이다. 그러나 정당하지 않은 방법으로는 이를 벗어날 수 없다.(子曰富與貴, 是人之所欲也. 不以其道

得之, 不處也. 貧與賤是人之所惡也. 不以其道得之, 不去也.)[62]

→ 이 내용은『명심보감』의「안분편」8조의 내용과 같다.

⑧공자가 말하길, 나무가 먹줄을 받으면 곧아지고, 사람이 간언을
받아들이면 성인과 가까워진다.(子曰木受繩則直, 人受諫則聖.)

→ 이 내용은『명심보감』의「성심편」189조의 내용과 같다.

⑨공자가 말하길, 사람에게 먼 걱정이 없으면 반드시 가까운 근심이
있다.

(子曰人無遠慮, 必有近憂.)

→ 이 내용은『명심보감』의「성심편」169조의 내용과 같다.

⑩공자가 말하길, 젊은이들은 집에 들어와서는 효도하고, 밖에 나가
서는 공손하며, 신중히 행동하고 신의를 지키며, 널리 사람들을 사랑
하되 어진 이를 가까이 해야 한다. 이렇게 행하고도 남는 힘이 있으면
곧 글을 배워라.

(子曰弟子入則孝, 出則弟, 謹而信, 汎愛衆而親仁. 行有餘力, 則以學
文.)

→ 이 내용은『명심보감』의「근학편」21조의 내용과 같다.

⑪태공이 말하기를, 선을 보면 목마른 듯이하고, 악을 들으면 귀머
거리 같이 해라.

---

62) 이미 공자는 일찍이 윤리와 도덕에 맞지 않는 방법으로 돈을 벌고 사치하는
생활은 뜬 구름과 같다.(子曰, 不義而富且貴, 於我如浮雲.「述而第七」)고 하며
도리에 어긋나는 재물을 부정적으로 간주하였다.

(太公曰見善如渴. 聞惡如聾.)

→ 이 내용은 『명심보감』의 「계선편」 18조의 내용과 같다.

⑫가난하면서 원망하지 않기는 어렵고, 부유하면서 교만하지 않기
는 쉽다.

(貧而無怨難, 富而無驕易.)63)

→ 이 내용은 『명심보감』의 「존심편」 13조의 내용과 같다.

'부유와 존귀는 누구나가 바라는 바이지만 정당한 수단으로 취하고,
가난은 누구나가 싫어하지만 정당하지 않는 방법으로 벗어나려고 하지
마라'는 것처럼 여기서는 부정한 방법의 부귀와 탐욕을 경계하며 항상
먼 미래를 생각하며 현 생활의 계획을 설계하며 안에서는 효도와 밖에
서는 공손으로 대하여야 하는 인생의 깊은 안목과 효행 선행이 동반된
인의(仁義)를 역설하고 있다.

레이제이 자작 집안 소장(冷泉子爵家所藏) 『슨테츠록』(寫本 1卷) 에
서는 유학의 기본적인 도리를 논한 것으로 믿음과 신의, 신중, 인내,
정직과 정의의 선 추구를 권하고 있다. 구체적으로는 군자의 도리로
말조심과 사소한 일이라 할지라도 화내지 말고 인내하며 알기 어려운
타인의 속마음을 찰지하면서 덕을 어지럽히지 않도록 신중하고 조심스
럽게, 시비에 연류 되지 말 것을 논하고 있다. 특히 믿음은 수레바퀴와
같으므로 언행이 신의가 있고 독실해야 하며 믿음과 신의를 저버리는
일이 없어야 오랑캐의 나라에서라 할지라도 타인으로부터 지지를 받을

---

63) 인용문 ①에서 ⑫는 冷泉府書「寸鉄錄」, 『藤原惺窩集』上卷(思文閣出版, 1951),
    pp.355-376에 나오는 내용이다.

수 있다. 그러므로 먼 미래를 생각하면서 교만과 악을 경계하며 항상
공손하고 효도하는 마음으로 선행을 실천할 것을 논하고 있다.

4. 나오면서

다소의 논란과 작자 미상이던『슨테츠록』은 후지와라 세이카의 저
술로 굳혀졌다. 이『슨테츠록』은 자신을 다스리는 수기에서 다른 사람
을 다스리는 치인에 이르기까지 유교 일반을 논하는 내용으로 유불도
의 사상의 경어를 발췌하여 자신 주변의 식솔들을 중심으로 널리 인간
을 이롭게 하는 내용으로 구성되어 있다. 이로부터 이『슨테츠록』은
여러 경서를 사용하였으나 유교사상 고취가 목적이었다는 것을 알 수
있다.

특히 세이카는 일본 에도시대 전기 유학의 창시 혹은 주자학의 개조
(開祖)로 불리었는데 그의 저술인『슨테츠록』에『명심보감』의 내용이
언급되었다는 것은 세이카의 제자들은 말할 것도 없고, 당시 이른바
유학에 관심을 둔 학자들에게도『명심보감』이 중요한 서적으로 널리
읽혀진 단서를 제공하고 있다. 특히『명심보감』이 강조하는 권선사상
중에「부유와 존귀는 누구나 바라는 사항이지만, 정당하지 못한 방법
으로 받아들여서는 안 된다. 나무는 먹줄에 의해서 곧고, 사람은 간언
으로 밝다. 먼 걱정이 없으면 가까운 근심이 있다. 젊은이들은 집에서
효도, 밖에서 공손, 신중히 행동하여 신의와 널리 사랑하고 인자를 가
까이 하며 그 후 여력이 있으면 글을 익혀라. 선을 보면 목마른 듯이
하고 악을 들으면 귀머거리처럼 하라. 가난하면 원망하고 부유하면 교
만하기 쉽다.」등『명심보감』의 다양한 내용이 인용되어 있다. 특히
인용문 중에는「명심보감」에서 가져왔다는 점을 분명히 제시하고 있는

점도 주목된다.

　이러한 그의 저술은 실제 그 후, 에도시대 중기에서 후기에 이르기까지 당대의 주요 지식인들에게 읽혀져 지식인들이 편찬한 서적에 『명심보감』의 조문이 인용되어 있다. 그러한 점에서도 『슨테츠록』과 『명심보감』과의 관계는 에도시대의 정치사회 및 민중 교육을 이해하는데도 중요한 단서를 제공하고 이후의 인용 서적의 사상을 이해하는 데도 많은 도움을 줄 것으로 생각한다.

제2장
유학자 오제 호안(小瀨甫庵)의 사상과
『메이호칸(明意寶鑑)』

1. 들어가면서

　오제 호안(小瀨甫庵, 1564-1640)은 미노(美濃)의 호족 토키씨(土岐氏)의 지족(支族)으로 오와리(尾張) 출신이다. 이름은 도희(道喜) 혹은 장대부(長大夫)라고 칭하며 호안(甫庵)은 그의 호이다.[64] 처음에는 사카이씨(坂井氏)를 계승하여 토비씨(土肥氏)로 칭했지만, 그 후 오제씨(小瀨氏)로 바꾸었다. 유학자이면서 의술에도 뛰어나 이케다 츠네오키(池田恒興, 1536-1584)[65]・토요토미 히데츠구(豊臣秀次, 1568-1595)[66]

<hr />

64) 오제 호안(小瀨甫庵)의 생애에 관해서는 쿠와따 타다노리(桑田忠親)의 『豊太閤伝記物語の研究』를 참조했다.

65) 노부나가의 가신으로 혼노 지(寺)의 변 때는 히데요시 군에 합류하여 야마자키 전투에 참전한다. 키요스 회의에도 히데요시, 시바타 카츠이에, 니와 나가히데와 함께 참가한다. 그 후 히데요시를 따라 시즈가타케 전투에도 종군하지만, 코마키・나가쿠테 전투에서 아들 모토스케와 함께 전사한다.

66) 미요시 요시후사의 아들로 태어나 히데요시의 양자가 된다. 텐쇼 12년(1584) 코마키・나가쿠테 전투에서 대장으로 군사들을 이끌고 미카와로 진격하지만,

밑에서 일을 했다.[67] 히데츠구(秀次)가 멸망한 후(1596년)에는 『보주
몽구(補註蒙求)』・『십사경발휘(十四經發揮)』를 1598년에는 『편의학정
전(編医學正伝)』・『동원선생십서(東垣先生十書)』 등의 의학서・고활
자본을 간행했다. 이러한 것은 개인으로서 에도시대 출판사업의 선구
적 역할을 한 것이며, 또 조선의 인쇄술을 받아들여 일본문화사에도
큰 영향을 끼쳐 그의 업적이 높이 평가 되고 있다.[68]

토쿠가와 군에 대패하고 히데요시의 질책을 받는다. 텐쇼 18년에는 오다와라
정벌의 선봉으로 이즈 야마나카 성을 공격한다. 그 공으로 키요스의 성주가
된다. 이듬해 히데요시의 명을 받고 토쿠가와 이에야스와 함께 오슈의 반란을
진압하고 정식으로 히데요시의 후계자로 결정된다. 분로쿠 2년(1593) 히데요
시의 아들(히데요리)이 태어나자 후계를 둘러싸고 히데요시와의 관계가 서서
히 악화된다. 분로쿠 4년(1595) 히데요시에 대한 모반 혐의를 받아 코야산으로
추방되어 그곳에서 할복한다. 그의 사후 처첩과 아이들 30여 명이 쿄토에서
처형된다.

67) 川瀬一馬 『古活字版の研究』(安田文庫, 1937年)에 의하면 호안의 경력에 대한
오래된 기록은 『하쿠세키 신쇼(白石紳書)』(『白石全集』 五卷) 권7의 「노부나가
(信長) 아래의 적천모(赤川某)라는 판정우근(坂井右近)에 닮아 우근토(右近討)
사후 사카이(坂井)라는 이름을 썼다. 그 사카이(坂井)의 가호를 사양하는
대신 사카이라는 이름을 쓰고 칸빠쿠 히데츠기(關白秀次)에 봉록했다. 히데츠
기가 변을 당한 다음에는 토비(土肥)라고 칭하고 그 후에 오제(小瀨)라고 고쳤다
」라는 기록과 『연대풍아(燕臺風雅)』 권5의 「성칭초판정중경토비, 최후소뢰야
(姓稱初坂井中頃土肥, 最後小瀨也)」 등이 있다.

68) 川瀬一馬 『古活字版の研究』 p.151의 내용을 보면 다음과 같다. 「호안(甫庵)이
사용한 대형 활자에는 조선활자 양식이 특이 눈에 띄게 잘 나타나 있다.
즉 호안이 활자 인쇄술이 새로 도래 할 때 그 발달에 노력한 공적은 근세초기
인쇄문화사상에 있어서 특히 주의해야할 부분이다」 또 그 이외에도 조선의
인쇄술과 일본근세의 출판문화와의 관련을 서술한 문헌이 있다. 고활자본
『보주몽구(補註蒙求)』에 대해서 中山久四朗의 「東京文理大所藏朝鮮活版養安
本に對して」(『史學および東洋史の研究』 東京賢文館, p.323)는 다음과 같이
언급하고 있다.
「오제 호안(小瀨甫庵)의 유로물어(遺老物語)」의 영록이래출래초(永禄以來出
來初)의 사수길공어대(事秀吉公御代)의 조에,

호안은 그 후 이스보(出雲)의 다이묘(大名) 호리오 요시하루(堀尾吉晴, 1544-1611)[69] 밑에서 일했으나 요시하루(吉晴)가 죽고 난 후에는 유랑자가 되어 하리마(播磨)·교토(京都) 등에 이주하였다. 나중에 카가 번주(加賀藩主) 마에다 토시츠네(前田利常)에게 유학·군사학 등의 지식을 가지고 봉록했다. 이와 같이 호안은 유학이나 군사학 등에 재능을 가지고 유학이 불교를 대신하여 사회의 지도적 이념으로 되어 가던 근대 초기의 계몽적 유학자의 한사람으로서 그 역할을 수행했다.[70]

一, 일자판(一字板) 이것은 고려에서 들어 온 이유이다.
또 다른 「일자판(一字板)」은 당시 활자판의 칭호가 있었다는 것, 또 「고려입(高麗入)」은 문록조선역(文祿朝鮮役)임을 생각하면 문록의 역(文祿の役, 임진왜란) 때에 조선활자판법이 처음으로 일본(我國)에 전한 것을 알 수 있다. 일자판(一字板)의 칭호는 문록(文祿) 5년 (改元慶長) 활판 「몽구(蒙求)」의 발문(跋文)에도 「보암도희신간일자판. 수차. 운운(甫菴道喜新刊一字板, 繡此. 云云)」이라는 기록이 있다」

69) 아즈치 모모야마(安土桃山)시대부터 에도시대 초기의 무장이자 다이묘(大名)로 토요토미 정권의 주요 장로(三中老)의 한 사람으로 이즈모 마츠에번(出雲松江藩)의 2대 번주가 된다.

70) 호안의 사상적 특질을 살펴봄에 중시되는 논문으로는 玉懸博之의 「慶長期の小瀬甫庵の思想」(石田一良編『日本精神史』 ぺりかん社, 1981년, p.228)이 있다. 여기에서 타마카케(玉懸)는 「호안의 천도 혹은 귀신은 인간에 대한 그 모든 행위가 도덕적으로 바르게 행해지고 위정자 및 군주의 정치가 인도에 따라서 바르게 행해지는 것을 강하게 요구하며 또 인간행위가 천(天)의 요청에 응하든 응하지 않든간에 응한 엄격한 응보를 인간에게 주는 존재이다.」라고 서술하고 있다. 또 타마카케는 호안의 사상사 중에 주목해야할 세 가지의 사실을 지적하고 있다. 그 ①은 중국 유교(朱子學)가 본래 가지고 있던 「합리주의」의 입장이 본래 것보다 철저하고 일본 사상사상 이전에 없었던 형태로 나타나고 있는 점이다. 또 ②는 중국 유교(朱子學)가 본래 가지고 있던 「보편주의」의 입장이 본래의 것보다 더욱 철저하며 일본사상사에서 결코 없는 형태로 나타나고 있다는 것이다. 그 ③은 ①과 ②의 달성이 송학 또는 주자학의 사상에 더해 중국 명대의 권선서의 사상을 섭취함에 따라 이루어진 것이다.」고 하고 있다. (「小瀬甫庵の思想的營爲とその後 -近世思想史の構想-」(『文藝研究』

호안의 주요저서로는『명심보감』을 모방하여 편찬한『메이호칸(明意寶鑑)』·『세이요쇼(政要抄)』을 비롯하여『동몽선집(童蒙先習)』[71],『신초키(信長記)』(간행은 1622년, 元和 8), 1625(寬永 2)년 편찬된『타이코키(太閤記)』등이 있다.

본 장에서는『명심보감』을 인용하고 있는 서적(小瀬甫庵의『明意寶鑑』·『政要抄』, 林羅山의『童蒙抄』, 野間三竹의『北溪含毫』, 淺井了意의『浮世物語』·『堪忍記』·『可笑記評判』·『鑑草』, 貝原益軒의『和俗童子訓』, 太田全齊의『諺苑』등) 가운데, 가장 빠른 시기에 편찬된 호안의『메이호칸(明意寶鑑)』이『명심보감』의 각 조문으로부터 어떤 부분을 인용하였으며 어떤 부분은 인용하지 않았는가에 주목하여 그 인용사실과 사상적 의의를 규명하고자 한다.[72]

제 133집, 日本文藝硏究會 1993년, p.53 참조)

71) 玉懸博之, 「松永尺五の思想と小瀬甫庵の思想−『彝倫抄』と『童蒙先習』をめぐって」(日本思想大系, 513페이지)에 의하면 오제 호안(小瀬甫庵, 1564−1640) 편찬의『동몽선집(童蒙先習)』는 조선의 박세무(朴世茂, 1487−1564)가 편찬한『동몽선습(童蒙先習)』의 서적명을 따서 편찬한 것이라고 한다. 이 호안판본(甫庵本)과 박세무판본(朴世茂本)의 내용은 꽤 차이가 있다. 현재 양 판본이 일본국내에 많이 배포되어 있다.「일본 도호쿠(東北)대학 부속도서관 카노(狩野)문고 소장본」을 조사해보면 가나본(仮名本)의『동몽선습(童蒙先習)』은 케이쵸(慶長) 17년(1612)의 오제 호안의 편찬이다. 한편「조선본」은 1541년 박세무가 편찬한 판본이 일본에 전해져 1650년에 화각 되었다. 박세무판본의 주요 내용은 인간이 금수와 다른 점은 오륜(五倫)의 도덕을 가진 것에 있다고 논하며, 후편에 논하고 있는 한국과 중국의 역사 속에서 중국의 명을 높이 숭상한 사대사상을 진하게 풍기고 있다. 그 목차는 이하와 같다.「一, 부자유친(父子有親). 二, 군신유의(君臣有義). 三, 부부유별(夫婦有別). 四, 장유유서(長幼有序). 五, 붕우유신(朋友有信). 六, 어제동몽선습서(御製童蒙先習序). 七, 발문(跋文).」

72)『명심보감』을 인용한 관련서적에 대해서는 前田金五郎, 「仮名草子集解說」(『仮名草子集』日本古典文學大系)와 玉懸博之, 「松永尺五の思想と小瀬甫庵の思想−『彝倫抄』と『童蒙先習』に對して」− (石田一良・金谷治編『藤原惺窩

특히 그중에서도 『명심보감』의 「천」의 관념을 중심으로 한 권선사상이 호안의 『메이호칸』에서는 어떻게 수용 혹은 변용되었는가에 관해서 검토하고자 한다. 그리고 『명심보감』의 인용에 있어서, 『명심보감』 조문의 일부를 인용한 것은 어떠한 사상적 의미를 가지며 인용하지 않은 남은 부분은 어떠한 사상적 의미가 있는가에 대해 다른 『명심보감』 관련서적인 하야시 라잔(林羅山)의 『도모쇼(童蒙抄)』(『訓蒙要言錄』), 노마산치쿠(野間三竹)의 『홋케이간고(北溪含毫)』, 아사이료이(淺井了意)의 『우키요모노가타리(浮世物語)』 등과 비교하면서, 『메이호칸(明意寶鑑)』의 사상적 특징을 구명하고자 한다.

또한 인용조사의 『명심보감』 판본은 내각문고 등에 소장되어있는 왕형 교정(王衡校)의 「명간본(明刊本)」『신경판정와음석제두대자명심보감정문(新京版正譌音釋提頭大字明心寶鑑正文)』(和刻本과 동일한 내용)을 사용하여 「청주본」(일본 筑波대학에 소장하는 1454년 조선의 청주에서 편찬된 판본으로 현존하는 『명심보감』 판본 가운데 가장 오래된 것이다) 「청간본(淸刊本)」 등을 참조하고자 한다.

2. 오제 호안의 『명심보감』 수용 선행연구

호안의 『메이호칸(明意寶鑑)』・『세이요쇼(政要抄)』의 천의 관념에 관한 선행연구를 검토해보면 다음과 같다. 먼저, 마에다 긴고로(前田

・林羅山』日本思想大系, 1975년) 등을 참고했다. 그러나 아사이 료이(淺井了意)의 『칸닌키(堪忍記)』・『카쇼키효반(可笑記評判)』・『카가미구사(鑑草)』와 카이바라 에키켄(貝原益軒)의 『와조쿠 도지쿤(和俗童子訓)』은 본인의 조사에 의해 덧붙인 것이다.

金五郎)는 이하의 서적에서 호안의 『메이호칸』·『세이요쇼』와 『명심
보감』과의 관련을 다음과 같이 지적했다.

①仮名草子集解說 (『仮名草子集』日本古典文學大系, 1965年 5月)

②「浮世物語」雜考 (『國語國文』34 , 1965年 6月)

마에다(前田)의 지적은 『명심보감』과 일본문예와의 관련 연구에 선
구적인 길을 열었다고 극찬했다. 그러나 마에다의 인용에 대한 지적에
는 사실과 다른 부분이 있다. 특히 호안의 『메이호칸』·『세이요쇼』를
비롯하여 하야시 라잔(林羅山)의 『도모쇼(童蒙抄)』(『訓蒙要言錄』), 노
마 산치쿠(野間三竹)의 『홋케이간고(北溪含毫)』에서의 명심보감 인용
에 관한 지적은 실제의 인용수와 크게 다른 점이 있다. 이것에 관해서
필자가 조사한 『명심보감』과 『명심보감』 관련문헌과의 인용관계는 뒤에
서 각각의 인용부분을 정리해서 밝힐 예정이다. 여기에서는 앞으로 『명
심보감』과 『메이호칸』의 관련을 규명하는데 있어서 문제의 여지가 있
고, 사실과는 상반되는 설을 언급하고자 한다.

「메이호칸」(東洋文庫 所藏)은 오제호안 도키집록(小瀬甫庵道喜輯錄)
이지만, 그 내용은, 계선(繼善)·정도(政道)·보신(保身)·학도(學道)
·예지선표(豫知先表)·선자치이후치인(先自治而後治人)·성인 이사
민 무송위귀(聖人以使民無訟爲貴)의 7편으로 분류, 훈언(訓言)을 집성
하고 있으며, 그 처음의 3편(繼善·政道·保身)은 「명심보감」을 그대
로 인용하고 있다고 했다.

그러나 실제는 「그 처음의 3편」 가운데 제1편 「계선편」 6조는 확실
히 전부 『명심보감』의 「계선편」으로부터 인용하고 있다. 그러나 제2편
「정도편(政道篇)」 전8조 가운데 마지막 3개의 조문과 제3편 「보신편

(保身篇)」 전7조 가운데 2개의 조문은 『명심보감』에는 없는 내용이다.

다음으로는 『명심보감』의 근세 일본에서의 사상적 영향을 논한 것으로 타마카케 히로유키(玉懸博之)의 이하의 대표적인 논문이 있다.

③「松永尺五の思想と小瀬甫庵の思想」-『彝倫抄』と『童蒙先習』に對して」(石田一良・金谷治編『藤原惺窩・林羅山』，日本思想大系, 1975年)

④「慶長期の小瀬甫庵の思想」(石田一良編『日本精神史』，ぺりかん社, 1988年)

위의 논문에서 타마카케 히로유키(玉懸博之)는 호안에 있어서 천도 혹은 귀신이 인간에게 작용하는 역할은 인간에게 강력한 도덕적 행위를 요청함과 동시에 인간이 행한 행위의 선악에 대해 엄정한 화복(禍福)의 응보를 주는 것이라고 지적하고 있다.

호안에게 있어서 천도(天道)・신(神)은 앞 장에서 본바와 같이 의인적 존재(擬人的 存在)이며, 인간에게 강한 도덕적 요청과 엄정한 도덕상의 응보를 행하는 존재이다. (中略) 즉 인간행위의 선악에는 천의 작용에 의해 반드시 합당한 응보가 따른다는 도덕상의 인과율(因果律)이 존재한다는 것이다.[73] 보안의 천의 인간에 대한 강한 도덕적 요청과 응보작용(非朱子學的 要素)은 천의 도리와 인간세계의 도덕적 규범과의 일체적 관계(朱子學的要素)를 전제로 하고 있다. 또한 주자학적 사고와 비주자학적인 사고와의 흥미 깊은 결합을 인정하고 있다.[74]

---

73)「慶長期の小瀬甫庵の思想」(石田一良編『日本精神史』) p.233 참조.
74)『近世前期における神觀念-小瀬甫庵から中江藤樹・熊澤蕃山へ-」(關晃・源了圓編『神觀念の比較文化論的研究』，講談社出版研究所, 1981年), pp.317-318.

타마카케 히로유키(玉懸博之)는 이러한 호안의 엄격한 천 혹은 귀신의 관념(비주자학적 神의 관념)은 중국 명대의 『명심보감』의 천도 관념과 깊은 관계가 있다고 한다. 여기에서 타마카케 히로유키의 『명심보감』의 사상적 분석을 정리하면, 일본 근세 사상사를 형성한 선구자의 한사람인 호안의 독자적 사상상의 달성은 주자학에 『명심보감』의 사상 −특히 天·귀신의 관념− 을 수용·섭취한 것에 의해 성립된 것이라는 것이다.

타마카케(玉懸)의 호안의 『메이호칸』에 관한 사상적 연구는 여러 가지 방면에서 추구·분석되어 후학들에게 학문적으로 많은 자극과 연구의 새로운 방향을 제시하고 있다. 그러나 『메이호칸(明意寶鑑)』의 『명심보감』 인용에 관한 사상적 의의를 추구함에 있어서는 아직 연구의 여지가 남아 있다. 특히 호안이 『명심보감』에서 나라를 다스리는 일에 관한 내용을 인용한 것에 대한 사상적 의의의 규명에는 중요한 과제가 남아 있다. 그러나 여기에서는 주로 인용관계를 중점으로 『명심보감』과 『메이호칸』의 사상적 차이점에 주목 하고자 한다.

3. 『메이호칸(明意寶鑑)』의 『명심보감』 인용

『메이호칸(明意寶鑑)』은 『명심보감』이라는 제목의 「심(心)」을 「의(意)」로 바꾸고 있는데 명칭뿐만 아니라 그 내용에서도 『명심보감』을 모방하여 편집한 책이다. 고활자본이 현존(慶応義塾대학 도서관·동양문고 등)하고, 그 출판연대는 확실하지 않지만 『세이요쇼(政要抄)』와 같은 케이쵸(慶長) 말년에 간행된 것으로 추정된다.[75] 여기에서는 주로 「천(天)·신(神)」과 관련된 문장이 다음과 같이 인용되어져 있다.

3-1. 『메이호칸』「계선편」의 사상

「계선편 제1」여기에서는 『명심보감』의 「계선편」에서 전부 인용하였다.

①子曰爲善者, 天報之以福, 爲不善者, 天報之以禍. 공자가 말하기를, 선을 행한 사람에게는 하늘이 이에 갚기를 복으로써 하고, 착하지 못한 일을 한 사람에게는 하늘이 이에 갚기를 화로써 한다고 했다.(『明心寶鑑』계선편, 1조)

『논어』에는 보이지 않는 내용이다.

②尙書云, 作善降之百祥, 作不善降之百殃. 상서에 말하기를 착한 일을 하면 하늘이 백 가지 상서로움을 내려주고, 착하지 못한 짓을 하면 하늘이 백 가지 재앙을 내린다.(계선편. 2조)

『서경(書經)』「이훈(伊訓)」에서 인용하였지만 『서경』의 본문「惟上帝不常, 作善, 降之百祥, 作不善, 降之百殃.」과 비교하면 내용의 일부에 다른 점이 있다. 이것은 선악행위에 대한 천 혹은 신의 응보를 설명하고 화복의 리(理)를 나타내고 있다.

③徐紳翁曰, 積善逢善, 積惡逢惡. 子細思量, 天地不錯. 善有善報, 惡有惡報. 若還不報時辰未到. 서신옹이 말하기를, 선을 쌓으면 좋은 일을 만날 것이고, 악을 쌓으면 악을 만날 것이니, 자세히 생각하고 헤아려 보라. 하늘과 땅(天地)의 조화로 차례에 따라 찾아드는 계절과 같이 어기지 않을 것이다. 착한 행실에는 좋은 보답이 있고 나쁜 행실에는 나쁜 보답이 있을 것이다. 만약 되돌려 갚아 주지 못했다면 오지 않을 것이다.(계선편, 3조)

---

75) 川瀨一馬『古活字版の研究』(中卷, p.946) と近世文學書誌研究會編『近世文學資料類從 假名草子編 十八』(p.215, p.217) 참조.

또한 천의 인간에 대한 엄격한 도덕적 행위의 요청과 그 응보를 설명하고 있다. 호안의 천도사상의 특징이라고도 할 수 있는 부분이다.

여기에서는 「명간본」『명심보감』의 이하에 계속되는 부분을 생략하고 있다.

「平生作善天加善, 若是愚頑受禍殃. 善惡到頭終有報, 高飛遠走也難藏. 行藏虛實自家知, 禍福因由更問誰. 善惡到頭終有報, 只曾來早與來遲. 閑中點檢平生事, 靜裏思量日所爲. 常把一心行正道, 自然天地不相虧. 평소 선을 행하면 하늘이 복을 더해준다. 이와 같건만 어리석고 완고하여 재앙을 받는다. 선과 악은 머리 끝 어디까지라도 응보가 있게 마련이니, 높이 날아 도망가거나 멀리 달아나 피한다 해도 숨기가 어렵다. 행동과 숨김, 거짓과 진실은 자신이 알고 있는 것인데, 화와 복의 원인을 다시 누구에게 묻겠다는 것인가. 선과 악은 끝까지 응보가 있게 마련이다. 다만 일찍 나타나고 늦게 나타나는 차이만 있을 뿐이다. 조용한 속에서 평소의 일을 점검해 보고 고요한 속에서 날마다 한 일을 헤아려 보라. 항상 한 가지 마음을 잡고 바른 도리를 행하면 저절로 천지가 서로 어그러짐이 없으리라.」

④易云, 積善之家. 心有餘慶. 積不善之家. 必有餘殃. 선을 쌓는 집안은 반드시 경사가 겹치고, 불선을 쌓는 집안은 반드시 재앙이 넘친다. (계선편, 9조)

『易』上「坤」(坤爲地) 이기 때문이다.[76]

⑤易曰, 出其言善, 則天里應之. 出言不善, 則天里遠違之. 역경에 말하기를 내뱉는 말이 선하면 천리 밖에서도 응하지만, 착하지 못한 말을 내뱉으면 천리 밖에서도 등 돌린다.(계선편, 22조)『易』擊辭上이기

76) 『역(易)』 본문의 내용은 「積善之家, 必有餘慶. 積不善之家, 必有餘殃. 心弑其君, 子弑其父, 非一朝一夕故, 其有由來者漸矣.」

때문이다.

이것은 「명간본」 『명심보감』의 계속인 「但存心裏正, 不用問前程, 但能依本文, 前程不用問. 若要有前程, 莫作沒前程. 다만 마음에 바른 것을 지니고 있다면 앞길을 물어볼 필요도 없고, 단지 본분에 의하여 일을 처리한다면 앞길은 물어볼 필요도 없다. 만약 앞길이 있기를 바란다면, 앞길이 없을 일을 하지 말라.」을 생략하고 있다.[77]

⑥「太上感應篇曰, 禍福無門惟人自招, 善惡之報如影隨形」.「所以人心起於善, 善雖未爲, 而吉神已隨之, 或心起於惡, 雖雖未爲, 而凶神已隨之. 其有曾行惡事後自改悔, 久久必獲吉慶. 所謂轉禍而爲福也.」태상감응편에 말하기를 화복의 문이 없고 오직 사람이 스스로 불러올 뿐이다. 선악의 응보는 마치 그림자가 그 실체를 따르는 것과 같다. 그러므로 사람이 그 마음을 선에서 시작하면 선이 비록 아직 실행되지는 않았다 해도 길한 신이 이를 따라준다. 그러나 혹 마음을 악에서 시작하면 악이 아직 실행되지 않았다 해도 흉한 신이 이를 따라온다. 그런데 일찍이 악한 일을 저질렀으나 나중에 이를 회개한 지 오래되었다면 오랜 뒤에는 반드시 길한 경사를 얻게 된다. 이를 일러 소위 전화위복이라 하는 것이다.(계선편, 41조)

『태상감응편(太上感應篇)』 원문에 의하면 인용 부분의 「 」는 본문의 서두에 있는 내용이며 후의 「 」는 본문의 마지막부분에 있는 내용이다.

위의 ①로부터 ⑥까지에서 묘사하고 있는 천은 인간에게 강한 도덕적 행위를 요청하며 인간행위의 선악에 엄한 상벌을 주는 것이다. 초

---

77) 『역(易)』 본문의 내용은 「子曰, 君子居其室, 出其言, 善則千里之外應之. 況其邇者乎. 居其室, 出其言, 不善則千里之外違之. 況邇乎.」

월적 권능을 가지고 인간의 운명을 맡고 있는 천의 사상은 인정하지
않는다. 또한 인간의 미래가 외재적 힘에 의해 결정된다고 하는 소극
적인 생이 아니고 자기의 노력 여하에 따라 그것에 상응하는 「길흉화
복」이 결정된다고 하는 적극적인 생의 사상이 나타나 있다. 이와 같은
호안의 인간행위의 선악에 대한 천의 엄정한 상벌을 논하는 응보관은
앞에서 거론한 『신초키(信長記)』·『타이코키(太閤記)』의 천도관에도
보인다. 여기에도 호안은 인간에 대한 천의 도덕성의 요구와 엄정한
응보를 강조하며 인간의 운명이 운명·숙명에 의해 결정된다고 하는
생각을 실질적으로 부정하고 있다.[78]

　『메이호칸』「계선편」의 사상내용을 좀더 구체적으로 고찰하면 ①에
서 ③까지는 인간의 「선악행위」에 대해, 천의 「응보」가 인간의 비도
덕적인 행위를 엄하게 징계하고 있다. ④는 더 나아가 그 선행은 개인
뿐만 아니고 「가(家)」라고 하는 가족 집단에까지 넓게 적용되며 ⑤는
사회 전체라고 해도 될 정도의 범위에서 비윤리적 행동을 경계하고 있
다. 즉 ①에서 ⑤까지는 천(③은 天地, ⑥은 神)은 절대적인 권위로 인
간에게 강한 도덕적 행위를 요청하고 있다. 그러나 천(天)에는 인간에
대한 강한 명령만을 요구하는 것이 아니라, ⑥과 같이 만약 실수로 어
쩔 수 없이 「악」한 행위를 했다하더라도 그것을 회개하고 오랜 시간이
지나면 「길(吉)」을 얻을 수 있다는 내용도 있다. 「기유증행악사후자개
회, 구구필획길경(其有曾行惡事後自改悔, 九九必獲吉慶. 일찍이 악한
일을 저질렀으나 나중에 이를 회개한 지 오래되었다면 오랜 뒤에는 반
드시 길한 경사를 얻게 된다.)」, 천(신)의 관용과 인간의 천(신)에 대한
신뢰감이 나타나 있다. 아래의 호안의 『메이호칸』「계선편」의 천의 관

---

78) 앞에서 게재한 타마카케 히로유키(玉懸博之)의 논문참조.

념은 신비적인 천의 관념(중국고대에 보여 지는 사상)이 아닌 합리적
인 것으로 인간의 모든 행위가 도덕적으로 바르게 행해지고, 위정자의
정치가 인도에 따라서 바르게 행해짐을 강하게 요구한다. 즉 도덕적인
행위를 강조하며 비신비적인 천의 관념이다.

　본래의『명심보감』의「계선편」은 사람들에게 끊임없이 선을 권하기
위한 의도로, 공자·노자·장자 등의(유학사상과 함께 도교의 민간 신
앙적 요소도 더했다) 내용을 인용하고 있지만, 그 사상은 정연한 사상
체계를 가진 것이 아닌「유교·불교·도교」의 삼교합일 사상의 입장에
서 도덕적 내용을 모은 것이다. 그러므로『명심보감』의 사상을 한마디
로 논하는 것은 어려우며, 그 대상도 각 편에서 논하고 있는 것과 같이
아동·부녀자에서 사서인(士庶人)에 이르기까지 부귀빈천·현우(賢愚)
·사농공상에 관계없이 각 계층을 대상으로 하고 있다.

　이 서적은 중국·조선에서는 시대의 변화 속에서 내용의 가감은 있
었지만 주로 판본 그 자체가 수용되었다. 그러나 일본에서는 취사선택
되어『명심보감』의 어느 특정 부분만이 강조된 인용 서적이 널리 수용
되었다. 호안의『메이호칸』의「계선편」도 내용의 어느 특정 부분을 취
하였고 그 논하는 대상도 한정되어 있다.

　『명심보감』의 편자는 사람들에게 선행을 강조하기 위해서「계선편」
을『명심보감』의 가장 앞에 두고 있다. 그와 유사하게 호안의『메이호
칸』에서도「계선편」을 최초에 두고『명심보감』「계선편」의 여러 요소
로부터, 주로 천과의 관계를 느낄 수 있는 내용을 그대로 혹은 일부 인
용하고 있다. 그러나 거기에는『명심보감』이 포함하고 있는 운명적·
숙명적인 요소는 인용하고 있지 않다. 호안 독자의 운명·숙명을 배제
한 인간의 선악행위에 대한 천의 엄정한 상벌(응보)이 강조되어있다.
그 논하는 대상도 한정되어 있으며(후술) 합리적인「권선징악」사상을

축소하여 나타내고 있다.

　이 점은 『메이호칸』이 인용하지 않은 『명심보감』의 「계선편」의 각
조의 사상을 살펴봄에 의해 보다 명확해질 것이다.

3-2. 『메이호칸(明意寶鑑)』 「계선편」이 인용하지 않은 주요 부분

　다음은 호안이 『메이호칸』 「계선편」에서 인용하고 있지 않은 『명심
보감』 「계선편」의 각조의 내용이다.

　①漢昭烈將終 勅後主曰, 勿以惡小而爲之, 勿以善小而不爲. 莊子曰,
日日不念善, 諸惡自皆起. 한나라 소열제가 죽음에 이르러 아들 후주에
게 유언하였다. 악은 아무리 작은 것이라고 해도 해서는 안 된다. 선은
아무리 작은 것이라 해도 그냥 지나쳐서는 안 된다. 장자莊子가 말하
였다. 하루라도 선을 생각하지 않으면, 여러 가지 악이 스스로 다 일어
난다. (『明心寶鑑』 繼善篇, 10조)

　②西山眞先生曰, 擇善固執, 惟日孜孜. 耳聽善言, 不墮三惡. 人有善願
天必從之. 普國語云, 從善如登, 從惡如崩. 太公曰, 善事雖貧, 惡事莫樂.
서산진 선생이 말하기를 선을 택하여 굳게 잡고 오직 날마다 힘써 행
할지니라. 귀로 선한 말을 들어, 세 가지 악에 떨어지지 않도록 하라.
선을 따르는 것은 올라가는 것과 같고, 악을 따르는 것은 무너지는 것
과 같다. 태공이 말하기를 착한 일은 모름지기 탐을 내고, 악한 일은
즐겁게 여기지 말라하였다. (繼善篇, 12조에서 16조까지 발췌)

　③顔子曰, 善以自益, 惡以自損, 故君子務其益以防損, 非以求名, 且以
遠辱. 안자가 말하기를 선은 자신에게 이로운 것이라 여기고, 악은 자
신을 손해나게 하는 것이라 여겨라. 그 때문에 군자가 그 이로움에 힘
쓰고 손해날 것을 방지하는 것은 명예를 추구하기 위한 것이 아니라
장차 치욕을 멀리하고자 함이다. (繼善篇, 17조)

④太公曰, 見善如渴, 聞惡如聾, 爲善最樂, 道理最大. 태공이 말하기를 선을 보거든 목마른 듯이 여기고, 악을 듣거든 귀머거리처럼 하라. 선을 행하는 것이 가장 즐거운 것이요, 도리가 가장 큰 것이다.(繼善篇, 18, 19조)

⑤馬援曰, 終身行善, 善猶不足, 一日行惡, 惡自有餘. 마원이 말하기를 죽을 때까지 선을 행하여도 선은 오히려 부족하고, 하루만이라도 악을 행하면 그래도 악은 저절로 남음이 있다.(繼善篇, 20조)

⑥顔子曰, 君子見毫釐之善, 不可傾之, 行有纖之惡, 不可爲之. 안자가 말하기를 군자가 터럭만큼의 작은 선을 보더라도 이를 쏟아 버려서는 안 되며, 실낱같은 악을 행하는 것이니 어떠랴 한다 해도 이를 행해서는 안 된다.(繼善篇, 21조)

⑦司馬溫公家訓, 積金以遺子孫, 子孫未必能守. 積書以爲遺子孫, 子孫未必能讀. 不如積陰德於冥冥之中, 以爲子孫長久之計. 心好命亦好, 發達榮華早. 心好命不好, 一生也溫飽. 命好心不好, 前程恐難報. 心命道不好, 窮苦直到老. 사마온공의 가훈에 말하기를 황금을 쌓아 자손에게 물려준다 해도 자손이 반드시 이를 모두 지켜내지 못하고, 책을 쌓아 자손에게 물려준다고 해도 자손이 이를 모두 읽어내지 못한다. 그러니 아무도 모르는 어두움 속에서 음덕을 쌓는 것으로써 자손을 위한 계책으로 삼는 것 만한 것이 없다. 마음 씀씀이도 훌륭하고 운명 또한 좋다면 영화가 일찍 피어 통달한다. 마음 씀씀이는 훌륭하나 운명이 좋지 않다면 그나마 일생을 따뜻하고 배부른 정도로 보낼 수 있다. 운명은 좋으나 마음 씀씀이가 나쁘다면 앞날을 보장할 수가 없다. 그러나 마음 씀씀이와 운명이 모두 좋지 않다면 가난과 고생이 늙을 때까지 곧바로 이어진다. (繼善篇, 25. 26조)

⑧景行錄云, 以忠孝遺子孫者, 昌. 以智術遺子孫者, 亡. 以謙接物者,

强. 以善自衛者, 良. 溫義廣施. 人生何虛不相逢. 讎寃幕結. 路逢險(狹)處難廻避. 경행록에 말하기를 충과 효를 자손에게 물려주는 자는 창성하고, 지혜와 술수를 자손에게 물려주는 자는 망하며, 겸손으로 사물을 대하는 자는 강하게 되고, 스스로를 잘 보위하는 자는 훌륭하게 된다. 은혜와 정의를 널리 베풀어라. 사람이 살다가 그 어느 곳에선들 만나지 않으랴. 원수 될 일이나 원한을 짓지 말라. 좁은 길이나 협소한 곳에서 만나면 피하기 어렵도다. (繼善篇, 27. 28조)

⑨莊子云, 於我善者, 我亦善之. 於我惡者, 我亦惡善之. 我旣於人無惡人能於我無惡哉. 장자가 말하기를 나에게 잘해주는 자에게 나도 잘 해주며, 나에게 못되게 구는 자라도 나는 잘 대해준다. 내 이미 남에게 악하게 굴지 않았으니, 남도 능히 악함이 없이 나를 대할 것이니라(繼善篇, 29조)

⑩老子曰, 善人不善人之師. 不善人善人之資. 柔勝剛, 弱勝强. 故舌能存齒剛則折也. 노자가 말하기를 착한 사람은 착하지 아니한 사람의 스승이요, 착하지 아니한 사람은 사람을 착하게 할 자료이다. 노자가 말하였다. 부드러움이 뻣뻣한 것을 이기고, 약한 것이 강한 것을 이긴다. 그러므로 혀는 능히 남아 있지만 이빨은 뻣뻣하여 부러지고 만다. (繼善篇 30. 31조)

⑪太公曰, 仁慈者壽. 凶暴者亡. 太公曰, 儒必壽老, 勇必夭亡. 강태공, 여상이 말하기를 인자한 자는 장수하고, 흉포한 자는 죽는다. 강태공, 여상이 말하기를 나약함을 기본으로 하면 틀림없이 늙도록 장수하지만, 용맹함을 앞세우면 반드시 일찍 죽어 사라진다.(繼善篇, 32. 33조)

⑫老子曰, 君子爲善若水, 擁之可以止山, 汲之可以過渴額, 能方能圓, 委曲隨形. 故君子能柔而不弱, 能强而不剛, 如水之性也. 天下柔弱莫過於水, 是以柔弱勝剛强. 書云, 爲善不同, 同歸於理. 爲政不同, 同歸於治.

惡必須遠. 善必須近. 노자가 말하기를 군자가 선을 행함은 마치 물과 같다. 이를 막아 산처럼 조용히 그쳐 있게 할 수 있고, 이를 길어 마른 이마와 같이 할 수 있으며, 능히 모나기도 하고 능히 둥글기도 하며, 담는 것에 따라 그 모양을 이룬다. 그러므로 군자는 능히 부드럽게 하면서도 약하지 아니하고, 능히 강하게 하면서도 뻣뻣하지는 않아 마치 물의 성질과 같이 할 수 있는 것이다. 천하에 유약한 것으로 물보다 더한 것이 없다. 이 까닭으로 부드럽고 약한 것이 뻣뻣하고 강한 것을 이기는 것이다. 서(書)에 말하기를 선을 행하는 길은 서로 다르지만, 하나의 순리로 귀결됨은 똑 같다. 정치를 베풂은 서로 같지 않으나 다스림으로 귀결됨은 역시 똑같다. 악이란 모름지기 멀리해야 할 대상이요, 선이란 반드시 가까이해야 할 대상이다. (繼善篇, 34. 35조) 이것은 앞의 책 ⑪과 함께 「청주본(淸州本)」에만 있고 「명간본(明刊本)」에는 존재하지 않는 내용이다.

⑬景行錄云, 爲子孫作富貴計者. 十敗其九. 爲人行善方便者. 其後受惠, 與人方便者, 自己方便, 日日行方便, 時時發善心. 力到虛行方便. 千經萬典, 孝義爲先. 天上人間, 方便第一. 『경행록』에 말하기를 자손을 위하여 부귀를 계획하는 자는 열 중에 아홉은 실패하고 만다. 남을 위해 선을 지어 편안히 해 주는 자는 그 후손이 혜택을 받는다. 남에게 쉬운 방법으로 해주는 자는 자신도 쉽게 해낼 수 있다. 날마다 남이 쉽게 벗어날 수 있도록 해 주고, 때마다 선심을 발동하여 실천하라. 힘이 닿는데 까지 남을 편하고 쉽게 해 주는 일을 실행하라. 천만 권의 경전(經典)이 있다 해도 효와 의가 훌륭한 것이요, 하늘의 일이나 인간 세상의 일에는 남이 쉽게 할 수 있도록 해주는 것이 제일이니라. (繼善篇, 36조에서 40조까지 발췌)

이상은 천과 직접관계가 적은 선의 관념이다(②는 예외). 이와 같은 생각은「유교・불교・도교」속에 있는 특정 사상의 표현으로 규정할 수는 없다. 3교가 혼합된 인생철학을 볼 수 있다. 이 관념가운데 주로 유학의 윤리 규범관과 도교의 귀신(鬼神) 징계사상이 어우러져「권선징악」의 생활사상을 만들어 내고 있다.

『명심보감』은 그 서두에 대표적인 사상이라고 할 수 있는「계선편」을 두면서도 그 내용은 반드시 일관된 어떤 체계적인 사상이라고는 말하기 힘든 면을 가지고 있다. 여기에는 천에 대해서 주자학의 천(天)＝리(理)라고 하는 현실세계에의 내재적 요소와 중국의 고대 유학 및 도교의 현실 외재적 요소가 섞여있다. 또한 주자학적인 천 즉 리(理)로 볼 수 있는 천 관념과는 달리 천은 자연계를 지배하는 인격신으로서 인간이 지켜야 할 법칙・사명을 내리고 한편으로는 인간에게 있어서 절대적 존재의 신으로서 화복을 결정짓는 권능을 가지고 있다.[79]

호안은『명심보감』의 사상에 깊이 공감하여『메이호칸』에서 그 사상을 이어 받으면서도『명심보감』의「유교・불교・도교」의 혼합된 세 관념에서, 불교・도교적 색채를 배제하고 현실과 보다 밀착된 설득력 있는「권선사상」을 논하고자 하였다.

다음으로는 호안이 이 서적에서 인용하지 않은 천의 사상을『명심보감』전체를 통해서 살펴보기로 하자.

79) 金谷治「中國古代における神觀念としての天」と三浦國雄「中國人の宇宙觀」(『中國人のトポス』平凡社, 1988年)에 상세하다.

3-3. 『메이호칸』에서 인용하지 않은 천의 관념

A. 두렵고 강제적인 천의 관념

①孟子曰, 順天者存, 逆天者亡. 맹자가 말하기를 하늘의 이치를 따르는 자는 살아남고, 하늘의 이치를 거스르는 자는 망한다 (天理篇, 1조) 이는 『맹자』의 「이루상(離婁上)」에 나오는 말이다[80].

호안은 『명심보감』 「천리편(天理篇)」을 『세이요쇼(政要抄)』에 많이 인용하고 있으나 제1조인 이 부분을 제외시키고 있다.

②玄帝垂訓, 人間私語, 天聽若雷. 暗室欺心, 神目如電. 현제의 수훈에 말하기를 사람들끼리의 사사로운 말일지라도 하늘이 듣기는 우레처럼 크게 들린다. 어두운 방안에서 마음을 속인다 해도 신의 눈에는 번개처럼 환하게 보인다.(天理篇, 7조)

③益智書云, 惡錯若滿, 天必戮之. 『익지서』에 말하기를 악이 그릇에 가득 차면 하늘이 반드시 이를 죽인다.(天理篇, 15조)

④莊子曰, 若人作不善, 得顯名者, 人不害, 天必誅之. 장자가 말하기를 만약 사람이 선하지 못한 짓을 하고도 이름을 드날린 자가 있다면, 비록 사람은 그를 해치지 못한다 해도 하늘이 반드시 이를 죽인다.(天理篇 16조)

⑤子曰, 獲罪於天, 無所禱也. 공자가 말하기를 하늘에 죄를 얻으면 빌 곳이 없다.(天理篇, 19조)

이것은(『論語』, 八佾篇, 13章의「王孫賈問曰, 與其순媚於奧, 寧媚於竈, 何謂」의 계속이다.)

---

80) 그 본문은 다음과 같다. 「孟子曰, 天下有道, 小德役大德, 小賢役大賢. 天下無道, 小役大, 弱役强. 斯二者天也. 順天者存, 逆天者亡.」

여기의 ① ③ ④ ⑤는「천」의 두려움이 나타나 있다. 이러한 천의 관
념을 호안은 인용하지 않고 있다. 호안의 천(天)은 인간에 대해 그 여
러 가지 행위가 도덕적으로 바르게 행해지고, 위정자의「치정(治政)」
이 인도(人道)에 따라 바르게 행해져야함을 강하게 요구하고 있다. 그
리고 인간행위의 선악에 대해서 엄정한 응보(상과 벌)를 준다. 이에 비
해 같은『명심보감』의 인용서적인 아사이 료이(淺井了意)의『우키요
모노가타리(浮世物語)』는 천의 인간에 대한 일방적인「두려움, 신비적」
인 면이 강조되고 있다. 여기에서는 인간이 천의 지배아래 있으며 사
람이「악」을 동반한 비도덕적인 행위를 하면 반드시 천벌을 받게 된다
는 강압적인 천의 관념에 역점을 두고 있다. 또 인간의 언행「일거일동」
이 절대자라고 할 수 있는 천 혹은 신에 의해 전부 감시・감독되어, 천
이나 신에 의해 엄격한 벌이 주어진다. 이러한 천의 관념은 인간행위
의 선악에 대한 천의 정확한 응보를 논하고 인간의 자발적 노력의 필
요성을 강조하는 호안의 천의 관념과는 다르며 이미 고정된 운명 혹은
숙명적 천의 관념과 연관성이 있다. 그 대표적인 사상은 이하와 같다.

B. 운명적・숙명적인 천의 관념

⑥子夏曰, 死生有命, 富貴在天. 자하가 말하기를 죽고 사는 것은 명
에 달려 있고, 부귀는 하늘에 달려 있다.(『명심보감』順命篇, 1조.)

「생사(生死)」는 숙명적인 것으로 인간의 힘만으로는 어떻게 할 수
없다.「부귀(富貴)」도 인간의 노력에 의한 것이 아니고 천에 맡길 수밖
에 없다.(『論語』「顔淵篇, 12」의 일부.)[81]

---

81) 본문은「司馬牛憂曰, 人皆有兄弟, 我獨亡. 子夏曰, 商聞之矣. 死生有命, 富貴在
天, 君子敬而無失, 與人恭而有禮, 四海之內, 皆爲兄弟也. 君子何患乎無兄弟也」
또 이외의 공맹사상의 운명관을 나타내는 대표적 내용은 이하와 같다.

⑦「孟子曰, 行或使之, 止或尼之, 行止非人所能也」. 一飲一擢, 事皆前定. 萬事分已定, 浮生空自忙. 萬事不由人計較, 一生都是命安排. 맹자가 말하기를 갈 때는 혹 이를 가게하고 멈출 때는 혹 이를 멈추게 할 수 있으나, 가고 그침은 사람이 능히 할 바가 아니다.(順命篇, 2조)「」만이 『맹자』「양혜왕편 제1 아래(梁惠王篇弟一下)」의 일부.

사람이 어디엔가 갈 때에는 가도록 하는 계기를 주는 것이 있다. 또 멈추게 할 때도 마찬가지이다. 그러한 보이지 않는 영향력은 인간의 힘이 아닌 천의 의지에 의한 것으로 인간이 알 수 있는 것이 아니다. 「일음일탁(一飲一擢)」즉 어떤 작은 일일지라도 이미 앞에서 그 행로가 정해져 있다. 만사가 정해져있는데 이를 모르는 인간들은 공연하게 서두른다. 인간만사가 인간이 생각한대로가 아니고 인간의 일생 전부가 천명의 안배(安排)에 의한다.(大意)

⑧緊行慢行, 前程只有許多路. 時來風送滕王閣, 運去雷轟薦福碑. 급히 가나 더디 가나 앞길에는 다만 허다한 길이 있을 뿐이다. 때가오니 바람이 등왕각으로 보내주고, 운이 물러가니 우레가 천복비를 내리치누나.(順命篇, 14. 15조)

---

① 「道之將行也與, 命也. 道之將廢也與, 命也.」(『論語』「憲問第 14」38章)
② 「伯牛有疾, 子問之, 自牖執其手, 曰, 亡之, 命矣夫, 斯人也而有斯疾也. 斯人也而有斯疾也.」(『論語』「擁也第 6」10章)
③ 「孔子曰, 不知命, 無以爲君子也. 不知禮, 無以立也. 不知言, 無以知人也.」(『論語』「堯曰第 25」5章)
④ 「存其心, 養其性, 所以事天也. 妖壽不貳, 修身以俟之, 所以立命也.」(『孟子』「盡心篇第七上」177章)
⑤ 「有命焉, 君子不謂性也. 仁之於父子也, 義之於君子也, 禮之於賓主也, 知之於賢者也. 聖人之於天道也. 命也. 有性焉, 君子不謂命也.」(『孟子』「盡心篇第七下」246章)
⑥ 「莫非命也, 順受其正. 是故知命者, 不立乎. 巖牆之下. 盡其道而死者, 正命也. 桎梏死者, 非正命也.」(『孟子』「盡心篇第七上」178章)

(唐代의 王勃이) 순풍을 만나 멀리 떨어진 등왕각(滕王閣-唐의 滕王元嬰가 洪州都督때에 건립)까지 하루 밤에 배로 닿아 등왕각 서문의 시 짓기 대회에 당선하여 천하에 이름을 알렸다. 이에 반해, 운이 따르지 않으면 많은 노력을 해도 일을 성취시킬 수 없다. 그 예로 천복비(薦福碑)의 탁본(拓本)을 가지고 오면 큰 상금을 받을 수 있다는 이야기를 들은 가난한 구채공(寇菜公)의 문객(問客)이 천복비의 탁본을 구하기 위해 고생 끝에 도착했지만, 천복비는 전날 번개로 깨어져 고생이 수포로 돌아갔다는 이야기가 있다.(大意)

⑨列子曰, 癡聾痼瘂家豪富, 智惠聰明却受貧. 年月日時該載定, 算來由命不由人. 열자가 말하기를 어리석고 귀가 먹고 고질병에 벙어리라도 부잣집일 수가 있으며, 지혜롭고 총명하여도 도리어 가난을 벗어나지 못하는 자가 있다. 태어난 연월일시에 이미 그것이 정해져 있으니 이를 점쳐보면 운명에 달려 있지 사람에 말미암는 것이 아니다.(順命篇, 16조)

⑩擊壤詩云, 壽夭莫非命, 窮通各由時. 迷途空役役, 安分是便便. 『격양시』에 말하기를 장수나 요절은 명에 달린 것이 아니요, 궁함과 통함은 각기 때가 있는 것이다. 미혹한 길에 공연히 힘만 들이니, 반은 접어두는 것이 편하고 마땅한 것이다.(安分篇, 7조).

위의 내용은 인간의 수명·부귀·빈천은 처음부터 천명에 의해 정해져 인간의 노력으로는 어떻게 할 수 없다는 것이다. 특히 막대한 힘을 가진 천에 대한 두려움과 그러한 천에 비해 인간이 얼마나 무력한가를 명확하게 논하고 있다. 다시 말하면 천의 힘에 의해 인간의 장래와 운명은 이미 정해져있다고 하는 운명관 또는 운명결정론적인 사상이다. 그 가운데 인간은 천에 의해 정해진 운명을 판별해서 자신의 분수에 안주하는 것, 즉 운명에 따라 오직 자신에게 맞는「선행공덕(善行功德)」을 쌓는 것이 유일한 올바른 길임을 말하고 있다.(자료 ⑥ ⑦ ⑧ ⑨ ⑩등)

　이와 같이『명심보감』의 천의 관념에는「만사분이정(萬事分己定)」등의 사상적 요소도 포함하고 있다. 특히 호안이『명심보감』의 사상에 흥미를 나타내면서도 이러한「사생유명(死生有命)」·「운명재천(運命在天)」이라는 운명관·숙명관을『메이호칸』·『세이요쇼』에는 인용하고 있지 않은 점은 주목할 만하다.

　『명심보감』이 이와 같이 여러 사상적 요소를 포함하고 있는 것은 앞에서 서술한 바와 같이 이 서적이 위정자뿐만 아니라 당시의 극히 보통사람을 대상으로도「적선(積善)」을 권하고 있기 때문일 것이다. 그러나 호안은 그러한 사상을 취사선택하여『메이호칸』(특히 앞에서 언급한「계선편」의 자료 ①에서 ⑤) 특히『세이요쇼』에서는「운명」·「천명」등의「숙명적 요소」를 배제하고 있다.82)

　호안은『메이호칸』의「계선편」에서 천과 사람과의 관계를 사회관념 즉, 유교의「윗사람을 공경하고 양친에게 효를 행하며, 형을 따르는 것 등, 사람과 사람사이에 정해져 있는 일반적인 형태의 선」과 관련지어 설명하고 있다. 그러나『명심보감』의 도교 본래의 사상이라고도 할 수 있는 내용인「人間私語. 天聽若雷. 暗室欺心. 神目如電. 惡錯若滿. 天必戮之. 사람들끼리의 사사로운 말일지라도 하늘이 듣기는 우레처럼

---

82) 이러한 사상적 특징은 호안의 다른 저작에도 잘 나타나 있다. 타마카케 히로유키의 전게 논문「近世前期の神觀念」p.319에 의하면「호안은『현세의 리』, 즉 도덕을 중시하는 입장에서 상반되는 신불의 신비적 영험이나 주술적 기원, 조사기탑(造寺起塔), 선처의 기원 등을 부정 혹은 무익하다고 단정 지으며 길일량진(吉日良辰)을 부정했다」고 논하고 있다.

크게 들린다. 어두운 방안에서 마음을 속인다 해도 신의 눈에는 번개
처럼 환하게 보인다. 나쁜 마음이 그릇에 가득 차면 하늘이 반드시 이
를 죽인다.」 등은 비교적 서민층을 대상으로 하고 있다. 그리고 여기에
서는 외재적 힘(민간신앙, 迷信관념)에 의한 강제적·억압적인 귀신의
감시·감독의 관념이 강하다. 그러나 호안의 『명심보감』 관련저작에
는 위와 같은 내용의 인용은 거의 보이지 않는다. 호안은 유교적 천 관
념을 중심으로 「인간의 선악행위에 대한 엄한 응보」를 제시하며 그러
한 사고 내에서 도교적인 견해인 「禍福無門惟人自招, 善惡之報如影隨
形. 재앙과 복의 문이 없고, 단지 사람들이 스스로 초래한다. 선악의
보답은 그림자가 형체를 따르는 것과 같다」의 일부분도 받아들여 도덕
적 행위를 강조하고 있다. 호안의 천에 대한 관념에는 지식인층의 내
면적 자각에 의한 자기신뢰의 관념이 보인다.

　호안에게 있어서 『명심보감』의 방대한 사상적 내용은 부정연하고
복잡한 것으로 받아들인 것 같다. 『명심보감』의 「운」·「천운」에 대해
흥미를 나타내지 않았고 호안은 『명심보감』의 「계선편」의 중요한 부
분을 받아들이면서도 일관성 있고 합리적이며 설득력 있는 「권선(勸
善)」을 보다 선명하게 논하고 있다. 이러한 『메이호칸』에서의 인용내
용은(특히 『메이호칸』 「계선편」에서는), 「선악행위」에 대한 인과응보
가 가문과 「가족단위」 (前揭 『메이호칸』 「계선편」의 사상④)에도 영향
을 끼치고 있으나 결국 당위자 개인의 선악행위에 대해서 본인에게 정
확한 응보를 부여하는 「천의 활동력」이 가장 강조되어 있다. 호안은
이러한 「권선사상」을 주로 위정자·지식인에게 『명심보감』과 다소 다
른 방법으로 논하려고 했다.

　호안의 권선사상은 이하의 『메이호칸』 「정도편(政道篇)」에도 잘 나
타나 있다.

3-4. 『메이호칸(明意寶鑑)』 「성도편(政道篇)」의 『명심보감』 인용

『메이호칸』의 「정도편 제2」는 주로 『명심보감』 「성심편」을 인용하고 있지만 자료③과 같이 「입교편」에서도 하나의 조문을 인용하고 있다. 이 「정도편」의 『명심보감』 인용에 관해서 앞에서 언급한 마에다 긴고로(前田金五郞)는 「浮世物語」 雜考(『國語國文』34, 1965年)에서 「명심보감』의 완전인용이다」라고 논하고 있다. 그러나 「정도편」 마지막에 있는 아래의 3개의 조문은 『명심보감』에는 없는 것이다.

1. 禹思, 天下有弱子由己弱之也, 稷思天下有飢者由己飢之也, 是以如是其急也.
2. 孟子曰, 善政不如善敎之得民也, 善政民畏之善敎民愛之, 善政得民財善敎得民心.
3. 孟子曰, 不信仁賢則國空虛無禮義 則上下亂無政事則財用不足.

『메이호칸』 「정도편」의 『명심보감』 인용 자료를 검토하면 다음과 같다.

①紳宗皇帝御製, 克己以勤儉爲先, 愛衆以謙和爲首, 常思己往之非, 每念未來之咎 若依朕之斯言. 治國家而可久. 신종황제어제에 말하기를 자신을 이겨내되 근검을 우선으로 하며, 무리를 사랑하되 겸손과 화목을 우선으로 하라. 항상 자신의 지난날 잘못을 생각하여 매번 생각마다 앞으로 올지도 모를 허물을 생각하라. 나의 이 말에 의지하면 집이나 나라를 다스림에 가히 장구할 수 있다.(省心篇, 154조의 일부)

『명심보감』원문에서는 신종황제어제(紳宗皇帝御製)의 다음에 「遠非道之財戒過度之酒, 居必擇隣交必擇友嫉妒勿起於心, 讒言勿宣於口. 骨肉貧者莫踈他人富者莫厚」의 내용이 연이어지고 있으나 이 부분은 생략하고 있다. 이점에서 호안이 서민을 위한 도덕규범보다 위정자의 입장을 고려하여 편작하였음을 알 수 있다.

또 인용문의 문장 끝의 「치국가이가구(治國家而可久)」의 「국가(國家)」의 표현이 조선판의 「청주본」·「초략본」 그리고 중국의 「청판본」에서는 「가국(家國)」으로 되어있다. 또 「명간본」(和刻本과 같은 내용을 가진)에서는 「국가(國家)」로 되어 있다. 다른 인용부분도 「명간본」(和刻本)과 매우 비슷하지만, 그중에서는 「청주본」·「청간본」과 비슷한 조문도 많다. 이점에서 호안이 『명심보감』을 인용할 때, 하나의 판본만이 아니라 몇 개의 판본을 함께 비교했을 가능성도 있다고 생각해 볼 수 있다. 이 「국가」라는 표현에서 조선이 충(忠, 國家)보다 효(孝, 家)를 우선하는 사상을 가지는데 반해, 일본은 효(家)보다 충(國)을 우선하는 사상을 반영하여 표현한 것이라 볼 수 있다.

하야시 라잔은 (『訓蒙要言錄』, 中卷 p.27) 위에서 인용한 「신종황제어제(紳宗皇帝御製)」의 전문을 인용하지만 어미 부분은 「국가(國家)」혹은 「가국(家國)」이 「가(家)」로 되어 있다. 즉 말미가 「치가이가구(治家而可久)」로 되어 있다.

②孟子云, 三代之得天下也, 以仁. 其失天下也, 以不仁. 國之所以廢興存亡者亦然. 天子不仁, 不保四海. 諸侯不仁, 不保社稷. 卿大夫不仁, 不保宗廟. 士庶人不仁, 不保四體. 今惡死亡而樂不仁, 是猶惡醉而强酒. 맹자에 이르기를 삼대가 천하를 얻은 것은 어질었기 때문이며, 천하를 잃은 것은 어질지 못했기 때문이었다. 나라의 흥망존폐도 역시 이와 같은 이유에서 생긴다. 천자가 어질지 못하면 사해를 보전할 수 없고, 제후가 어질지 못하면 사직을 보전할 수 없으며, 경대부가 어질지 못하면 종묘를 보전할 수 없고, 서인이 어질지 못하면 제 몸 하나 보전할

수 없나. 지금 사방을 싫어하면서 어질지 못함을 즐거하니 이는 취하는
것을 싫어하면서 억지로 술을 마시는 것과 같다.(省心篇, 187조, 「淸州
本」「淸刊本」은 士라는 글자가 없다.)

이것은「맹자」의 이루편,「맹자왈」에서 인용한 것으로「인(仁)」과「불
인(不仁)」에 대해 논하며「천자(天子)・제후(諸侯)・경대부(卿大夫)・사
서인(士庶人)」의 4계급에 대해 교계(敎戒)를 하고 있으나 그 가운데서
도 특히「위정자」에게 인(三代之得天下也, 以仁. 其失天下也一 以不仁.
卿大夫不仁. 不保宗廟. 士庶人不仁. 不保四體)을 강조하고 있다.

③性理書云, 敎人者, 養其善心, 而惡自消. 治民者, 道之敬讓而爭自
息. 禮云爲君止於敬, 爲父止於慈. 爲子止於孝, 爲朋止於信. 若以斯理爲
政理尤可榮久焉. 성리서에 이르기를 사람을 가르침이란 그 선한 마음
을 길러 악이 저절로 사라지게 하는 것이요, 백성을 다스림이란 공경
과 겸양으로 인도하여 다툼이 저절로 사라지게 하는 것이다. 임금 노
릇함에는 공경에 이르러서야 다한 것이요, 아버지 노릇함에는 자애에
이르러서야 다한 것이며, 아들이 되어서는 효에까지 이르러야 다한 것
이며, 친구가 되어서는 믿음에 이르러서야 다한 것이다. 만약 이러한
이치를 실행한다면 이로써 정치의 다스림도 오랫동안 번영할 수 있다.
(立敎篇, 8조)

이 조문에서도「청주본」과「청간본」에서는「성리서운(性理書云)」과
「예운(禮云)」이 각각 다른 조문으로 되어 있으나「화각본」은 하나의
조문으로 되어있다. 『메이호칸』도「화각본」과 같이 하나의 조문으로
되어있다.

사람을 가르치는 사람은「선심(善心)」을 배양해야하고 백성을 다스
리는 자는「경양(敬讓)」의 도가 있어야 하며,「군신・부자・붕우」의

도리를 가지면 정치의 생명도 길게 유지할 수 있다고 한다.

  문장 말미의 밑줄 부분은『명심보감』「입교편」에는「약위사리, 가이위정리호(若爲斯理, 可以爲政理乎)」라 되어있다.『명심보감』시대에는 위정자가 정치를 어떻게 하면 도리에 맞게 행할 수 있을까 하는 것이 그 시대의 과제였다. 그러나 호안의『메이호칸』시대에는 당시 새 정권(막부 및 各藩)을 어떻게 하면 오랫동안 번영시킬 수 있을까하는 것이 시대적 과제였다.

  ④景行錄云, 木有所養, 則根本固而枝葉茂, 棟梁之材成. 水有所養, 則源泉壯而流波長, 灌漑之利博. 人有所養, 則志氣大而識見明, 忠義之士出. 경행록에 이르기를 사람이 나무를 길러주면 뿌리와 줄기가 견고해지고 가지와 잎이 무성해져서 동량의 재목이 된다. 사람이 물을 잘 다스리면 샘의 원천이 펑펑 솟으며 그 흐름도 길어 관개의 이익이 넓어진다. 사람을 잘 기르면 뜻과 기운이 강대하여 식견이 밝아져 충의의 선비가 된다. (省心篇, 27조.)

  「나무・물・사람」을 기르는 방법을 논하고 있으나 그 중에서도「사람을 기르면 의지와 기개(氣槪)가 크고 학식 견문에 밝아지며 나라에 충성하는 선비가 나온다.」라고 한다.[83]

  ⑤漢書云, 天不生無綠之人, 地不生無根之草, 大富由天小富由勤. 하늘은 녹 없는 사람을 내리지 않았고, 땅은 이름 없는 풀을 키우지 않는다. 큰 부자는 하늘로 말미암고, 작은 부자는 부지런함으로 말미암는다. (省心篇 132조의 일부.)

---

83)「청주본」과「청간본」의 문장 끝에는「가부양재(可不養哉)」라 되어 있다.「화각본」에는 없다.

이것은 진반의 「曲突徙薪無恩澤, 焦頭爛額爲上客. 整日梳粧合面睡,
畫梁拱斗猶未乾, 堂前不見癡心客. 三寸氣在千般用, 一日無常萬事休. 萬
物有無常. 萬物莫逃乎數. 萬般祥瑞不如無. 天有萬物於人, 人無一物於
天. 구들을 구불구불하게 하고 아궁이 옆의 땔나무를 옮겨 불이 나지
않도록 일러준 이에게는 고맙다는 말 한 마디 없으나, 불이 나서 이마
를 데면서 불을 꺼준 이는 상객으로 대접받는다. 종일 빗질하고 화장
하여 얼굴을 꾸며놓고는 잠을 자고 있다. 대들보와 공두(拱斗)의 단청
이 아직 마르지도 않았는데, 집 앞에 찾아온 멍청한 손님은 이를 보지
못하네. 사람의 세 치밖에 안 되는 기는 천 가지 작용을 하지만 하루라
도 떳떳이 하지 아니하면 만사가 끝나고 만다. 만물에는 항상 변화 없
음이란 없다. 만물은 상수(象數)에서 도망칠 수가 없다. 만 가지 상서
로움이 아무 것도 없는 것만 못하다. 하늘은 만물을 사람에게 구비해
주었건만 사람은 하늘에 한 가지 물건도 준 것이 없다.」의 내용이 생략
된 것이다.

이 생략된『명심보감』「성심편」말미에 기록 되어 있는「만물은 무
상하며 만물은 운명에서 벗어날 수 없다」라는 내용에서 운명적인 요소
를 느낄 수 있다. 호안은 이러한 요소를 인용하고 있지 않다는 점에서
호안의 사상적 특징을 엿볼 수 있다.

이상『메이호칸』「정도편」은 이미 앞에서도 언급한바와 같이『명심
보감』의「성심편」에서 인용하고 있지만 시대적 배경을 고려하면서 일
부내용을 수정하여 앞의『메이호칸』「계선편」과 같이 숙명적인 요소
가 들어있는 내용을 생략하고 있다. 「정도편」은 위정자가 따라야할 도
덕규범과 해야 할 일을 말하고 있으며, 위정자의 정치를 위한 마음의
준비를 주된 내용으로 하고 있다. 다음으로 위정자의 몸(身)가짐의 준
비로서「보신편(保身篇)」을 들 수 있다.

3-5.『메이호칸』「보신편(保身篇)」과「예지선표(豫知先表)」의 『명심보감』인용

「보신편(保身篇) 제3」은 위정자의 몸을 보전하는 방법을 기록하며 자기 몸과 마음을 바르게 하는 것에 있다고 한『명심보감』의「정기편」을 중심으로「성심편」·「치정편」을 각각 1조씩 인용하고 있다. 인용한 다섯 조를 검토하면 다음과 같다.

⑥ 子曰, 過而不改, 是謂過矣. 直言訣曰, 道吾惡者. 是吾師. 道吾好者, 是我賊. 子曰三人行, 必有我師焉. 擇其善者而從之, 其不善者而改之. 허물이 있음에도 고치지 않는 것, 이를 일러 허물이라 한다. 직언결에 말하기를 나의 악함을 말해주는 것은 나의 스승이요, 나의 좋은 점만 말해주는 것은 나의 도적이다. 공자가 말하기를 세 사람의 행동에 반드시 내가 스승으로 삼을 만한 것이 있으리라. 그 중에 선한 것을 택하여 이를 따르고, 그 중에 선하지 못한 것은 내가 이를 고치면 되느니라. (正己篇, 20조의 일부). 앞의 자왈(子曰)은『논어』「위령공」30장의 내용이고 뒤의 자왈(子曰)은『논어』「술이」21장의 내용이다. 여기에서 호안은『명심보감』의「직언결왈(直言訣曰,)」에 이어지는 부분인「도오악자(道吾惡者)」의 바로 앞부분을 삭제하고 있다. 삭제된 내용은 이하와 같다. (「聞過不改, 愚者若駕馬也. 駕馬自受鞭策, 愚人慶受毁捶, 而不漸其駕也. 허물을 듣고도 고치지 않음은 그 어리석음이란 마치 수레를 끌고 가는 말과 같다. 노둔한 말은 스스로 채찍을 맞으며 어리석은 자는 끝내 남으로부터 모욕을 당한다. 그럴수록 점점 수레를 제대로 끌 수 없는 지경이 되고 만다.」)

⑦濂溪先生曰, 功者言, 拙者黙. 功者勞, 拙者逸. 功者賊, 拙者德. 功者區, 以拙者吉. 嗚呼, 天下拙 ,刑政徹. 上安下順, 風淸弊絶. 염계 선생이 말하기를 교묘한 재주를 가진 자는 말을 잘하고, 재주가 없는 자는 침묵을 지킨다. 교묘한 재주를 가진 자는 수고롭고, 재주 없는 자는 편안하다. 교묘한 재주를 가진 자는 남을 해치고, 재주 없는 자는 덕이 있다. 교묘한 재주를 가진 자는 흉하고, 재주가 없는 자는 길하다. 아! 천하가 모두 재주 없으면 형벌의 정치가 사라져, 윗사람은 편안하고 아랫사람은 순종하여 풍속이 맑아져, 잘못된 폐단은 끊어져 없어지리라. (省心篇, 212조) 「졸(拙)」과 「공(功)」을 논하고 있다. 백성이 공(功)하면 이기심만 커져서 정치하기 힘들며 법망도 잘 피해 사회가 혼란하지만, 졸(拙)하면 명령을 잘 받아들여 정치도 하기 쉽게 된다는 것이다.

⑧景行錄云, 不自重者, 取辱. 不自畏者, 招禍. 不自滿者, 受益. 不自是者, 博聞. 경행록에 이르기를 스스로 중하지 못하는 자는 욕을 얻게 되며, 스스로 두려움을 모르는 자는 화를 부르게 되며, 스스로 가득 채우지 않는 자는 이익을 얻게 되며, 스스로 옳다고 하지 않는 자는 그 소문이 널리 퍼진다. (正己篇, 2조)

⑨太公曰, 勿以貴己而賤人. 勿以自大而他小. 勿以持勇而輕敵. 태공이 말하기를 자신이 귀하다고 해서 남을 천하게 여기지 말라. 자신이 크다고 해서 남의 작음을 깔보지 말라. 용맹이 있다고 해서 적을 가볍게 보지 말라.(正己篇, 8조)
魯共公曰, 以德勝人. 則强. 以財勝人, 則區. 以力勝人, 則亡. 노나라 공왕이 말하기를 덕으로써 남을 이기면 강하게 되고, 재물로써 남을 이기면 흉하게 되며, 힘으로써 남을 이기면 망하고 만다.(正己篇, 9조)
하야시 라잔의 『도모쇼(童蒙抄)』하권 p.44에도 일부 인용하고 있다.

이 「태공왈(太公曰)」·「노공공왈(魯共公曰)」은 「청주본」·「청간본」 두개의 조문으로 구성되어 있지만「명간본」은 하나의 조문으로 되어 있다. 호안도 명간본을 따르고 있다.

⑩童蒙訓曰, 當官之法, 惟有三事, 曰清, 曰愼, 曰勤. 知此三者, 則知所以持身矣. 동몽훈에 말하기를 관직의 마땅한 법이란 오직 세 가지뿐이다. 청렴·삼감·부지런함이다. 이 세 가지를 안다면 몸을 어떻게 처신해야 할지를 알게 될 것이다.(治政篇, 3조의 1部) 하야시 라잔의『도모쇼』하권 p.53에도 같은 부분을 인용하고 있다.

호안은『명심보감』의 긴 조문 가운데 「관(官)에 해당하는 법(法)」 부분을 따서 인용하였으나「관(官)에 종사하는 자(者)」이는 부분은 제외하고 있다. 즉 뒤에 이어지는 「當官者, 必以暴怒爲戒, 事有不可, 當詳處之, 必無不當, 君先暴怒, 只能自害. 豈能害人. 事君如事親, 事官長如事兄, 與同僚如家人, 待群吏如奴僕, 愛百姓如妻子, 處官事如家事, 然後能盡吾之心. 如有毫末不至, 皆吾心有所未盡也. 관직에 있는 자는 먼저 갑작스럽게 노하는 것을 경계해야 한다. 옳지 못한 일이 있으면 의당 자상하게 이를 처신해야 한다. 그렇게 하면 틀림없이 이치에 맞지 않을 수가 없게 된다. 그러나 먼저 급하게 화부터 내고 나면 이는 단지 능히 자신을 해칠 뿐 어찌 능히 남을 해칠 수 있는 것이겠는가. 임금 섬기기를 어버이 섬기듯 하고, 관청의 어른 섬기기를 형을 섬기듯이 하라. 동료와 함께 하기를 집안 식구들 대하듯 하고, 여러 관리들을 대우하기를 자신의 노복 대하듯 하라. 백성을 사랑하기를 아내와 자식 사랑하듯 하고 관청의 일 처리하기를 자신의 집안일 처리하듯 하라. 그러한 연후에야 능히 내 마음에 미진함이 없이 다한 것이 된다. 만약 털끝만큼이라도 지극히 하지 못한 것이 있다면 이는 모두가 내 마음에 미진함이 있기 때문이다.」를 생략하고 있다.

여기에서도 호안(甫庵)이 위정사층 중심으로 편찬한 사상적 특징이 잘 나타나 있다.(특히 자료⑦에서 ⑩까지). 이것은 이하의 위정자가 정치상으로 장래에 대비해야할 것을 논한 「예지선표(豫知先表)」에 연결되어 있다.

「豫知先表 弟五」

家語云, 安不可忘危. 治不可忘亂. 書云 制治於未亂保邦於未危, 預防其患也 가어에 이르기를 평안한 시기에는 위험할 때를 잊지 말고, 다스려지는 시대에는 어지러울 때를 잊지 말라. 서에 이르기를 아직 혼란이 일어나지 않았을 때 다스림을 바르게 하고, 아직 위험이 나타나지 않을 때에 나라를 보위하여 그 환난을 미리 방비하라. (省心篇, 35. 36조)

여기에서도 앞에서 예를 든 것과 같이 위정자의 마음의 준비로서 태평할 때나 안정된 때에도 혼란할 때를 잊지 않고 항상 불의의 일에 대비해 두면 나라의 재해를 미리 막을 수 있다고 하는 것을 논하고 있다.

4. 나오면서

이상, 호안의 『메이호칸』에는 7편[84] 가운데 주로 앞의 1에서 3편에 집중해서 『명심보감』을 인용하고 있다.

그 편의 구성은 『명심보감』[85]을 따르고 있지 않음을 잘 보여 주고

---

84) 1「繼善篇」, 2「政道篇」, 3「保身篇」, 4「學道篇」, 5「余知先表篇」, 6「先自治而後治人篇」, 7「聖人以使民無訟爲貴篇」.

85) 상권, 1「繼善篇」, 2「天理篇」, 3「順命篇」, 4「孝行篇」, 5「正己篇」, 6「安分篇」, 7「存心篇」, 8「戒性篇」, 9「勸學篇」, 10「訓子篇」. 하권, 11「省心篇」, 12「立教篇」, 13「治政篇」, 14「治家篇」, 15「安義篇」, 16「遵禮篇」, 17「存信篇」, 18「言語篇」, 19「交友篇」, 20「婦行篇」.

있다. 또 호안의 『메이호칸(明意寶鑑)』이 『명심보감』으로부터 인용한 부분을 고찰해 보면 『메이호칸』이 다음과 같은 사상적 특징을 가지고 있음을 알 수 있다.

①『명심보감』이 가지고 있는 천의 관념 속에는 인간의 수요(壽夭)・부귀(富貴)・빈천(貧賤) 등이 천에 의해 처음부터 정해져 있다고 하는 숙명적 요소가 있다. 그러나 호안은 『명심보감』의 천의 관념에 주목하면서도 『메이호칸』에서는 천의 두려움이나 숙명관을 기본으로 한 「지족안분」은 거의 인용하고 있지 않다. 또한 『명심보감』의 「유교・불교・도교」 사상에서 불교사상도 전혀 인용하고 있지 않다.

『명심보감』이 일부 포함하고 있는 미신적인 종교의식에 의한 인과응보의 운명관이나 숙명관에 대해서 앞에서 언급한 바와 같이 호안의 『메이호칸』은 현세의 도리나 인간의 마음을 중시하고 있다.

②『명심보감』과 『메이호칸』이 각각 염두에 두고 있는 독자층은 『명심보감』이 위정자층과 서민층 양쪽을 대상으로 그들에게 선을 권하고 각자 신분에 맞는 지족안분을 논하고 있는데 반해 호안의 『메이호칸』은 주로 관(官-위정자층)을 대상으로 정사(政事)를 보는 마음의 준비와 몸가짐을 중심으로 「권선징악」을 논하고 있다. 특히 호안은 관(官)이나 공(公)의 입장에 있는 사람들에 대해 자기수양. 청렴사상을 가지는 몸가짐을 강조했다. 이점에서 호안은 오로지 무사계층을 대상으로 정치의 주요점을 논하고 서민계층의 교화를 논하는 「지족안분」적 요소는 거의 염두에 두고 있지 않다.

제3장
오제 호안(小瀨甫庵)의 『세이요쇼(政要抄)』

1. 들어가면서

호안은 『세이요쇼(政要抄)』에서도 『메이호칸(明意宝鑑)』과 같이 많은 부분을 『명심보감』의 조문에서 인용하고 있다.[86] 그러나 『세이요쇼』는 『메이호칸』처럼 정확한 편명에 의해 내용을 나누지 않고 여러 가지 출전을 가진 내용이 하나로 되어있다. 대부분의 『논어』의 본문과 그 주에서 차지하고 있지만 주(注)를 붙이지 않은 부분은 『명심보감』의 조문에서 인용한 것이다.

『세이요쇼』가 『명심보감』의 조문에서 인용한 것은 같은 호안편 『메이호칸』을 상회한다. 그러나 『명심보감』의 「계선편」에서의 인용만을 볼 경우 『메이호칸』이 인용한 부분에 비해 반 이하이다. 그밖에 『세이요쇼』의 『명심보감』 조문 인용의 특징은 『메이호칸』에서는 인용하지

86) 玉懸博之 「近世前期における神觀念−小瀨甫庵から中江藤樹・熊澤蕃山へ−」 (關晃・源了圓編 『神觀念の比較文化論的研究』, 講談社出版研究所, 1981年, p.327) 참조.

않은 「천리편」과 「존심편」을 많이 인용하고 있다는 것이다. 『세이요쇼』
에도 『메이호칸』과 같이 인간의 선악행위에 대한 정확한 응보를 부여
하여 인간사회에 도덕적 질서를 가져오는 천의 본연이 나타나있다.

이와 같이 『세이요쇼』도 『메이호칸』처럼 호안(甫庵)의 사상을 이해
하는데 중요한 의의가 있다. 본 장에서는 『세이요쇼』의 『명심보감』 조
문인용 부분을 조사(『명심보감』의 내용을 인용한 다른 서적과의 관계
도 파악)하여 인용부분의 사상적 특징을 고찰하고자 한다.

2. 천(天)의 관념에 관한 인용

『세이요쇼』의 『명심보감』인용을 정리하면 (一)천의 관념을 수반하
는 「권선징악권」에서 (二)다스림을 위한 마음가짐과 방법 (三)인간의
기본적인 도덕까지 3가지 내용으로 나눌 수 있다.

천의 관념을 가진 권선징악의 조문인용은 다음과 같다.
①子曰, 爲善者天報之以福, 爲不善者天報之以禍. 공자가 말하기를
좋은 일을 실행한 사람에게는 하느님이 복을 내려주고, 악한 일은 행
한 사람에게는 재앙을 내려주신다 하였다.(『明心宝鑑』 継善篇 1조. 이
하는 편과 조만 표시한다.)
②尙書云, 作善降之百祥, 作不善降之百殃. 상서에 말하기를 착한 일
을 하면 하늘은 많은 복을 주고 착하지 못한 일을 하면 많은 재앙을 준
다 하였다.(継善篇 2조)
①, ②는 『메이호칸』의 「계선편」과 같은 인용이다.

③東嶽聖帝垂訓, 天地無私, 神明暗察, 不爲亨祭而降福, 不爲失礼而降禍. 凡人, 有勢不可倚盡, 有福不可享盡, 貧困不可欺盡. 此三者, 乃天地循環, 周而復始. 故一日行善, 福雖未至, 禍自遠矣. 一日行惡禍雖未至, 福自遠矣. 行善之人, 如春園之草, 不見其長, 日有所增. 行惡之人, 如磨刀之石, 不見其損, 日有所虧. 동악성제의 수훈에 말하기를 하늘과 땅은 사사로움이 없으며 신명은 모든 것을 남모르게 살핀다. 제사를 흠향하지 않아도 복을 내릴 것에는 복을 내리며, 예를 놓치지 않았음에도 화를 내릴 것에는 화를 내린다. 보통 사람은 세력이 있다 해도 모든 것을 거기에 기댈 수 없고, 복이 있어도 그 복을 다 쓸 수도 없으며, 빈곤이 있다 해도 이를 속일 수 없다. 이 세 가지는 하늘과 땅이 순환하여 돌고 돌아 다시 처음으로 돌아오는 것이다. 그러므로 하루라도 선을 행하면 복은 아직 이르지 않았으나 화가 저절로 멀어지는 것이요, 하루라도 악을 행한다면 화는 비록 아직 이르지 않았다 해도 복이 저절로 멀어지는 것이다. 선을 행하는 사람은 마치 봄 동산의 풀과 같아서 그 자라는 것은 보이지 않으나 날로 자라고 있는 것이오, 악을 행하는 자는 마치 칼을 가는 숫돌과 같아서 그 닳는 것은 보이지 않으나 날로 닳아지고 있는 것과 같다(継善篇 42조의 일부)

이 부분은 저자·저작연대 불명의 저자와 성립연대가 확실하지 않은『관지론(官地論)』에도 보인다.

④邵康節曰, 天聰寂無音, 蒼々何處尋. 非高亦非遠, 都只在人心. 人心生一念, 天地悉皆知. 善惡若無報, 乾坤必有私. 강절 소선생이 말하기를 하늘의 들음은 고요하여 소리가 없으니, 푸르고 푸른 저 하늘 어디에서 찾을 수 있을까. 높은 곳도 아니요, 먼 곳도 아닐세. 모두가 다만 사람의 마음에 있다네.(天理篇, 5조)

이것은 천지(天地)의 활동은 전부 인간의 마음에서 좌우된다고 하는 마음(心) 중시사상으로 아사이 료이(淺井了意)의 『우키요모노가타리』
와 『칸닌키』에도 인용되어 있다.

⑤諸葛武曰, 謀事在人, 成事在天. 人願如此如此, 天理未然未然. 제갈
무후가 말하기를 일을 도모함은 사람에게 있지만, 일을 이루어 주는
것은 하늘에 있다. 사람은 이렇게 되기를 원하지만, 하늘의 도리는 아
직도이다.(天理篇, 3조)

「사람의 바람(人願)」과 「천리(天理)」사이에는 감응이 활동한다. 즉
「人願→感応→天理→報応」의 질서가 있어 「사람의 바람」만으로는 이
보답을 받을 수 없다.[87]

⑥近思錄云, 循天理則不求利, 而自無不利. 循人欲則求利, 未得而害
已隨之. 근사록에 이를기를 하늘의 이치를 따르면 이익을 구하지 않아
도 이익이 되지 않을 것이 없고, 사람의 욕심을 따르면 이익을 구하여
그 이익을 얻지도 못했을 때 이미 해가 이를 따른다.(天理篇, 2조)

아사이 료이의 『우키요모노가타리』도 인용하고 있다.

천리(天理)를 따르면 이익을 구하지 않아도 「자연스럽게 이익이 따
른다(自無不利)」고 하고, 욕망을 따르면 이익을 구해도 「손해만 따른
다(害己隨之)」고 한다. 위의 ⑤에서 본 천의 관념을 전제로 하고 있다
고 할 수 있다.

---

87) 玉懸博之「慶長期の小瀬甫庵の思想」(石田一良編『日本精神史』, ペリカン社,
1981年, p.230)에서 이 부분을 언급하며 「호안(甫庵)에 있어서 천은 현실세계
의 외측(外側)에 의인적 존재로서의 이 측면이야 말로 보안이 천의 성격과
기능의 중심에 있는 것이고 그뿐 만아니라, 리(理)라고 하는 현실세계의 여러
사물이 내측으로 들어가 현실세계의 내측을 지탱하는 인간 사회에 있어서는
인의충효(仁義忠孝) 등의 도덕규범으로 되어 스스로 구체적인 표현을 하고
있는 것이다.」고 말하고 있다.

　이상의 내용에서는 인간의 선악행위에 대해서 반드시 천 혹은 신에
의한 상벌이 주어진다는 점을 언급하고 있다. 인간 개개인이 각자의 의
지로 선을 행하는 것에 의하여 천 혹은 신은 인간의 선악행위에 대한
공평하고·엄격한 상벌을 내린다고 하는 것으로 호안은 인간이 마음의
욕구를 자제하고 천리를 근거로 한 선행을 행하여야 함을 논하고 있다.
그러나 무엇이 악이고 무엇이 선인가를 구체적으로 나타내지 않고 천
의 인간행위의 선악에 대한 규정의 기준이 추상적인 권선징악이다.
　『세이요쇼』에서도 『메이호칸』과 동일하게 인간의 길흉화복과 운명
·숙명 등이 천에 위임된다고 논하는 부분은 인용하지 않고 있다. 그
대표적인 예가 앞의 ③에 이어지는 운명적 요소가 강하게 느껴지는 부
분이다(一毫之善, 与人方便. 一毫之惡, 勸人莫作. 衣食隨緣, 自然快樂.
算甚麼命, 問其麼卜. 欺人是禍, 饒人是福. 天網恢恢, 報応甚速. 諦聽吾
言, 神欽鬼伏. 아무리 작은 선이라도 타인에게 방편의 기회를 주고, 아
무리 작은 악이라도 타인에게 행하지 말도록 권하라. 악을 행하는 것
을 다른 사람이 모를지라도 하늘은 먼저 알게 된다. 털끝 만한 아주 작
은 선행도 남에게 편히 실행할 수 있도록 하며, 털끝 같은 아주 작은
악일지라도 이를 남에게 짓지 않도록 권하라. 옷과 음식은 인연에 따
라 자연스럽게 즐길 것이니라. 무엇이 운명이며 무엇을 점이라고 묻는
가. 남을 속이는 것이 재앙이요, 남을 용서하는 것이 복이니라. 하늘의
그물은 성글지만 응보는 심히 빠르다. 나의 말을 귀담아 들어 행하면
신이 인정하고 귀신이 엎드릴 것이다). 이것을 『세이요쇼』는 의도적으
로 삭제하고 있다. 즉 『세이요쇼』에서는 인간의 길흉화복은 처음부터
천에 의해 결정되는 것이 아니고 인간의 선악행위의 결과에 의하여 천
혹은 신으로부터 부여되는 것이다. 『세이요쇼』의 권선은 선을 장려하
고 있지만 천이나 신의 강한 종교적 경외심으로 인한 두려움을 느끼게

하는 자세는 보이지 않는다. 인간이 자신의 책임 하에서 천이나 신에
의 선을 행하고 악을 삼가는 것, 이러한 인간의 자율에 근거한 삶의 방
법을 논하고 있다.

3. 정사(政事)에 관한 인용

①景行錄云, 爲政之要, 曰公与淸. 成家之要, 曰勤与儉, 讀書成家之
本. 循理保家之本. 勤儉治家之本. 和順齋家之本, 勤者富之本, 儉者富之
源. 경행록에 말하기를 정치의 요체는 공정함과 맑음이라 말할 수 있
고, 집을 일으키는 도는 바로 검소함과 부지런함이라 말할 수 있다. 독
서는 집을 일으키는 근본이요, 이치를 따름은 집을 보전하는 근본이
며, 근면함과 검소함은 집을 다스리는 근본이요, 화순은 집안을 고르
게 하는 근본이다. 부지런함이란 부유함의 근본이요, 검소함이란 부유
함의 근원이다.(立敎篇, 2조)

하야시 라잔의『도모쇼』하권「정사부(政事部)」에도 이 부분의 일부
가 인용되어 있다. 여기에서는 정치에서 가장 중요한 점은 공평청백
(公平淸白)이며 가정을 이루는데 가장중요한 점은 근검에 있다. 독서
는 기가(起家), 순리(循理)는 보가(保家), 근검은 치가(治家), 화순(和
順)은 제가(齊家)의 근본이라고 한다.

②子夏爲父帝問政子曰, 無欲速, 無見小利. 欲速則不達, 見小利, 則大
事不成. 급히 이르려 하지 말며, 작은 이익을 보고자 하지 말라. 급히
이르고자 하면 도달하지 못하고, 작은 이익에 눈 돌리면 큰일을 이루
어내지 못한다. (存心篇, 6조)

하야시 라잔의 저서『도모쇼(童蒙抄)』하권「성사부(政事部)」에도 인용되어 있다.

이것은『논어』「자로편」17장에 있는 말로「일을 이룸에 있어 빠른 치적과 눈앞의 작은 이익만 집착하면 큰일을 이루기 어렵다」고 한다. 마음을 수양하여 나라를 다스려야 한다는 위정자가 갖추어야 할 자세를 언급하고 있다.

③太公曰, 治國不用佞臣, 治家不用佞婦. 好臣是一國之宝, 好婦是一家之珍. 讒臣亂國, 妬婦亂家. 斜耕敗於良田, 讒言敗於善人. 태공이 말하기를 나라를 다스림에 말재간으로 아첨하는 신하를 쓸 필요가 없고, 집을 다스림에 말재간 있는 부인을 쓸 필요가 없다. 좋은 신하는 나라의 보배요, 좋은 부인은 집안의 보물이다. 참훼하는 신하는 나라를 어지럽히고, 질투하는 부인은 집안을 어지럽힌다. 삐딱하게 밭갈이를 하면 좋은 농토를 버리는 것이며, 참훼하는 말은 어진 이를 망가지게 한다. (省心篇, 121조)

이 내용은『관지론(官地論)』에도 보인다.

녕신(佞臣)・녕부(佞婦)는 나라와 가정에 도움이 되지 않고 호신(好臣)・호부(好婦)는 나라와 가정의 보배라는 치국(治國)・치가(治家)의 방법을 말하고 있다,

④家語云, 國之將興, 實在諫臣. 家之將榮, 必在諍子. 가어에 이르기를 나라가 장차 흥하려 함에 진실로 다투어 간하는 신하가 있고, 집안이 장차 영광되려면 틀림없이 다투는 아들이 있다.(省心篇, 209조)

나라와 가정이 번성할 때에는 간신(諫臣)・쟁자(諍子)가 있어 잘못이 있으면 바로잡아 바른 길로 이끌어준다고 논하고 있다.

⑤易曰, 德微而位尊, 智小而謀大, 無禍者鮮矣. 역에 말하기를 덕이
박한데도 지위가 높거나, 지혜가 작은데도 모책을 크게 하거나, 힘은
작은 데도 짐을 무겁게 지겠다고 하는 자로서 재앙에 이르지 않은 자
가 드물다.(省心篇, 214조)
위정자가 지덕을 겸비해야 할 필요성을 말한다.

⑥荀子曰, 位尊則防危, 任重則防廢, 擅寵則防辱. 순자가 말하기를 지
위가 높으면 위험을 예방하고, 임무가 무겁다면 피폐함을 예방하고,
총애를 독차지하였다면 욕됨을 방비하라.(省心篇, 215조)
「位尊-防危,任重-防廢,擅寵-防辱」, 이것은 지위가 높은 위정자를
대상으로 자신의 몸을 지키는 것을 말한다.

⑦子曰, 衆惡之必察焉. 衆好之必察焉. 공자가 말하기를 뭇 사람들이
그를 미워하더라도 반드시 잘 살펴보아야 하며, 뭇 사람들이 모두 그
를 좋다 하더라도 반드시 잘 살펴보아야 한다.(正己篇, 66조)
하야시 라잔의 『도모쇼』상권 「지인부(知人部)」와 같이 「청주본」에
서 인용한 것이다. 간에이(寬永) 8년 판의 「화각본」에는 「子曰, 衆好
之, 必察焉. 衆惡之必察焉.」으로 되어있다.
이것은 『논어』「위령공」, 28장에 나오는 말로서(「세상의 평판을 있
는 그대로 수용하지 말고 인물에 대한 신중한 관찰이 필요하다는 것을
말한다.」) 위정자가 정사(政事)를 행함에 있어 신중하고 공평한 판단을
해야 함을 강조하고 있다.
가정이 번성하기 위해서는 간자(諫子)가 필요하고 국가가 융성하기
위해서는 간신(諫臣)이 필요하다. 또 나라에 영신(佞臣), 가정에 영부
(佞婦)가 있으면 국가와 가정이 멸망하는 결과가 된다. 이것은 위정자

를 보좌하는 무사층에게 강조하고 있다. 무사층은 인(仁)·의(義)를 바탕으로 자신의 몸을 지키는 것은 물론 민중층을 통합하고 위정자를 보좌해야하는 역할을 가지고 있음을 말하고 있다.

여기에서 「위정(爲政)」에 대한 내용을 보면, 위정자는 훌륭한 정치의 뜻을 세우고 눈앞의 작은 이익보다 넓은 안목을 가져야 한다.(問政子曰, 無欲速, 無見小利. 欲速, 則不達. 見小利, 則大事不成. 급하게 이르려 하지 말며, 작은 이익을 보고자 하지 말라. 급히 이르고자 하면 도달하지 못하고, 작은 이익에 눈 돌리면 큰일을 이루어내지 못한다. 「政要抄 본문의 일부」.) 또한 공평한 마음으로 백성을 대하고 백성을 평안하게하며 사회질서의 근원이 되는 지·덕의 교양을 쌓아야 함(自己修養)을 서술하고 있다. (子路問君子, 子曰, 修己以敬, 曰如斯而己乎. 曰修己以安人, 曰如斯而己乎, 曰修己以安百姓, 修己以安百姓, 堯舜其猶病諸. 「政要抄 본문의 일부」). 이러한 내용에서 위정자로서의 책임과 내면적 도덕적으로 완벽한 인격을 요구하고 있음을 알 수 있다.

4. 인간생활의 소양(素養)에 관한 인용

①諷諫云, 水底魚天邊鴈, 高可射低可釣. 惟有人心咫尺間, 咫尺人心不可料. 天可度而地可量, 惟有人心不可防. 畵虎畵皮難畵骨, 知人知面不知心. 對面与語, 心隔千里. 풍간에 이르기를 물밑의 물고기와 하늘가의 기러기는 높이 날아도 쏠 수 있고 깊게 숨어도 낚을 수 있다. 오직 사람 마음은 지척간이지만, 그 지척의 사람 마음은 헤아릴 길이 없다. 하늘도 재어볼 수 있고 땅도 측량할 수 있지만, 오직 사람 마음만은 헤아릴 수가 없다. 호랑이를 그리되 가죽은 그릴 수 있어도 뼈는 그릴 수 없듯이 사람을 앎에 있어 그 얼굴은 알 수 있어도 그 마음은 알 길이

없다. 얼굴을 맞대고 함께 말을 나누어도 마음은 천 개의 산과 떨어져 있구나. (省心篇, 37조)

문장 끝의 천리(千里)는 「화각본」 「명간본」에서는 천리(千里)로 「청주본」 「청간본」에서는 천산(千山)으로 되어있다.

「물고기와 기러기(鴈)」는 아무리 「깊고 높은」 곳에 있어도 잡을 수 있다. 그러나 아주 가까이 있는 사람의 마음은 헤아릴 수 가 없다. 또 호랑이를 그릴 때 겉모습은 그릴 수 있지만 뼈는 그리기 어려운 것과 같이 사람을 알아도 그 깊은 속마음은 알 수가 없다고 한다. 이것은 신중하게 사람의 마음을 헤아릴 필요성을 표출하여 사람을 다스리는 지도자의 마음가짐에 대해 말하고 있다고 할 수 있다.

②子曰, 夫人必自侮, 然後人侮之. 家必自毁, 然後人毁之. 國必自伐, 然後人伐之. 공자가 말하기를 무릇 사람이란 반드시 스스로를 모욕한 연후에야 남이 이를 모욕하고, 집안은 스스로 후회한 연후에야 남들이 그 후회를 알아주며, 나라는 스스로를 친 연후에야 남들이 그 나라를 침벌하는 것이다.(省心篇, 216조)

「侮·毁·伐」이 「人·家·國」에 있어서 스스로 초래하는 것이라는 점을 논하고 있지만 , 이것은 하야시 라잔의 『도모쇼(童蒙抄)』 중권 「덕행부(德行部)」에도 같은 내용을 인용하고 있다.

③太公曰, 一行有失, 百行俱傾. 태공이 말하기를 하나의 행동에 과실이 있으면, 백 가지 행동이 함께 기울고 만다.(正己篇, 103조)

『도모쇼』 중권 「덕행부」에도 인용. 조그마한 실수라도 세간에서 통용되지 않는 일을 할 때는 신중히 할 것을 말하고 있다.

④老子曰, 自見者不明, 自是者不彰, 自伐者無功, 自矜者不長也. 노자가 말하기를 스스로 옳다고 여기는 자는 명석할 수가 없고, 스스로 만족하는 자는 드러날 수 없으며, 스스로 자랑하는 자는 공을 이룰 수 없고, 스스로 긍지를 갖는 자는 지도자가 될 수 없다.(正己篇, 82조)

이것은 스스로 자신을 너무 믿지 말고 삼가 하여 자신의 덕을 닦을 것을 말하고 있다.

⑤素書云, 博學切問, 所以廣知. 高行微言, 所以修身. 소서에 이르기를 널리 배워 간절히 묻는 것은 앎을 넓히는 것이요, 행동을 높이고 바른말을 하는 것은 몸을 수양하는 것이니라.(存心篇, 9조)

지식을 넓히는 것을 강조하고 있다.

⑥范忠宣公誠子弟曰, 人雖至愚, 責人則明. 雖有聰明, 恕己則昏. 爾曹但常以責人之心責己. 以恕己之心恕人, 不患不到聖賢地位也. 범충선공이 자제를 훈계하여 말하기를 사람이란 자신은 지극히 우매하지만 남을 책하는 데는 밝으며, 비록 총명하다고 하나 자신을 용서하는 데는 어둡다. 너희들은 다만 항상 남을 책하는 마음으로 자신을 책하고 자신을 용서하는 마음으로 남을 용서하라. 그렇게 한다면 성현의 지위에 이르지 못함을 걱정하지 않아도 된다.(存心篇, 6조)

노마 산치쿠의 『홋케이간고(北溪含毫)』와 하야시 라잔의 『도모쇼(童蒙抄)』 중권 「덕행부」에도 인용.

이어지는 불교적 요소 「將心比心, 便是仏心, 以己之心, 度人之心. 자신의 마음으로 남의 마음을 비교해 보라. 이것이 곧 불심이니라. 자신의 마음으로 남의 마음을 헤아려라.」은 인용하지 않았다.

여기에서「몸과 마음을 다스리는 방법」은 항상 예측할 수 없는 타인의 마음을 간파하는 것과 예지할 수 없는 미래의 일을 생각하여 그것에 대응할 수 있는 식견을 갖출 것을 논하고 있다. 또 항상 자신을 되돌아보며 교만하지 말고 삼가며 모든 일에 과오가 없도록 하여야 하며, 말을 적게 하고 널리 학문을 익히는 것에 의하여 몸과 마음을 수양할 것을 강조하고 있다. 타인을 경멸하지 않고 거만하지 않으며 타인을 의식하는 것에 의하여 자신에게는 엄하고 타인에게는 관대하게 하여 자신의 학문교양을 넓히는 것에 의하여 성현의 지위에 오를 수 있다는 것을 설파하는 위정자층의 처신 방법을 논하고 있다.

5. 나오면서

이상 호안의『세이요쇼』가『명심보감』으로부터 인용한 부분을 확인하고 나아가 같은 내용이 다른『명심보감』의 내용을 인용한 작품인『도모쇼(童蒙抄)』·『홋케이간고(北溪含豪)』·『우키요모노가타리(浮世物語)』에는 어떻게 인용되어 있는가를 조사하여 호안의 인용과 연관 지어서 살펴보았다.

『세이요쇼』는『메이호칸』과 같이『명심보감』의 상편을 중심으로 인용하고 하편으로부터의 인용은「치정편」까지이다. 또『세이요쇼』의『명심보감』으로부터의 인용에는 천의 관념에 관하여『명심보감』이 일부 포함하고 있는「운명적 요소」혹은 불교적 요소는『메이호칸』과 같이 취하지 않고 있다.

특히 이 두 서적은 인간의 선악행위에 대한 천이나 신에 의한 엄격한 응보를 인정하고 인간관계에 도덕적 질서를 부여하는 천의 본연이 나타나있다. 덧붙이면 이러한 천이나 신의 관념을 바탕으로 인간이 널리 선을 행한다는 것이다. 또한 인의(仁義)를 중시하면서 다스리는 방법이나 그 마음자세를 언급한 내용에서 두 서적의 대상은 사회지도자인 위정자나 지식인이라고 할 수 있다.

그러나 엄밀히 고찰하면 『메이호칸』이 『명심보감』 「계선편」의 「권선징악」론을 보다 적극적으로 받아들이면서 「수신제가(修身齊家)」의 방법을 언급할 뿐만 아니라 「치국평천하(治國平天下)」의 방법도 역설하고 있다. 이점에서 『메이호칸』의 독자층은 위정자를 중심으로 한 지식인층이라 할 수 있다. 이에 비해 『세이요쇼』는 『명심보감』의 「계선편」에 의거한 「권선징악」론을 『메이호칸』보다 반 이하로 줄이고 위정자의 바람직한 위정(爲政) 방법에 역점을 두고 있다. 『세이요쇼』의 독자층은 『메이호칸』보다 더 위정자에 한정되어있다.

제4장
유학관료 하야시 라잔(林羅山)의
사상과 『도모쇼(童蒙抄)』

1. 들어가면서

에도시대초기의 유학자로 막부의 유학관료 린케(林家)의 조상이기
도 하다. 이름은 츄, 노부카츠(忠, 信勝)이고 법호는 도슌(道春)이다.
교토 출신의 하급무사인 로닌(浪人)의 자손으로 13세인 어린나이에 고
잔(五山)의 하나인 겐닌지(建仁寺)에 들어가 승려가 되었으나 3년 후에
주자학 연구에 뜻을 두고 사찰을 나와 후지와라 세이카(藤原惺窩,
1561-1619)의 문인이 되어 유학 공부에 전념하게 된다.

라잔은 세이카와 마찬가지로 고잔 전래의 문학과 사학을 배우고 키
요하라 노부타카(清原宣賢, 1475-1550)[88]의 유학·신도학을 흡수했
다. 후에 세이카가 유학자들과 의견을 같이 함으로서 라잔도 차차 주

---

88) 무로마치시대 후기의 학자로 요시다 카네토모 (吉田兼俱)의 아들로써 장인(藏
人)·직강(直講)·시종(侍從)을 역임한 자로서 유학·신도·국학에 밝다.

자학에 눈을 돌리게 된다. 그러나 스승인 세이카가 유학의 여러 학파에 대해 포용적인 태도를 보인 것에 대해, 라잔의 나이 22세 때인 1603년에 스승 세이카(惺窩)에게 당당하게 서한을 보내어 세이카가 주자학을 신봉하면서 육상산(陸象山)·왕양명(王陽明)의 학문을 믿고 있음을 비난하고 불교도 격렬하게 공격하였다. 즉 라잔은 주자학이외의 육상산(陸象山)·왕양명학(王陽明學)을 엄하게 배척하면서 일본 최초의 자각적인 주자학자로서 그의 위치를 다지기 시작한다. 라잔은 주자학만을 올바른 가르침이라 하면서 육·왕학까지 배척하면서 주자학의 전통에 따라 「경(敬)은 일심(一心)의 주재로서 만사의 근본」이라고 생각하며 주자학에 입각하여 「경(敬)」을 가장 중요시하였다. 「경」이라고 하는 주자가 「거경」과 더불어 「궁리(窮理)」를 분명히 밝힌 바 있다고 하였다. 즉 우주에는 기본적인 하나의 도리가 지배하고 있다. 그것이 모든 사물에 나타나, 각각에 대처함에 있어서 각각의 도리에 의하지 않으면 안 되는데 이 도리를 다하는 것이 궁리이다. 이로써 밝혀지는 도리는 라잔에 의하면 구체적으로는 「예」이며 「위의(威儀)」이다. 우리들 모두의 행동을 「위의」에 입각하여 「위의」에 따라서 행하도록 노력하는 것이 「경」이다. 위의를 올바르게 하여 자기 마음속의 적인 욕심을 이기는 것이 중요하며, 이것이 가능하면 외부의 적을 반드시 이길 수 있을 것이라고 라잔은 말한다. 자기를 이기고 자기의 욕심을 이기는 것이 유학에서 말하는 성현의 가르침의 강함이라고 하였다.

이것은 전국시대 이래, 오로지 강함을 추구하고 싸워 온 무사들에게는 설득력 있는 논리였다고 할 수 있다. 지금은 병란 속에서 지새우는 전국시대는 끝나고 질서를 재건하는 평화로운 시대가 찾아온 것이다.

학자라고 하는 것은 단순히 읽고 쓰는 것을 잘 하는 학자만이어서는 안 된다. 새로운 시대의 사상적 지도자로서의 역할을 수행하는 일이 학자의 사회적 지위를 높이는 것이기도 하며, 나아가서는 막부 내지는 학계에 있어서 하야시 가계(家系)의 지위를 확고하게 하는 것이기도 한 것이다. 그것은 기본적으로는 자신이 옳다고 믿는 성현의 길을 이 세상에 펼친다고 하는 사상가로서의 사명을 수행하는 것이었다.

또 「마음」에 내재하는 오상칠정(五常七情)을 다스리고 올바르게 하며 그것이 외적 형태로 들어나는 바로서의 시청언동(視聽言動)을 삼가는 것이야말로 학문의 과제라 여겼으며 「몸에 때를 씻고자 매일 목욕하고 세수하듯이 마음을 깨끗하게 할 것」을 제창하였다.

라잔의 세속윤리는 엄격주의였는데 그가 말하는 사물의 리(理)는 풀 한포기, 나무 한그루 등과 같은 자연세계에 있어서의 물리(物理)가 아니라 문(文) 또는 문장에 담긴 리(理)였다. 라잔이 말하는 문장이란 외면화된 도덕으로 시문을 배우고 의례를 익히는 것이야말로 도를 배우는 것이라고 생각했다. 또 라잔은 불교를 허망한 것이라고 비판하면서 상하의 신분질서를 선천적인 것으로 받아들였다.

1603년 8월에는 세이카가 승복을 벗고 유학자로 독립하는 것에 찬사를 보내면서 마침내는 세이카의 진정한 문인이 되었는데 1605(慶長 10)년 그의 나이 스물네 살 때에는 세이카의 추천으로 막부문교의 총책임자가 되어[89] 문필의 재능을 살려 토쿠가와 이에야스(德川家康)를 섬기

---

89) 라잔은 25세 때 막부 유학관이 되었고, 그의 자손도 4대로 이어지는 장군(家康·秀忠·家光·家網)의 시강(侍講-교육 학문담당)으로서 외교문서 및 여러 법도의 초안을 만들어 막부에 공헌하면서 융성하게 된다. 1630년 에도 우에노(上野)에 가숙인 홍문관(家塾 弘文館)을 열고, 2년 후에 가숙 안에 고산게(御三家) 오와리(尾張) 번주의 찬조로 성당을 짓는다. 1691년 이 하야시가숙(林家塾)은 유시마(湯島)로 옮겨지고 1790년 간세이 이가쿠노 킨(寬政異學の禁) 때

고 1607년에는 시노부오카(忍岡)의 린케가숙(林家家塾)에 반관반사(半官半私)의 강습소를 건립하여 본격적으로 주자학 연구에 임하면서 이후 에도막부의 교학·제도 창설에 참가하여 히데타다(秀忠)·이에미츠(家光)·이에츠나(家綱)의 4대에 걸쳐서 역사(歷事)한 사람이다.[90]

주자학이 막부의 교학이 되었던 것은 1634(寬永 11)년의 일로, 이즈음 막부의 모든 제도와 법도가 제정됨에 따라 라잔학도 공공연하게 배불을 주장하였다. 정도(政道)와 주자학의 일치를 선언하였던 것 또한 이 시기로 초대 장군 토쿠가와 이에야스(德川家康)의 정치를 왕도라 하고, 왕도는 또 주자학의 덕치주의이며 동시에 그것은 이세신도(伊勢神道)[91]·요시다신도(吉田神道)[92]·키요하라가 신도(淸原家神道)의 왕조신정(王朝神政)과 같은 것이라 하였다.[93] 린케(林家)는 1691(元祿 4)년 5대장군 츠나요시(綱吉)의 명령에 의해 유시마(湯島)성당과 쇼헤이코(昌平黌)[94]를 맡아 다스리고, 라잔의 손자 하야시 호코(林鳳岡,

---

쇼헤이코 학문소(昌平坂學問所)로 개칭하여 막부의 공식적인 관학이 된다.

90) 그가 경서(經書)에 가점(加点)을 붙인 통칭 「도춘점본(道春点本)」으로 불리는 한학은 비교적 많이 유포되어 있지만, 중국 학문에 관한 저작이 적고 『大学要略抄』·『老子経頭書』·『孫子諺解』 등이다. 또 시문에 관해서는 『羅山文集』 75卷, 『羅山詩集』 75卷이 있다.

91) 와따라이(度會)신도·게쿠(外宮)신도라고도 한다. 이세진구(伊勢神宮) 신앙을 중심으로 하는 신도설로 게쿠의 네기 와따라이(禰宜度會)씨가 나이쿠(内宮)보다 하위에 있던 게쿠의 지위를 높이기 위해 노력했다. 카마쿠라 초기에 료부(兩部)신도의 영향을 받고 남북조시대에 와타라이 이에유키(度會家行, 1256-1351)에 의해 대성하였다.

92) 子安宣邦, 『日本思想史事典』, ペリカン社, p.568.

93) 1644(正保 元)년에 시작된 라잔의 『본조편년록(本朝編年錄)』은 소위 「리당심지신도(理當心地神道)」, 즉 왕도 정신을 사실에 의해 증명할 작정이었다.

94) 에도학문소·쇼헤이자카학문소(江戶學問所·昌平坂學問所)라고도 한다. 하야시 가호(林鵞峯)가 연 사숙(私塾)으로 5대 장군 토쿠가와 츠나요시(德川綱吉)의 문교장려(文敎奬勵) 정책에 의해 1691년 성당이 우에노 시노부가오카(上野

1644-1732)[95]는 같은 해(1691年)에 대학의 책임자로 임명되어 막부 교학을 이끌었다.

라잔은 막부에 봉사하면서도 끊임없이 학문에 증진하게 되는데 그는 또한 드물게 보는 박학다식한 학자[96]로서 중국·조선·일본의 사학·문학을 위시하여 본초학(本草學)·병학·신도학 등 당시의 온갖 학문을 받아들였다.[97] 따라서 그의 학문의 목적도 폭넓은 교양을 갖춘 선비(士人)를 양성하는 것이었다. 즉 널리 조선과 일본의 서적을 읽고 시문에도 힘써 국가가 필요로 하는 인재를 양성하는 것이 린케가쿠(林家學)라 할 수 있다.

이와 같이 근세의 유학 즉 주자학은 세이카·라잔류를 경학파(京學派) 또는 경사학파(京師學派)라 하고 에도시대 주자학의 주류가 되었는데, 이 두 지식인에 의해 사상·학문으로서 독립하고 신불 본위의 중세적 사상이 일신되면서 여기에 인간 사회의 질서를 주축으로 하는 현

忍ヶ岡)로부터 유시마(湯島)에 이전했을 때 부속으로 정비되어 린케(林家)의 다이가쿠노 카미(大學頭)로 칭하며 관리했다. 그 후 그다지 성하지 않았는데 1790년 관정이학 금령(寬政異學 禁令)에 의해 쇼헤이자카 학문소(昌平坂學問所)로 되어 하야시 가문 이외의 학자를 교육에 등용했다. 메이지(明治) 유신 이후에는 신정부의 손에 넘어가 쇼헤이 학교(昌平學校)로 개칭하고 후에는 대학교로 불려졌지만 1870년에 휴교된 후 다음 해에 폐쇄되었다.

95) 에도 출신으로 이름은 노부아츠(信篤), 하야시 가호(林鵞峯)의 아들이다. 린케(林家)을 이어 받아 4대 장군 토쿠가와 이에츠나(德川家綱)로부터 8대 장군 토쿠가와 요시무네(德川吉宗)까지 5대에 걸쳐 봉직했는데 특히 츠나요시 요시무네의 신임이 두터웠다.

96) 라잔의 학식 배양에는 고잔이나 키요하라게(淸原家)학에 의해서가 아닌 주로 임진왜란 때 조선에서 가져간 조선 서적·중국 서적을 독파함으로서 가능했던 것으로 추정된다. 주지하는 바와 같이 임진왜란은 일본에 인쇄 기술과 도자기 제법, 학문 사상에 획기적인 변화를 주었다.

97) 특히 라잔이 중히 여긴 유학 서적은 조선이나 명 조정에서 채용한 『사서대전(四書大全)』·『오경대전(五經大全)』이다.

실적인 근세 사상의 발흥을 보게 된다.

세이카가 주자학 외의 다른 학풍에 대해서도 포용적인 것에 반해 주자학자로서의 초기의 라잔은 육상산 왕양명의 학풍을 배격하며 주자학만을 신봉하였다. 라잔은 주자학 일존주의를 주장한 사람이지만 폭이 좁은 주자학자가 아니고 『대학초(大學抄)』・『대학해(大學解)』・『논어해(論語解)』 등 다수의 한문 서적의 훈점(訓点), 출판, 경서강술(経書講述) 등 큰 발자취를 남긴 폭넓은 대학자였다. 또 주자학의 견지에서 일본고유의 신기(神祇)신앙과 주자학설과의 조화를 도모하고 쥬카신도(儒家神道)[98]를 만들어 『신도전수(神道伝授)』・『본조신사고(本朝神社考)』 등을 저술하였다. 라잔의 이러한 폭넓은 분야의 학문 활동이 일본의 유학・역사학・문학・신도학・본초학(本草學) 등 각 분야에 걸쳐서 많은 업적을 남겼다고 알려져 있다.

이와 같이 박학다식한 라잔이 세이카의 제자로서 세이카에게 주자학을 배웠다는 일반론에 대해 아베 요시오(阿部吉雄)씨는 라잔이 세이카의 문인이 되기 전에 이미 조선에서 전래된 서적을 많이 읽은 것에 의해 사상적 입장이 결정되었다고 주장하고 있다.[99] 또 아베는 하야시 라잔 만큼 많은 조선본을 읽은 사람은 드물 것이며 이것은 임진왜란(文禄・慶長의 役)에 의해 새롭게 전래된 많은 서적을 라잔이 재빨리 독파한 것에 의한 것이라고 하고 있다.

그 중에서도 임진왜란 때 일본에 강제적으로 반입된 「청주본」『명심

---

98) 유교 본위의 사상계의 경향을 반영하여 불교 신도를 강하게 배격하고 유교의 사상의 영향을 이용한 것이 특징이다.
99) 『李退溪 −その行動と思想−』(評論社, 1981년, p.100) ; 『日本朱子學と朝鮮』 (東京大學出版會, 1964년, p.150) 등 참조.

보감』(1454년 당시 조선의 淸州, 현재의 충청남도 청주시에서 간행된 판본이다.) 이른바 조선판『명심보감』도 라잔이 접했다. 이것은 본 서적에서 증명함과 같이 라잔의 저작인『도모쇼(童蒙抄)』(다른 이름『쿤모요겐로꾸(訓蒙要言錄)』)가 청주본『명심보감』을 인용하고 있는 것을 볼 때 확실하다. 『명심보감』이 근세 초기의 대 유학자인 라잔에게 읽혀진 것은 당시의『명심보감』수용 및 라잔의 권선사상을 이해하는데 있어 중요하다.

이와 같이 주자학자로서의 라잔이 권선서를 그 사상의 일부로 받아들인 것은 간과할 수 없는 사상적 의의가 있다. 그러나 지금까지의 연구에서는 라잔의 권선서가『명심보감』을 수용하였다는 것에 관해서 언급한 적은 있지만 이점을 사상사적 관점에서 깊이 고찰한 논고는 전혀 없었다. 그러므로 본고에서는 라잔의『도모쇼』를 들어『명심보감』의 인용 실태 및 그 사상적 특징을 명확히 하여 라잔의『명심보감』인용사상의 실체를 밝히고자 한다.

먼저『도모쇼』의『명심보감』인용의 사실을 살펴보자.

2. 『도모쇼(童蒙抄)』의『명심보감』인용

라잔의 후계자 가호(鵝峯)가 편집한 라잔의 편저 목록이나 라잔의 문집류 등에는『도모쇼(童蒙抄)』(『訓蒙要言錄』)라는 서적명은 보이지 않는다. 또 현존하는 최고의 판본인 1666(寬文 6)년 타케무라 사부로헤이에이(武村三郞兵衛) 간행의『도모쇼』(上下 一冊, 宮城縣立図書館, 靑柳문고 소장)에는 저자명이 기록되어 있지 않다.

그러나 1812(文化 9)년「임신초동 구판간(壬申初冬求版刊)」의 기록에 있는『쿤모요겐로꾸(訓蒙要言錄)』(상・중・하 3편, 일본 도호쿠대학 「카노(狩野)」문고 소장본)에는 라잔 저작이라고 기록되어 있다. 또 이 서적을 라잔의 저작으로 판단하는 것은 서적 내용의 본문 중, 도덕 을 중시하는 내용이 라잔의 기본적인 사상과 모순되지 않으므로 라잔 의 저작으로 간주했다.[100]

『도모쇼』일본 미야기(宮城)현립도서관의 아오야나기(靑柳)문고 소장 본은 39부로 이루어져 있으며, 그 내용은 유학의 도덕이 중심이며『논 어』·『맹자』·『한서(漢書)』·『사기(史記)』·『손자(孫子)』등의 인용이 있다. 그 중에는『명심보감』에서 인용한 것으로 보이는 부분이 있고 내용의 구성도『명심보감』의 편집 내용과 유사하다. 그 편성 상에서도 『명심보감』을 모방하고 있으면서『명심보감』에서는 취급하고 있지 않 은 내용을 더해 각부 전체에 작자의 가타카나 해설이 붙어있다.

『도모쇼』와『명심보감』과의 관련에 대해서는 마에다 긴고로(前田金 五郎)씨의 지적이 있다. 마에다씨에 의하면,

「명심보감」이 (중략) 1666(寬文 6)년 간행의 라잔 저작의「도모쇼」 (3권)에 25개 부분이 인용되어 있다.[101]

---

100) 현존 판본의 상황에 대해서『국서총목록(國書總目錄)』(제6권, p.105)에 의해 소개함.
『童蒙抄』3券 3冊. 別 - 童蒙抄. 訓蒙要言錄. 類 - 漢學. 著者 - 林羅山(道春). 成 - 寬文 6년. 版本, 寬文 6년판 - 國會. 內閣. 學習院(2券2冊). 京大. 國學院. 千葉. 宮成靑柳(2券1冊). 北野. 成田(2冊). 曰淺野. 曰彰考. 石川謙. 文化 9年版(「訓蒙要言錄」) - 일본 도호쿠대 카노(狩野)문고. 동양대 철학당. 무궁직전(舞窮織田). 이것이 현존하는 판본의 일람이다. 이중에서『도모쇼 (童蒙抄)』(1666년 간행, 宮城縣立図書館, 靑柳文庫所藏)와『쿤모요겐로꾸 (訓蒙要言錄)』(1812년 간행 일본 東北大學 附屬図書館, 狩野文庫所藏)을 비교한 결과 그 내용이 일치할 뿐만 아니라 판본도 동일하다.
101)『仮名草子集』解說 (日本古典文學大系, 1965년 5월, p.8)

「관문6 병오력 맹춘길진 무둔 삼랑병위 간행(寛文六丙午曆孟春吉辰武屯三郎兵衛刊行)」의 하야시도슌 편저(林道春編著)라는「도모쇼(童蒙抄)」(大本三冊 內閣文庫 소장)에는 지인(知人)・정과(政過)・군자(君子)・인이하(仁以下)・정사(政事)・예의(礼儀)・세근(細謹)의 38부로 분류해서 훈언(訓言)을 예기(列記)하고 있지만 그 내용에「보감왈(宝鑑曰)」・「경행록왈(景行錄曰)」이라 하여 34개 조문을 인용하고 있으며, 또 출전을 안씨가훈(顔氏家訓)・정관정요(貞觀政要)・신궤(臣軌)・동몽훈(童蒙訓)이라 기록한 훈언도「명심보감」에 보이는 문구(文句)로 이 서적은「명심보감」을 모방하여 편집한 화제본(和製本)이다.102)

여기에서 마에다씨가 『도모쇼』를 두고「명심보감을 모방하여 편집한 화제본(和製本)이다.」라고 지적하고 있는 것과 같이 라잔의 『도모쇼』는 『명심보감』의 전편에 걸쳐 인용하고 있으며 그 구성도 『명심보감』의 편찬 구성과 가장 유사한 점이 특징이다. 그러나 마에다씨는 앞에서 게재한 서적에서 『도모쇼』의 『명심보감』으로부터의 인용을 25개 부분, 또는 34개 부분이라고 지적하고 있지만 필자의 조사에 의하면 『도모쇼』 가운데는 『명심보감』으로부터 인용한 사실을 확실히 나타내는「보감왈(宝鑑曰)」의 조문이 28개 부분이 있다. 또 그 이외에 전후 관계로 볼 때 명확히 『명심보감』으로부터 인용된 것으로 보이는 부분을 합치면 인용의 총 조문 수는 103개 부분에 달한다.

또 마에다씨는 라잔이 『도모쇼』에 인용한 『명심보감』의 판본을 확정하지 않았지만 필자의 조사에 의하면 『도모쇼』의 본문 인용의 특징에서 임진왜란 때 조선에서 가지고 간「청주본」임을 알 수 있다.103)

---

102)「『浮世物語』雜考」(『國語國文』, 1965년 6월, p.48)
103)「청주본」『명심보감』이 출판된 것과 같은「청주본」으로 앞에서 언급한 아베

그것은 『도모쇼』가 「청주본」의 편성과 흡사하나는 점과 아래에 예시한
『도모쇼』의 본문 가운데 괄호의 밑줄부분은 「청주본」에만 있으며 다른
판본(중국에서 간행된 「명간본」·「청간본」과 일본에서 간행된 「화각본
(和刻本)」)에는 없다는 점에서도 명확하다.

　又曰, 房室不在高台, 不漏便好. 衣服不在綾羅, 和暖便好. 飮食不在珍
羞, 一飽便好. 娶女不在顔色, 賢德便好. (養兒不問男女, 孝順便好. 兄弟不
在多少, 和順便好.) 親眷不擇新旧, 來往便好. 隣里不在高低, 和睦便好.
朋友不在酒食, 扶持便好. 官吏不在大小, 淸正便好.

　또 이르기를 집이란 크고 웅장한 것이 아니라 눈비가 새지 않으면
되고, 옷이란 비단능라라야 하는 것이 아니라 포근하고 따뜻하면 되
고, 음식이란 진수성찬이어야 하는 것이 아니라 한 끼 배가 부르면 되
고, 새색시를 맞이하는 것은 얼굴이 고와야 하는 것이 아니라 마음이
어질고 덕이 있으면 되고(어린 아이를 기르는 것은 사내와 계집애를

　요시오(阿部吉雄)씨의 「라잔이 읽은 조선본 松明學書」(『日本朱子學と朝鮮』,
p.175)에 의하면 「연평답문라산구장본(延平答問羅山旧藏本)」은 아마 그의
자필본(自筆本)으로 근엄(謹嚴)한 필법(筆法)으로 쓰여져 있다. 조선본을
저본(底本)이라한 것은 궁내성서룡부장(宮内省書隆部藏)의 「가정갑인동청
주목개간(嘉靖甲寅冬淸州牧開刊)」의 간기(刊記)가 있는 조선본과 비교하면
본문과 서문의 행각(行格) 뿐만 아니라 와자(訛字)까지 일치하고 있기 때문이
다」 또 아베(阿部)씨의 위의 저서의 『명심보감』과 같은 민중 교양 향상의
목적으로 출판된 『격몽요결(擊蒙要訣)』은 다음과 같이 소개되어 있다.
「『격몽요결』 2권. 이이 율곡(李珥 栗谷, 1536-1579)저. 저자가 초학을 위해
만든 것으로 입지(立志), 혁구습(革旧習), 지신(持身), 독서, 사친(事親), 상제
(喪制), 제례(祭禮), 거가(居家), 처세(處世)의 10장으로 나뉘어 사당도(詞堂
図) 등의 도식(図式)을 부재(附載)한 것. 후에 일본에서 간행되었다」(同書,
p.163). 덧붙여 이 판본은 일본 도호쿠대학 부속도서관, 카노문고에 소장되어
있다 (「万治元年季秋穀旦室町町鯉山田町田中淸左衛問刊行」).

가리는데 있는 것이 아니라 부모에게 효도하고 순종하면 되고, 형제란 많고 적음에 있는 것이 아니라 화목하고 잘 따르면 되고), 친족이란 가까운 친족과 먼 친족을 가리는 데 있는 것이 아니라 자주 왕래가 있어야 되고, 이웃이란 지위의 높고 낮은 데 있는 것이 아니라 서로 뜻이 맞고 정다우면 되고, 친구란 술과 음식을 같이하는 데 있는 것이 아니라 서로 부추겨 도와주면 되고, 관리란 직위가 높고 낮음에 있는 것이 아니라 깨끗하고 공정하면 된다. (성심편, 243조)

이상의 내용 중에 한·중·일의 『명심보감』의 판본 중, 한국의 판본 (청주본)에만 있는 내용을 라잔이 인용한 것이다. 라잔은 다른 판본을 두루 참고한 것도 배제 할 수 없으나 임진왜란 때 일본에 강제 반입된 청주본을 주로 이용한 것이 분명하다.

다음으로 필자가 『도모쇼』의 내용 중의 『명심보감』에서 인용한 부분을 조사한 것을 정리하였다. 인용부분의 조사에 해당하는 판본은 1666(寬文 6)년 타케무라 간행 「병오력맹춘길진 무촌삼랑병위간행(丙午曆孟春吉辰 武村三郎兵衛刊行)」 이라 되어있는 미야기 현립(宮城縣立)도서관 아오야나기(靑柳)문고 소장본을 사용하였다.

인용한 내용을 살펴보면 『명심보감』이 20편으로 구성되어 있는데 비해 『도모쇼』는 그것보다 18편이 많은 38부로 구성되어 있다. 특히 『도모쇼』는 다른 『명심보감』 관련서(호안의 『메이호칸』·『세이요쇼』 등)에 비해 첫째, 한문의 인용뿐만 아니라 편(篇) 전체에 작자의 긴 가타카나 해설이 붙어있다. 둘째, 다른 인용 서적이 무질서하게 『명심보감』의 각 편의 일부 혹은 전반부를 주로 인용하고 있는데 비해 라잔의 『도모쇼』의 인용은 『명심보감』 각 편의 조문 순번에 따라 규칙적으로 배열하고 있다.104)

사상석인 면에 있어서는『명심보감』을 구성하고 있는「유교·불교
·도교」의 삼교 합일 사상에서 유교사상을 추출해 이것을 중심으로 도
덕의 기본을 논하고 있다. 또 다른 도교적인 요소는 거의 인용하고 있
지 않다.『명심보감』에는 불교 관계의 조문도 다수 있지만 라잔은『명
심보감』의 내용을 인용 시, 불교적 요소 (「이청선언불타삼악(耳聽善言
不墮三惡)」 귀로 항상 좋은 말만 들으면 3악이 있는 지옥에 떨어지지
않는다.「계선편」 13조 등)를 배제하고 있다. 이것은 라잔의 배불(排
仏)·반기독교(排耶蘇教)사상을 바탕으로 한 사상적 표명으로『도모쇼』
에 있어서도 라잔의 불교 배척론이 잘 반영되어 있다고 할 수 있다.
　　『도모쇼』의 특징으로 주목해야 할 점은『명심보감』에서는 보이지
않는 병서(兵書)에서의 인용이 꽤 많은 점이다. 예를 들면 병서의 일종
인『육도·삼략(六韜·三略)』을 각 권에 걸쳐 인용하며『손자(孫子)』
등에서 병법에 관한 내용도 다수 받아들이고 있다.[105] 이것은 미나모

---

104)『명심보감』에서 인용한 것임을 나타낸다.「보감왈」에서 시작하는 조문 가운
　　데 이하의 4개 조문은 현존하는 간에이(寬永 8)년판「화각본」·「청주본」·
　　「청간본」 등의『명심보감』의 판본에는 보이지 않는 내용이다.
　　① 宝鑑曰, 富貴生驕奢, 驕奢生婬亂, 婬亂生貧賤, 貧賤生勤儉, 勤儉生富貴.
　　　　(중권 p.10)
　　② 宝鑑曰, 不法法水早發, 則万民病. (하권 p.7)
　　③ 宝鑑曰, 夫臣以君爲体, 君以臣爲心, 君安則臣安, 臣安則國安, 君上愁臣下
　　　　不樂, 心中有愁体外無悅. (하권 p.31)
　　④ 宝鑑曰, 物暴長者必夭切, 功卒成者必極壞. (하권 p.71)
　　이밖에 하야시 라잔 저작의『슌칸쇼(春鑑抄)』(『논어』·『맹자』에 관한 주자학
　　적 이해를 제시한 것)나『산도쿠쇼(三德抄)』(『중용』·『대학』에 관한 주자학
　　적 이해를 제시한 것)에는『명심보감』에서 인용한 것으로 보이는 내용은
　　없다. 그러나『도모쇼』와 같이 유학적 입장에서 도덕의 기본을 논하며 계몽적
　　요소를 포함하고 있다.
105) 源了圓『近世初期實學思想の硏究』(創文社, 1980년, p.91); 前田勉『近世日本
　　の儒學と兵學』(ぺりかん社, 1996년, p.259).

토 료엔(源了圓)·마에다 츠토무(前田勉) 양씨가 주목한 라잔의 병학
적 소양의 한 단면을 나타내고 있다고 할 수 있다. 이 점에서도 라잔의
『도모쇼』는 라잔의 저작이라는 것이 증명된다. 그밖에 라잔이 관심을
나타낸 역사·형법 등에 관한 부분도 포함해서 폭넓은 지식인으로서
라잔의 특징을 잘 나타내고 있다.

이상『도모쇼』는『명심보감』의 조문에서 인용한 권선사상에 더해
유교 경전에 포함된 유교의 오륜(五倫)의 도덕이나 병법·역사서적 등
의 내용으로 구성되어 있다. 이러한 점으로 볼 때 라잔의『도모쇼』는
권선서로서 단지 서민교화를 목적으로 한 도덕서 만이 아닌 당시 안정
되어 가는 에도막부의 정치체제의 기본을 중심으로 무사나 그 주변 지
식인의 자제를 대상으로 도덕을 논한 서적임을 알 수 있다.

이『도모쇼』는 무사층 주변의 자제를 대상으로 하고 있기 때문에 모
든 신분층을 대상으로 한『명심보감』과는 권선의 내용이 다른 점이 있
다. 이하『도모쇼』의 권선사상과『명심보감』의 내용을 관련지어 비교
검토하기로 하겠다. 먼저『명심보감』의 중심 사상이라 할 수 있는「계
선편」(오제 호안 저작의『메이호칸』도 중시하여「계선편」을 편찬하고
또「계선편」에 상당하는 것으로 아사이 료의도『우키요모노가타리』의
「천도를 두려워 할 것」을 편찬에 넣고 있다.)의 내용에 상당한다. 다음
으로『명심보감』「계선편」의 내용을 거의 인용한『도모쇼』의「권선부
(勸善部)」를 고찰하기로 한다.

3.『도모쇼(童蒙抄)』「권선부(勸善部)」의 사상

『도모쇼』의「권선부」는『명심보감』의「계선편」1조에서 47조 가운

데 이하의 자료에서 예를 든 것과 같이 계 8조(9, 10, 14, 15, 25, 29, 45, 46조)를 인용하고 있다.

　이하 『도모쇼』와 『명심보감』의 일본판인 「화각본」과 중국판인 「청주본」·「청간본」 등의 제판본과의 관련을 「□, ○, ◎, △」의 표시로 구별한다.

　□는 「和刻本」·「淸州本」·「淸刊本」에 공통으로 같은 내용이 보임을 나타낸다.
　○는 「淸州本」·「淸刊本」에 공통으로 같은 내용이 보임을 나타낸다.
　◎는 「淸州本」에만 같은 내용이 보임을 나타낸다.
　△는 「淸刊本」에만 같은 내용이 보임을 나타낸다.

　『명심보감』의 「계선편」에서 발췌·재구성된 『도모쇼』 「권선부」의 권선징악의 특징을 정리하면 다음과 같다.

3-1. 일상에서 행해야 할 선행

　예를 들면 「性理書曰, 見人之善尋己之善, 見人之惡尋己之惡, 如此方是有益. 성리서에서 말하기를 다른 사람의 선을 보거든 자신의 선을 찾고, 다른 사람의 악을 보거든 자신의 악을 찾으면 반드시 도움이 되는 바가 있다.」(『童蒙抄』 중권 德行部 2조. 『명심보감』의 정기편 1조를 인용한 것임)가 있다.

　이것은 타인의 선(善)을 보고 자기의 선을 찾고, 타인의 악(惡)을 보고 자기의 악을 생각하면 유익하다는 것을 논한 것으로 『도모쇼』의 「권선부」에 있어서도 이러한 선이 주이다.

①□ 莊子曰, 於我有善者, 我亦善之. 於我有惡者, 我亦惡之. 我旣於人無惡, 人能於我有惡哉. 장자가 말하기를 나에게 선하게 하는 사람에게는 나 또한 물론 선하게 하겠지만 나에게 악하게 하는 사람에게는 나 또한 악하게 할 것이다. 이렇게 내가 남에게 악하게 한일이 없는데 남이 어찌 감히 나에게 악하게 할 수 있겠는가.(『명심보감』 계선편, 29조)

「화각본」·「청주본」·「청간본」의 형식이다.

②○ 論語曰, 見善如不及, 見不善如探湯. 논어에서 말하기를 착한 것을 보거든 항상 아직도 부족하다는 마음가짐으로 노력하며, 악한 것을 보거든 마치 끓는 물에 손을 담그는 것과 같이 하라 하였다. (계선편, 46조)

「청주본」·「청간본」의 내용과 같고, 「화각본」에는 「見賢思齊焉, 見不賢而內自省也. 어짊을 보거든 그와 같아지려 생각하고, 어질지 못함을 보거든 안으로 이를 살펴 스스로를 반성하라.」가 이어진다.

③◎ 宝鑑曰, 人有善願, 天必從之. 보감에 말하기를 사람에게 착한 소원이 있다면 하늘은 꼭 반드시 실현시켜 줄 것이다. (계선편, 14조)

「청주본」의 조문과 같으며 「화각본」·「명간본」·「청간본」은 「西山眞先生曰, 擇善固執, 惟日孜孜. 耳聽善言, 不墮三惡. 서산 진선생이 말하기를 선을 택하여 굳게 잡고 오직 날마다 힘써 행할지니라. 귀로 선한 말을 들어, 세 가지 악에 떨어지지 않도록 하라.」에 이어져 있다. 여기에서는 인간의 선악 행위에 대한 상벌을 주는 역할을 하는 천의 존재가 상정되어 있지만 어디까지나 행위자가 타자와의 관계 속에서 선, 불선을 판단해서 선은 행하며 불선은 삼가야 될 것을 논하고 있다.

여기에서는 선행에 대한 응보의 보승은 되어있지 않다.

3-2. 타자(他者)와 가문·자손·국가와 관련 된 선행

①□ 周易曰, 積善家必有余慶, 積不善家必有余殃. 주역에 말하기를 착한 일을 행하여 쌓으면 자신뿐 아니라 그 경사는 자손에게까지 미칠 것이고, 착하지 못한 일을 행하여 쌓으면 자신뿐 아니라 그 재앙이 자손에게까지 미칠 것이라고 하였다. (『명심보감』계선편, 9조)

오제 호안의 『명심보감』「계선편」에도 같은 부분의 인용이 있다.

타자와 관련된 선행으로 타인에게 선을 행하면 가정과 사회국가가 안정되고 번영한다고 논하고 있다.

②○ 司馬溫公家訓曰, 積金以遺子孫, 子孫未必能守. 積書以遺子孫, 子孫未必能讀. 不如積陰德於冥冥之中, 以爲子孫長久之計. 사마온공의 가훈에 말하기를 돈을 모아서 자손에게 남겨준다 해도 그 자손들이 반드시 이 재산을 온전히 다 지키지 못할 것이고, 책을 모아서 자손에게 남겨준다 해도 그 자손들이 다 잘 읽지 못할 것이니, 남몰래 덕을 쌓아 자손들을 위한 계획으로 삼는 것이 현명한 자의 행동이다. (계선편, 25조)

「청주본」·「청간본」의 조문의 내용도 같다. 「화각본」에서는 「心好命亦好, 發達榮華早. 心好命不好, 一生也溫飽. 命好心不好, 前程恐難保. 心命都不好, 窮苦直到老. 마음 씀씀이도 훌륭하고 운명 또한 좋다면 영화가 일찍 피어 통달한다. 마음 씀씀이는 훌륭하나 운명이 좋지 않다면 그나마 일생을 따뜻하고 배부른 정도로 보낼 수 있다. 운명은 좋으나 마음 씀씀이가 나쁘다면 앞날을 보장할 수가 없다. 그러나 마음 씀씀이와 운명이 모두 좋지 않다면 가난과 고생이 늙을 때까지 곧바로 이어진다.」이 이어진다.

③◎ 漢昭烈將終勅後主曰, 勿以惡小而爲之, 勿以善小而不爲. 한나라의 소열제가 임종에 즈음하여 아들 후주에게 이르기를 작은 악이라 해서 행하는 일이 있어서는 안 된다. 작은 악이라 할지라도 절대로 하지 말라. 그리고 작은 선이라고 해서 행하지 않아서는 안 된다고 했다. (계선편, 10조)

「청주본」의 조문과 같다. 「화각본」에는 같은 조문의 계속으로서「莊子曰, 一日不念善, 諸惡自皆起. 장자가 말하기를 하루라도 선을 생각하지 않으면 모든 악이 스스로 일어난다.」가 있다.

④□ 楚書曰, 楚國無以爲宝, 惟善以爲宝. 초서에 말하기를 초나라에는 보배로 생각할만한 것이 없고, 오직 착한 것만을 보배로 생각한다 하였다.(계선편, 45조)

⑤○ 晋國語曰, 從善如登, 從惡如崩. 진나라의 국어에 말하기를 선에 따라 행하는 것은 산에 오르는 것과 같이 어렵고 용이한 일은 아니다. 악에 따라 행하는 것은 무너져 떨어지는 것과 같이 용이하다는 것으로 나쁜 일은 하기 쉽다 하였다.(계선편, 15조)

집집마다 혹은 자손에게 선을 행하도록 논하지만 특히 자손에 대해서는 돈·재산·서적을 남기는 것보다 인간이 인간답게 살면서 선을 행하는 것이 가장 중요하다고 한다. 그것은 가정에서뿐만 아니라 나라에 있어서도 선이 제1의 보물이라고 역설하는 것을 보아도 잘 알 수 있다. 이상의 자료에서도 알 수 있듯이 라잔은 선을 생활 속에서 쌓을 것과 가정이나 자손에게까지 미치는 선행을 쌓을 것을 권하고 있다. 여기에서는「천」이나「신」등의 강제력 또는 상벌을 이유로 하여 사람에게 선을 권하는 것은 보이지 않는다.

『도모쇼』「권선부」는 다른『명심보감』에서의 인용서적, 예를 들면 오제 호안의『메이호칸』이나 아사이 료이의『우키요모노가타리』에 비해 절대적인 힘을 가진 천의 작용이「권선」의 주요점은 아니다.[106] 여기에서 라잔의 권선사상의 특징이 있다. 라잔에 있어서 인간의 본성은 착하며 도덕적 자질은 모든 인간에게 보편적으로 내재한다고 하는 입장에 서있다. 그것은 이하에서도 알 수 있다.

마음에 선악이 있다고 하지만 마음은 원래 선한 것이다. 천명이라고도 하고 의리라고도 하고 마음이라고도 하지만 모두 같은 것이다. 어찌 마음에 악이 있겠는가. (心ニ善惡アリヤト云ニ、心ハ元ヨリ善也、天命ト云モ、義理ト云モ、心ト云モ皆一也、イカンゾ心ニ惡アランヤ。『三德抄』).[107]

---

106) 타마카케 히로유키는「近世前期の神觀念−小瀬甫庵から中江藤樹・熊澤蕃山に至るまで−」(關晃・源了圓編 『神觀念の比較文化論的研究』 1981년, p.324)에서 라잔은 천의 자연계・인간계에의 내재를 논함과 동시에 천(天)에 대한 인간의 봉사는 특별한 제사(祭祠)・예배 등에 의하지 않고 합당한 도리에 (당시의 사회도덕・법률・예법) 충실히 따르는 것이라고 논하고 있다. 또 타마카케씨는「라잔은 천은 만물을 생산하고 나아가 주재한다고 하는 인격적 작용(천의 외재적 측면)을 희박하게 하고 비인격적인 리(理)로서 자연계・인간계에 내재하며 이것을 내부에서 지탱하는 작용을 주로 하는 것을 통해 당시의 사회질서를 내면으로부터 합리화・절대화하고 있는 것이다.」라고 하였다. 이와 같이 타마카케씨가 지적한 라잔의 사상적 입장은 현세주의와 인륜중시의 입장이며 인간존재의 본질적 근거나 인간적 당위의 기준이 외재적인 천이나 신의 작용이 아닌 인간이나 인간 사회의 내면의 기본이 되는 천의 리에서 구하고 있다는 것이다.

107) 日本思想大系 28, 『三德抄』p.168.

이러한 라잔의 권선은 절대적인 힘이 아니라 일상생활에서 자발적으로 행해야 할 보편적인 권선으로 라잔이 인용하지 않은『명심보감』의 계선편을 보면 보다 명확하다.

3-3.「권선부(勸善部)」가 인용하지 않은『명심보감』계선편의 천 사상

라잔이 인용하지 않은 자료는「천」혹은「신」의 힘이나 작용을 강조하여, 선을 권하는 부분이다. 라잔은『명심보감』「계선편」의 천이나 신의 응보(선을 쌓으면 선의 보답, 악을 쌓으면 악의 보답)의 엄함을 역설하면서 인간에게 강한 도덕적인 면을 요청하는 부분은 인용하지 않다.

子曰, 爲善者, 天報之以福. 爲不善者, 天報之以禍. 공자가 말하기를 좋은 일을 실행한 사람에게는 하느님이 복을 내려주고, 악한 일은 행한 사람에게는 재앙을 내려주신다 하였다. (『명심보감』계선편, 1조).
尙書云, 作善降之百祥. 作不善降之百殃. 상서에 말하기를 착한 일을 하면 하늘은 많은 복을 주고 착하지 못한 일을 하면 많은 재앙을 준다 하였다. (계선편, 2조).
徐神翁曰, 積善逢善積惡逢惡, 子細思量天地不錯, 善有善報惡有惡報, 若還不報時辰未到. 서신옹이 말하기를 좋은 일을 많이 해서 그대로 쌓이면 좋은 일이 그만큼 닥칠 것이고 나쁜 일을 많이 해서 그대로 쌓이면 나쁜 일이 그만큼 닥칠 것이니, 자세히 생각하고 헤아려 보라. 천지의 조화로 찾아오는 사계절과 같이 어긋남이 없다. (계선편, 3조).

또 다음의 천(天)이나 신이 재앙이나 복 등 상벌의 제재력을 가하면

서 인간이나 인간사회를 선으로 유도하는『명심보감』의 강한「인과응
보」·「운명의 부침(浮沈)」의 사상내용은『도모쇼』「권선부」에서는 인
용하지 않았다.

平生作善天加福, 若是患頑受禍殃. 善惡到頭終有報, 高飛遠走也難藏.
평생에 좋은 일만 하면 하느님이 복을 주시는데 어리석어 재앙을 받는
구나. 선악에 꼭 응보가 있는데 날고뛴들 어디에 숨을 것인가.(계선편,
7조)

禍福因由更問誰, 善惡到頭終有報, 兄曾來早与來遲. 화복이 오는 이
유는 누구보다도 자신이 잘 아는 것인데 다시 누구에게 묻겠는가? 선
과 악은 반드시 응보가 있다. 다만 시간적으로 일찍 오면 이르다하고
기다렸다오면 늦다고 하는 것이다. (계선편, 8조)

이상 라잔의『도모쇼』의「권선부」및 관련 계몽서 가운데는 인간의
「선·악」행위에 대한「천 혹은 신」에 의한 정확한「화복의 응보」를
기본으로 하기 보다는 인간 속에 내재하는 도덕적 능력이나 도덕의식
을 기본으로 한 권선을 강조하고 있다. 이『권선사상』은 인간의 도덕
을 종교와 연결시키지 않고 사회도덕으로서의 인륜을 중시하는 견지의
입장을 취하고 있다고 할 수 있다.
다음으로「도모쇼」의『권선부』이하의 각부의『명심보감』으로부터
인용한 조문을 들어보기로 하겠다.

4.『도모쇼(童蒙抄)』「권선부」외의『명심보감』관련 내용

『도모쇼』「권선부」이외의 내용도 대개 전기의 자료에서 확인한「권

선부」의 권선과 같은 사상적 특징을 가지고 있다. 『도모쇼』「권선부」
이외의 「보감왈」로 시작하는 「명심보감」의 인용부분은 다음과 같이 분
류할 수 있다.

(1) 「충효」・「붕우」・「부행(婦行)」
(2) 인간의 기본적인 도덕으로서의 처세론 혹은 인생론
(3) 「안빈낙도・근검절약」이다.

이하 구체적인 자료에 의해서 고찰하고자 한다.

4-1. 오륜(五倫)의 도덕 중, 충효・붕우의 도를 채용

「충효」

①○宝鑑曰, 忠臣不怕死, 怕死不忠臣 「忠臣部」. 충신은 충절을 지키
기 위하여 죽음을 두려워하지 않고 죽음을 두려워하면 충신이 아니다.
(치정편, 23조)

「청주본」・「청간본」의 내용과 같다.

「화각본」은 「抱朴子云, 迎斧鉞而敢諫, 據鼎而盡言, 此謂忠臣也. 포
박자가 말하기를 도끼를 들이대어 위협한다 해도 바르게 간언을 하며,
세발 달린 가마솥과 같은 형구를 들이댄다 해도 할 말을 다하는 사람
을 일러 충신이라 한다.」에 이어져 있다.

②宝鑑曰, 夫臣以君爲体, 君以臣爲心, 君安則臣安, 臣安則國安, 君上
愁臣下不樂, 心中有愁, 体外無悅. 「君臣舎道部」. 보감에 이르기를 신하
는 임금을 몸으로 생각하며 임금은 신하를 마음으로 생각하고, 임금이

편안하면 신하도 편안하고 임금이 걱정스러우면 신하도 마음이 편안하지 않다. 마음속에 근심이 있으면 생에 즐거움이 없다. (인용 불명)

③○宝鑑曰, 宝貨用之有盡, 忠孝亨之無窮「孝子部」. 보감에 이르기를 보화는 쓰면 없어지지만 충효는 아무리 누린다고 하여도 무궁무진하다. (성심편, 4조, 景行錄云에서 시작한다)

「청주본」·「청간본」과 같은 내용이다.

「화각본」은 「景行錄云, 無瑕之玉, 可以爲國稅, 孝弟之子, 可以爲國宝. 경행록에 이르기를 흠이 없는 옥은 나라를 살리는 세금으로 삼을 수 있고, 효도와 공경을 잘하는 아들은 집안을 빛내는 보배로 삼을 수 있다.」으로 이어진다.

④◎宝鑑曰, 家貧顯孝子, 世亂識忠臣「知人部」. 보감에 이르기를 집이 가난하면 효자가 나고 세상이 어지러우면 충신을 안다. (성심편, 158조)

「청주본」과 같은 내용이다. 「화각본」·「청간본」은 「家語云, 水至淸則無魚, 人至察則無徒. 물이 지나치게 맑으면 고기가 없고, 사람이 지나치게 살피면 따르는 무리가 없다.」가 이어진다.

⑤○宝鑑曰, 嚴父出孝子, 嚴母出巧女「訓子部」. 보감에 이르기를 엄한 아버지는 효자를 낳고 엄한 어머니는 섬세하고 검소한 여자를 낳는다. (巧女는 裁縫·機織의 일을 섬세하고 검소한 여자) (훈자편, 12조)

「청주본」·「청간본」과 같은 내용이다.

⑥□宝鑑曰, 立身有義矣, 而孝爲本, 喪事禮矣, 而哀爲本. 戰陳有烈矣, 而勇爲本. 治政有理矣, 而農爲本. 居國有道矣, 而嗣爲本. 生財有時

矣, 而力爲本「務本部」. 보감에 이르기를 입신출세를 하는 데는 의리가 있어야 하며 효를 근본으로 삼을 것이고, 장사와 제사지내는 데는 예가 있어야 하며 애도함을 근본으로 삼아야 한다. 전장에는 대열의 질서가 있어야 하며 용맹을 근본으로 삼을 것이고, 나라를 다스리는 데는 이치가 있어야 하며 농사를 근본으로 삼아야 한다. 국가에는 도리가 있어야 하며 그 후손을 잇는 것을 근본으로 삼을 것이고, 재물을 얻는 데는 때가 있으므로 노력함을 근본으로 삼아야 할 것이다 하였다. (입교편 1조, 子曰에서 시작한다.)

「화각본」・「청주본」・「청간본」과 같은 형태이다. 여기에서는 「입신(立身)→孝. 상사(喪祀)→哀. 전진(戰陳)→勇. 치정(治政)→農. 거국(居國)→嗣. 생재(生財)→力」이 각각 본이 되었다.

노마 산치쿠의 『홋케이간고(北溪含毫)』에도 같은 인용이 있다. 이 「충효」에는 충신으로서의 용기나 힘써야 할 도덕 혹은 역할을 논하고 있다. 또 효를 강조하고 자식에 대한 예절(躾)이나 교육의 중요성을 논하고 있다.

「붕우(朋友)・부행(婦行)」

⑦宝鑑曰, 子曰, 与善人居, 如人芝蘭之室, 久而不聞其香, 卽与之化矣. 与不善人居, 如入鮑魚之肆, 久而不聞其臭, 亦与之化「交義部」. 보감에 이르기를 착한 사람과 함께 살면 지초나 난초 같은 향기 나는 풀이 있는 방에 들어간 것과 같아서 오래되면 그 향기를 맡을 수 없되 그 향기와 동화 될 것이고, 착하지 못한 사람과 함께 살면 절인 생선 가게에 들어간 것과 같아서 오래 되면 그 썩은 냄새를 맡을 수 없되 그 썩은 냄새와 동화될 것이다. (교우편, 1조)

⑧宝鑑曰, 丹之所藏者赤. 漆之所藏者黑. 是以君子必愼其所与處者焉.

단사를 지닌 사람은 붉어지고 옻을 지닌 사람은 검을 것이다. 그러므로
군자는 반드시 자신과 함께 있을 사람을 삼가 해야 한다. (교우편, 1조)
　「화각본」은 ⑦ ⑧이 하나의 조문으로 연이어 「與好人交者, 如蘭蕙之
香, 一家種之. 兩家皆香. 与惡人交者, 如抱子上堳, 一人失脚, 兩人遭殃.
좋은 사람과 사귐은 마치 난초 향기와 같아 한 사람이 심으면 두 집안
에 모두 향기가 난다. 그러나 악한 사람과 사귐은 마치 아이를 안고 담
위에 올라간 것과 같아 한 사람이 발을 헛디디면 두 사람 모두 재앙을
만난다.」이 있다.

　⑨○宝鑑曰, 酒食弟兄, 千箇在, 急難之時半箇無(一個無). 보감에 이르
기를 술이나 음식을 먹을 때에 형이니 아우니 하는 사람은 지천이나 급
한 환난을 당했을 적에 도와주는 친구는 한 사람도 없다. (교우편, 9조)
　「청주본」·「청간본」의 내용과 같다. 괄호는 「화각본」·「청주본」·「청
간본」의 형태이지만 「화각본」에는 「子曰, 責善朋友之道也, 結朋順勝
己, 似我不如無. 相識滿天下, 知心能幾人. 선으로 책하는 것은 친구로
서의 도리이다. 친구를 사귐에는 모름지기 자신보다 나은 자로 하라.
자기와 비슷한 자는 없느니만 못하다. 서로 알고 지내는 사람이 천하
에 가득하다 해도 마음을 알아주는 자가 그 몇이나 되겠는가.」이 계속
되고 있다.

　⑩○宝鑑曰, 家有賢妻, 夫不遭橫災. 「婦兒部」. 보감에 이르기를 집에
어진 아내가 있으면 남편이 뜻밖의 화를 입지 않는다. (부행편, 4조)
　「청주본」·「청간본」의 내용과 같다. 「화각본」은 「太公曰, 婦人之禮,
語必細. 行必緩步, 行必緩步, 止則斂容, 動則蹉跎. 耳無餘聽, 目無餘視.
出無諂容, 廢飾裙褶, 下規, 不觀牖戶, 早起夜眠, 莫憚勞苦, 戰戰兢兢,
常憂玷辱. 태공이 말하기를 부인의 예는 말이 반드시 자상해야 한다.

다닐 때에는 느린 걸음이어야 하며, 그치면 용모를 단정히 하고, 움직일 때는 바른 걸음을 걸어야 한다. 귀로는 나머지도 더 듣겠다고 하지 않으며, 눈으로는 남은 것마저 보겠다고 하지 않는다. 외출에는 아첨하는 용모를 꾸미지 않으며, 수식도 제거하고 덧치마를 껴입으며, 아래로 규칙을 지키고, 남의 문틈을 들여다보지 않는다. 일찍 일어나고 밤늦게 잠자리에 들되, 노고를 꺼려해서도 안 된다. 조심하고 조심하여 항상 때 묻거나 욕됨을 걱정해야 한다.」에 연이어 있다. 여기에서는 친구와의 교제로「선우(善友), 악우(惡友)」를 들어 자신과의 영향관계를 고려하여 상대를 잘 파악하여 현명하게 선택해서 사귈 필요가 있다는 것을 논하고 있다. 또 가정에서는 무지하고 자기중심적인 아내는 화를 가지고 온다고 하여 현명한 아내를 중요시하고 있다.

4-2. 기본적 도덕으로서 처세론 혹은 인생론을 논함

①○宝鑑曰, 施恩勿求報, 与人勿追懷.「人部」. 보감에 이르기를 자기가 남에게 은혜를 베풀었거든 그 보답을 바라지 말고 남에게 재물을 베풀었거든 후회하지 말라 하였다.(존심편, 30조)

「청주본」·「청간본」과 같은 조문의 내용이다. 「화각본」에서는「素書云, 薄施厚望者, 不報. 貴而忘賤者, 不久. 求人順求大丈夫, 濟人順濟急時無. 施恩勿求報, 與人勿追悔. 소서에 이르기를 얇게 베풀면서 큰 보답을 바라는 자에게는 보답이 오지 않는다. 귀하면서 천한 때를 잊는 자는 오래 가지 못한다. 사람을 찾아 쓸 바엔 모름지기 대장부를 찾을 것이요, 사람을 살릴 바엔 모름지기 위급할 때 도움을 얻지 못하는 자를 구제하라. 은혜를 베풀었거든 보답을 구하지 말며, 남에게 주었거든 주고 나서 후회하지 말라.」으로 이어지고 있다.

②○宝鑑曰, 心不負人, 面無慙色. 보감에 이르기를 남에게 성신적인 피해를 끼치지 않는다면 얼굴에 부끄러운 빛이 없을 것이다.(존심편, 49조)

「청주본」·「청간본」의 형태이다. 「화각본」은 「景行錄云, 貧是逐物於外, 欲是情動於中. 君子愛財, 取之有道. 君子憂道, 不憂貧. 君子謀道, 不謀食. 탐욕은 밖에서 물건을 좇아다니는 것이요. 욕심은 안에서 욕정이 움직이는 것이다. 군자는 재물을 아끼되 이를 취함에는 그에 맞는 도리가 있다. 군자는 도를 근심하지 가난을 근심하지는 않으며, 군자는 도를 도모하지 먹을 것을 도모하지는 않는다.」가 이어진다.

③△宝鑑曰, 以責人之心責己, 則寡過. 以恕己之心恕人, 則全交矣. 보감에 이르기를 남의 잘못을 꾸짖는 마음으로 자기의 잘못을 꾸짖는다면 허물이 적을 것이고, 자기의 잘못을 용서하는 마음을 가지고 남의 잘못을 용서한다면 사람과 온전하게 사귈 수 있을 것이다.(존심편, 77조)

「청간본」의 내용에 가깝다. 「화각본」은 「景行錄云, 以愛妻子之心事親, 則曲盡其孝. 以保富貴之心奉君, 則無往不忠. 以責人之心責己, 則寡過. 以恕己之心恕人, 則全交. 경행록에 이르기를 처자를 사랑하는 마음으로 어버이를 모시면 그 효도를 곡진히 다한 것이요. 부귀하고자 하는 마음으로 임금을 받들면 나가서 충성하지 못할 것이 없고, 남을 책망하는 마음으로 자신을 책망하면 허물이 적을 것이며, 자신을 용서하는 마음으로 남을 용서하면 사귐을 온전히 할 수 있으리라.」에 이어진다.

④○宝鑑曰, 人善人欺, 天不欺. 人惡人怕, 天不怕. 보감에 이르기를 인간은 착한 사람은 속일 수 있어도 전지전능한 하늘은 속일 수 없고, 인간은 악한 사람은 두려워 하지만 전지전능한 하늘은 두려워하지 않

는다.(천리편, 12조)

「청주본」의 내용과 같다.

「화각본」은「忠孝略曰, 欺人必自欺其心. 欺其心必自欺其天心. 其可欺乎. 人可欺, 天不可欺, 人可瞞, 天不可瞞. 충효략에 말하기를 남을 속이려는 자는 반드시 자신의 마음을 속여야 한다. 자신의 마음을 속이는 자는 반드시 스스로 그 하늘을 속여야 된다. 그러니 어찌 마음을 가히 속일 수 있겠는가. 사람은 가히 속일 수 있지만 하늘은 속일 수 없다. 사람의 눈은 가릴 수 있어도 하늘의 눈은 가릴 수 없다.」에 이어진다.

「청간본」에서는「人心惡, 天不錯. 皇天不負道心人. 皇天不負孝心人. 皇天不負好心人. 皇天不負善心人. 사람의 마음이 악하면 하늘은 그에게 벌을 내리는 일에 착오가 없다. 황천은 도의 마음을 가진 자를 배반하지 않으며, 황천은 효성스런 마음을 가진 자를 배반하지 않으며, 황천은 좋은 마음씨를 가진 자를 배반하지 않으며, 황천은 선한 마음을 가진 자를 배반하지 않는다.」가 이어진다.

⑤◎宝鑑曰, 語人之短, 不曰直, 濟人之惡, 不曰義.「制誠部」. 보감에 이르기를 남의 단점을 말하는 것을 올바르다 하지 않고 남의 악을 구제하는 것을 의롭다고는 말하지 않는다고 하였다. (존심편, 58조 景行錄云에서 시작한다.)

「청주본」과 같은 편성이다.「청간본」은 인용 내용에 변동이 있으며, 「忍難忍之事恕, 不明之人. 견뎌내기 어려운 일을 참아내고, 명석하지 못한 사람을 용서하라.」가 이어진다.「화각본」은「景行錄云, 休恨眼前田地窄. 退後一步自然寬. 世無百歲人, 枉作千年計. 兒孫自有兒孫福, 莫與兒孫作遠憂. 눈앞의 내 농토가 좁다고 한탄하지 말라. 한 발 물러서면 저절로 넓어진다. 사람은 백세를 사는 이가 없건만, 공연히 천년의 계획을 세운다. 아들과 자손은 스스로 그 아들과 자손으로서의 복을

가지고 태어난다. 아들과 자손을 위해 먼 훗날의 근심은 하지 말라.」에
이어져 있다.

⑥○宝鑑曰, 若要人重我, 無過我重人「禮儀部」. 보감에 이르기를 만
일 남이 나를 중히 여기기를 바라거든 내가 먼저 남을 중히 여겨야 한
다. (준례편, 15조)
　「청주본」과 「청간본」의 편성과 같다. 「화각본」은 「孔子於鄕堂, 眞恂
恂如也. 似不能言者. 향당에서 공손을 다하는 태도였으며, 마치 능히
말을 하지 못하는 사람처럼 행동하였다.」가 이어진다.

⑦○宝鑑曰, 家若貧, 不可因貧而廢學. 家若富, 不可因富而怠學. 貧若
勤學, 可以立身. 富而勤學, 名乃光榮, 惟見學者而達, 不見學者而無成,
學者乃身之宝, 學者乃世之珍. 是故, 學者乃爲君子, 不學者則爲小人. 後
之學者, 名宜勉之. 보감에 이르기를 집이 만일 가난하다고 해서 학문을
포기하지 말아야 할 것이며, 집이 만일 부유하더라도 부유하다고 해서
학문을 게을리 말아야 할 것이다. 가난하더라도 부지런히 학문을 하면
입신출세할 수 있고, 부유하면서 학문을 부지런히 하면 이름이 더욱
빛날 것이다. 생각하건대 널리 보고 배운 사람은 입신출세할 것이고
널리 보고 배우지 못한 사람은 성공하지 못할 것이다. 학자는 곧 몸의
보배요, 학자는 곧 세상의 보배이다. 그런 까닭에 배우면 군자가 되고
배우지 못하면 소인이 되는 것이니 앞으로 배우는 자는 저마다 마땅히
힘쓸 것이다. (근학편, 12조. 「주문공왈(朱文公曰)」로 시작한다.)
　이것은 「청주본」・「청간본」과 같은 내용이다. 「화각본」은 「朱文公
曰, 勿謂今日不學而有來日. 勿謂今年不學而有來年. 日月逝矣, 歲不我
延. 少年易老學難成, 一寸光陰不可輕. 未覺池塘春草夢, 階前梧葉已秋
聲. 주문공이 말하기를 오늘 배우지 않아도 내일이 있다고 말하지 말

며, 올해에 배우지 않아도 내년이 있다고 말하지 말라. 날과 달은 가고 있어 세월은 나를 위해 연기해 주지 않으니, 아, 늙고 나면 이것이 누구의 허물이겠는가. 소년은 늙기 쉽고 학문은 이루기 어렵나니, 일촌 광음을 가벼이 여길 수 없느니라. 연못가 푸른 잔디 봄꿈 깨지 않았는데 섬돌 앞 오동잎에 이미 가을 소리 들리나니.」으로 이어진다.

⑧宝鑑曰, 不法法水早發水早發, 則万民病.「闇君部」. 보감에 이르기를 이치에 맞지 않는 법은 물이 빨리 말라 없어지듯 사라져 만 백성을 병들게 한다. (하권 p.7, 인용 불명)

⑨宝鑑曰, 物暴長者必夭切, 功卒成者必亟壞. 보감에 이르기를 과욕으로 부자가 된 사람은 반드시 요절할 것이고, 교묘한 요령으로 일을 이룬 자는 반드시 파멸할 것이다. (하권 p.71, 인용 불명)

여기에서는 생활적인 면에서 인간의 기본적인 도덕을 처세론 혹은 인생론과 관계 지어 논하고 있다. 기본적인 도덕에 관해서는 학문이 자신·사회·세상을 위해서 필요함을 강조하고 학문에 임할 필요성을 논하고 있다.

4-3. 안빈낙도·근검절약을 논함

①○宝鑑曰, 勤者部之本. 儉者富之源. 보감에 이르기를 근면한 것은 부자의 기본이고 검소한 것은 부자의 근원이다. (立敎篇, 4조, 景行錄 云으로 시작한다.)

「청주본」·「청간본」과 같은 내용이다.

「화각본」은 「景行錄云, 爲政之要, 曰公与淸. 成家之要, 曰勤与儉. 讀書成家之本. 循理保家之本. 勤儉治家之本. 和順濟家之本. 정치의 요체는 공정함과 맑음이라 말할 수 있고, 집을 일으키는 도는 바로 검소함과 부지런함이라 말할 수 있다. 독서는 집을 일으키는 근본이요. 이치를 따름은 집을 보전하는 근본이며, 근면함과 검소함은 집을 다스리는 근본이요. 화순은 집안을 고르게 하는 근본이다. 」으로 이어진다.

②宝鑑曰, 富貴生驕奢, 驕奢生淫亂, 淫亂生貧賤, 貧賤生勤儉, 勤儉生富貴. 보감에 이르기를 부귀는 교만과 사치를 낳고, 교만과 사치는 음란을 낳고 음란은 빈천을 낳고 빈천은 근검을 낳고 근검은 부귀를 낳는다고 하였다. (「省身部」. 인용 부분 불명)

③◎宝鑑曰, 知足者, 貧賤亦樂. 不知足者, 富貴亦憂. 보감에 이르기를 만족 할 줄 아는 사람은 비록 가난하고 신분이 낮아 보잘 것 없을지라도 즐거움을 알고 만족 할 줄 모르는 사람은 비록 돈이 많고 신분이 높다 할지라도 근심할 것이다. (「知足部」. 安分篇, 2조)

「청주본」의 내용과 같다.

「화각본」과 「청간본」은 「景行錄曰, 知足可樂, 多貪則憂. 知足者, 貧賤亦樂. 不知足者, 富貴亦憂. 경행록에 말하기를 족함을 알면 즐거움을 누릴 수 있으나, 탐욕에 힘쓰면 근심 속에 살게 된다. 족함을 아는 자는 가난하고 천해도 역시 즐거움을 느끼지만, 족함을 모르는 자는 부하고 귀해도 역시 근심에서 벗어나지 못한다.」.

④◎又曰, 心安芽室穩, 性定菜根香. 世事靜(盡) 方見, 人情淡始長. 또 이르기를 마음이 안정되면 비록 소박한 집에 살지라도 편안할 것이고,

성품이 안정되면 비록 나물국을 먹을지라도 (고깃국 보다) 향기로울 것이다. 사람을 응대하는데 붙임성이 좋으면 안정됨이 곧 나타날 것이고 인정스러우면 집착하지 않아도 비로소 자랄 것이다. (존심편, 66조)

「청주본」·「청간본」의 내용과 같지만 괄호는 「청간본」의 형식.
「화각본」은 「益智書云. 寧無事而家貧, 莫有事而家富, (후략)」

⑤◎又曰, 房室不在高台, 不漏便好. 衣服不在綾羅, 和暖便好. 飮食不在珍羞一飽便好. 娶女不在顏色, 賢德便好.(養兒不問男女, 孝順便好. 兄第不在多少, 和順便好.) 親眷不擇新臼, 來往便好. 隣里不在高低, 和睦便好. 朋友不在酒食, 扶持便好. 官吏不在大小, 淸正便好「知足部」. 또 말하기를 집이란 고대광실의 좋은 집이 아니어도 그저 비가 새지 않을 정도라면 된다. 의복은 능라 같은 좋은 옷이 아니어도 그저 따뜻한 정도면 된다. 음식은 진수성찬이 아니어도 그저 한번 배부르면 된다. 아내는 고운 얼굴이 아니어도 그저 어질고 덕이 있으면 된다. 아이는 아들 딸 묻지 말고, 그저 효성스럽고 순하면 된다. 형제는 많고 적음에 뜻을 두지 말고, 그저 화목하고 순하면 된다. 친척과 권속은 오래 알던 자나 방금 알게 된 것을 가리지 말고, 그저 왕래에 편하면 된다. 이웃은 높고 낮음에 있지 않고, 그저 화목하면 된다. 친구는 음식과 먹을 것을 누가 많이 내는가에 있지 않고, 그저 서로 상부상조할 정도면 된다. 관직은 크고 작음에 있지 않고, 청렴하고 공정함을 실행할 수 있을 정도면 된다. (省心篇, 243조)

이것은 「방실(房室), 의복(衣服), 음식(飮食), 아내를 맞이하는 방법(娶妻), 아기를 기르는 방법(養兒), 형제(兄弟), 친권(親眷), 인리(隣理), 붕우(朋友), 관리(官吏)」의 도리를 논하고 있다. 「청주본」의 내용과 같고 괄호 안의 내용은 「명간본」·「청간본」에는 없는 내용이다.

　라잔(羅山)의 『도모쇼(童蒙抄)』의 편찬이 「화각본」과는 다른 점을 명확히 해주는 자료이다.

　⑥○宝鑑曰, 人爲財死, 鳥爲食亡「禮儀部」. 보감에 이르기를 사람은 재물을 구하려다가 죽고 새는 먹이를 구하려다가 죽는다하였다. (성심편, 93조)

　「청주본」·「청간본」의 내용과 같다. 「화각본」은 「子遊曰, 事君數 斯辱矣, 朋友數斯疏矣. 黃金千兩未爲貴, 得人一語勝千金. 임금을 섬김에 간언이 잦으면 욕을 보게 되고, 친구를 사귐에 허물을 자주 지적하면 소원해지고 만다. 황금 천 냥이 귀한 것이 아니요, 훌륭한 사람의 말 한 마디가 천금보다 낫다.」에 이어진다.

　⑦○又曰. 酒不醉人自粹. 色不迷人自迷. 또 이르기를 술이 사람을 취하게 하는 것이 아니라 사람이 스스로 술을 마시기 때문에 취하는 것이고, 색이 사람을 미혹시키는 것이 아니라 사람이 스스로 이를 탐하기 때문에 미혹되는 것이다. (성심편, 201조)

　「청주본」·「청간본」·「화각본」은 「康節邵先生曰, 有人來問卜, 如何是禍福. 我虧人是禍, 人我虧是福. 大厦千間, 夜臥八尺. 良田萬頃, 日食二升. 강절 소선생이 말하기를 어떤 사람이 와서 점을 묻되 어찌하는 것이 화와 복입니까. 하기에 내가 남을 허무는 것이 화요, 남이 나를 허무는 것이 복이라 하였노라. 큰 건물이 천 칸이나 될지라도 밤에 누워 잘 때는 8척이면 되는 것이요. 좋은 농토가 만 이랑이나 될지라도 하루 두 되밖에 먹지 않는다.」에 이어진다.

⑧ 宝鑑曰, 非災橫禍, 不入愼家之門. 보감에 이르기를 뜻밖의 재난도 삼가는 집의 문에는 들어가지 못한다. (성심편, 237조의 일부인용)

이것은 「청주본」·「청간본」의 「太公曰, 日月雖明, 不照盆之下. 刀劍雖快, 不斬無罪之人. 태공이 말하기를 해와 달은 밝지만 잘못이 있는 자의 앞길은 어둡다. 칼날이 잘 들어도 죄 없는 사람에게는 상관없다. 재앙은 조심하는 사람의 문에는 들어가지 않는다고 한다.」의 계속되는 일부이다.

「화각본」은 「謠嘆福生, 作念福生, 煩惱病生. 國淸才子貴, 家富小兒驕. 칭찬하고 탄복하면 복이 생기고, 잡된 생각을 하면 화가 생기며, 번뇌에 빠지면 병이 생긴다. 나라가 맑으면 재주 있는 자가 귀함을 받고, 집이 부유하면 아이가 교만해진다. 」으로 이어진다.

여기에서는 지족안분·과욕에 대해 논하며 족함을 알면 근심이 없다고 한다. 항상 빈궁하지 않고 소박한 생활을 하는 것을 중시하고 있다. 이 근검절약·근면의 권유 가운데서도 「부(富)」 그 자체를 완전히 부정적으로 보고 있지는 않다.

이와 같이 라잔은 「명심보감」에서 주로 유학의 도덕에 관한 것을 인용하고 거기에 더해 권학·검약·근면·지족에 관한 내용을 인용하고 있다. 이 「권학·검약·근면」 그리고 지족안분·안빈낙도의 설교는 인간에게 있어서 절대적인 힘을 가진 외재적인 천(天)이나 신(神)의 작용에 의한 것은 아니다.

5. 나오면서

이상에서는『명심보감』과 편의 구성 방법 및 내용이 유사한 라잔의 『도모쇼』의『명심보감』으로부터의 인용문을 들어, 그 인용이 어떤 의미를 가지고 있는가에 중점을 두고 그 사상적 특징을 고찰하였다. 그 결과 라잔은『도모쇼』에『명심보감』의 각 편의 내용을 전체적으로 폭넓게 인용하고 있는 것을 알 수 있다.

첫째, 라잔의『도모쇼』의 전편에서는『명심보감』의 오륜의 도덕이나 권학·근검·절약을 미덕으로 한(생활과 밀착된 도덕적 요소를 강하게 인식시킨다) 내용을 적극적으로 받아들이고 있다. 즉 유교 본래의「인의예지신」을 중시함과 동시에 인간으로서의 기본적인 도덕(근면·검약·성실)을 중시하고 있다. 라잔의 인용의 요점은『명심보감』으로부터 도덕적 요소를 적극적으로 받아들이는 것에 있다. 여기에는 오륜 등 유교의 기본적인 도덕을 중시하는 자세가 보인다. 라잔의『도모쇼』에 있어서의 권선사상은 인간의 도덕을 종교와는 연관시키지 않고 사회도덕으로서의 인륜을 중시하고 있다.

둘째,『도모쇼』의 권선부의 기술에서는 개인이나 가계(家系)를 중심으로 권선의 언급에서도 잘 나타나 있다. 예를 들면『명심보감』의 紳宗皇帝御製, 克己以勤儉爲先, 愛衆以謙和爲首, 常思已往之非, 每念未來之咎 若依朕之斯言. 治家國而可久. 신종황제어제에 말하기를 자신을 이겨내되 근검을 우선으로 하며, 무리를 사랑하되 겸손과 화목을 우선으로 하라. 항상 자신의 지난날 잘못을 생각하여 매번 생각마다 앞으로 올지도 모를 허물을 생각하라. 나의 이 말에 의지하면 집이나 나라를 다스림에 가히 장구할 수 있다. (省心篇, 154조)

마지막 부분의「치가국이가구(治家國而可久)」에서「치가국(治家國)」

이라고 하는 문언(文言)이 라잔의 『도모쇼』, 중권(中卷)에서는 「紳宗皇帝御製, 克己以勤儉爲先, 愛衆以謙和爲首, 常思已往之非, 每念未來之咎 若依朕之斯言. 治家而可久. 克己以勤儉爲先, 愛衆以謙和爲首, 常思已往之非, 每念未來之咎 若依朕之斯言. 治國家而可久. 신종황제어제에 말하기를 자신을 이겨내되 근검을 우선으로 하며, 무리를 사랑하되 겸손과 화목을 우선으로 하라. 항상 자신의 지난날 잘못을 생각하여 매번 생각마다 앞으로 올지도 모를 허물을 생각하라. 나의 이 말에 의지하면 집을 다스림에 가히 장구할 수 있다.」(『童蒙抄』, 中卷 p.27)라고 하여 「가(家)」, 즉 가문을 보다 중시하고 있다 「치가이가구(治家而可久)」. 한편 호안의 『메이호칸』에서는 「치정론」을 전면적으로 나타내어 국가를 보다 중시하고 있다. 「치국가(治國家)」[108]

셋째, 라잔의 권선사상에는 「천(天)」의 사상이 있다. 그러나 오제 호안(小瀨甫庵)과 같이 천을 권선의 밑바탕으로 해서 강하게 언급하고 있지는 않다. 즉 천의 현실 외재성과 현실 내재성의 양쪽을 중시하는 호안에 비해 라잔의 천은 주로 인간(개인이나 사회)에 내재되어 있다. 『도모쇼』의 권선은 『명심보감』이 포함하고 있는 천의 합리성(인간의 선악행위에 대한 천 혹은 신에 의한 정확한 상벌이 있는 것)이나 천의 절대성(인간의 貴・貧・賤・壽・夭가 天에 맡겨져 있는 것)을 전면적으로 드러내는 것은 아니다. 또 『명심보감』에 있어서는 불교 관계의 조문도 있지만 『도모쇼』의 조문은 불교적 요소를 제외하고 인용하고 있다. (「耳廳善言不墮三惡」 귀로 항상 좋은 말만 들으면 3악이 있는 지옥에 떨어지지 않는다. 「계선편」 13조) 이것은 라잔의 『도모쇼』에 있어서 「권선사상」은 종교와는 연결 짓지 않고 (인간존재의 본질을 천・신이나 불

---

108) 이 「국가(國家)」라는 표현은 조선이 忠(國家)보다 孝(家)를 우선하는 사상에 대해, 일본은 孝(家)보다 忠(國)을 우선하는 사상의 표현이라고 볼 수 있다.

교의 힘으로 구하지 않고) 현세주의와 인륜을 중시하고 있는 현상으로
볼 수 있다.

　이상에서 살펴본 바와 같이 라잔의 『도모쇼』는 아사이 료이의 『우키
요모노가타리』와 같은 권선서 −서민 생활에 뿌리 내린 실천 윤리를 논
한 즉, 서민교화를 위한 「권선징악」・「인과응보」를 논한 권선의 목적
보다는 학(學)을 목표로 하는 지식인층, 당시 학문이나 교양을 주로 담
당한 무사층의 자제를 대상으로 한 도덕서이다.

제5장

유학자 노마 산치쿠(野間三竹)의
사상과 『홋케이간고(北溪含毫)』

1. 들어가면서

노마 산치쿠(野間三竹, 1608-1676)는 교토 출신으로 이름은 세이다이(成大)·산치쿠(三竹)이고 자(字)는 자포(子苞), 호는 정헌·류곡·잠루(靜軒·柳谷·潛樓)이다. 의술을 생업으로 하며 1621(元和 6)년 법인(法印)이 된 노마 겐타쿠(野間玄琢, 1590-?)[109]의 장남으로 겐타쿠의 뒤를 이어 의사가 되어 에도막부의 의관(医官)의 지위에 올랐다. 마나세 겐사쿠(曲直瀨玄朔, 1549-1632)[110]에게 의술을 배우고 또 경

---

109) 에도시대 전기의 의사로 산성(山城 京都府) 출신이다. 마나세 센사쿠(曲直瀨玄朔)에게 배우고 간에이(寬永) 3년 토쿠가와 히데타다(德川秀忠)의 시의(侍医)로서 에도로 나가 간에이(寬永) 13년 동복문원(東福門院) 진료를 위해 교토에 돌아와 후궁이 되었다.

110) 아즈치 모모야마·에도시대 전기의 의사로 백부인 마나세 쇼우세이(曲直瀨正盛, 初代道三)에게 수학하고 2대 도삼(道三)을 잇는다. 오오기마치(正規町)천황, 고요제이(後陽成)천황, 토요토미 히데츠기(豐臣秀次)를 진료하였다.

의(経義)를 마츠나가 세키고(松永尺五, 1592-1657)[111]와 하야시 라산
(林羅山, 1583-1657)에게 수학하여 시(詩) 및 일본의 독특한 단시형
(短詩形) 문예형식의 하나인 하이카이(俳諧)에 능했다. 본업 이외에 여
가를 이용하여 하는 일인 교요(業余)나 시가를 읊으며 풍류의 길을 걷
는 분가(文雅)를 즐겨 에도시대 전기의 다이묘(大名), 키노시타 쵸쇼시
(木下長嘯子, 1569-1649)[112]와 한시인(漢詩人) 이시가와 죠잔(石川丈
山, 1583-1672)[113]을 경모하여 죠잔(丈山)의 시문집(詩文集)『복장집
(覆醬集)』에 서문을 보내어 그 묘지명을 지었다고 전해지고 있다.

산치쿠의 편·저서에는『명심보감』을 비롯하여 유학의 윤리 도덕과
천지자연을 예찬하면서 자신의 인생경험을 바탕으로 한 언어·문학·
시·수필·철학·의학 관련의 많은 종류의 서로 다른 다양한 내용을
가진 서적을 인용하여 편집한『홋케이간고(北渓含毫)』를 시작으로『고금
고(古今考)』·『고금일사전(古今逸士伝)』·『사시유상(四時幽賞)』·『속어

---

111) 에도시대 초기 교토 출신의 주자학파 유학자. 후지와라 세이카(藤原惺窩)의
     수제자로 키노시타 준안(木下順庵), 카이바라 에키켄(貝原益軒) 등의 명성
     있는 학자를 배출했다.

112) 아즈치 모모야마·에도시대 전기의 가인(歌人)으로 키노시타 카테이(木下家
     庭)의 장남으로 토요토미 히데요시에게 종사하고 문록(文禄) 3년 와카사(若
     狭, 福井), 오하마(小浜)성주, 13年 비츄(備中, 岡山県), 아시모리(足守) 번주
     키노시타 가문(木下家) 제1차 2대. 다음 해 토쿠가와 이에야스의 노여움을
     사 소령(所領)이 몰수되어 교토 히가시야마(東山)에 은거하여 와카를 호소카
     와 유사이(細川幽斎)에게 배운 뒤 청신 자유로운 가풍(歌風)이 되었다.

113) 에도시대 전기의 한시인(漢詩人)으로 토쿠가와 이에야스의 근습(近習)을 그
     만두고 후지와라 세이카(藤原惺窩)에 사사(師事)한다. 1635(寛永 12)년부터
     교토에 살고, 시선당(詩仙堂)을 세워 은둔하였다. 문장에 뛰어난 다인(茶人)
     으로서 알려졌다. 노마 산치쿠(野間三竹)가 조선으로부터의 통신사 권사문학
     관(権史文学官)과 필담한 것에 의해 이시가와 쵸잔(石川丈山)과 권사문학관
     의 필담이 성립되었다. 노마 산치쿠와 이시카와 쵸잔은 친구사이였고 이시카
     와(石川)의 문학적 소질을 사랑하였다.

록(俗語錄)』·『병여우고록(病余友古錄)』·『죽창만필(竹窓漫筆)』·『석상담(席上談)』·『상화기년(桑華紀年)』·『본조필수(本朝筆籔)』·『본조언행록(本朝言行錄)』·『본조시영(本朝詩英)』·『군서고(群書考)』·『호정록(呼灯錄)』·『비망록(備忘錄)』·『독서득한편(讀書得閑編)』·『수양편(修養編)』·『의학류편(医學類篇)』·『망해록(望海錄)』·『침정록(沈靜錄)』 등의 서적을 출판하였다.114)

이 가운데에서 『홋케이간고(北溪舎毫)』에는 『명심보감』으로부터 인용한 사실을 명확하게 나타내고 자신이 보유한 서적 명에도 『명심보감』의 이름이 보인다. 산치쿠(三竹)가 자신의 대표적인 저작인 『홋케이간고』에 『명심보감』을 인용하고 또 조선의 유학과 깊은 관련을 가지고 이미 조선의 『명심보감』을 자신의 저작 『도모쇼』에 인용한 하야시 라잔에게 경학(経學)을 배운 것으로부터 『명심보감』 인용에 있어서도 그의 유학 스승의 한사람인 하야시 라잔과도 관련이 있다고 생각된다. 또 산치쿠는 에도시대 조선으로부터 파견된 통신사와 의학 관련의 필담 교류를 한 경력이 있다.

필담 내용으로 우선 산치쿠가 통신사에게 질의한 내용은 서지(書誌) 문헌에 관한 것이 주를 이루는데 예를 들면 본초강목소재(本草綱目所載)의 『동양기(東陽記)』는 어떠한 서적으로 누구의 저작 인지에 대한 질문을 시작으로 본경(本経)에 주를 단 자가 누구인지에 대해서도 질문하였다. 또 뇌공포염론(雷公炮炎論)에 실려 있는 약은 어떠한 것이며, 유완소원병식소인(劉完素原病式所引)의 선경(仙経)이라는 것은 무엇이며 선약(仙藥)의 동정(同定), 도미(平魚)·해삼(那磨故)의 조선어 이름을 묻고, 그리고 치료법을 질문한 것이다. 산치쿠의 질문에 대한

---

114) 『国史大辞典』의 野間三竹의 항을 참조하였다.

통신사의 답변에 대해 의학입문에 그러한 명복은 보이지 않고『동의보
감』을 인용하고 있지만, 최후의 치료법에 관해서는 동원십서(東垣十
書), 동인경(銅人経), 정화본초(政和本草), 의학정전(医學正伝), 만병회
춘(万病回春)을 선택하여 사용한다고 논하고 있다. 통신사와의 필담교
류 중에도 특히 권국헌(權菊軒)과의 대화 쪽이 많이 기록되어 있다.[115]

이와 같은 것을 생각하면 산치쿠의 사상을 이해하는데 있어서 하야
시 라잔을 비롯하여 당시 조선에서 인기가 있었던 서적인『명심보감』
과 조선에서 파견된 통신사등과도 관련시켜서 연구하지 않으면 안 된
다고 생각한다. 즉 산치쿠는 한일관계사상은 물론 금후의 일본『명심
보감』수용에 관한 연구영역을 넓히는데 있어서 중요한 인물 중의 한
사람이다.

이와 같은 연구과제 가운데서 이하에서는 주로 산치쿠의 저서에서『홋
케이간고(北溪舍毫)』와『명심보감』과의 관련에 집중하여 고찰하려고
한다. 우선 일본에 있어서 산치쿠와『명심보감』과의 관련으로서 마에
다 긴고로(前田金五郎)씨의 저서에서 산치쿠의『홋케이간고』에『명심
보감』인용이 보인다고 하는 지적이 있다. 그러나 그것은 어디까지나

115) 조선통신사와 필담-조선인필담 1636(寬永 13)년 사본 1冊 교토대학 의학부
부속도서관·후지가와 문고판(富士川文庫版)으로 모두에「문조선국 의사백
판사사립신보(問朝鮮國医師白判事土立信甫)」또 본문에「문조선국 권진사
자경(問朝鮮國權進士子敬)」이 있다. 그것에 의하면 노마 산치쿠(野間三竹,
靜軒)라는 인물이 간에이 13년 의원백사립(医員白土立) 및 사문학관권, 국헌
(史文學官權, 菊軒)과 문답하였을 때의 기록이다. 본고에「황명 숭정기원지정
축, 원월일, 조선학사 권국헌주필(皇明崇禎紀元之丁丑, 元月日, 朝鮮學士權
菊軒走筆)」이라든가「간에이 14년 정축월정십유구일, 조선국 권각하야간삼
죽상계(丁丑月正十有九日, 朝鮮國權閣下野間三竹上啓)」라고 있는 것처럼 간
에이(寬永) 13년의 통신사와의 문답으로 모두다 상기와 같이 않으면 안 되는
의원 백사립(医員白土立)에 대한 노마 산치쿠의 짧은 질의응답이 7개 있다.

인용관련의 지적 정도에 불과하고 구체적인 사상적 배경에 관한 언급
은 없다.[116]

필자가 『홋케이간고(北溪含毫)』 「元禄五(1692) 年壬申九月之吉, 東
京洞院通夷川上町, 淋九兵衛壽梓」(東北大學狩野文庫藏, 3冊)을 면밀히
조사해보니 3권 중에 제1권이 「홋케이간고(北溪含毫) 一, 二」, 제2권
이 「北溪含毫 三, 四, 五」, 제3권이 「속 홋케이간고(續北溪含毫) 一,
二, 止」로 되어 있다. 그 가운데서 『명심보감』으로부터의 인용은 최초
의 서적인 제1권의 「홋케이간고(北溪含毫) 一, 二」에 집중해 있다. 게
다가 그 인용개소는 마에다(前田)씨가 지적한 3곳보다 2곳이 많은 5곳
이다. 내용은 에도시대의 다른 『명심보감』 관련지식인에 비해서 결코
많다고 할 수 없지만, 인용개소에는 각각 사상적 특징이 있는 것으로
부터 일본의 『명심보감』 관련서적의 연구상 산치쿠의 『홋케이간고』도
중요하다고 생각하고 고찰하기로 한다.

이하 『홋케이간고』의 편찬의도 및 『명심보감』으로부터의 인용개소
를 발췌하여 동일한 개소가 다른 『명심보감』 관련서적에서는 어떻게
인용되어있는지에 대한 점을 비교하면서 『홋케이간고』의 사상적 특징
을 밝힐 것이다. 또 같은 시대에 다른 『명심보감』 인용서적의 사상가
들도 비교하기로 한다. 그러면 『홋케이간고』의 기본적인 서적의 사상
적 특징 및 출판의도를 이해하기 위해 서문과 인용서적의 일람을 고찰
하기로 하자.

---

116) 이 『홋케이간고』의 『명심보감』으로부터의 인용에 관해서는 이미 前田金五郎
「『浮世物語』 雜考」(『國語國文』 1960年)의 p.48에서 「「관문룡집 병오계추하
한(寬文龍集丙午季秋下澣)」 간행의 野間三竹纂 「北溪含毫」(5卷 2冊, 續2卷1
冊. 計大本 三冊)에는 「명심보감」 3곳을 인용하고 있다」고 지적하고 있다.

2. 『홋케이간고(北溪含毫)』의 서문 및 인용서적

2-1. 『홋케이간고(北溪含毫)』의 서문

北溪含毫序

夫書不可不讀焉. 不讀則瞀於萬物, 旣讀之則不可不記焉. 不記則與不讀同矣. 其記之如何在於覃思而已, 雖然汗牛充棟萬卷之多, 豈一一覃思乎哉. 故隨見隨聞雖一記, 而歲移日替, 或忘之者比比有焉. 然則爲之如何, 筆之于書似備遺忘而可也. 是古人視聽之, 錄隨筆之考, 所以由作也.

　野子苞之北溪含毫之編, 蓋是此意也. 嚮者子苞鴻術之暇, 居洛之北山之幽溪, 洗眼於松澗之水, 繙書于竹林之風, 無朝無暮與書中之友相親, 偶有會于心則欣然開顔, 招石居黙廷楮先生, 含毫而抄纂之累日複月不覺, 成堆名曰北溪含毫, 近頃又錄一小冊, 爲之續編以求序于餘, 凡世之求名利者妄作新書, 嫌世煥俗不知者見之, 以爲博物强記也. 徃徃唱其名, 何不擇之哉. 嗚呼, 子苞之此編非名非利, 唯是山房之幽事, 閑中之推適溫故知新而, 備遺忘者不亦樂乎. 吾聞漳岙北溪有九龍遊戲江上, 想夫子苞含毫之勢倒三江乎. 驚風雨乎. 抑亦如龍蛇之動乎. 果其與彼九龍共騰驤于北溪之上乎. 孰能辨其眞幻乎哉. 若或縮龍官之地于. 斯則孫眞人之千金之方可坐 而求焉. 由是觀之則北溪含毫之編雖餘力之所致而. 豆是家業 之外乎哉. 豆唯備于遺忘而已哉. 善哉. 至若犬子之含筆腐毫唐庚之含毫賦詩, 則苦吟踈放之事而, 他日之談也. 故姑.

　寬文壬寅冬之孟之某日梅花洞閑人序.

　1662年에 쓰여 진 위 서문으로 개요는 이하와 같다. 「책을 읽지 않으면 안 된다. 읽지 않으면 만물에 어둡다. 이미 읽었다면 기록하지 않으면 안 된다. 기록하지 않으면 읽지 않은 것과 같다. 그것을 기록하면 생각을 널리 펴지게 할 것이다. (중략) 노자포의 홋케이간고의 편은 생

각하건데 이러한 의미이다. 이전에 자포는 훌륭한 저술의 여유를 낙양의 북쪽 산의 그윽한 계곡에 머물면서 소나무가 있는 계곡의 물로 눈을 씻고, 죽림의 바람결에 책을 펼쳐 아침도 저녁도 없이 책을 벗 삼아 서로 친하게 지내면서 밤낮을 보냈다. (중략) 대개 세상의 명리(名利)를 구하고자 하는 자 허망하게 새로운 서적을 만들어서 세상을 밝게 하고 풍속을 교화하는 것을 모르는 자는 이것을 보고 박물강기(博物强記)로 삼아야 할 것이다. (중략) 자포의 이 책은 명예나 이익을 위해서가 아니고 단지 속세를 벗어나 조용한 산방에서 옛것을 새롭게 하려는 것이니 유망(遺忘)을 갖추고자하는 자는 또한 즐겁지 아니한가.」

많은 다양한 종류의 책을 접할 것을 권하며, 책을 보고 읽으면 반드시 중요한 내용이나 궁금한 사항들에 대해서는 기록을 해야 한다는 기록의 중요성을 강조하고, 인생을 달관한 말년에 유유자적한 생활을 하면서 풍속을 정화시키고 옛 것을 새롭게 하여 전하고자하는 이 책의 저술 목적이 잘 나타나 있다. 산치쿠의 『홋케이간고』의 출판 의도는 동시대의 지식인들이 정치적 경제적 안정기에 접어든 시대적 배경 하에 입신출세를 위한 자신의 명성과 정치적 이유로 정치·사회적 이념을 담은 강한 교화를 위한 출판 의도는 아니지만 전란과 기근(饑饉)과 자연재해가 계속된 전국시대의 하극상이 지속되었던 불안정한 시대상황을 벗어나 에도시대의 정치적 경제적 안정기였던 시대적 배경, 즉 사회적 안정과 자신의 말년의 안정된 생활 속에서도 두려워하고 항상 치안방책을 강구할 것을 강조한 본문내용과 연관시켜 볼 때「천하가 다스려지지 않고 안정되지 않은 것을 선비 된 자가 서로 함께 치안의 방책을 강구하고 걱정하라, 천하에 다스려지지 않은 것을 두려워하지 말고, 다스려진 것을 두려워하라, 안정되어 있지 않은 것을 걱정하지 말고, 이미 안정된 것을 두려워하라, 학문을 하는 자, 공경대부에 해당

하는 자는 서로 함께 치안의 방책을 행하여 충성을 행하고, 사람의 주
인인자, 즉 또한 밤낮으로 치안의 방책을 강구하여 정치를 행하는 초
심의 마음을 고민하라, 아래의 계획을 행하고 의를 바치는 까닭은 치
안의 시도가 아닌 것이 없다. 그러므로 천하가 아직까지 다스려지지
않은 것을 두려워하고, 안정되지 않은 것을 두려워하는 것이 아니라
다스려진 것을 두려워하는 일이 생긴다.」117)

　어디까지나 학자적 양심을 가지고 사회를 계몽하면서 건전하고 올
바른 사고를 가진 인간으로 성숙할 것을 유도하고 있다. 그러나 강한
어조의 교화적 내용과 학문을 통한 입신출세보다는 자신이 보유한 많
은 장서를 탐독하는 것이 취미이자 인생의 낙으로 삼으면서 자신이 보
유한 서적 중에서 유익한 글귀를 골라 세상 사람들에게 알리고 독서의
즐거움과 세상 살아가는 이치를 전하고자 『홋케이간고』라는 서적을 엮
었다는 것을 알 수 있다.

　학문을 하는 것을 산치쿠가 많은 서적을 보유하고 탐독하면서 그가
보유한 서적 중에서 읽은 내용의 좋은 글귀들을 모아 『홋케이간고』를
엮은 것은 필자가 조사한 이하의 인용서적 일람을 통해서도 알 수 있다.

2-2. 『홋케이간고(北溪含毫)』의 인용서적 일람 및 인용의 주요내용

　『홋케이간고』의 총 3권 가운데 가장 첫 권인 제1권에 『명심보감』을
시작으로 이하의 66권의 많은 양의 서적을 인용하고 있다.(이하 인용 조
사에 사용된 판본은 도호쿠대학 카노문고(狩野文庫) 소장의 『홋케이간

---

117)　天下非未治之可畏, 已治之畏也. 非未安之可憂, 已安之可憂也. 方天下之未治
　　未安, 爲士者相與講治安之術可憂也. 而爲學爲公卿大夫者, 相與進治安之術,
　　而爲忠爲人主者, 則又日夜求治安之術, 而爲政上之所以焦心勞思, 下之所以
　　進計獻議, 無非治安之是圖也. 故天下非未治之可畏 非未安之可憂也

고(北溪含毫)』「元禄五(1692)년 임신구월지길, 동경동원통이천상정, 림구병위수재(年壬申九月之吉, 東京洞院通夷川上町, 淋九兵衛壽梓)」를 사용하였다. 인용서적 이름 옆의 숫자는 각 서적의 인용회수를 가리킨다)

『훗케이간고(北溪含毫)』의 인용서적 일람

인용서적(1)	인용회수	인용서적(2)	인용회수
『明心宝鑑』	5	『玉堂叢語』	4
『論語』	1	『皇淸文選』	1
『孟子』	1	『比齊書』	1
『劍婦』	3	『北齊書』	1
『留靑日札』	1	『梅聖兪集』	4
『王粲集』	1	『李九我集』	1
『眳川輯』	1	『王禕集』	3
『寒也』	1	『周書』	1
『蠡海集』	2	『西堂日記』	1
『白雲詩集』	2	『井觀瑣言』	1
『八面鋒』	2	『貴耳集』	1
『儒林公議』	1	『夏侯湛集』	1
『摯盧集』	1	『酒顚』	2
『異聞總錄』	1	『東坡文集』	1
『侯靖錄』	1	『范忠宣公全集』	2
『獨異志』	1	『事文類聚』	1
『許彦周詩話』	1	『梁書』	2
『厚德錄』	1	『隋書』	3
『石林燕語』	1	『心傳錄』	4
『過庭錄』	1	『吳志』	1
『閑窓括異志』	1	『兩山墨談』	5
『采異聞錄』	1	『叢書』	1
『兩山墨談』	1	『送大庾宰鄭公明序心傳錄』	1
『西溪叢語』	1	『瓊臺會稿』	4
『墨莊漫錄』	1	『唐鑑』	1
『澠水燕談錄』	1	『南齊書』	1
『宣室志』	1	『夷堅之下』	1
『孟浩然』	1	『丁者誤』	1
『袁氏叢書』	7	『讕言長語』	1
『學言』	6	『周等髀經』	1
『仕學規範』	9	『外紀』	1
『通鑑外紀』	2	『通鑑』	1

　　인용서적 일람을 보면 새삼 노마 산치쿠가 얼마나 학문을 즐기며 많
은 서적을 읽었는지를 알 수 있고, 또 읽은 내용을 기록하는 형식으로
편·저서를 출판하였다는 것을 알 수 있다.『홋케이간고』에서는 총 66
권의 서로 다른 서적으로부터 인용하고 있는데 그 인용서적 가운데『홋
케이간고』의 모두(冒頭)에『명심보감』을 집중적으로 인용하고 있고,
인용회수는『명심보감』,『양산묵담(兩山墨談)』이 각 5회,『옥당총어
(玉堂叢語)』,『매성유집(梅聖兪集)』,『심전록(心傳錄)』,『경대회고(瓊
臺會稿)』각 4회,『학언(學言)』6회,『원씨총서(袁氏叢書)』7회,『사학
규범(仕學規範)』9회 등 동일한 서적을 인용한 부분도 있지만 대부분
다양한 서적을 참고하면서 그 서적에서 주로 1개소를 인용하고 있다.
인용의 주요 내용은『논어』,『맹자』유교 사상이 주를 이루면서 역사
속담 등에 관한 내용의 서적이 주를 이루는데 인용의 일부 주요 내용
을 보면 이하와 같다.

　『홋케이간고(北溪含毫)』인용의 주요내용
　①四子論曰, 四子論語大學中庸孟子也, 論語孔子及門人文眷之微言而,
記于曾子有子之門人, 大學亦孔氏遺書, 其經一章孔子之言而, 曾子所記
傳十章, 則曾子之言而, 門人記之, 中庸三十三章, 子思之所作, 孟子七篇
孟子所著, 或曰其門人之所述也. 論語先漢時已行, (後略)『北溪含毫』3권
p.37.
　인용은 유학의 기본서적으로 사서, 즉『논어』·『대학』·『중용』·『맹
자』의 기초적인 설명을 시작으로 그 저술자에 관한 일반적인 사항을
설명하고 있다.

　②每以讀書爲務, 負特才地忽略世人, 大署其戶曰, 不讀五千卷書者,

無得入此室, 數年之間遂博覽群言多所通隋書. 『北溪含毫』 2권 p.13

매일 독서 하는 것을 일삼아야 하며 그렇게 하면 특별한 재능을 가지게 되어 세상 사람들에게 크게는 그 문호를 밝게 할 수 있다고 하며 독서의 중요성과 그 의미를 부여하고 있다.

③天以五氣育萬物, 故雨露霜雪之, 自天降者皆無味, 地以五味養萬物, 故自地生者皆具五味焉.『蠡海集』『北溪含毫』 1권 p.12.

竹有雌, 雄者多筍, 故種竹當種雌, 自根而上至生梢上, 一節二發者爲雌, 物逃於陰陽可不信哉.『北溪含毫』 2권 p.6.

五月梅花落, 二月桃花紅榮枯, 元有數不必怨東風.『白雲詩集』『北溪含毫』 1권 p.13.

천지자연에 대하여 논하며, 사물에는 음양을 벗어나는 것을 믿지 않으며, 매화 복숭아를 예로 들어 자연의 순리를 논하고 있다.

이와 같이 유학의 기본서인 사서의 설명을 시작으로 독서를 통한 인격함양과 천지자연에의 순응을 논하고 있는데 인용의 핵심사상으로 독서인의 기본 도리와 그 자세를 시작으로 이하에는「효」의 일반적인 사항과 군자의 정신세계를 인용하여 논하고 있다.

④孝者道德之統與篤, 行孝莫如堯舜禹文王周公, 表章孝弟者莫如孔孟, 孝經特爲一書, 曾論猶稱孝不置焉.『北溪含毫』 (3권 p.3)

孝義傳曰, 孝經云, 夫孝天之經也. 地之義也人之行也.『北溪含毫』 (2권 p.13)

呂覽云, 夫孝三皇五帝之本務, 萬事之綱紀也. 執一術而百善至, 百邪去天下順自其唯孝乎. 然則孝之爲德至矣. 其爲道遠矣.『北溪含毫』 (2권 p.13)

효는 도덕의 통(統)과 독(篤)이고 효를 행하는 것은 중국 전설의 왕인 요순(堯舜)을 시작으로 우문왕주공(禹文王周公)만한 이가 없으며 효제를 표방하는 자는 공자・맹자만한 이가 없다. 효는 선현들이 도덕의 으뜸으로 두텁게 실천해온 것으로 효는 하늘의 경전이며 땅의 의무로 사람이 행하기를 바라는 것이며 효를 행하면 만물이 순조롭고 만물이 순조로우면 그것은 효 때문이라고 하고 있다.

⑤군자의 정신세계에서는 일반적인 군자의 상을 논하고 있다.
君子懷德, 小人懷土, 君子懷刑, 小人懷恩. 君子喩於義, 小人喩於利.
(『논어』里仁篇)
君子坦蕩蕩, 小人長戚戚. (『논어』述而篇)
君子成人之美 不成人之惡 小人反是. (『논어』顔淵篇)
君子泰而不驕 小人驕而不泰. (『논어』子路篇)
군자는 자기 인격과 수양에 힘쓰고 정의를 위해서는 목숨마저 아까와 하지 않으며 어느 경우나 태연자약하며 혹시라도 법에 저촉되지 않을까 조심을 한다. 즉 군자는 자기 할 일만을 힘써 할 뿐 그 밖의 것은 자연과 운명에 맡기고 있기 때문에 어느 경우나 태연자약할 수밖에 없다. 그러나 소인은 편하게 살 수 있는 곳만을 찾으며, 누가 내게 특별한 호의를 보여 주지나 않나 하고 기대를 하며 자신의 개인 영달을 위해서는 생명을 건 모험도 서슴지 않고 교만하며 언제나 근심걱정으로 지낸다. 즉 한 가지 욕심을 이루면 또 다른 것을 탐내고, 애써 얻은 다음에는 혹시 잃을까 조바심을 내기 때문에 하루도 마음 편할 날이 없다.
　그러므로 군자는 사람을 사랑으로 대하며 남의 좋은 일, 착한 일을 도와 성공하게 해주며 착하지 않고 바르지 않은 일은 행하지 않기 때문에 비록 가난하게 살아도 부귀한 사람 앞에 기가 죽지 않는 의젓한

인격에서 풍기는 자연스런 태도로 사람의 아름다움을 나타내는 반면
소인은 이와 정반대로 남의 착한 일에는 협력 대신 방해를 하고 남의
옳지 못한 일에는 지혜와 힘을 빌리려고(君子求諸己 小人求諸人.『논
어』衛靈公篇)한다. 이러한 내용에서 보면 군자와 소인의 차이를 크게
의리관계와 이해관계로 구별할 수 있다.

君子之異于人者道同于人者貌. 留靑日札.『北溪含毫』1권 p.2.

安身論曰, 蓋崇德莫大乎安身, 安身莫尙乎存正, 存正莫重乎無私, 無
私莫深乎寡欲, 是以君子安其身而後, 動易其心而後語定其交, 而後求
篤其志而後行. 瀋尼集『北溪含毫』1권 p.7.

務本論曰, 古者之理國也. 以本爲務, 八政之於民也. 以食爲首是以黎
民時雍降福孔喜也.『北溪含毫』1권 p.2.

論語云, 君子務本, 本立道生, 孝弟也者, 其爲仁之本與.『北溪含毫』2
권 p.13.

人君之治天下, 使人愛之畏人, 而其術不窮, 要必有不測之恩威行乎.
其間可也.『北溪含毫』1권 p.6.

人家子第欲近君子, 而遠小人, 近君子則多聞長厚之言, 多見端謹之行,
自然薰習日深性循謹若, 近小人, 則浮華之言刻薄之行接于耳目而染于
身心, 雖子弟之淳厚者, 亦將與之而俱變矣.『北溪含毫』3권 p.2.

君子之居也, 勤身以致養其在朝也, 竭命以納忠臨事, 且猶旰食而何博
奕之足耽, 夫然故孝友之行立, 負純之名彰也.『北溪含毫』2권 p.22.

古之君子, 無友則友松竹, 居無友則友雲山, 餘無友則友古之友, 松竹
友雲山者.『北溪含毫』2권 p.16.

君子處身寧人負己己無負人, 小人處事寧己負人無人負己.『北溪含毫』
2권 p.16.

一心可以交萬友, 二心不可以交一友.『北溪含毫』2권 p.16.

　이상 인용의 주요 내용은 크게 유학의 기본적인 해설을 비롯하여 충이나 효, 군자의 도리 교우관계 등으로 나눌 수 있는데, 에도시대의 라잔이나 료이 등의 인용서적에서 보이는 것과 같이 에도초기에 유행한 한문의 글귀중 소중한 내용을 모은 것이지만, 인용 내용에 대한 편자 자신의 해설은 없고 체계적인 편의 구성이나 인용내용의 통일성도 없다. 그렇다고 해서 주자학이 융성하기 시작한 에도시대 초기의 사상가인 호안의 몽구(蒙求) 등의 서적에서 보이는 것처럼 무작위로 다른 서적으로부터 발췌하여 인용한 의도나 출판 의도를 분간하기 힘든 서적은 아니다.

　군자라는 용어가 많이 나오고 치정(治政)에 관한 내용도 많은 반면 강력한 권선에 관한 내용이 그다지 없다(爲善不如捨惡, 救過不如省非.『北溪舍毫』 2권 p.69). 이로 보아 앞의 서문에 이어 이데올로기성이 있는 서민 대상이라고 하기 보다는 당시 정치적·경제적 안정기로 접어들면서 서적을 통한 교양과 지식을 갈구하던 일부 무사계급을 중심으로 한 지식인층을 대상으로 학문의 필요성과 학문하는 즐거움을 일깨워 준 서적이다고 할 수 있다.

　그러면 『홋케이간고』의 『명심보감』으로 부터의 인용내용을 고찰하기로 하자.

3. 『홋케이간고(北溪舍毫)』의 『명심보감』 관련 내용

　이미 앞에서도 언급했듯이 『홋케이간고』의 인용에는 한문원문이 그대로 실렸는데, 편자의 일본어(和文) 해설은 없다. 그러나 편자 인용문장 뒤에 반드시 원 저서를 밝힌 것이 당시의 다른 저서와는 다른 점이다. 『명심보감』 인용에 있어서도 『명심보감』이라는 서적명을 명기하고 있다. 그 인용에 있어서는 이미 당시 일본의 유학자들이 인용한 내용을 중복해서 취하고 있는 부분은 1개소 있지만 그 외 부분은 산치쿠가 독자적으로 인용하고 있다. 특히 산치쿠의『명심보감』인용관련 사상 분석은 산치쿠가 편찬한 모든 서적을 조사할 필요성이 있으나 여기에서는 우선『훗케이간고』에 국한하기로 한다.

①范中宣公誡子弟曰, 人雖至愚, 責人則明. 雖有聰明, 恕己則昏. 爾曹但当以責人之心責己. 以恕己之心恕人. 不患不到聖賢地位也. 明心宝鑑.
(범충선공이 자제를 훈계하여 말하기를『사람이 비록 지극히 어리석다 할지라도 남의 잘못을 꾸짖을 때에는 사리에 밝고, 비록 총명이 있을지라도 자신을 용서하는 데는 어두운 법이니 너희들은 다만 마땅히 남을 꾸짖는 마음으로써 자신을 꾸짖고 자신을 용서하는 마음으로써 남을 용서하면 성현의 지위에 이르지 못할까 근심하지 않아도 된다』하였다.)

이 부분은『훗케이간고』제1권의 맨 처음에 나오는 내용으로『명심보감』「존심편」6조의 내용이며 오제 호안(小瀬甫庵)의『메이호칸』과 하야시 라잔(林羅山)의『도모쇼(童蒙抄)』(中 p.26)에서도 인용되고 있다. 여기에서 산치쿠도 오제 호안・하야시 라잔과 같이 불교색을 짙게 풍기는「將心比心, 便是仏心. 以己之心, 度人之心.(기르는 마음을 삼가는 마음이 곧 부처님의 자비로운 마음이다. 자신의 마음으로 다른 사람의 마음을 헤아린다.)」라고 하는 부분은 인용하지 않았다.

산치쿠는 다양한 서적을 인용한 것으로 보아 폭넓은 사상가였지만 주자학자의 배불사상이 강했던 자신의 선배학자들의 지론에 따라 불교를 배척하고 유교를 숭상하는 사고를 가지고 있었던 것 같다. 산치쿠의 배불사상은 마원의 유학은 깊고 명재손석거(名齋孫奭居)의 상예(喪

禮)는 불교행사로 하지 않고 효경만을 독송하여 그 시대의 사람들이 삼가고 독실한 유림(儒林)을 공론화하였다고 하는 유학 관련의 다음 자료에서도 엿볼 수 있다. 馬元儒學精深, 名齋孫奭居喪不爲佛事, 但誦孝經而已, 時人稱其顓篤. 儒林公議. (『北溪含毫』 1권 p.8.)

여기에서는 자신에게 엄격하고 타인에게는 관대한 마음을 가지면 화합과 조화를 이루며 결국 타인으로부터 인정을 받게 되어 덕과 교양을 겸비한 지도자가 될 수 있다는 군자의 덕을 논하고 있다. 그 뒤에 선악에 관한 것을 논하고 있다.

악을 행하고 악이 다른 사람에게 알려지는 것을 두려워하는 것은 그 악 가운데에 아직 착한 마음이 있는 것과 같고 선을 행하고 다른 사람에게 알려지는 것을 숨기는 것은 선이라 할지라도 그것이 악의 근원이 될 수 있다.(爲惡而畏人知, 惡中猶有善念, 爲善而隱人知, 善處卽是惡根,『北溪含毫』 1권 p.1.)라고 하고 있다. 그러나 선악에 관한 사항은 『홋케이간고』 전체사항으로 볼 때 극히 일부이다. 예를 들면 다른 인용 서적처럼 악을 행하면 다른 사람은 알아차리지 못할 경우라도 천은 알고 반드시 벌을 내린다. 라든가 혹은 선을 쌓으면 복이 내리고 악을 쌓으면 화를 얻어 그 가문은 멸망하게 된다는 등의 천의 강한 선행 권유를 의식하면서 생활해야한다는 권선관은 없다. 또한 일상생활에서 선행을 하면 복이 오고, 인생이 윤택하게 된다는 등의 선행의 권유도 없다.

많은 선을 행하여도 군자로서의 선행은 부족하고 조그마한 이익을 탐하며 쫓아 가는 것은 소인이 행하는 바라고 하고 있다.

積丘山之善, 尙未爲君子, 貪紋毫之利, 便陷于小人, 智者不與命, 聞不興法聞, 不興理聞, 不興勢聞. 天下之事, 利害常上半, 有全利而無小害者惟書. (『北溪含毫』 1권 p.1.)

貪得者身富而心貪, 知足者身貧而心富, 居高者形逆而神勞, 處下者形勞而神逆.(『北溪含毫』1권 p.1)

②景行錄云, 明旦之事, 薄暮不可必. 薄暮之事, 哺時不可必. 天有不測之風雲. 人有旦夕之禍福. 未歸三尺土, 難保一生身. 既歸三尺土, 難保百年墳. 巧厭多勞拙厭閑, 善嫌懦弱惡嫌頑. 富遭嫉妬貧遭賤. 勤曰貪婪儉曰慳. 触目不分皆笑蠢, 見機而作又言奸. 思量那件当教做, 爲人難做做人難. 寫得紙盡筆頭乾, 更寫幾個爲人難.

(「경행록에 말했다. 내일 아침 일을 오늘 저녁 땅거미 질 무렵에 꼭 그렇게 된다고 하지 못할 것이고 땅거미 질 무렵의 일을 오후 세 네 시 경에 꼭 그렇게 된다고 하지 못할 것이다」 하늘에는 예측하지 못할 천후의 험악함이 있고 인간에게는 항상 재앙과 복이 있다. 아직 죽지 않고 무덤 속에 들어가지 않고 즉 살아서는 백 년 동안 몸을 보전하기가 어렵고 이미 죽어서 무덤 속에 들어가서는 즉 죽은 뒤에는 백 년 동안 무덤을 보전하기가 어렵다. 재주가 있는 사람은 많이 수고하는 것을 싫어하고 재주가 없는 사람은 배우기를 싫어한다. 착함은 나약하기 쉬우므로 나약한 것을 싫어하고 악함은 완강하기 쉬우므로 완강한 것을 싫어한다. 부한 사람은 질투를 받고 가난한 사람은 곤욕을 받는다. 부지런한 사람을 욕심을 부린다고 하고 검소한 사람을 인색하다고 말한다. 눈을 찔리어 분간을 못하면 모두들 어리석다고 빈정대며 낌새를 알아채어 행동을 하면 또 간사하다고 싫어한다. 많은 것을 생각하여 곧 만드는 법을 가르치나 남을 위하여 만들기도 어렵거니와 인재를 양성하기도 어렵다.)

『명심보감』 성심편, 20조에는 조금 앞의 일이라고 반드시 그렇게 될 것이라는 예측을 할 수 없고, 천은 예측할 수 없는 천후(天候)의 험악함이 있고, 인간에게는 항상 재앙이 있다. 살아 있을 때는 일생의 몸을 보존하기 어렵고 죽은 후에는 백년간의 묘를 지키기 어렵다.

최후에는 좋은 일을 하는 데도 조건이 갖추어지지 않으면 잘 진행되지 않는다는 내용으로 다른『명심보감』관련서적에서는 인용하지 않은 부분이다.

인생사를 살얼음판을 걷는 것과 같이 조심하고 또 조심하며 모든 일은 때와 기회가 있는 법이니 무리하게 욕심을 내어 화를 자초하는 일이 없어야 한다는 것을 논하고 있다. 그렇다고 해서 너무 착하여 나태하고 어리석다는 인식을 심어주어서도 안 된다. 너무 나서지도 말고 너무 의기소침하여 물러서지도 말아야 한다. 항상 때와 장소, 여건, 운 등의 사리를 객관적으로 판단하여 중용의 자세를 취하여야 하는 소극적인 인간사의 욕구와 세상 인정을 논하면서 뜻대로 되지 않는 현실을 논하고 있다.

物之以順至者, 必當而逆觀, 天下之禍不生於逆而生於順, 劍楯戈戟未必能敗, 敵而金繒玉帛每足以, 滅人之國, 霜雪霾霧未必能生疾, 而聲色游畋每足以殞人之軀久矣. (『北溪舍毫』1권 p.9.)

③周礼曰, 淸貧常樂, 濁富多憂. 房屋不在高堂, 不漏更好. 衣服不在綾羅, 和煖便好. 飮食不在珍羞, 一飽便好. 娶妻不在顔色, 賢德便好. *親眷不擇新旧, 來往便好. 隣里不在高低, 和睦便好. 朋友不在酒食, 扶持便好. 官吏不在大小, 淸正便好.

(「주례에 말했다. 청렴하여 가난함은 항상 즐겁고 부정한 수단으로 얻은 부는 근심이 많다.」 방이란 크고 넓어야 되는 것이 아니라 눈비가 새지 않으면 되고 옷이란 비단능라여야 되는 것이 아니라 고루 따뜻하면 되고 음식이란 진수성찬이어야 하는 것이 아니라 한 끼 배가 부르

면 되고 현처란 얼굴이 고와야 되는 게 아니라 마음이 어질고 덕이 있으면 되고 *친족이란 새 친족과 묵은 친족을 가리는 데 있는 것이 아니라 자주 왕래가 있어야 되고 이웃이란 지위의 높고 낮은 데 있는 것이 아니라 서로 뜻이 맞고 정다워야 되고 친구란 술과 음식을 같이 하는 데 있는 것이 아니라 서로 의지할 수 있게 부추겨 주고 잡아 주어야 되고 관리란 직위의 대소에 있는 것이 아니라 깨끗하고 공정하여야 된다.)

『명심보감』 성심편, 242조의 내용으로 「청빈은 항상 즐겁고 탁부(濁富), 즉 부정한 수단으로 얻은 부는 근심이 많다」고 말하는 것으로부터 시작한다. 일상생활에 밀접한 「房屋・衣服・飮食・娶妻・弟兄・親眷・隣里・朋友・官吏」 등의 상황과 관련된 무욕과 인간으로서 바람직한 자세를 논하고 있다.

근검절약과 안빈낙도 사치와 허영보다는 실속을 중시하고 있다. 결혼도 겉으로 들어난 얼굴보다도 어질고 덕이 있는 실속 있는 사람을 구해야하고 물질적 부유보다는 정신적인 풍요가 더욱 인간다운 삶을 영위하는데 필요하다는 것을 말하고 있다.

산치쿠는 *의 사이에 들어가야 할 「養兒不問男女, 孝順便好. 兄弟不在多少, 和順便好.(어린 아이를 기르는 것은 사내와 계집애를 묻는 데 있는 것이 아니라 효도하고 부모에게 순종하면 되고, 형제란 많고 적음에 있는 것이 아니라 순종하여 잘 따르면 더할 나위 없이 좋다)」를 인용하지 않았다. 라잔(羅山)의 『도모쇼(童蒙抄)』(中 p.50)에도 같은 조의 내용을 인용하고 있지만 「청주본」과 같이 *의 내용도 전혀 인용하지 않고 있다. 여기에서 산치쿠는 라잔과 달리 「명간본」 혹은 다른 『명심보감』 판본을 인용한 것으로 판단된다.

④子曰, 立身有義而孝爲本, 葬事有礼而哀爲本, 戰陳有烈而勇爲本,

治政有理而農爲本, 居國有道而嗣爲本, 生財有時而力爲本.

  (공자가 말하기를 입신출세에는 의리가 있어야 하며 효도를 근본으로 삼을 것이고 장사와 제사지내는 데는 예의가 있어야 하며 애도함을 근본으로 삼아야 한다. 전장에는 대열이 있어야 하며 용맹을 근본으로 삼을 것이고 나라를 다스리는 데는 이치가 있어야 하며 농사를 근으로 삼아야 한다. 나라가 거함에는 도리가 있어야 하며 대를 잇는 것을 근본으로 삼아야하며 재물을 얻는 데는 때가 있으므로 노력함을 근본으로 삼아야 하는 것이다.) 하였다.

  『명심보감』「입교편」1조로「화각본」의 내용과 같고, 라잔의『童蒙抄』(中 p.38)의 인용과 같이「立身有義→孝・喪祀有礼→哀・戰陳有烈→勇・治政有理→農・居國有道→嗣・生財有時→力」등을 각각 근본이라고 하여 일상생활에서는 의리 효도 예를 전장에서는 질서와 용맹을 근본삼아야 하며, 나라 다스림과 세상 살아가는 데는 근면과 노력이 근본이 되어야 함을 논하고 있다.

  ⑤莊子云, 兄弟爲手足, 夫婦如衣服, 衣服破時更得新, 手足斷時難再續. 明心寶鑑.

  (장자가 말하기를 형제는 수족과 같고 부부는 의복과 같다. 의복이 찢어졌을 때는 다시 새것으로 갈아입을 수 있지만 수족은 한번 끊어지면 다시 잇기는 어렵다)하였다.

  『홋케이간고』에서 앞 3, 4, 5를 연속해서 인용하고 있는데 여기 ⑤에서는『명심보감』안의편, 3조로「형제간은 손과 발(手足), 부부간은 의복과 같이 간주하고 있다. 의복이 헤어졌을 때는 또 새로운 것을 구할 수가 있지만 손과 발이 절단되었을 때는 새로 잇기가 어렵다」는 것을 강조하며 형제가 우애와 화목을 이루며 성장하다가 장성하여서 결혼하면 자신의 처를 중시하고 같은 부모 밑에서 태어난 형제자매를 소홀이하기 쉬운 세간의 인심에 경종을 울리며 새삼스럽게 혈육의 중요성을 강조하는 혈연중시 사상이 나타나 있다.

또 이외에 「홋케이간고 4권(北溪含毫卷之四)」(2冊目) 처음의 「화는 자기 욕심에 따르는 것보다 큼이 없고, 악은 남의 그릇을 말하는 것보다 심함이 없다. 禍莫大于縱己之欲, 惡莫大于言人之非.(3권 p.19)」는 「청주본」의 『명심보감』「정기편」 57조의 「경행록왈(景行錄曰)」과 내용상 일치하지만 「화각본」에는 그 조가 실려 있지 않다.

실리보다는 현실을 직시하는 명분과 도리를 중요시하고 있다. 인간으로서의 의리와 낳아 길러주신 부모에 대한 기본적인 공경과 효도를 다해야하고 부부간의 사랑이 형제간의 우애와 의리를 우선하는 세상의 인심에 대해 형제를 수족에 비유하면서 그 의리를 다하는 것이 인간으로서의 도리라는 것을 강조하고 있다.

『홋케이간고』의 『명심보감』으로부터의 인용의 특징을 종합해보면 먼저 『명심보감』의 「유교·불교·도교」의 사상가운데 불교사상은 인용하지 않고 주로 유교사상을 인용하고 있다. 『홋케이간고』에서의 『명심보감』으로부터의 인용을 첫째 권인 1권의 맨 처음부분에서 『명심보감』의 내용을 인용하고 있다. 그 인용내용의 대부분은 『명심보감』의 하권으로부터이다. 인용 방법을 보면 「명간본」을 중심으로 1861(寬永 8)년 전후 에도시대 일본에서 발행된 「화각본」의 내용과 동일한 조의 내용을 인용하고 있다. 산치쿠가 『홋케이간고』를 편찬할 당시 「화각본」 『명심보감』이 간행되지 않았던 상황을 고려할 때 산치쿠는 「명간본」 혹은 조선에서 간행된 「초략본」『명심보감』을 참고하였을 가능성이 있다. 그러나 관련서적 전체를 고찰하지 못한 현재로서는 산치쿠의 『명심보감』 입수 경위와 사용판본을 확정짓기는 어렵다. 『홋케이간고』의 『명심보감』 인용은 ①『명심보감』이 논하고 있는 「권선징악」 가운데 「천」이나 「신」의 강한 힘에 의거한 권선관에는 그다지 관심을 보이지 않고 있다. ②주어진 나날의 생활에 만족하는 「청빈과욕」의 인륜에 따른 삶의 방식을 논하고 지나친 재물이나 욕구를 절재하고 정신세계의 중요성을 강조하는 군자의 도를 논하고 있다. 아사이 료이 등의 다른 『명심보감』 인용자들이 논하는 재물 자체를 강하게 부정하는 「지족안분」은 아니다. 어디까지나 ③유교의 도덕사상 가운데서도 인간생활과 보다 밀접한(「房屋・衣服・飲食・娶妻・兄弟・親眷・隣里・朋友」 등) 장면에서 유교 도덕을 지키는 생활에 충실 할 것을 논하고 있다.

특히 3.『홋케이간고』의 『명심보감』 인용의 ②에서 미래와 자연에는 예측할 수 없는 현상이 있다. 인간은 미래나 자연에 대해서 무력하다고 주장하는 견해에서는 인간 생활의 덧없음과 무상함을 읽을 수 가 있다. 그러나 여기서 인생에 있어서 각각 한계를 인식하고 「未歸三尺土, 難保一生身, 旣歸三尺土, 難保百年墳」 탐하지 말고 교만하지 말고 항상 정해진 주위의 일들을 인식하면서 타인에 의해서 움직이지 말고 자기 자신이 처한 현실생활에 충실해야 한다는 사상이 강하게 나타나 있다.

4. 나오면서

이상 산치쿠는 조선 유학에도 관심을 가지고 『명심보감』을 자신의 서적 『도모쇼』에 인용한 하야시 라잔에게 경학(經學)을 배우고 조선에서 일본에 파견한 통신사와 필담을 나눈 경험이 있을 정도로 조선과도 인연이 있는 유학자이지만 자신의 저서 『홋케이간고』에 인용된 『명심보감』의 판본은 조선에서 간행된 「초략본」 『명심보감』인지 아니면 명대에 간행된 「명간본」 인지가 산치쿠의 전 저서를 확인하지 못한 현재로서는 정확하지 않다. 그러나 인용 내용으로 보아 당대의 유학자들의 배불사상을 그대로 이어받은 것은 조선 유학 혹은 조선유학에 관심을 가지고 세이카나 라잔의 사상을 긍정적으로 수용하였다고 볼 수 있다.

산치쿠의 『명심보감』을 인용한 부분에서는 「청빈과욕」의 검소한 생활가운데서 인간으로써 도덕성이 있는 윤리적인 생활이 좋다고 하고 있다. 『홋케이간고』의 전체를 보아도 평온한 가운데서 유유자적한 생활을 하면서 자신의 생활에 안주할 것을 강조하는 사상적 의미가 강하다. 「往往唱其名, 何不擇之哉. 嗚呼了苟之此編非名非利, 唯是山房之幽事閑中之推適溫故知新而備遺忘者不亦樂乎」 (「寬文壬寅(1662)冬之孟之某日梅花洞閑人序」 내용의 일부).

정치와 세상의 부귀영화를 멀리하면서 오로지 산치쿠는 의술을 생계로 하여 초야에서 정신적으로 안정된 생활을 갈구하였으며 많은 서적을 탐독하여 시대변화에 잘 적응할 수 있도록 세상과 후학을 위해 많은 서적을 편찬한 학자이다. 1393년 중국의 범입본이 초야에 묻혀서 한문연구와 정의롭고 온화한 사회구축에 일익하기 위해 『명심보감』을 편찬한 것처럼 산치쿠도 다른 유학자들에 비해 막부관련의 정치무대나 명성이 있는 학자들과의 적극적인 인적교류가 성하지 않은 탓인지 『홋케이간고』에 대한 후대의 연구도 왕성하지 못했다.

인용서를 통해서 보면 라잔이나 호안에 비해 강한 권선의 의식은 없고 당시 에도시대의 무사사회에서 정치·사회적으로 안정을 되찾으면서 전쟁에 임했던 무사층의 지식인들의 향학욕구에 맞는 교양서적으로 편찬한 목적을 엿볼 수 있다.

특히 라잔에게 경학(経學)을 배운 산치쿠이지만 『명심보감』의 권선

사상 수용 방법에는 라잔이 다른 사람과의 관계를 중시하고 나아가 가
문이나 국가·사회와의 질서관계에 초점을 두고 있는데 반해 산치쿠는
그러한 명예나 명분보다는 독서인의 교양에 중점을 두면서 폭넓은 인
생의 철학을 논하고 있다.

제6장
불교 사상가 아사이 료이(淺井了意)의
사상과 『우키요 모노가타리(浮世物語)』

1. 들어가면서

아사이 료이(淺井了意, 1612-1691)는 에도시대 전기의 하급무사로, 호는 소운(松雲)·효스이시(瓢水子) 등이고 법명은 료이(了意)이다. 셋츠코쿠 미시마 에무라 히가시 혼간지(攝津國 三島江村 東本願寺) 교단의 사찰 심부름꾼 출신으로 숙부가 혼간지(本願寺)를 뛰쳐나가 행방을 감춘 것과 부친의 출가 등으로 유랑자 신세가 되었다.

1637(寬永 14)년경에는 교토에서 생활하며 의술을 배운 후에 거처를 오사카로 옮겨 『칸닌키(堪忍記)』·『가츠라기모노가타리(葛城物語)』·『미이데라모노가타리(三井寺物語)』·『혼초온나카가미(本朝女鑑)』·『카쇼키효반(可笑記評判)』·『에도메이쇼키(江戶名所記)』·『우키요모노가타리(浮世物語)』·『도카이도메이쇼키(東海道名所記)』 등의 명소기(名所記)나 교훈소설인 『오토기보코(御伽婢子)』·『이누하리코(狗張子)』 등의 기이한 소설을 다수 저술했다.

　만년에는 진종(眞宗)의 전파를 목적으로 한 수많은 불교 서적을 저술하였고 1672(延宝 元)년에는 동파말사 정원사(東波末寺 正願寺)에 다시 불제자로 들어가 1677(延宝 5)년 3월에 쇼간지(正願寺)의 2대 주지가 된다. 이와 같이 료이(了意)는 박학다식하여 일본의 고전뿐만 아니라 중국의 고전에도 폭넓은 지식을 가지고 「카나죠시(假名草子)」의 새로운 국면을 연 일본 근세 전기의 최대 작가 중의 한 사람이다.118)

　본 장에서는 료이의 많은 저서 중에서 중국 명대의 권선서『명심보감』119)과 관련이 깊은『우키요모노가타리』를 들어『우키요모노가타리』와『명심보감』과의 관련을 고찰하고자 한다. 료이가『명심보감』전체를 독파

---

118)　前田金五郎「浮世物語解說」,『仮名草子集』(日本古典文學大系90, 岩波書店, 1965년, p.18)

119)　1393년 중국의 범입본이 간행후 만력 15・1587년『명실록』에 홍무제의 칙선서로서의 기록이 있다. 또 명대의 문사 왕형(王衡), 장문계(張文啓) 등의 고위 지식인들이『명심보감』을 접한 기록이 있다. 명대 말에는 사회적 문제가 되었던 사교인 백련교(白蓮敎)의 대항수단으로『명심보감』이 사용되기도 하였다. 한국에서는 서당 및 양반자제 교육을 위한 글방의 필수 교재로서 한국인의 정서를 지배해왔다. 1454년 간행의 원본「청주본」이 있고, 이 원본이 임진왜란 때 일본으로 건너가 유명한 유학자들에게 읽혀졌고, 또「초략본」에는 1550년의 이율곡 선생의 발문이 있다. 앞에서 본 바와 같이 일본에서는 무로마치 시대의 선교사 하비안의『긴구슈(金句集)』및 고잔 승려 토요 에이쵸의『젠린쿠슈』가『명심보감』의 내용을 인용한 것을 시작하여 에도시대의 저명한 유학자 후지와라 세이카・하야시 라잔・카이바라 에키켄 등의 유학자를 비롯하여 미야카와 도타츠(宮川道達)・오타 난뽀(太田南畝)・산토 쿄덴(山東京伝) 등의 승려, 국학자, 가인(歌人)들에게까지 널리 전파되어 다량의『명심보감』관련서적이 편찬된 것은 에도 시대에『명심보감』의 권선 사상이 주자학과 더불어 막번 체제 이데올로기로서 일본 사회에 다양한 독자층을 가진 증거로 볼 수 있다. 스페인 전파로 1592년 선교사 코보가 번역한 스페인어 판본이 황제 페리 3세에게 헌납되었다. 또 1676년 다른 선교사 나바레떼가 번역한 스페인어가 독일의 철학자 라이프니찌, 프랑스의 경제학자 케네, 문학자 보르텔 등에게 읽혀졌다.

한 것은 『우키요모노가타리』이 외에도 『칸닌키(堪忍記)』·『카쇼키효반(可笑記評判)』를 비롯하여 료이의 저서로 간주되는 『카가미쿠사(鑑草)』등을 보면 더 잘 알 수 있다. 그러므로 료이의 권선사상을 이해하는데 있어 『명심보감』의 위치는 매우 중요하다.

먼저 료이의 『우키요모노가타리』는 1665(寬文 5)년경에 편찬된 것으로 대략의 개요를 보면 다음과 같다. 료이의 자화상이라고 할 수 있는 주인공 효타로(瓢太郞)는 쵸닌[120]의 아들로 도박 등의 방탕한 생활로 돈을 다 날리게 된다. 빈털터리가 된 효타로는 보약당(步若黨)·하급무사·승려를 거쳐 후에 어떤 다이묘(大名)의 오토기슈(御伽衆)가 되어 여러 가지 좋은 일을 행하게 된다. 이 작품의 주 내용은 세상견문·처세훈 등인데 거기에 해학적·계몽적 성격까지 가지고 있다. 내용의 많은 부분에서 중국 명대의 권선서가 가진 「권선징악」의 사상과 「인과응보」적 요소를 포함하고 있다.

마에다긴고로(前田金五郞)에 의하면 「유교적 실천도덕 혹은 처세훈은 카나죠시(假名草子)의 주요한 제재이다.」라고 하였다. 또 마에다씨의 『우키요모노가타리』 해설에 의하면 그 내용에 있어 쌀벌레를 인간에 비유한 풍자도 있으며, 그 사상은 불교·유교·도교의 삼교합일의 영향을 받고 있다. 또 상인·농민 등의 서민을 대상으로 한 저작임을 밝혔다. 마에다는 『우키요모노가타리』의 내용과 권선서와의 관련을 다음과 같이 서술하고 있다.[121]

---

120) 에도시대 도시에 거주한 상인·기술인의 신분.
121) 이전에 언급한 앞의 책 『仮名草子集』의 본문, p.19

효타로우키요보(瓢太郞浮世坊)가 처세법으로 인생을 편력한 것은『우
키요모노가타리』전체가 이야기하고 있다. 우키요보(浮世坊)의 작자
효스이시료이(瓢水子了意)의 분신을 보려고 하는 것은 당연 추정할
수 있는 것이지만 우키요보는 너무나 고삽(苦澁)의 색이 짙은 자학
적이고 무책임한 자이다. 그것은 치쿠사이(竹齊)[122]나 라쿠아미(樂
阿弥) (『도카이도메이쇼키(東海道名所記)』[123]의 주인공)에 일맥상통
하는 면을 가지고 있으나 이 점을 료이의 인생경력의 고뇌의 반영으
로 보는 제가(諸家)의 설이 타당하다고 본다. 또 본서에는 명대의
유학(『사서·오경대전』·『성리대전』등이 대표적 서적)에 의해 일본
에 전래한 주자학의 계몽서 『세이리지기(性理字義)』, 훈언서 『명심
보감』, 루이쇼(類書) 『덴츄키(天中記)』, 간카이쇼(勸戒書) 『테키기츠
로쿠(迪吉錄)』 등, 당대의 수입서에서 제재를 딴 문장이 많다. (중
략) 카나죠시(假名草子), 특히 료이의 작품 연구에는 명간본이나 조
선 판본으로, 근세 초기 일본에 유포된 서적의 조사가 절실하다는
것을 알려주는 하나의 예이며 나아가 중국의 명말 청초에 성행한 선
서(권선징악을 위한 민중도덕 및 그에 관련한 사례·설화를 서술한
민간유통의 통속서)인 『명심보감』과 『테키기츠로쿠(迪吉錄)』(酒井忠
夫「中國善書の研究」 참조)와 본서와의 관계는 넓게 카나죠시(특히
敎訓物)와 권선서류와의 관련 연구의 필요성을 나타내는 것으로서
주목할 가치가 있다.

여기에서 『명심보감』을 「명말 청초에 성행한」 민간 통속서라는 설
은 사카이 타다오(酒井忠夫)[124]의 선서의 일반적인 견해에 의거한 것

---

122) 필자 주. 『치쿠사이 모노가타리(竹齋物語)』(2권)라고도 한다. 의사 이소다
미치야스(磯田道治, 1615-1624)의 작품으로 1621년경에 성립되었다. 야부
의사 치쿠사이가 부하 니라미노 스케를 데리고 제국편력(諸國遍歷)을 하며,
명승고적을 찾아다니며 광가(狂歌)를 노래한 해학적 이야기이다.
123) 1659년경 료이 저작으로 에도시대 도카이도(東海道)로 교토에 오르는 도중기
(道中記)로, 숙역사이(宿驛間)의 마을 수, 연도(沿道)의 명승(名勝)을 논해,
당시의 인정 풍속을 묘사한 명소문학이다.

으로 그 후에도 시라이시 마사코(白石晶子)125) · 후카자와 아키오(深澤
秋男)126) · 오가와 타케히코(小川武彦)127) 등의 연구자가 인용하며 마
에다와 동일한 주장을 하고 있는 설이다. 그러나 필자는 『명심보감』의
내재적 분석을 해 나가는 가운데 마에다 긴고로(前田金五郎)의 설에 대
한 의문을 가지게 되었다. 그 이유는 『명심보감』에는 다른 선서 『태상
감응편(太上感應篇)』 · 『공과격(功過格)』 · 『테키기츠로쿠(迪吉錄)』 등
과 달리 「치정편」 · 「계선편」 · 「성심편」 · 「정기편」 등의 내용(예를 들
면 천리에 기본을 둔 정치 방법을 논한 것 등)에서 위정자를 위한 「천」
의 강한 도덕적 요구가 명백하게 보이고 그러한 「천」의 관념이 위정자
들에게 수용된 예가 있기 때문이다.128)

또 마에다 긴고로의 선행 연구129)에는 『명심보감』과 『우키요모노가
타리』 관련의 인용 사실을 지적하고 있으나 그 인용이 일부에 지나지
않을 뿐만 아니라 문학적 · 사상적 관련에 관한 의의에 대해서도 언급
이 없다.130) 이러한 연구상의 미비를 보충하기 위해 본 장에서는 『우키

---

124) 『中國善書の硏究』 (弘文堂, 1960년 8월, p.451, p.483).
125) 「明心寶鑑 -明心寶鑑の流通とイスパニア譯の問題-」 (多賀秋五郎編 『近世
    アジア敎育史硏究』 文理 書院, 1966)
126) 『浮世物語 -付明心寶鑑解題-』 (『近世文學資料類從』 仮名草子編所收, 1974)
127) 「『堪忍記』と『明心寶鑑』」 『堪忍記』の出典上の二-中國種の說話を中心とし
    て- (早稻田大學文學部編 『近世文藝硏究と評論』 제 12호, 1976)
128) 成海俊 「일본 『명심보감』 수용에 관하여」 (『한국의 철학』 27호, 경북대학교
    퇴계연구소, 1999)
129) 『浮世物語』雜考 (『國語國文』 1965)
130) 『浮世物語』와의 관련은 中村璋八 『道敎の伝播』, 『道敎 제3권』 (平河出版社,
    1983, p.36)도 도교와 문학작품과의 관계를 「예를 들면 당시의 카나죠시(假名
    草子)의 대표 작품 아사이 료이(淺井了意) 『우키요모노가타리(浮世物語)』
    (1658, 또는 1664頃) 2권. 「後悔の事」의 조에는 명대의 권선서에 가까운
    교훈서 『명심보감』으로부터의 인용이 많이 보인다.」고 논하였다. 그러나

요모노가타리』의『명심보감』인용 부분을 확인하여『명심보감』과『우
키요모노가타리』의 사상적인 관련을 분석하고, 그 위치를 재고하고자
한다. 구체적으로는『우키요모노가타리』의 인용 부분과『명심보감』의
각 조문과의 대응관계를 다른『명심보감』인용서적과도 비교·조사하
여 그 문학적·사상적 의미를 찾고자 한다. 아울러『명심보감』과『우
키요모노가타리』의「천의 사상」과「지족안분」에 주목하면서『우키요
모노가타리』의 출판 당시의 사회 사상적 배경도 고찰하고자 한다.

2.『우키요 모노가타리(浮世物語)』의『명심보감』내용

료이의『우키요모노가타리』에서의『명심보감』관련 인용은 다음과
같다. 인용관계는 마에다씨 해설의 일본고전문학대계(日本古典文學大
系)『카나죠시집(假名草子集)』의 문장 첫머리의 주를 참조했다.[131] 이
하 인용 조사결과는 마에다씨의 지적에 필자가 재조사하여 새로 판명
된 ★표의 8개 부분을 새로 추가한 것이다. 또 인용한『명심보감』의
33개의 조문의 구분도 필자에 의한 것이다.

1. 浮世物語 卷2
   「九. 後悔の事」에『명심보감』「존심편」63조를 인용.
2. 浮世物語 卷3

中村씨의 所說은 마에다씨의 지적을 나타내지는 않는다.
131) 谷脇理 校注·譯『浮世物語』(神保五弥他編)『仮名草子集·浮世物語』(日本
   古典文學全集 37, 小學館, 1971)에도『명심보감』으로부터 인용한 사실을
   지적하고 있지만 마에다가 지적한 범위 안이다.

「六. 盗人の事」에 『명심보감』「성심편」120조를 인용.

「八. 万事心得違ひの事」에 『명심보감』의 ★「정기편」 3조, ★「존심편」 12조를 인용

「九. 鷹の爪を引闕たる事」에 『명심보감』의 ★「성심편」 35조를 인용.

3. 浮世物語 巻4

「一. 人に様の品ある事」에 『명심보감』「정기편」 77조를 인용.

「三. 足事を知るといふ事」에 『명심보감』「정기편」 30조, 「안분편」 2조, 「정기편」 109조를 인용.

「六. 天の命ずる性といふ事」에 『명심보감』의 ★「립교편」 6조를 인용.

4. 浮世物語 巻5

「一. 蝦の願立の事」에 『명심보감』「안분편」 1조, ★「안분편」 4조, 「존심편」 42조,

★「존심편」 43조, 「존심편」 54조를 인용.

「二. 天道を恐るべき事」에 『명심보감』의 「천리편」 1조, 「천리편」 2조, 「천리편」 16, 17조, 「계선편」 20조, 「천리편」 5조, ★「계선편」 4조, 「천리편」 8조, ★「천리편」 19조를 인용.

「四. 不孝不肖の子は持たざるにはしかじといふ事」에 『명심보감』의 「훈자편」 1조를 인용.

「五. 家を治むる慎の事」에 『명심보감』「계선편」 41조, 「성심편」 77조, 「성심편」 137조,

「정기편」 67조, 「성심편」 149조를 인용.

「六. 後言を言ふべからざる事」에 『명심보감』의 「정기편」 15조, 「천리편」 7조, 「정기편」 24조, 「정기편」 14조를 인용.

『우키요모노가타리』 전체에는 유교·불교·도교의 삼교합일 사상
이 보이지만 『명심보감』의 「유교·불교·도교」 사상에서 주로 유교·
도교적인 사상을 인용하고 있으며, 이러한 사상을 일반인들도 이해하
기 쉽게 풀어 설명하고 있다.132) 또 『명심보감』의 조문을 그대로 인용
한 것이 아니고 비슷한 문장으로 고쳐 설명을 덧붙인 부분이 많으며
그 가운데는 조문의 일부만 인용한 곳도 보인다. 『명심보감』이나 오제
호안(小瀬甫庵, 1564-1640)의 『명심보감』 인용서적인 『메이호칸(明意
寶鑑)』의 문장(한문)과 달리 꽤 다듬어진 문장인 것을 알 수 있는데 이
는 다음의 원문과 『우키요모노가타리』 인용문의 비교에서 보다 명확히
알 수 있다.

이러한 사실은 『우키요모노가타리』가 소위 상층의 지식계층(유학자
나 무사의 일부)을 대상으로 한 것이 아니고 기초문자인 가나(仮名) 정
도는 이해하고 있지만 한자에 대한 지식이 그다지 없는 상인이나 농민
계층을 대상으로 하고 있음을 나타내고 있다.133) 이러한 가운데 「권선
징악」을 설명하며 『명심보감』의 「천의 사상」을 주로 인용한 내용을 가
진 것134)으로 료이의 「천도를 두려워 할 것」은 간과해서는 안 될 부
분이다.

---

132) 주로 앞에서 언급한, 『仮名草子集』 중의 「천도를 두려워 할 것(天道を恐るべ
き事)」, p.343-344와 「족함을 알 것(足事を知るといふ事)」, p.327-328.
133) 에도시대 후기가 되면 부를 축적한 쵸닌과 부농 가운데는 사서에 관심을
가질 정도로 높은 교양을 가진 자도 있었다.
134) 다른 인용 서적 가운데는 오제 호안의 『메이호칸』의 「계선편」과 하야시
라잔의 『도모쇼』의 「권선부」와 대응한다.

3. 『우키요 모노가타리(浮世物語)』의 천(天) 사상

여기에서는 『우키요모노가타리』의 본문을 예로 들어 검토하기로 한
다. 또 이하의 인용은 일본어 원문에 필자의 한국어 번역과 해당하는
『명심보감』 원문을 찾아서 실었다. 또 기호 및 밑줄은 필자가 붙인 것
으로 인용 조사를 한 판본은 료이 시대에 유행하던 1861(寬永 8)년판
「화각본(和刻本)」(「明刊本」에 訓点을 붙인 것) 『명심보감』을 기준으로
했다.(이하 통일)[135]

「만물의 소생과 번영, 꽃이 피어서 열매를 맺고 지는 것은 만물의
이치로 변하지 않는다. 새가 지저귀고 짐승이 울고 하는 것은 모두
가 자연의 이치로 이것이 바로 천도의 도리이다. (a)사람으로서 천
리에 따를 때는 오래 번영하고 천리에 따르지 않을 때는 멸망한다.
(b)천리를 믿고 따르면 구하지 않아도 자연스럽게 이익이 따른다.
그러나 사람의 욕구에 따르면 예상치 못한 재앙이 있다. 모든 사람
의 선악은 반드시 보답이 따르게 마련이다. (c)선을 행한 사람에게
는 하늘이 복을 베풀고, 악을 행한 사람에게는 하늘이 재앙을 내린
다. 이 하늘의 섭리는 조금도 착오가 없으니 선과 악을 행하는 사람
은 그 보답이 없다고 말하지 말라. 다만 그 보답의 때가 되지 않았
다는 것을 알아야 한다. 비록 악을 행하고 하늘이 내리는 그 재앙을
피하기 위해 구름을 넘어 하늘 높이 날고, 멀리 달려 지구 밖을 벗
어난다고 하여도 숨기 어렵고 벗어나기 어렵다. 단지 그 응보가 오
는 것의 늦고 빠름을 견줄 뿐이다. (d)콩을 심으면 콩이 나고 팥을
심으면 팥이 난다. 선악과 응보가 없다고 말하지 마라. 하늘의 그물

---

[135] 이「천도를 두려워 할 것(天道を恐るべき事)」의 『명심보감』으로부터의 인용
은 료이가 관심을 가지고 있는 불교적 요소는 어떤 이유에서인지 전혀 포함되
어 있지 않다. 또 료이가 사용한 판본은 1631년에서 1715년의 약 85년에
사이에 11회 간행된 판본과 같은 종류의 판본을 사용하였다.

은 넓고 넓어서 듬성듬성 하지만 새어나가지 못한다고 한다. (e)중
국 한 나라의 마원이 말하기를, 일생을 마칠 때까지 선을 행하여도
선은 아직 부족한 것 같다. 그러나 하루라도 악을 행하면 악은 스스
로 남음이 있다고 한다. 진정으로 행하는 선은 반복해서 행하여도
물리지 않는다. 그러나 조금이라 할지라도 악을 행하면 스스로 남음
이 있어, 한 알의 독약이 사람의 생명을 뺏는 것과 같다. 그러므로
천도라는 것은 하늘을 우러러 존경하고 보답을 바라서는 안 된다.
사람들의 마음속에 천도가 모두 갖추어져 있다. (f)강절소(康節邵)
선생이 말하기를, 천은 들어도 조용하고 소리가 없다. 울창하여 어
느 곳을 찾아야 할까. 높은 곳에 있는 것도 아니고 먼 곳에 있는 것
도 아니다. 모든 것이 단지 사람의 마음속에 있다. 사람이 마음속에
조그마한 생각이 생기면 천지는 구석구석 모두 알게 된다. 혹시 선
악에 응보가 없으면 하늘과 땅이 반드시 나에게 있다고 한다. 천은
소리도 없고 냄새도 없다. 하물며 형태가 있을 리가 없다. 울창하고
푸르러 가장자리도 없고 둘레도 없다. 어떠한 곳에서 천을 찾아 볼
수 있을까. 높은 곳에 있지 않고 멀리 있지 않다. 단지 사람의 마음
속에 있다. 선은 천리에 따르고 악은 천리를 거스른다. 사람이 생각
하고 있는 것을 천은 잘 알아차린다. 그러니 선을 행하여 재앙을 얻
고, 악을 행하여 복을 얻었다면 이것은 즉 천도에 사심이 있었다고
할 수 있다. 선에는 복이 있고 악에는 재앙이 따른다는 것이 천도의
올바른 이치이다. (g)사람을 속이는 자는 우선 스스로 자신의 마음
을 속이는 것이다. 그러므로 마음을 속이는 것은 천도를 속이는 것
이다. 그리고 거짓으로 진실을 장식하고 사심으로 정직을 현혹시키
는 것이 된다. 타인은 그러한 것을 믿지 않으니 천도를 속여서는 안
된다. (h)하늘에 죄를 지으면 빌 곳이 없다고 논어에도 적혀 있다.
그러므로 인·의·예·지·신은 천의 일반적인 도리이다. (天道を恐
るべき事)」

万物の生じて榮え、花さき實り藏まる事、定まりて改まらず。鳥の
囀、獸の鳴く、皆これその節に応ず。これ天道の理なり。(a)人として
天理に隨ふ時は長らへ、天理に違ふ時は滅ぶ。(b)それ天理に任せぬれ
ば、求めずして自ら利あり。人の欲に隨ふ時は思ひの外なる害あり、

すべて人の善惡必ずその報無きにあらず。(c)善をなす者には天道これ
に報ふに幸を施し、惡をなす者には天道これに報ふに災を与へ給ふ。
更に少しも過つ事無し、善惡をなす者その報無しと言ふ事なかれ。只
その報の時節未だ到らずと知るべし。譬へば惡をなしてその報を遁れ
んが爲に、高く飛んで雲を凌ぎ、遠くを走りて地を潛るとも、隱れ難
く遁れ難し。只その報の來る事の遲きと早きとを爭ふのみなり。(d)豆
を植ゆれば豆を得、栗を植ゆれば栗を生ず。善惡更にその報無しと言
ふべからず。天網恢恢として疎かなれども漏らさずと言へり。(e)漢の
馬援が曰く、身を終わるまで善を行へども、善は猶足らざるが如し。
一日惡を行へば、惡は自ら余ありと言へり。誠に善をなす事は、なせ
どもなせども飽く事なし。少しなれども惡をなせば、自ら余りて、譬
へば一粒の毒丸のよく命を奪ふが如し。されば天道とて空に仰ぎて、
形求むべからず。人々心の中に皆備へてこれあり。(f)康節邵先生言へ
る事あり。天は聽けども寂かにして音無し。蒼々いづれの處にか尋ね
ん。高きにあらず遠きにあらず。すべて只人の心にあり。人の心一念
を生ずれば、天地悉く皆知る。善惡にもし報なくは乾坤必ず私あらん
と言へり。天の緯は音も無く臭も無し。況んや形あらんや。蒼々と靑
く、邊も無く際も無し。いづれの所にか天を、尋ねて見る事は得ん
や。高きにあらず遠きにあらず、只人の心にあり。善は天理に隨ひ、
惡は天理に背く。人の念慮は天よく知ろしめす。されば善をなして災
來たり、惡をなして幸あらば、これ卽ち天道に私ありと言ふべし。善
に幸あり、惡に災ある。これ天道の直なる所なり。(g)人を欺く者はま
づ自ら我が心を欺くなり。心を欺くは、これその天道を欺くなり。僞
を以て誠を飾り、私を以て正直を眩ます。他人はこれを信ずべく、天
道は僞るべからず。(h)罪を天に獲れば禱るに所無しと論語にも記せ
り。この故に仁義礼智信は天の常の道なり(後略)」(天道を恐るべき事)
136)

---

136) 앞에서 언급한 마에다 긴고로의 『仮名草子集』의 본문 p.343-344 내용을
　　인용.

다소 인용이 길있지만 이것이 본문이다.

본문 중의 (a)에서 (h)의 밑줄은 이하 해당 번호로 열거하는『명심보
감』의 조문을 전거(典據)로 한다.

(a) 孟子云, 順天者存, 逆天者亡.（『明心寶鑑』 天理篇, 1조）
하야시 라잔의『도모쇼(童蒙抄)』에도 인용

(b) 近思錄云, 循天理, 則不求利而自無不利. 循人欲, 則求利未得而害
己隨之.（天理篇, 2조）오제 호안의『세이요쇼(政要抄)』에도 인용.

(c) 徐神翁曰, 積善降善, 積惡降惡. 仔細思量, 天地不錯. 善有善報,
惡有惡報. 若還不報時辰未到.（中略）善惡到頭終有報, 高飛遠走
也難藏. 行藏虛實自家知, 禍福因由更問誰. 善惡到頭終有報, 只爭
來早與來遲（継善篇, 3조의 일부）

(d) 莊子曰, 若人作不善, 得顯名者, 人不害, 天必誅之. 種豆得豆. 天
網恢恢疎而不漏.（天理篇, 16조의 일부）.

(e) 馬援曰, 終身行善, 善猶不足. 一日行惡, 惡自有餘.（継善篇, 20조）

(f) 康節邵先生曰, 天聽寂無音, 蒼蒼何處尋. 非高亦非遠, 都只在人心.
人心生一念, 天地悉皆知. 善惡若無報, 乾坤必有私.（天理篇, 5조）
오제 호안의『세이요쇼(政要抄)』에도 인용.

(g) 忠孝略曰, 欺人必自欺其心. 欺其心必自欺其天心. 豈可欺乎.（天
理篇, 8조）

(h) 子曰, 獲罪於天, 無所禱也.（天理篇, 19조）이 내용은『太平経』「鈔
乙 12」에도 있다.「天威一發不可禁也. 獲罪于天, 令人夭死）[137]

---

137) 이중의 a, b, c 는 이시게 타다시(石毛忠)가「江戸時代初期における天の思
想」『日本思想史研究』제2호, 1968년, p.45에서「庶民倫理と天の思想」과의
관계에서,「천명을 거스르면 반드시 운명이 다하게 된다.(天命に背けば必ず

천명에 순종하는 자는 살고 거스르는 자는 죽을 것이다. 선한 자에게 복을 주고 악한 자에게 재앙을 내리는 천의 밝은 섭리를 설명하는 『명심보감』의 「천」의 인용방법에 대해 료이보다 앞서 『명심보감』을 인용한 위정자 오제 호안(小瀨甫庵, 1564–1640)과 비교·대조하여 알 수 있는 것은 다음과 같다. 먼저 공통점으로서는 「천의 관념」에서 료이는 호안의 『메이호칸(明意宝鑑)』·『세이요쇼(政要抄)』에서처럼 ①천은 인간의 선악행위에 대해 정확한 응보와 상벌을 주는 존재로서 파악하며 ②천이 인간세계의 외측에서 의인적으로 존재한다고 보는 조문을 인용하고 있다.138)

다음에 양자의 상위점을 살펴보면 호안의 경우(『明意宝鑑』「継善篇」), 인간의 「선악행위」에 대해 정확하게 상응하는 「천」의 작용을 설명하는 부분은 인용하고 있지만, 인간행위의 「악」에 대한 강력한 제재로서의 천의 두려움이나 벌에 대해서는 그다지 인용하고 있지 않다. 이에 비해 료이의 천은 인간의 선악행위에 대한 상응에 있어 호안과는 공통성을 가지면서도 인간의 비도덕적인 행위에 대한 엄격한 제재를 강조하고 있다.(「惡をなしてその報を遁れんが爲に、高く飛んで雲を凌ぎ、遠くを走りて地を潛るとも、隱れ難く遁れ難し。악을 행하고 하늘이 내리는 그 재앙을 피하기 위해 구름을 넘어 하늘 높이 날고, 멀리 달려

運命はつきるもの)」라 인용하고 있지만, 이시게 씨는 『명심보감』과의 영향 관계나 교훈성에 대한 언급은 없다.

138) 『명심보감』 관련 문헌 가운데 가장 일찍 「천의 관념」을 보다 명확하게 나타낸 것은 오제호안의 『메이호칸』이다. 『메이호칸』의 「천의 관념」에 대해서는 타마카케 히로유키의 「慶長期の小瀨甫庵の思想」(石田一良編 『日本精神史』 ぺりかん社, 1988年)에 상세하다. 또 타마카케의 논문에 대해서 이시게는 「戰國武士の運命觀とその轉換」(『日本歷史』 484호, 1988年)에서 다른 견해를 주장하고 있다.

지구 밖을 벗어난다하여도 숨기 어렵고 벗어나기 어렵다.」). 즉 료이
는 천의 노여움·벌을 강조하여 그 벌을 통해서 사람들에게 선행을 강
요하고 있다. 또 료이가 논하는 천의 권능에는 인간의 악행에 대해서
강력한 제재를 가하는 수단으로 인간의 생명까지 단축시키는 작용이
포함되어 있다.[139]

　료이는「천도를 두려워 할 것(天道を恐るべき事)」이라는 장의 주제에
서도 알 수 있듯이 절대자로서의「천」의 존재 혹은 두려워해야 할「천」
의 존재를 강조하면서「권선징악」을 논하고 있는 것이다. (「若人作不
善, 人不害, 天必誅之. 혹시 사람의 불선에 대해 다른 사람이 해를 가
하지 않는다고 할지라도 천은 반드시 그대로 두지 않는다.」). 즉 료이
의 천의 관념은 기독교에서 보이는 비록 죄를 짓고도 하느님 앞에서
회개하면 죄 사함을 받을 수 있다는 견해나 일본의 민간 신앙에서 유
행한 현세이익적인 사고, 즉 죄를 짓고 신불 앞에 가서 빌고 회개하면
복이 온다는 견해가 아니고 오직 자신의 생활 속에서 선을 찾고 그 진
리를 실천해야만 복이 내려진다는 논리이다. 그렇게 하지 않고 기도로
서 좋은 결과를 비는 것은 단순한 자신의 마음의 위안일 뿐이지 결코
그 기도의 진정한 응답은 기대할 수 없다는 것이다.

　이와 같은 료이가 논하는 권선사상[140]에는 힌두교의 카르마(업, 행

---

139) 자료 a, d, g, h. 료이가 천의 인간의 능력을 초월한 힘을 강조하면서 민중에
　　대한 강한 권선을 논하는 배경에는 중국 고대 유교의 천의 관념이나 노장사상
　　에 있는 숙명관·미신관 등도 받아들인 것에 연유한다.
140) 나카에 도쥬(中江藤樹)와 동일한 선을 논하고 있다.「善惡の報ひは谷にこえ
　　をあぐるがごとくなれば、善を思ひ善をおこなふには、かならず善のむ
　　くひあり、惡を思ひ惡をおこなへば、かならず惡のむくひ有。『鑑草』(岩
　　波文庫、p.81)」「복선화음(福善禍淫)의 응보는 산 메아리와 같다.『鑑草』
　　(岩波文庫, p.216)」「그림자가 형태를 따르는 것과 같다.(p.116, p.219)」
　　「울림의 소리가 퍼지는 것과 같다. 천도자연의 묘리(p.237)」「그림자가 형태

위)나 불교의 윤회사상에 의한 「인과응보」처럼 인간은 누구나 자신의 행위의 결과로부터 자유로울 수가 없고 그 책임은 반드시 따른다는 것을 강조하고 있다. 그러나 『우키요모노가타리』의 「천도를 두려할 것」 전체에서 볼 수 있는 「천」은 신비적인 힘을 가지고 죄가 없는 인간에게 재앙이나 병을 주는 사악한 존재는 아니다. 어디까지나 선악행위에 따른 정확한 상벌이 내려지는 법이므로 인간은 천의 엄격한 응보·초월적인 힘을 의식하며 선이 되는 행동을 하는 것이 중요하다(자료 b, c, e, f).

이상과 같이 료이가 논한 천도는 결국에는 인간 행위의 책임을 강조하며 민중을 중심으로 널리 인간에게 도덕적 행위의 요청과 그 행위에 대한 엄격한 상벌을 주는 것으로 인간계의 도덕적 질서를 유지시키기는 작용을 하고 있다.[141]

위와 같은 천(天)의 사상이 료이에 있어서는 인간생활의 「부귀빈천」이 인간의 비도덕적·비윤리적인 행위의 결과에 의해서 얻는 것 보다는 「천」이 정한 참신한 도리에 따라 얻는 것이 바람직하다고 하는 것이다. 이는 「지족안분」의 사상과도 밀접한 관련이 있다.

4. 『우키요 모노가타리(浮世物語)』의 지족안분론

여기에서는 「지족안분」의 관념이 『우키요모노가타리』에서 어떻게

를 따르는 것이 필연의 이치이다.(p.255)」
[141] 이러한 사상에 대해 마에다 이치로(前田一郎)는 「淺井了意の仏教思想」(『仏教史學研究』第 34卷 2号, 1991年, p.169)에서 이하와 같이 논하고 있다. 「그 인간으로서의 요건으로 세속윤리의 준수를 들어 인과에 세속윤리가 흡수되었다.」

논의되고 있는가에 대한 그 실태를 고찰하기로 한다.

(a)태상감응편에 말하기를 재앙과 복의 문은 없고 단지 사람이 스스
로 부른다. 선악의 보답은 그림자가 형태를 따르는 것과 같다. 그러
므로 사람의 마음이 선을 행하면 선을 아직 실행하지 않았다 할지라
도 길신(吉神)은 이미 이에 따른다. 혹은 마음에 악을 일으키면 악
을 아직 실행하지 않았다 할지라도 흉신(凶神)이 이미 거기에 따른
다. 이전에 악을 행한 일이 있으면 후에 스스로 고치고 참회해야 한
다. 그렇게 하면 오랜 시간이 지나 경사스런 복을 얻는다. 즉 재앙
을 물리치고 행복을 맞이하는 근원이 되는 것이다. 행복과 재앙은
바깥에서 오는 것이 아니다. 인간 스스로의 선악 행동에 따라 자초
하는 것이다. 예를 들면 그 (b)몸에 기세가 있다고 해도 자랑하지
말아야 한다. 행복이 있다고 해도 교만하지 말아야 한다. 또한 가난
하다고 해서 속이지 말아야 한다. 천리는 진정으로 때가 있다. 그
재앙의 근원은 교만을 좋아하고 욕심이 많다. 이 두 종류에 의해서
거짓과 속임, 질투와 아부로 천도를 배신하고 사람을 현혹시키면 예
측할 수 없는 근심을 만나게 된다. (c)호문정공(胡文定公)이 말하기
를 대개 사람의 집은 모름지기 항상 부족함이 있어야 한다. 만약 충
분한 재물로 무장하면 원하지 않는 일이 닥친다고 말한다. 모든 일
에 충분하여 제멋대로 낭비하지 말라. 충분하면 재앙이 따른다. (중
략) 재앙이 와서 몸에 닥칠 때 하늘에 빌고 신에게 고하여 위기를
모면하려고 해도 자신의 몸이 천리에 반대하여 신불을 배신하고 세
상으로부터 버림받아 사람들로부터 미움을 받게 되면 닥친 재앙을
불식시킬 곳이 없다. (d)천이 만든 재앙은 벗어날 수 있는 방법이
있지만 스스로 만든 재앙은 벗어날 수가 없다. 이러한 연유로 빌어
도 효과가 없어 마지막으로 가정이 파멸되고 몸이 망하게 되어 처자
식도 같이 이 근심에 연루되는 일이 눈앞의 썩은 이빨처럼 많다. 단
지 깊이 자중하고 (e)가정을 지키고 다스림에는 분수에 따라 자신의
신분에 맞게 높은 사람이나 미천한 사람을 막론하고 거만하지 않고
욕심을 부리지 않음에 있다. 스스로 욕심을 내지 않고 분수를 알고
만족을 알 때 마음이 편안하고 두려움이 없다. 이것은 마음이 속세

를 벗어나 자유로운 소요자재(逍遙自在)의 선인(仙人)의 경지다(五,
家を治むる愼の事).

(a)太上感応篇に曰く、禍福に門無し。人自ら招く。善惡の報は影の形
に隨ふが如し。この故に人の心善を發せば、善未だ爲さずといへど
も、しかも吉神既にこれに隨ふ。或は心惡を發せば、惡未だ爲さずと
いへども、凶神既にこれに隨ふ。それ曾て惡事を行ひし事あらば、後
自ら改め悔べし。久々にして吉慶を獲ん。災を轉じて幸となす所以な
りと言へり。幸と災と外より來るものにあらず。自ら善惡の行いより
招くなり。たとひその (b)身に勢いありとも誇るべからず。幸ありと
も驕るべからず。況んや貧しきとて欺くべからず。天理誠に時あり。
それ災の本は驕を好み、欲深き、この二つを種として僞り欺き、妬み
諂ひて天道に背き、人を晦まし、思ひの外なる憂へに逢ふなり。(c)胡
文定公の曰く、大抵人の家は須く常に不足の處有らしむべし。若十分
の快意を堤防すれば、不恰の好事ありて出づと言へり。物每十分に心
儘に足事なかれ。十分なれば災起る。(중략) 災來りて身に蒙る時に当
りて、天に祈り神に申て遁れん事を求むといえども、我身天理に違
ひ、仏神に背き、世に捨てられ、人に疎まれ果てて、かの災を仏ふべ
き所無し。(d)天の作せるわざわいは猶遁るべし。自ら作せるわざわ
いは遁るべからず。この故に祈るに驗無く、終に家破れ身滅びて、妻
子同じく此憂へに繋がるる事、目の前に齬多し。只深く愼みて、(e)家
を守り治むるには、分に隨ひ身に応じて、高きも賤しきも驕を止め、
欲を薄くするにあり。自ら欲少く、分際を知りて足とする時は、心緩
やかにして恐るる所無し。これ逍遙自在の仙人也 (五、家を治むる愼
の事)142)

　본문 중에 기록한 기호 및 밑줄은 이하의『명심보감』의 조문을 전거
로 한 것이다.

---

142) 앞의 책『仮名草子集』, pp.349-350.

(a)太上感応篇曰, 禍福無門, 惟人自招. 善惡之報, 如影隨形. 所以, 人心起於善. 善雖未爲, 而吉神已隨之. 或心起於惡, 惡雖未爲, 而凶神已隨之. 其有曹行惡事後自改悔久, 久必獲吉慶. 所以轉過爲福也 (『明心寶鑑』継善篇, 41조).143)

(b)太公曰, 貧不可欺, 富不可勢. 陰陽相推, 周而復始 (省心篇, 77조).

(c)胡文定公曰, 大抵人家須常敎, 有不足處, 若十分快意提防, 有不恰好事出 (省心篇, 137조).

(d)太甲曰, 天作孽猶可違, 自作孽不可活 (正己篇, 67조).

(e)家常守分隨綠過, 便是逍遙自在仙 (省心篇, 149조의 일부).

위의 인용에 근거하여 료이의 사상을 요약하면 대체로 이하와 같다. 먼저 절대자에 의해 만들어진 도에 순응하는 것이 올바른 도리이며 인

---

143) 이(a)의 태상감응편 왈이라는 것은 『명심보감』의 형태이다. 자료의 굵은 선 (「태상감응편왈(太上感応篇曰)」 이하의 내용과 「所以」 이하의 내용)이 『태상감응편』의 본문에서는 처음과 마지막에 해당하는 부분이다. 또 료이의 다른 저작에도 『태상감응편』에서 인용한 부분은 보이지 않지만 이하와 같은 료이와 『태상감응편』을 직접 연관시킨 견해가 있다. 호죠 히데오(北條秀雄)는 「太上感応篇定設(淺井了意 自筆寫本)」(『近世文芸』 22, 1973年7月 p.52)에서 구판 『淺井了意』(昭和 19年)의 p.186, 『改訂增補 淺井了意』(昭和 47년)의 p.127에 「료이의 자필본이라 칭하는 太上感応篇定設이 있다」고 기록한 것과, 昭和 14년 1월 1일 발행, 沼津市 住吉町 · 古典社의 『最新 和本相場全集』 p.90.
右下段에 「太上感応篇定設 (淺井了意自筆) 90円」이 기록되어 있음을 지적하고 있다. 또 호조씨는 『태상감응편정설』이 아사이 료이의 자필 사본인지에 관해 이하와 같이 서술하고 있다. 「간단히 살펴본 것에 불과하지만 2, 3의 글자체의 특징에서 보면 료이의 자필로 보인다. 아카마츠 토시히데(赤松俊秀)씨도 틀림없다고 말하고 있다.」(p.53) 『태상감응편』의 료이 사본이 있음을 시사하고 있다. 그러나 이 『태상감응편』의 료이 자필 사본설에는 의문이 남는다. 그 이유는 료이가 자작에 『명심보감』의 권선사상을 적극적으로 받아들였음에도 불구하고 타 권선서(前記와 같은 『태상감응편』)의 내용을 직접 인용한 부분이나 이러한 것들과 접한 흔적이 보이지 않기 때문이다.

간의 올바르지 못한 행동에는 반드시 천(天)의 응보가 있다는 것을 자각시키려하고 있다(善惡之報, 如影隨形. 선악의 보답은 그림자가 형태를 따르는 것과 같다). 인간은 자신의 사악한 선악 행위에 대해 스스로 책임을 지지 않으면 안 된다. 또 각자의 신분을 준수하며 분수에 만족할 것을 논하고 있다(b). 이와 같은「천」의 힘을 배경으로 한「지족안분」의 논리는 지배자 층에 대해서는 설득력이 약하다. 그러나 서민층에는 당시의 상하신분을 구별한 막번 체제의 정치・사회체제를 순응시키는데 좋은 역할을 하였다고 생각한다.

이 관념은 근세 신분제 사회에서 농민이나 쵸닌 계층의 교화를 위해, 보다 더 많은「지족안분」을 강조하는 이하의 편에도 보인다.

(a)노자(老子)가 말하기를 욕심이 많으면 몸을 손상시키고 보화가 많으면 몸을 번거롭게 한다고 하였다. 번거롭게 하는 것이란 신중하게 생각하는 마음의 여유를 없게 하는 것이다. 게다가 만족할 줄 모르는 사람은 욕심이 많은 것에 연유하기 때문에 이것은 재앙의 근원이 된다. 재물은 또 몸을 해치는 원인의 씨앗이 되기도 한다. 그러기 때문에 너무 욕심을 부려서는 안 된다. 항상 넉넉함을 알아야 한다. (b)넉넉함을 알지 못하는 사람은 부유하다고 해도 가난한 것과 같다. 넉넉함을 아는 사람은 가난하다 할지라도 부유한 것과 같다. (c)색은 물들이지 않으면 더럽혀지지 않는다. 재물은 탐내지 않으면 해가 없다고 한다. 「三, 넉넉함을 안다는 것」144)

---

144) 앞의 책『仮名草子集』, pp.327-328. 여기에서는 재물을 부정하고 있지만 『칸닌키』에서는 인간의 색욕도 부정하고 있다. 이하에 그 부분을 들어보면 「色欲の事ハけだもの。昆虫の類にいたるまで。いづれか愛せざる。人の人たる道より。をのれが欲にまかせて。ほしゐまゝに。無礼をおこなハゞなんぞ。鳥けだものに。かがはきらんや。まして忍びざる。非道より惡をまねき。わざハひを。もとめ身をほろぼし。命をうしなふ。まことにいましむべし(『堪忍記』、第十二図 32ウ)」

사람은 단지 닉닉함을 일아아 한다. (d)넉넉함을 알 때는 항상 즐거움이 있다. 탐욕을 많이 가지는 사람은 근심이 있다. 넉넉함을 알고 항상 넉넉하다고 생각하면 일생동안 치욕 됨이 없다. 탐욕을 멈추고 항상 즐기면 일생동안 근심이 없다. 사람을 시샘하는 것은 넉넉함을 모르기 때문이다. 탐하는 것은 욕심이 많기 때문이다. 옛날 가요에 말하기를 (e)세상의 위를 보면 한이 없다, 자신보다 아래도 있는 것이다. (f)군자는 재물을 사랑하지만 이것을 취하는 데는 도리가 있다. 군자는 도를 염려하지만 가난을 염려하지 않는다. (g)사람이 백살까지 수명을 보존하는 자는 드물다. 그런데도 욕심을 부려 천년의 재물을 생각하고 있다. 이것은 정말로 어리석은 짓이다. (一、蛙の願立の事).

(a)老子の曰く、欲多ければ身を損び、宝多ければ身を煩はすと言へり。煩はすとは用心に隙無き心なり。げにも飽き足る事を知らざる者は、欲深き故なれば、これ災の本也。財は又身を損ふ種なり。この故に欲をば恣にすべからず。常に足ことを知るべし。(b)足ことを知らざる者は富といへども貧しきが如し。足ことを知る者は貧しといへども富めるが如し。(c)色は染ざれば穢れず。財は貪らざれば害無しと言へり「三、足事を知るといふ事」

人は只足事を知るべし。(d)足事を知る時は樂あり。貪る事多き者は憂あり。足事を知りて常に足りとすれば、身を終るまで辱しめられず。貪を止めて常に樂しめば、身を終るまで憂なし。人を羨むは足事を知らざる故なり。貪る事は欲深き所なり。古歌に曰く、(e)世の中の上を見るには限り無し我より下の人もこそあれ、(f)それ君子は財を愛すれども、これを取るに道有。君子は道を憂へて貧しきを憂へず。(g)人に百歳の壽を保つ者無し。然るをまげて千年の畜を思ふ。これ誠に愚なるにあらずや「一、蛙の願立の事」。145)

본문 중의 밑줄을 붙인 기호 (a)에서 (g)는 이하의『명심보감』조문

---

145) 앞의 책『仮名草子集』, pp.341-342.

을 각각 전거하고 있다.

(a) 老子曰, 慾多傷身, 財多累身 (『明心寶鑑』正己篇, 30조).
(b) 知足者貧賤亦樂, 不知足者富貴多憂 (安分篇, 1조의 일부).
(c) 賢士伝曰, 色不染無所穢. 財不貧無所害 (正己篇, 109조의 일부).
(e) 比上不足, 比下有余 (安分篇, 4조의 일부).
(f) 君子愛財, 恥之有道, 君子憂道不憂貧 (存心篇, 43조).
(g) 世無百歲人, 枉作千年計 (存心篇, 54조).

위의 료이의 『우키요모노가타리』 인용 사실을 살펴보면 인간의 욕
망에 대한 긍정과 추구보다는 억제와 극기를 강조하며 물질적 가치추
구 보다는 정신적 가치추구를 중시하는 지족안분의 생활 윤리를 강조
하며 수양과 극기를 논하고 있다. 즉 인간이 탐욕으로 재물을 바라면
재앙과 고통을 초래하기 때문에 항상 각자의 「분수」에 만족할 것을 반
복해서 강조하고 있다. 이것은 일본 중세의 가모노쵸메이(카모노 나가
아키라, 鴨長明, 1153?-1216)[146]의 『호죠키(方丈記)』나 켄코호시(兼
好法師, 1284?-1350?)[147]의 『쯔레즈레구사(徒然草)』등의 물질적 만
족을 부정하는 은둔자의 처세훈과도 상통한다. 료이가 논하는 「만족할

---

146) 카마쿠라 시대의 시모가모신사(下賀茂神社)의 네의장계(禰宜長繼)의 아들로
    가인(歌人)이다.
147) 요시다 겐코(吉田兼好)로 카마쿠라시대말기・난보쿠쵸(南北朝)시대의 가인
    ・수필가인 겐코 호시(兼好法師)는 신관 가문으로 유명한 복부씨(卜部氏)의
    출신, 성장해서는 유력귀족인 호리카와가(堀河家)에 종사하고 고니죠(後二
    條) 천황의 측근에서 업무를 수행했다. 항상 최고의 귀족문화를 접하고 있던
    겐코(兼好)였지만 천황의 돌연 서거를 전기로 우아한 세계와 결별하고 「출가」
    하여 아즈마 국(東國) 등의 각지를 돌아다녔다. 그 여행지에서 이것저것
    보고들은 것과 실용지식과 여러 심경을 격식 없이 정리한 수필문학의 걸작으로
    평가 받는 「쯔레즈레구사(徒然草)」이다.

줄 알고 분수를 지킨다 (足ることを知り分に安ずる)」는 당시 임한 신분제도 아래 있는 피지배자 층의 사회적 불만을 부드럽게 하는 역할도 있었다.[148]『우키요모노가타리』의『명심보감』조문에서의 인용은「천」의 끝없는 권능 아래 인간은 항상 천의 무한한 힘을 자각하고 천이 명하는 각각의 신분상응의 생활에 만족할 것을 역설하고 있다.

『명심보감』의 사상은 여러 신분층을 대상으로 하며 각 신분층에 대해「권선징악」・「인과응보」를 기조로 하여 인생의 올바른 길을 갈파한 명언이나 생활의 지침이 될 금은과 지혜가 될 좌우명으로 수양과 극기로 생의 어떠한 난관에도 슬기롭게 극복하고 굳세게 살아 나갈 수 있는 방법을 제시하며 사회생활의 올바른 도리를 나타내는 교화적 성격에 중점을 두고 있다.

이에 대해 료이의『우키요모노가타리』의 인용 내용은 앞의 자료에서와 같이『명심보감』의 특정 부분을 강조하며 가나(仮名)를 혼합한 알기 쉬운 문장으로 서민의 신분에 맞는 생활윤리를 논하고 있다.「천」에 대한 응보의 설명은 그 대표적 예이다(種豆得豆, 天網恢恢疏而不漏. 獲罪於天無所禱也. ─콩을 심으면 콩이 나고 팥을 심으면 팥이 난다. 하늘의 그물은 넓고 넓어서 듬성듬성 하지만 새어나가지 못한다고 한다. 하늘에 죄를 지으면 빌 곳이 없다. 등). 즉 여러 가지 사상적 소재의 집합체라고 할 수 있는『명심보감』에서 료이는 자신의 의도에 합치하는 부분을 선택・수용하고 있다. 이 점은 료이의『명심보감』수용상의 특징으로 주목할 만한 사실이다.

료이의『우키요모노가타리』의 사상을 본 서적에서 본 것과 같이 서민층을 대상으로 한다는 규정을 지을 경우 다음과 같은 시대 배경을

---

148)「지족안분」과 당시의 사회와의 관계에 관해서는 衣笠安喜『近世日本の儒教と文化』(思文閣出版, 1990年, p.273 이하) 참조.

생각해 볼 수 있다. 1660년대 (寬文期)에는 지배계급인 무사층을 기준
으로 피지배계급으로서의 상인·농민층의 신분과 역할이 정착한 사회
상황이 나타났다. 료이는 그와 같은 시대 배경을 충분히 염두에 두고
『우키요모노가타리』 등을 편찬한 것으로 생각된다.149)

5. 나오면서

이상 본 장에서는 료이의 『우키요모노가타리』의 『명심보감』 조문에
서의 인용의 특징을 들어 그 사상적 의의를 논했다. 구체적으로 료이
가 『명심보감』을 소재로 해서 자신의 문학적·사상적 활동을 전개한
사실을 밝혔다. 그 영위가 본 서적에서 확인한 『우키요모노가타리』에

---

149) 柏原祐泉의 「淺井了意の敎化思想」(笠原一男博士 還曆記念會編 『日本宗敎史
論集』下, 吉川弘文館, 1976年, p.75) 참조. 아사이 료이의 『우키요모노가타리』
가 출판된 때의 사회제도의 배경에 대해서 柏原祐泉씨는 다음과 같이 언급하고
있다. 「그 교화사상을 고찰하기 위해서는 먼저 대상이 되는 서민계층의 사회적
상황에 관해서 개관해 둘 필요가 있다. 농촌에서는 아즈치 모모야마 시대(오다
노부나가·토요토미 히데요시의 집권시기) 이래 강력하게 권장하는 병농
분리의 철저와 소농민 자립화 정책의 추진에 의한 단일 소가족경영의 일반화가
보였으며 이는 관문(寬文)-연보기(延宝期, 1661-1680)에 이르기까지 거의
달성되었다고 한다. (중략) 이러한 계층은 농민의 신분제 가운데서 더욱
더 「신분 내의 신분」으로서 계층화되었다. 겐로꾸기(元祿期, 1688-1703)에
이르면 이러한 농촌구조가 더욱 분해되지만 료이 시대의 농촌은 이러한 초기
농민의 신분제에의 구속과 소농민 자립화가 급속하게 진보하는 시기였다고
할 수 있다. 또 도시에 있어서도 무사계급의 소비생활의 필수를 충족하기
위한 각종의 상공업자가 집중하여 신분적으로 농민과 구별시켜 쵸닌 마을을
형성했지만 쵸닌의 핵심을 이루는 것은 집과 넓은 뜰을 가지고 있는 자로서
이 외에도 18세기 초기에 집을 빌리는 것과 가게를 빌리는 것과 함께 땅을
빌리는 사람도 나타났다고 한다.」

결정되어 『명심보감』 본래의 모습과는 많은 차이를 보이고 있었다.

료이의 『명심보감』 인용에 보이는 ①중심적 주장은 군신·부자·부부의 상하관계가 불변함과 같이 부귀빈천도 인간의 노력 여하에 따라 바꿀 수 없다는 점과 신분질서를 절대화·고정화시킴으로서 당시의 정치·사회의 질서를 긍정하고 있다. ②그 사상을 논하는 대상은 주로 서민층이다. 인과응보·지족안분이 강조되어 신분제도 속에서 사회도덕을 논하는 형태로 민중교화를 이루고 있다 (『우키요모노가타리』의 「지족안분」). ③료이가 논한 천도는 인간에게 도덕적 행위의 요청과 그 행위의 결과에 대한 엄한 벌을 내리는 작용을 가지고 있다.

다른 『명심보감』 인용서적[150]에 비해 『우키요모노가타리』의 『명심보감』에서 인용된 사상적 특징을 전개한 자료를 살펴보면 ①인간에게는 절대적·숙명적 천의 관념이 존재하며 또 민중이 수용하기 쉬운 「지족안분」이 강조되었다. ②권선징악과 인과응보를 나타내는 천의 관념 가운데는 위정자를 대상으로 한 정치의 요체가 포함되어 있지 않다는 이 두 가지 점이 『우키요모노가타리』의 사상적 특징이라 할 수 있다. 여기에서 보이는 「천의 관념」을 기본으로 한 「지족안분」이라는 사상의 표명에는 당시 신분 사회의 생활 질서를 유지하고자 하는 의도가 있었다.

또 인민들의 교화에 있어 천의 관념에 역점을 둔 오제호안은 특히 『명심보감』의 「정치론」 (예를 들면 「항상 지난날의 잘못을 생각하고 언제나 장래의 허물을 생각하라. 만일 짐의 이 말을 좇으면 국가를 오래 다스려 갈 수 있을 것이다. 每念未來之咎, 若依朕之斯言, 治國家而可久. 省心篇, 154조」. 「만일 이와 같은 이치로 한다면 정치를 행하여 그

---

150) 오제 호안의 『메이호칸(明意寶鑑)』, 하야시 라잔의 『도모쇼(童蒙抄)』, 카이바라 에키켄의 『와조쿠 도지쿤(和俗童子訓)』 등의 『명심보감』의 내용을 인용한 서적.

광영이 오래도록 지속될 것이다. 若以斯理, 爲政理尤可榮久焉. 立敎篇, 9조」)에 관심을 보이고 있다. 그러나 상층의 지식계급에 대한 도덕 혹은 통치이념을 역설하는 것에 국한되어 서민층에게까지는 확충되지 않았다. 17세기 초반, 막번 체제라는 신체제의 성립기에 있어서는 무엇보다도 그 역할을 맡고 있는 위정자에의 도덕·정치상의 요청이 필요했던 것이다.

한편 료이의 『우키요모노가타리』의 경우는, 당시 시대 상황(막번 체제의 완성과 엄한 신분제도의 정립)을 반영하며, 『명심보감』이 포함하고 있는 권선서 본래의 의미인 위정자 계층에서 서민 계층에 이르는 넓은 계층을 지향한 실천도덕을 논하는데 비해, 료이의 『우키요모노가타리』는 서민의 윤리도덕에 보다 큰 비중을 두고 있다. 이는 앞에서 논한 바와 같이 서민을 지향한 교양과 사회의 실천도덕에 기준을 둔 민중교화를 목적으로 하고 있다고 할 수 있다.

제7장
아사이 료이(淺井了意)의
『칸닌키(堪忍記)』

1. 들어가면서

　『칸닌키(堪忍記)』는 총 8권으로 1659(万治 2)년 3월, 료이의 47세경의 데뷔작으로 되어 있다. 이 서적은 평판이 좋아 1659(万治 2)년 초판본으로부터 관문(寬文) 4년, 관문(寬文) 14년, 겐로꾸(元禄) 14년, 보영(宝永) 원년, 문정(文政) 7년 등까지 긴 기간 판을 거듭하였다.[151]

　그 내용은 감인(堪忍)을 기조로 하여 유교·불교·도교가 융합한 도덕에 근거하여 옛날부터 전해 내려오는 고전이나 일본의 일화(逸話), 항설(巷說), 설화 등을 채취·편집하면서 「권선징악·인과응보」를 설파하고 있다. 주 내용은 유교의 오륜사상(君臣·父子·夫婦·兄弟·朋友)에 관한 교훈과 지식이다.[152] 이와 관련된 『칸닌키』 본문 서두의

---

151)　坂卷甲太校訂の『淺井了意集』(國書刊行會, 1993年, p.322) 참조.

152)　野間光辰『近世作家伝考』(中央公論社, 1985年)에 료이의 『칸닌키』에 관한 상세한 견해가 언급되어 있다.

한 구절을 소개하면 다음과 같다.

> 대개 사람으로 태어나서는 그 몸을 하늘과 땅 사이에 두는 자는 군
> 신 부자 부부 형제 붕우의 오륜이 있다. 그 사이에 있어서 재앙을
> 떨치고 몸을 세워 가정을 다스리고 나라를 다스리는데 있어서는 신
> 분 고하를 막론하고 순리에 따르면서 감내하라고 하는 것을 제일로
> 한다. 「감」은 참는 것이고 「인」은 견디는 것을 말한다.(をよそ人と
> なりて。その身を天地の。あいだにをく者ハ。君臣。父子夫婦兄弟朋
> 友の。五倫あり。そのあひだにをひて。わざはひをはらひ。身をたて
> 家をとゝのへ。國をおさめんとするに付てハ。たかきもいやしきも。
> ほど々々にしたかいて、堪忍といふ事をもつて第一とす。堪ハたえたり
> とよみ。忍ハしのふとよめり。)

인용문에서 보는 것처럼 유교적 관념에 근거한 도덕을 논하는 『칸닌
키』는 난해한 서적이 아니다. 어느 정도의 교양을 가진 사람이면 누구
나가 손쉽게 접할 수 있는 폭 넓은 도덕을 논한 교양서적의 하나인데,
이 『칸닌키』의 선(善)을 논하는 내용 중의 많은 부분에서 『명심보감』
의 조문으로부터 인용한 것이 보인다. 그 인용한 수는 동일한 아사이
료이의 저작인 『우키요 모노가타리(浮世物語)』의 『명심보감』 조문 인
용수를 초월하고 있다. 『칸닌키』는 『명심보감』으로부터 인용하고 나
아가 내용의 일부를 변화시켜 보충설명을 더한 부분이 많다. 또 『우키
요 모노가타리』에서는 인용하지 않은 『명심보감』 「효행편」이나 「부행
편」에서의 인용을 더해 『우키요 모노가타리』에 비해 유학의 오륜(五
倫) 도덕을 보다 선명하게 나타내고 있다. 그 가운데는 「효(孝)」에 대
한 상이나 불효에 대한 엄한 벌의 실례를 들어 부모에게 효도를 강조
하고 있는 부분이 있다. 특히 불효에 대한 벌의 실례를 든 것은 당시
다른 교훈서에는 그다지 보이지 않는 것이다.[153]

『칸닌키』의 전체적 내용은 약 6년 후인 1659년에 만들어진 『우키요
모노가타리』에 비해 보다 엄격하고 다양한 응보관을 가진 교훈이 논하
여져 있다. 그 가운데 특히 천의 관념에 대한 내용을 중점적으로 추구
해 보도록 하자.

> 악을 행하는 자는 신명이 반드시 용서하지 않는다. 하늘의 그물은
> 넓고 넓어서 트여있지만 새어나가지 못하게 한다.(惡をなすものハ。
> 神明かならずゆるし給ハず。天網恢々として。疎なれども。もらさず
> と言へり。(『堪忍記』, 第十二図 31ウ)。
> 『명심보감』이 전거가 되는 조문으로.
> 天網怪怪, 疎而不漏。(天理篇, 17조)

여기에서 「악을 행하는 자는 신명(神明)이 용서하지 않는다」라는 내용
에서는 천도 이외에 귀신이나 「신(神)」을 인정하고 있다. 그것은『칸닌키』
의 『명심보감』 조문에서의 인용과 관계없는 부분에서도 볼 수 있다.

> 「천도의 혜택에는 두려움이 있다. 비도덕적인 행위를 한 자는 귀신
> 이 악을 징계하기 때문에 재앙이 멀지 않다. (중략) 천도를 두려워
> 하라. 나아가 자신을 속여서는 안 된다. 신명은 미리 이것을 알린
> 다.(天道のめぐミ。おそれあり。非道をおこなふ者ハ。鬼その惡をい
> ましめ。わざハひかならず遠からず。(中略) 天道をおそれ。更にわた
> くしの。まさなごとなし。神明かねてこれをしろしめす。)」[154]

---

153) 감인(堪忍)은 坂卷甲太 校訂의 『淺井了意集』(國書刊行會, 1993年) 가운데의
   『칸닌키(堪忍記)』 pp.97-100 이후에 논하여져 있다. 또 「지족안분」은 같은
   서적 p.39, 효도에 대한 상이나 불효에 대한 엄한 벌의 실례는 같은 서적
   p.153 이하에 각각 논하고 있다.
154) 坂卷甲太校訂の『淺井了意集』(國書刊行會, 1993年, p.30)

『칸닌키』에서는 강한 제재력을 가진 천과 천의 명령을 받은 신이나
귀신(「악신」이나 「선신(善神)」으로 역할 분담)이 존재하지만 이것은 『태
상감응편』의 천 아래에 천의 명령을 받은 각각의 신들이 역할을 분담
하여 인간의 죄과(罪過)를 지켜보고 있다는 관념과도 통한다.(又有三
台北斗神君, 在人頭上, 錄人罪惡, 奪其紀算. 又有三尸神, 在人身中, 每
到庚申日, 輒上詣天曹, 言人罪過, 月晦之日, 竈神亦然. 『太上感応篇』)

　이와 같이 『칸닌키』에서는 『태상감응편』의 신 관념과 공통적인 사
상이 있다. 나아가 다음에는 인간의 선(善)과 죄악에는 엄격한 상벌이
존재하는 부분에서도 『칸닌키』는 『태상감응편』의 신관념과 공통적인
부분이 있다. 「악을 행하면 악신이 알고 선을 행하면 선신이 안다. 조
금도 어긋남이 없다(惡をなせバ。惡神これをしり。善をなせバ善神こ
れをしりて。すこしもたがふ事なし)(앞의 서적 『淺井了意集』, p.31)」.
여기에서의 「악신(惡神)」・「선신(善神)」은 『태상감응편』의 「흉신」과 「길
신」과의 관계에도 통하지만 그 전거가 되는 부분은 이하와 같다. 「人
心起於善, 善雖未爲, 而吉神已隨之, 或心起於惡, 惡雖未爲, 而凶神已隨
之(이 부분은 『태상감응편』의 내용이지만 또한 『태상감응편』의 내용
을 인용한 『명심보감』의 「계선편」 41조 내용의 일부분이기도 하다.)

　이와 같이 『칸닌키』에서는 인간의 선악이 천(天) 혹은 신(神)에 의해
엄한 감시를 받으며 천과 신, 그 양자에 의해 선악행위에 대한 상벌의
응보를 받는 것이 특징이다.

　『칸닌키』의 인간의 비도덕적인 행위에 대한 엄격한 상벌관념은 이
하의 내용에서도 확인할 수 있다.

　이등(李登)이라는 사람이 장안시에 가서 시에서 봉행을 하는 집에
　머물렀는데 그 날 밤 봉행자의 아내를 몰래 범하였다. 이로 인하여
　천도는 그 비도덕적 행위를 미워하고 또 10년 사이에 관에서 물러

나게 하였다. (중략) 악이 쌓이는 것은 그것과 같다. 천도는 이것을 싫어하고 귀신도 이것을 질책하여 드디어 그 관위의 직을 박탈하였다. 지금은 일평생 아무리 생각해도 조그마한 관직에도 나아 갈 수 없다고 말하였다. 이등(李登)의 이 일은 조금의 거짓도 없다. 후회하여도 부끄럽기가 끝이 없다. 탄식이 몸에서 절로 나온다. 근신할 것을 논한 것은 이러한 것을 두고 말한다. 조그마한 악행으로 인하여 10년간 관직을 박탈당한 것은 천도의 벌이므로 두려워하여야 한다.(李登が長安の市にゆきて。市の奉行の家にとゝまり。その夜奉行か妻を。ぬすみをかし侍べり。これによりて、天道その非道をにくみ給ひて。又十年のあいだ官をしりぞける。(中略) 惡のつもる事かくのごとし。天道これをにくみ。鬼神これをいかりて。つゐにその官位の籍をけづられたり。今や一生のあいだ。いかに思ふとも。一官をもすゝむべからずと。かたられけり。李登つくづく此事を。聞にひとつもいつはりならず。悔しくも。恥かしき事かぎりなく。歎死。程なく身まかりにけり。よくつゝしむべきハ此事也。一惡をもって。十年づゝの官をしりぞけられける。天道のいましめ。おそれてもあまりあり。) (『堪忍記』,第11図27ウ)

『칸닌키』의 엄격한 천도나 귀신 관념이 나타나 있는 대목으로, 여기에서는 인간의 「악(惡)」과 「욕(欲)」에 의한 비윤리적인 행동에 대하여 천과 신의 무서운 징계가 첨가되어 있다. 『칸닌키』는 인간의 악행에 대해 천도에 의한 엄한 벌이 있다는 것을 특별히 강조하고 있다.

이와 같이 『칸닌키』는 『우키요 모노가타리』와 나란히 『명심보감』의 조문을 인용한 료이의 대표적인 교훈서로 료이의 권선사상을 이해하는 데 있어 간과할 수 없는 것이 있다. 특히 『칸닌키』에서는 적은 부분이지만 『명심보감』의 천의 관념을 바탕으로 하는 권선징악, 지족안분 이외에 다른 권선서인 『태상감응편』『음즐록』의 사상도 수용하고 있다. 이 점은 동시대의 다른 교훈서와는 다른 『칸닌키』의 큰 특징이라 할 것이다.

지금까지의 선행연구에서는 『칸닌키』의 『명심보감』의 조문인용에 대해서는 거의 주목되지 않았다. 일찍이 근세문예연구자의 한사람인 오가와 타케히코(小川武彦)는 『칸닌키』가 『명심보감』의 조문을 인용한 사실을 처음으로 지적하고 있다.[155] 그러나 오가와(小川)가 『명심보감』 조문에서 인용한 것이라고 지적한 부분은 9개 부분이다. 그러나 필자의 조사에 의하면 오가와가 지적한 내용의 2배 이상 『명심보감』으로부터 인용되어 있다. 조문 인용의 전체적인 파악에는 이르지 못했다. 이와 같이 오가와는 단순한 인용 지적 외에 인용 내용에 대한 사상적인 언급은 없다. 그 후 사카마키 코타(坂卷甲太)가 교정 출판한 『칸닌키』 본문 내용 가운데 있는 「칸닌키 해제」는 출전에 관한 언급은 있지만 『칸닌키』와 『명심보감』과의 관계에 관해서는 주목하지 않았다. 이것으로 보아 사카마키(坂卷)는 오가와 타케히코가 『칸닌키』의 『명심보감』 조문에서의 인용을 지적한 앞에서 언급한 논문의 존재도 인식하지 못하고 있는 것 같다.[156]

이상 『칸닌키』는 료이의 초기 작품으로 료이의 데뷔 당시의 사상을 이해하는데 중요한 서적이다. 또한 료이가 생존했던 당시나 그 후에도 출판을 이어나가면서 사회에 널리 침투한 서적이기도 하다. 그래서 여러 연구자들에 의한 선행연구가 있었지만 『칸닌키』의 전거나 『명심보감』과의 관계에는 아직 명확히 밝혀지지 않고 있다. 그래서 본 장에서

---

155) 小川武彦 「『堪忍記』の出典上二−中國種の說話を中心に−」(『近世文芸研究と評論』第12号, 1976年)

156) 사카마키 코타(坂卷甲太)는 「解題」(p.322)에서 『칸닌키』에 관해서는 전거(典據의 문제나 료이의 자세 등에 관해서 논한 것이 많이 있다고 기술하면서도 『칸닌키』의 내용이나 료이의 데뷔 상황은 노마 미츠타츠(野間光辰)의 논술에서 전부 논하여져 있다고 하고 있다.

는『칸닌키』와『명심보감』과의 인용상의 사실과 그 사상적 의미를 살펴보고, 그 의의를 명확하게 하고자 한다.

2. 『칸닌키(堪忍記)』와『명심보감』

이하『칸닌키』의 내용은 사카마키 코타(坂卷甲太)의『아사이 료이슈(淺井了意集)』(國書刊行會, 1993年) 수록의『칸닌키』(활자로 된 것)에 의한 것이다. 또한 앞의 주에서 오가와 타케히코(小川武彦)가『명심보감』에서 인용한 것이라고 지적한 9곳의 부분은 * 로 표시한다. 그 이외의 부분은 필자에 의한 것이다. 지금부터는 (一)권선(勸善)에 관한 내용에서 (二)군자(君子)의 감인(堪忍), (三)자제 교육과 효행, (四)사람들과의 교제 (五)그 외까지 5개 부분의 내용으로 분류하고, 각 분류의 마지막에 인용 내용의 해설을 추가하고자 한다.

2-1. 권선(勸善)에 관한 내용

① (a)나쁜 사람이 현명한 사람을 해치는 것은 하늘에 우러러 침을 내뱉는 것과 같다. 하늘에 침을 뱉으면 다른 사람을 더럽히기도 전에 오히려 자신의 몸을 더럽히게 된다고 말한다.(惡人の賢者を害するハ。なを天に仰ぎて。唾はくがごとし。唾天をけがさず。かへつて。おのれが身をけがすと。いへり). (b)태공(太公)이 말하기를 사람에게 상처 주는 말은 스스로를 파괴시킨다. 피를 머금고 사람에게 내 뿜으면 먼저 자신의 입을 더럽히게 된다고 말한다. 예를 들면 불이 허공을 태우는 것과 같다. 없애려고 하여도 저절로 달라붙는다. 이것은 태워야 할 몸이 없기 때문이다. 나의 마음을 비워 묻지 않고 보지 않는 것

과 같이하면. 단지 무의미하게 꾸중하는 사람의 입술과 혀가 움직이는 것과 같이 마침내 꾸중하는 사람은 멈추게 된다.(太公がいはく。人を傷るの語ハ。かへつて。是ミづから破る。血をふくミて。人に噴バ。まづミづからの口をけがすといへり。たとへバ火の虚空を燒がごとし。除されともをのづからきゆる。これ燒べき體のなきがゆへなり。我が心を空にして。きかざるがごとく。見ざるがごとくすれバ。只いたつらに。そしる人の唇と舌とのうごく斗にして。つゐにハそしりとどまる物なり。)157)

○『명심보감』의 전거가 되는 조문
(ａ) 惡人罵善人 (中略) 正如人唾天, 還從己身墜.(戒性篇 11조의 일부)
(ｂ) 太公曰, 欲量他人, 先須自量. 傷人之語, 還是自傷. 含血噴人, 先汚其口.(正己篇 84조)

② (a)악한 행동을 하면 신명(神明)이 반드시 용서하지 않는다. 하늘의 그물은 아주 넓어서 엉성하게 보이지만 빠짐없이 모두 잡아낸다고 한다. 세상에서 말하는 하늘의 그물에 걸리면 벗어나려고 해도 벗어 날 수가 없다.(惡をなすものハ。神明かならずゆるし給ハず。天網恢々として。疎なれども。もらさずといへり。世にいふところ天の網にかゝりて。のがれんとすれども。もれ出る事かなふへからず。)

(b)해와 달은 밝지만 잘못이 있는 자의 앞길은 어둡다. 칼날이 잘 들어도 죄 없는 사람에게는 상관없다. 재앙은 조심하는 사람의 문에는 들어가지 않는다고 한다.(日月ハあきらかなれ共。科あるものハ行さきくらく。釖ハよくきるれ共罪なき人にはあたらず。災ハつゝしむ人

---

157) 坂卷甲太校訂『淺井了意集』(國書刊行會, 1993年, p.14)

の門にいらずとかや。いへり。同書, p.27)

　○『명심보감』의 전거가 되는 조문

（a）種瓜得瓜, 種豆得豆. 天網恢恢, 疎而不漏.(天理篇 17조)

　　『우키요모노가타리』에도 인용.

（b）太公曰, 日月雖明, 不照覆盆之下. 刀劍雖快, 不斬無罪之人. 橫
　　禍, 不入愼家之門.(省心篇 237조)

③ 악(惡)을 행하면 악신(惡神)이 알아차리고 선(善)을 행하면 선신
(善神)이 이것을 알아 차려 그 행위에 의한 합당한 응보는 조금도 어긋
남이 없다.(惡をなせバ。惡神これをしり。善をなせバ善神これをしり
て。すこしもたがふ事なし。同書, p.31)

　○『명심보감』의 전거가 되는 조문

　積善逢善, 積惡逢惡(仔細思量) 天地不錯.(継善篇, 3조)

　*④（a）한(漢)의 마원(馬援)이 말하기를 생을 마칠 때까지 선을 행
하여도 선은 여전히 부족한 것과 같고, 하루라도 악을 행하면 악은 스
스로 남음이 있다고 한다. 실제 선행을 하는 것은 행하고 행하여도 물
리지 않는다. 그러나 조금이라 할지라도 악행을 하면 악은 자연스럽게
몸에 남고 타인에게도 남는다.(漢の馬援がいはく。身をおふるまで。
善をおこなへ共。善ハなを足さるがことし。一日惡をおこなへバ。惡
ハおのづから餘りありといへり。げにも善をなす事は。なせども〻飽
くことなし。すこしなれども惡をいたせバ。ミづからミにあまり。ひ
とにもあまる。

　（b）아무도 보지 않는 곳에서도 음덕을 꾸준히 행하여 먼 미래의 계
획을 짜려면 그렇게 하여야 한다는 말은 이것을 두고 하는 말이다. 증
자(曾子)가 훈계하는 말로 자신에게서 나온 것은 자신에 되돌아간다는

것은 선악을 의미하는 것으로 선악의 행위에는 모두 그 결과에 대한 응보가 있다는 것이다.(陰德を冥々の中につミてもつて。長久のはかりことをなさんにハ。しかじといへるハ此事なり。曾子かいはく是をいましめよく＜なんぢに出るものハなんぢにかへるといへりなんぢにいづるものとハ善惡の事也すべてそのむくひある事)(ｃ) 선악행위에 대해 하늘과 땅에는 사사로움이 없는 신이 분명하게 파악하여 하늘에 알려 한 치의 착오도 없는 응보를 내린다.(天地わたくしなく神明そらにしりてさらにたかふことなきなり．)158)

○『명심보감』의 전거가 된 조문

(ａ) 馬援曰，終身行善猶不足．一日行惡，惡自有餘.(継善篇 20조)

(ｂ) 不如積陰德於冥冥之中，以爲子孫之計也.(継善篇 25조의 일부)

(ｃ) 天地無私，神明暗察，不爲亨祭而降福，不爲失礼而降禍.(継善篇 42조)

＊⑤ (ａ) 동악성제의 수훈(東岳聖帝 垂訓)에 하루 착한 일을 하면 곧바로 복이 닥쳐오지 않을지라도 재앙은 스스로 멀어지고, 하루 악한 일을 하면 이내 재앙이 닥쳐오지 않을지라도 행복은 자연스럽게 멀어진다. 착한 일을 하는 사람은 봄 동산의 풀과 같아서 당장 자라나는 것이 눈에 보이지 않을 지라도 날마다 더해지는 바가 있고, 악한 일을 하는 사람은 칼을 가는 숫돌과 같아서 당장 숫돌이 닳는 것이 눈에 보이지 않을 지라도 날마다 닳는 바와 같다. 다른 사람에게 해를 끼쳐 자신에게 이익이 되고자 하는 사람은 간절하게 저 원리를 생각하며 근신하여야 한다.(東岳聖帝の。垂訓に一日善をおこなへゞ。福いまだいたら

---

158) 坂卷甲太校訂 『淺井了意集』(國書刊行會, 1993年, p.199)

ずといへども。禍をのづから遠ざかる。一日惡を行へばわざハひいま
だいたらずといへども。さひはひをのづからとをざかる。善をおこな
ふの人ハ。春の園の草のことし。其長ハ見えされ共。日に増る所あ
り。惡をおこなふの人ハ。刀をとぐ石のごとし。その損ずるを見ざれ
共。日に虧る所あり。人を損じて。をのれを益すること八。切に是を
いましむべし。)

(b) 아무리 작은 선이라도 타인에게 방편의 기회를 주고, 아무리 작
은 악이라도 타인에게 행하지 말도록 권하라. 악을 행하는 것을 다른 사
람이 모를지라도 하늘은 먼저 알게 된다. 이것을 음화(陰禍)라고 이름
붙이는데, 숨어있는 재앙이라고 한다. 선을 행하는 것을 다른 사람은 모
를지라도 천이 미리 알아차리는 것을 음덕이라고 하여, 숨어있는 복이
라고도 한다. 세상 사람들이 모른다고 하여 조그만 악이라고 할지라도
악을 행하여서는 안 된다.(一毫の善も人のためにハ。方便せよ。一毫の
惡も人をすゝめて作しむることなかれといへり。惡をつくる事を。人ハ
しらざるに天まづしり給ふ。これを陰禍となづく。かくれたるわざは
ひといふ事なり。善をなす事をも人ハしらざるに。天まづしろしめ
す。是を陰德となづく。かくれたるさいはひといふ事也。世にしらず人
ハしらずと思ひゆるして。すこしの惡をもなす事なかれ。)159)

○『명심보감』의 전거가 된 조문
(a) 東嶽聖帝垂訓, 一日行善, 福雖未至, 禍自遠矣. 一日行惡, 禍雖未
至, 福自遠矣. 行善之人, 如春園之草, 不見其長, 日有所增. 行惡
之人, 如磨刀之石, 不見其損, 日有所虧. 損人安己切宜戒之.(継
善篇 42조)

---

159) 坂卷甲太校訂『淺井了意集』(國書刊行會, 1993年, p.201)

（ｂ）一毫之善, 與人方便. 一毫之惡, 勸人莫作.(継善篇 43조의 일부)

⑥（ａ）역경에서 말하기를 선을 쌓는 집안은 반드시 남은 경사가 있고, 악을 쌓는 집안은 반드시 남은 재앙이 있다. 사람은 잊을 지라도 (易にいはく善をつむの家にハかならず餘りのよろこびあり不善をつむの家にハかならず餘りのわざハひありといへりそれ人ハわすれても), （ｂ）악(惡)을 행하여서는 안 되고, 열심히 선을 행하여야 한다. 선을 행하는 자에게는 선신이 가까이 하게 되고 악을 행하는 자에게는 악신이 가까이 하게 된다. 선악의 응보가 조신의 앞에 없는 것이 아니다. 선을 행하고 악을 행하여 그 응보가 없다고 말하지 마라, 이것 모두 아직 때가 이르지 않았다고 생각하라.(惡をつむ事なかれつとめて善をおこなふべし善をなすものにハ善神したしミ惡をつくるものにハ惡神したがふ善惡のむくひ竈神のさきほどもなきにあらず善をなし惡をなしてそのむくひなしといふ事なかれ是」(20オ) その時節いまだ來たらずとおもふべし). （ｃ）악을 조금이라도 행하여서는 안 된다. 이는 선을 자연스럽게 없애는 것이 된다(惡のすこしなるをも爲ことなかれ善のわづかなるをもせざる事なかれ). ＊（ｄ）사마온공(司馬溫公) 가훈에서 말하기를 돈을 쌓아서 자식에게 남겨 주어도 자손은 잘 지켜내지 못하고, 서적을 쌓아서 자손을 위하여도 자손은 다 읽어내지 못하니, 그늘진 곳에서 음덕을 쌓아서 자손의 장래 계획을 쌓는 것에 버금가는 것은 없다고 한다. 음덕은 숨어있는 공덕선근(功德善根)이다. 지금 세상의 사람들은 자주 좋은 일을 하지만, 사람들에게 보이기 위한 명분의 선은 천지가 감응하지 않고, 나아가 숨어있는 덕이라고 하는 것은 그 이름을 사람들에게 알리려고도 하지 않고 단지 나 자신의 진심어린 마음으로부터 행하는 것을 말한다.(司馬溫公が家訓にいはく金をつミ

てもつて了孫にのこす子孫いまだかならずしもよくまもらず書をつミ
てもつて子孫のためにす子孫いまだかならずしもよくよまず陰德を
冥々の中につミてもつて子孫長久のはかりことをなさんにハしかじと
いへり陰德ハかくれたる功德善根の事也今の世の人ハたまゝよき事す
れども人に見せしらせんと思ふこの名聞の善ハ天地さらに感応せずし
かもかくれたる德といふハその名を人にしられんともせず只わが心」
(20ウ) の。まことよりなす所をいふなり。)160)

   ○『명심보감』의 전거가 되는 조문
   (a) 易云, 積善之家, 必有餘慶. 積不善之家, 必有餘殃.(継善篇 9조)
   (b) 徐神翁曰, 積善逢善, 積惡逢惡. 仔細思量, 天地不錯. 善有善報,
       惡有惡報. 若還不報時晨未到.(継善篇 3조)
   (c) 漢昭烈將終勅後主曰, 勿以惡小而爲之, 勿以善小而不爲.(継善篇
       10조)
   (d) 司馬溫公家訓, 積金以遺子孫, 未必子孫能盡守. 積書以遺子孫,
       未必子孫能盡讀. 不如積陰德於冥之中, 以爲子孫長久之計也.(継
       善篇 25조)

   이상『칸닌키』의 권선에 대한 내용 중에서 악은 하늘에 침을 뱉으면
자기 몸에 떨어지는 것과 같으며 또한 피를 머금고 다른 사람을 더럽
히려고 하면 다른 사람을 더럽히기 전에 자신의 입이 더러워지는 것과
같다고 한다. 악은 다른 사람을 해하기 전에 그 피해가 먼저 행위자 자
신에게 미친다고 한다. 또한 악은 조금이라 하더라도 칼을 가는 돌이
모르는 사이에 점점 깎여 들어가는 것처럼, 행위자가 의식하지 못하는

---

160) 坂巻甲太校訂『淺井了意集』(國書刊行會, 1993年, p.197)

가운데 자신의 신체를 해하고 망치는 결과에 이르게 된다고 하여 악행을 제지하고 있다. 선은 봄에 풀이 성장하는 것이 눈에 보이지 않는 것처럼, 행위자의 마음을 풍부하게 하고 항상 희망을 주는 것으로 인간의 선은 일생 행하여도 남음이 없다고 한다.

여기에서 『칸닌키』의 『명심보감』 조문에서 인용한 부분에서는 인간 행위의 선악에는 반드시 총명한 천이나 신의 판단에 의해 그에 합당한 화복(禍福)이 행위자 본인을 비롯해 가족이나 자손에게까지 이른다고 한다. 그러므로 어떠한 경우에도 선을 행하여야 하며 악을 행해서는 안 된다고 역설하고 있다.

『칸닌키』의 권선 중에는 인간 이외의 새나 벌레에게도 선을 행할 것을 역설하는 부분이 있다. 이와 같이 약자를 돕는 선에는 선을 행한 후 그 보답으로 부자가 되는 아래와 같은 실례가 있다. 『명심보감』의 천의 관념을 바탕으로 하는 응보에 비해 보다 구체적인 보답의 예이다.

> 사람은 천지 사이에서 생겨났으므로 새나 짐승 벌레에 이르기까지 생명을 소중히 하는 것에 차별을 두어서는 안 된다. 큰 생명을 가지고 작은 것을 죽인다. 그 생명은 두 개가 없다. 나의 마음이 그러할 때, 얼마나 슬프겠는가. 그러한 마음으로 이것을 말하는 것으로 한 생명을 구하는 공덕, 허무하지 않은가. 류자서(劉子嶼)는 오강(吳江)이라고 하는 곳의 사람이다. 오강 안에는 고기들이 모이는 장소다. 겨울이 되어 이곳에 보(방죽)를 치고 막아서 보를 통하는 틈이 거의 없었다. 류자서는 이상하게 생각하고 잘 보니 방죽 내의 홈에 수백 마리의 치어가 있는 것을 두 마리의 큰 잉어가 입으로 보를 문질렀다. 류자서는 이것을 보고 보를 터서 물고기를 방류하였다. 그 해의 마지막에 땅을 파보니 황금 백돈이 나와. 집안이 크게 번성하였다고 한다.(それ人ハ天地の。間に生じて。鳥けだもの。虫かくらにいたるまで。命をおしミ身をいたはる事。さらにかハるべからず。大なる生をもつて、小ききものをころす。其命ふたつなし。我ころさるゝ時。

いか斗か悲しからん。かれをもつて是と思ふに。一命をたすくる功
德。むなしからんや。劉子嶼ハ吳江といふ所の人なり。吳江の内に魚
のあつまる所あり。冬になりてこゝを堰きり。又をとり入て。堰を出
入りする事隙なし。劉子嶼あやしミてよくみれバ。堰の内に洞あり
て。數百の子魚あるをかの大なる。二つの鯉口にくはへて。堰をこす
なり。劉子嶼これを感じて。堰をやぶり魚をはなちけり。その年のを
はりに。地をほりけれバ。黄金百斤掘出し。家大にさかへたるとな
り。161)

다음은 정직한 사람이 타인의 잃어버린 물건을 되돌려준 것에 대해
후에 천도에 의한 보답으로 큰돈이 보답으로 주어졌다는 실례이다. 료
이는 이러한 보답은 어려운 사람, 약한 자를 돕는 선을 행한 결과라고
말하고 있다.

당나라에 여간이라고 하는 사람이 있었는데, 처음에는 가난하여 뱃
사공이 되어 적은 뱃삯을 받아 세상을 살아갔다. 어느 날 그 아들과 둘
이서 배를 저어 상인을 태워 서홍(瑞洪)과 운주(云湊)에 도달하였다.
상인은 배를 타고 가는데, 황금 3백량의 보자기를 잊어버리고 갔다.
여간은 자신의 아들이 볼 것을 두려워하며 몰래 소금자루 안에 숨겨
감추었다. (中略) 그 상인은 자신이 잊어버린 것을 알고 배 한가운데에
있던 보자기를 본 적이 없느냐고 하는 질문에 여간(餘干)은 우리 아들
에게 알리지 않고 아들 몰래 재 안에 숨겨 놓았다고 하며 주머니를 꺼
내어 돌려주었다. 상인은 눈물을 흘리면서 두 손을 모아 정말로 기특
하고 정직한 뱃사공이라고 하면서 그 사람의 은혜를 잊지 않았다. 황
금 반을 나누어 주려고 하였다. 그러나 여간이 말하기를 황금은 한량

---

161) 坂巻甲太校訂 『淺井了意集』(國書刊行會, 1993年, p.204)

도 받을 수 없다. 부정한 재산은 천도의 두려움이 있다고 하며 되 돌려
주었다. 상인은 내가 이 보자기를 잃어버렸다면 자해를 가하여 죽으려
고 하였는데 세상에 살 수 있게 해준 큰 은혜를 입었다며 감사한 마음
으로 절을 하고 돌아갔다. 그의 아들이 그 모습을 보고 크게 화를 내며
말하기를 생각하지 못한 재물을 손에 넣지 않고 되돌려 주는 것이 어
디에 있느냐고 하였다. 여간이 스스로 배를 저으려 하니 배가 움직이
지 않았다. 배 밑에 무엇인가 물건이 걸려서 움직이지 않는 것 같았다.
여간이 물속에 들어가 찾아보니 가죽 보자기가 배 밑에 걸려있었다.
그 안을 보니 5백량의 황금이 있었다. 여간은 자신의 아들에게 보이면
서 이것이야 말로 나의 진정한 보물이라고 크게 기뻐하면서 이번에는
숨기지 않고 가지고 돌아가 큰 복을 받은 사람이 되었다. 모든 음덕의
보답은 명백하게 이루어지므로 허무하지 않다. 늙음과 순진무구한 것
을 존경하고 혹 늙고 아이가 없는 자, 혹은 순진무구하면서 부모가 없
는 자들이 위급할 때 도와주고 불쌍한 자들을 조용히 배려하여 주기
바란다. 이것이 모두 음덕의 도리이다. 새나 짐승, 물고기 곤충 초목에
이르기까지 살아있는 것을 약으로 사용하기 때문에 선인이 되는 것이
불가능하게 된다. 파리를 살려주고 개미를 구하여 목숨을 구해 주는
자가 있으면 그 대소고하에 관계없이 항상 자비심을 가져야 한다. 그
사이에 후세를 생각하여 신불을 가까이하여 받들고 존경하는 마음을
가져야 하는데 겉으로만 받들고 생각하여서는 안 된다.(唐の餘干と云
人。その初めいたりてまづしき。舟人にてわづかの舟賃を取て。世を
渡りけり。ある時その子と。我と舟をこぎて。商人をのせ瑞洪と云湊
に付たり。商人ハ舟よりあがりて行けるに。黄金三百兩の袋をわすれ
て去けり。餘干是を見つけて。わが子のみるべき事をおそれ。ひそか
に竈の灰の中にうづミかくし。たり。(中略) 商人はしりかへりて。舟

の中に袋ハなかりけるかとてたづねけるを。餘干わが子にかくししらせず。灰中に埋ミをきたり囊を。取出してかへしけり。商人手」(31オ)を合せ涙を流し。さても奇特正直の舟人かな。此人恩更にわするべからず。黄金半分をわけて奉らんと云。餘干がいはく。一兩をも取べからず。よこしまなる財ハ。天道おそれ有とてをし返しね。商人ハわれ此袋をうしなはゝ。自害をいたして死なずハ。世にあるへき便もなかるべきを。命の親いひ。又大恩をかうふる有かたさよとて。礼拝して歸りぬ。その子此有様を見て。大に腹たちて云く。思ひかけぬ財の。手に入たるを侍うけて。かへさるゝ事やあるといふ。(中略) 餘干みづから舟こぎいださんとするに。舟うごかず。物ありて底にさはり引とゝむるやうにおぼゆ。餘干水に入てさがしみれバ。ひとつの革囊舟底にさはり其中に五百兩の黄金あり。餘干その子に見せて。これこそわがまことのたからなれとて。大によろこびつゝ。とりてかへりそれより。かくれなき」(32オ) 大福人となりける也。すべて陰徳のむくひハ。たなこゝろをさして。むなしからず。老たるをうやまひ。いとけなきを愛し。或ハ老て子なき者。或ハいとけなうして親なき者。その外急難をすくひ。あはれミをたれて。ひそかにめぐミをほどこすべし。是皆陰徳の道理也。鳥けだもの魚虫草木迄に。生類を薬につかひしるける故に。仙人になる事かなハざりしと也。蠅をたすけ蟻すくひて。命をのがれし人もあれバ。その大小高下によらず。慈悲心を常に持べし。その間の後世を心がけ。仏神にうとからずうやまひ念じて。外ざまに思ひ奉る事有べからず」(31ウ)162)

162) 坂巻甲太校訂『淺井了意集』(國書刊行會, 1993年, p.206)

료이의 다른 서적인 『우키요 모노가타리』나 『명심보감』에서는 이와 같은 인간 이외의 어떤 생명을 구하는 선을 행함으로 인해 부자가 된 실례는 없다. 이와 같은 발상은 당연히 『태상감응편』이나 『음즐록』을 바탕으로 한 것이라고 생각되지만 아래 부분은 『태상감응편』의 다음 부분을 전거로 한다. 「忠孝友悌, 正己化人, 矜孤恤寡, 敬老懷幼. 昆虫草木, 猶不可傷, 宜憫人之凶, 樂人之善, 濟人之急, 救人之危.」

이상 『칸닌키』의 권선에 대한 내용은 『명심보감』의 천의 관념을 바탕으로 인간을 대상으로 한 선행과 『태상감응편』의 인간 이외의 생물을 대상으로 한 선행이 도입된 것을 알 수 있다.

3. 권선과 군자의 감인(堪忍)

3-1. 군자의 감인에 대한 내용

*①그 신, 공자의 제자로 자장(子張)이라는 자가 있었다. 다른 나라에 가려고 생각하고 공자에게 작별인사를 드리는 차에 바라옵건대 저의 몸을 다스리는데 필요한 좋은 말씀을 부탁드린다는 말을 하였다. 이에 공자가 말씀하시기를 전 생애에 걸쳐 몸을 다스리는 최고의 방법은 참을 인(忍) 자를 우선으로 하여야 한다고 하였다. 천자가 참으면 나라 안에 해가 없고, 여러 대신들이 참으면 이름을 알리고 하급관리가 참으면 관직을 얻고, 부모와 자식이 참으면 자애와 효행이 따르고, 형제가 참으면 가정이 번영하고, 부부가 참으면 죽을 때까지 헤어지지 않는다. 친구가 참으면 의리를 잃지 않고 자신 스스로가 참을 때는 재앙을 만나지 않는다. 만약 인물을 잘 고르지 못할 때는 천자(天子)는

나라를 잃고 여러 내신들은 몸을 망치게 된다. 하급 관리는 복숨을 잃고, 형제는 서로 사이가 나빠지게 된다. 부부는 헤어지게 되고 그 자식은 이미 고아가 되고 친구들은 정이 없어지고 나의 몸은 재앙을 만나게 된다. 잘 생각하여 조심하고 참기 바란다. 참을 인(忍) 이 한자는 여러 가지 행실의 가장 기본이므로 잘 인식하여야 한다. 자장이 깊은 경애의 마음으로 말하기를 진실로 참을 인자는 행하기 어려운 것이다. 사람이 아니고서는 참고 행하기 어려운 것이다. 참지 못하는 것은 사람이 아니라고 말할 수 있다. (そのかミ。孔子の弟子に。子張といふ者あり。他國にゆかんとおもひ立て。孔子にいとまごひしていはく、ねがはくハ。我に身をおさむるによき一言を。さずけ給へと申しけれバ。孔子しめしてのたまはく。万事一生涯の身をおさむるはかりことは。忍の字をもつて上とする。天子忍ふ時は。國中に害なく。諸大名忍ふ時は。名をほどこし。下官忍ふ時は。官にすゝみ。親子として忍ぶ時は。孝行あり兄弟忍ぶ時は。家さかへ。夫婦忍ぶ時は。死するまで別れす。友だち忍ぶ時は名をながさず。我身忍ぶ時ハわざはひをまねかず。もし人物ごらへなきハ。天子は國をうしなひ。諸大名は身をほろぼし。下官は命をうしなひ。兄弟ハ中あしくなり。夫婦は離別して。その子すでにみなし子となり。友だちハなさけうすらぎ。我身はわざハひにあふなり。よく々つゝしミて忍ぶべし。忍の一字ハよろづのおこなひの。第一なりとの給ひしかば。子張ふかくうやまひうけていわく。まことに忍の字ハおこなひがたき物也。人にあらずしては、忍びとげがたし。忍バざるは。人にあらずと。いへりき)163)

---

163) 坂卷甲太校訂 『淺井了意集』(國書刊行會, 1993年, p.10)

○『명심보감』이 전거가 되는 조문

子張欲行, 辭於夫子, 願賜一言爲修身之美. 夫子曰, 百行之本, 忍之爲上. 子張曰, 何爲忍之. 夫子曰, 天子忍之, 國無害. 諸侯忍之, 成其大. 官吏忍之, 進其位. 兄弟忍之, 家富貴. 夫妻忍之終其世. 朋友忍之, 名不廢. 自身忍之, 無患禍. 子張曰, 不忍, 何如. 夫子曰, 天子不忍, 國空虛, 諸侯不忍, 喪其軀. 官吏不忍, 刑法誅. 兄弟不忍, 各分居. 夫妻不忍, 令子弧. 朋友不忍, 情意疎. 自身不忍, 患不除. 子張曰, 善哉善哉. 難忍難忍, 非人不忍. 不忍非人.(戒性篇 7조)

위의『칸닌키』의 내용 중에「제대명(諸大名)」이나「하관(下官)」이『명심보감』에서는「제후(諸侯)」나「관리」로 되어 있다.

②내가 부처의 말을 깊이 믿기 때문에 아픔을 참고 원한을 잊어버린다. 중생은 잘 참아야 한다. 나의 마음이 허전하게 되는 것은 그런 것과 같다고 말씀하셨다. 공자가 말씀하시기를 군자에게는 3가지 두려움이 있다. 천명을 두려워하고 대인을 두려워하고 성인의 말을 두려워한다. 소인은 어리석기 때문에 천명을 알지 못하여 두려워하지 않고, 대인이 되어서 성인의 말은 무시한다. 진정으로 어리석은 자는 성인의 좋은 가르침도 무시하여 버리고 취하지 않기 때문에 가까운 근심으로 몸을 망하게 한다는 것을 잘 명심하기 바란다.(同書, p.16)

○『명심보감』이 전거가 되는 조문

子曰, 君子有三畏. 畏天命, 畏大人, 畏聖人之言. 小人不知天命, 而不畏也. 狎大人, 侮聖人之言.(存心篇 75조)

③또 당나라의 범략이라는 사람은 여자 종을 사랑하여 그 부인이 질투의 화를 참고 삭이지 못하여 범략이 집을 비웠을 때, 그 여자를 붙잡

아 때리다 분을 참지 못하고 여자의 귀와 코를 자르고 난 후 집안일을
하게 하였다. 나중에 그 부인이 한 사람의 여자 아이를 낳았는데 귀와
코가 없었다. 그 아기의 어머니가 후회하였지만 소용이 없었다. 딸을
아내로 삼으려고 데리고 가는 사람도 없고 또 주위에 남자가 한사람도
없었다. 아버지가 죽고 난 후에는 점점 가세가 기울어져 모녀가 함께
걸식했다. 다른 사람에게 독하게 하는 자는 비록 자신의 운이 강하여
자신에게 곧바로 재앙이 없다고 할지라도 자손에게 미치게 되는 것이
다. 태공이 말하기를 노복을 부리는 데는 우선 밥은 먹고 춥지는 않는
지를 살펴야 한다. 때때로 불이 일어나지 않도록 하고 밤에는 도둑이
오는 것을 막아야 한다고 말한다. 사람에게 고용되는 것도 몸을 바쳐
목숨을 연명하기 위한 것이다.(又唐の范略といふ人。めしつかふ女
を。愛せらるその妻。腹をたてゝ。范略が。留守になれハ。女をとら
へて。うちたゝきけるが。つゐに堪忍ならずや有りけん。女の耳鼻を
そきてめしつかひけり。後に妻ひとりの女子をうミけり。そのむすめ
に。耳鼻なし。(中略) 母もくやミけれども。甲斐なし。むすめは。妻
にもつ人もなく。又男子ハ一人もなし。父死にて後ハ。漸々に家をと
ろへ。母むすめ友に。乞」(27ウ)　食して。うせにけり。人につらくあ
たる者ハ。たとひ其身の福分。つよくてその人にハむくはね共。つゐ
に子孫にむくふものなり。太公がいはく。をよそ奴僕をつかふにハ。
まづ饑たるか寒きかを問べし。時々ハ火のおこらんことをふせぎ。夜
るゝハ賊の來らんことをふせぐへしといへり。人につかはるゝも。身
をたていのちをつながんためなり。)164)

○『명심보감』이 전거가 되는 조문

凡使奴僕, 先念飢寒. 時時防火發, 夜夜備賊來. (治家篇 8조)

*④ (a)동몽훈에 말하는 것처럼 대개 군주를 섬기며 관에서 정치를 하는데 세 가지의 법칙이 있다. 즉 조심하는 마음과 근신하는 마음, 정직한 마음을 가져야한다. 이 세 가지를 잘 지키면 몸을 보존하고 (b)군주에게 충성심으로 먼저 마음을 격하게 노여워하지 말아야 한다. (c)군주를 모시는 것은 부모를 모시는 것과 같이 하고, 나보다 관직이 높은 사람은 형과 같이 친하게 대하고 동년배에게는 친척과 같이 하여 소원하게 하여서는 안 된다. 나보다 관직이 낮은 사람은 나의 처나 자식과 같이 잘 대해야한다. 그렇게 했는데도 불구하고 여전히 다른 사람의 원성을 쌓게 되면 이것은 나의 배려의 마음이 미치지 못한 곳이 있다고 생각하고 깊이 반성하고 행동하여야 한다. 근신과 근면 정직과의 사이에 충의를 담는 것은 모두 군주를 위하는 것이 아니다. 나타나는 것은 모두 나의 나쁜 것을 나쁜 것이라고 생각하여야 한다. (a)童蒙訓に。いふがごとし。をよそ。君につかまつり。官にあづかりて。まつりことをいたすにハ。三つの法あり。いはゆる。愼の心。勤の思ひ。正直のおこなひなり。此三つをしる時ハ。身をたもちて。(b)君に忠あり。第一にまづ心はげしく。怒へからず。(c)君につかふまつる事ハ。親につかふるがごとく。我より官のたかき人には。兄のごとくしたしミ。かしづき。同輩の人にハ。親類のごとくにして。うとからず。我より下官のものをバ。わが妻子のごとくいたハるへし。そのうへに。なを人のうらミを。負ならバ。是わが心のゆきたらぬ。所ありと思ひ。ふかくかへりみて。おこなふべしとなり。愼と勤と正直との中に。忠義ハこもりてこれあり。すべて主君のために。と

りたてられず。うづもるゝハ。これわがわろきをこりたりある故なり
と思ふべし。同書，p.53.

　　○『명심보감』이 전거가 되는 조문

（a）童蒙訓曰，當官之法，唯有三事，曰淸，曰愼，曰勤. 知此三者，則
　　　知所以持身矣.(治政篇 3조)

（b）童蒙訓曰，當官者，必以暴怒爲戒.(治政篇 4조의 일부)

（c）童蒙訓曰，事君如事親，事官長如事兄，與同僚如家人，待羣吏如
　　　奴僕，愛百姓，如妻子，處官事如家事，然後能盡吾之心. 如有毫
　　　末不至，皆吾心有所未盡也.(治政篇 5조)

　　*⑤경행록에 말하기를 대장부는 선을 알아보는 것이 분명하기 때
문에 명예와 절개는 태산보다 중히 여기고 마음을 가지는 것을 가볍게
하여야 한다고 말한다. 대장부라고 하는 것은 이름을 소중히 하고 도
리에 따르는 무사를 말한다. 진정한 도리를 따르는 강한 자는 선행을
분명하게 알아 의리를 지키는 것을 태산보다 더 중시한다. 마음을 다
스려 죽어야 할 곳에서는 목숨을 가볍게 하여야한다. 새의 깃들과 같
은 것이라고 생각하여야 한다. (중략) 마음에 잘 새기기를 바란다. 또
대신 뿐 만아니라 쿠게, 쵸닌 이하「그 외 잡일을 하는 사람들도 더욱
마음에 새겨야 한다. 다른 사람 집에서 시중들 때는 그 역할이 있다.
자신의 역할이 아닌 것까지 찾아내어 주군의 마음에 들게 하여 나 혼
자만 좋게 되려고 하는 것은 크게 잘못된 것이다.(景行錄にいはく。大
丈夫ハ。善を見ること明らかなり。かるが故に。名節を泰山よりも重
くす。心をもちゆること輕くすといへり。大丈夫とは。名をおしみ。
道をたつる武士の事也。まことの。道たる剛の者ハ。善事をあきらか
にしり。その名をおしミ。義をまもる事を。太山よりもおもくするな

り。心を用ひて。死ぬべき所には。命をかろくする事。鳥の毛のこと
く也とかや。(中略) よくよく思ひはかるべし。又侍のミにかぎらず。
公家町人以下。その外女中方。こと更に心得へき事也。人の家につか
へてハ。その役々あるべし。をのれが。役にあらざる事まで出し抜
て。これをつとめ。主君の御氣にいり。我獨りよきものにならんと。
する大なる癖事なるべし。同書, p.62. 同書, p.134에도 동일한 내용
이 있다.)

  ○『명심보감』이 전거가 되는 조문

  景行錄云, 大丈夫, 見善明, 故重名節於泰山. 用心剛, 故輕死生於鴻
毛.(省心篇 172조)

  여기에서는 참고 견디는 것의 중요함을 역설하기 위하여, 나라에는
임금· 여러 다이묘·하급관리·가정 내에서는 부모와 자식·형제·
부부를 들어 참고 인내하지 않으면 나라를 망하게 하고 자신을 망하게
하여 생명을 잃고 가정이 파괴된다고 한다. 또한 군자는 명예와 지조
를 중요하게 여겨야 함을 역설하여 관인의 도와 하층 신분 사람들에게
따뜻한 배려를 권유하고 있다.

  이와 더불어 『우키요 모노가타리』에서는 그다지 보이지 않는 군자,
대장부, 제후의 타이르는 말이 돋보인다. 그 밖에 다음과 같이 피지배
층에도 갖추어야할 마음 자세를 언급하고 있다.(또 대신의 입장만이
아니다. 쿠게·쵸닌 이하, 그 외 잡일을 하는 사람들도 더 마음에 새겨
야 한다. 다른 사람 집에서 시중들 때는 그 역할이 있다. 又侍のミにか
ぎらず。公家町人以下。その外女中方。こと更に心得へき事也。人の
家につかへてハ。その役々あるべし。)고 하며 피지배층의 도리도 언
급하고 있다. 이와 같은 점에서 다이묘(大名)나 상급 무사뿐 아니라 하
급무사나 상급 쵸닌층이 독자였다고 할 수 있다.

4. 자제교육과 효행

4-1. 자녀의 교육과 효행에 관한 내용

　*① (a)사마온공이 말하기를 자식을 길러서 가르치지 않는 것은 부모의 잘못이다. 가르쳐 인도하면서 엄격하지 않는 것은 스승의 잘못이다. 부모가 가르치고 스승이 엄한데도 학문을 이루지 못하는 것은 자식의 잘 못이다. 아무리 그 재능이 있다고 할지라도 가르침에 힘쓰지 않으면 도리를 갖출 수 없다. 부모가 또 엄격하게 하여 그 자식이 두려움을 가지면 더 이상 나쁜 행동을 하지 않고, 그 부모가 느슨하면 자식은 반드시 행동을 제 멋대로 한다. 그런데 사람의 부모로서 그 자식을 귀엽게 생각하고 깊이 사랑하여 그 잘못을 보고 넘기고 듣고도 넘기며 원하는 것을 주고, 하고 싶어 하는 것을 모두 해주면 제멋대로 하기 때문에 버릇이 나빠진다. (司馬溫公の。いはく。子を養て。教へざるハ。父のあやまち也。をしへみちびくことの。きびしからざるハ。師のをこたりなり。父をしへ。師嚴うして兩ながら外なく。學問の成ことなきハ。子の罪なりといへり。いかにその子才漢ありとも。をしへつとむる事を。すゝめずは。その詮なし。父またはげしくもてなし。その子おそれをいたせバ。更にあしきわざをいたさずその父ゆるやかなれバ。子かならず。おこなひをほしゐまゝにするとなり。しかるに。人の親として。その子いとけなき時ハ。ふかく愛して。そのわるき事を見のがし。聞のがすその欲がる物をあたへ。爲たがる事をいふまゝにさする此故に癖わるくなり。)

　(b) 태공이 말하기를 자식이 귀여우면 매를 많이 들고 자식이 미우면 떡을 많이 주라고 한다. 어떤 사람이 말하기를 저급한 자식과 수수떡은 3개까지는 좋다고 한다. 비천한 것도 때가 있다는 것이다. 3살까

지는 집안이 좋은 사람의 자식이나 집안이 나쁜 사람의 자식이나 그
지혜가 대부분 비슷하다고 한다. 그것이 좋은 집안의 자식은 좋은 것
을 보고 듣기 때문에 4, 5세부터는 점점 그 성질이 변하기 때문에 4,
5세부터는 모든 것을 조심하며 신중하게 생각해야 한다.(太公がいは
く。兒をあハれミてハ。おほく棒をあたへよ。兒をにくまバ。おほく
食を。あたへよといへり。ある人のいはく。下主の子と。黍団子ハ。
三つまでハよしといへり。卑たとへながら。ときあるべき事也。三歳
までハ。よき人の子も。あしき人の子も。その智惠大かたハ似たる物
也。それをよき人の子にハ。よき事を見きかする故に。45さいの時よ
り。漸々にその性。いやしくなる故に。四五さいより後ハ。よろづふ
つゝかに。生たつなり。(同書, p.70, p.71)

　○　명심보감』이 전거(典據)가 되는 조문
（ a ）馬溫公曰, 養子不教父之過, 訓導不嚴師之惰. 師嚴父教兩無外,
　　　學問不成子之罪.(訓子篇 1조의 일부)
（ b ）憐兒多與棒, 憎兒多與食.(訓子篇 13조)

　② 어리석은 부모는 재물만 풍부하게 주면 자식은 별 어려움 없이
세상을 살아갈 수 있다고 생각한다. 이것을 한마디로 표현하기 어렵지
만 재물에만 집착하여 마음대로 하면 열사람 중에 아홉 사람의 자식은
세상에서 적응하지 못하고 얼마가지 않아 망하기 쉽고 흔적도 없어지
는 경우가 많다. 또 나쁘게 길러서 마음에 무의미한 병이 깊은 자도 있
고 재앙을 한꺼번에 받아 멸각하는 자도 있다. 단지 사랑스러움을 감
인하여 강하게 훈육하여 철이 없을 때부터 엄격하게 가르쳐야 한다.
자식을 가르치는 것은 어릴 때, 아내를 가르치는 것은 막 시집왔을 때
라는　말이　있다.(をろかなる親ハ。財宝だに。ゆたかにあたへたら
バ。子ハゆるやかにして。渡世にことかけじと思ふ。それ一槪にハい

ひがたけれども。財におこりほしゐまゝにして。十人に八九人ハ。その子世をとりて。いくほどなく。ほろびやすく。跡なく成し者おほし。又あしくそだてなして。心だて虚遺。病ふかく。みゆるもあり。又わざハひをまとめて。滅却するもあり。只よくそのいとおしきを。堪忍してつよくいましめ。はげしくあたりて。いとけなきよりをしへをつたへよ。子ををしゆるにハ幼少の時。妻ををしゆるハ。初めてきたれる時に。ありといへるものをや。同書, p.75)

○ 명심보감』이 전거가 되는 조문

敎婦初來, 敎子嬰孩.(治家篇 6조)

③ (a) 부모를 봉양하는 데는 그 즐거움을 다하여 행하는 것이 가장 중요하다. 부친에게는 존경심을 깊게 하고, 모친에게는 경애를 다하여야 한다. 외출 할 때는 반드시 가는 곳을 알리고 돌아왔을 때는 우선 그 얼굴을 보여야 한다. 부모에게 효도를 하는 자는 반드시 군주에게도 충성을 다한다고 한다. 충신은 효자 집안에서 나온다는 말은 바로 이것을 두고 하는 말이다. 내가 부모에게 효도를 하면 나의 자식도 부모에게 효도를 다한다. 내가 부모에게 불효를 하는데 자식이 나에게 효도를 한다는 것은 틀린 말이다. 콩을 심으면 콩이 나고 팥을 심으면 팥이 난다는 것은 이러한 것을 두고 하는 말이다. 나의 몸은 어디로부터 온 것일까. 바로 부모로부터 받은 것이다. 오래된 가지가 말라버리는 것과 같다. 힘을 다하여 부모를 즐겁게 하여야 한다. 자식이 하는 말은 부모가 좋아하고 즐거워한다. 부모가 이를 미워할 때는 두려워하거나 원망하지 말라, (父母をやしなうにハ。そのたのしミをなさせ奉るを。第一とすべき也。父にはうやまひふかく。母にハ愛敬をいたし。(b) 餘所にゆかバ。ゆく所を申しらせ。歸りてハ。まづその顔をみせ奉るべし。親の心ハ常に。その子を愛して。ゆきいたる所。をそ

く歸れバ。いかゝをそきと。心をつくし給ふが故に。はやく歸り。對
面すべしと也。(c)　親につかへて孝有ものハ。かならず君に。忠節
有。忠臣ハ孝子の門に出ると。いへるハ此事也。(d)　われ親に孝行な
れバ。わが子又我に孝行なるべし。われ親に不孝にして。わが子の。
我に孝行ならんともとむるハ。僻事也。(e)　豆をうゆれバ豆を生じ。
麥をまけバ麥の生るを。みるべき也。我身ハいづかたより來れるや。
これ父母よりうけたり。若葉すでにさかへ。古枝やうやく枯るにちか
し。力をつくして。父母のよろこびをいたすべし。(中略)(f)　子がい
はく。父母これを愛したまハバ。喜こびてわすれず。父母これをにく
むときハ。おそれてうらむる事なかれ。同書, p.78)

　○　명심보감』이 전거가 되는 조문
（a）孝子之事親也, 居則致其敬, 養則致其樂.(孝行篇 3조 일부)
（b）曲禮曰, 夫爲人子者, 出必告, 反必面.(孝行篇 6조 일부)
（c）君子之事親孝, 故忠可移於君.(孝行篇 5조 일부)
（d）太公曰, 孝於親, 子亦孝之. 身旣不孝, 子何孝焉.(孝行篇 11조)
（e）種瓜得瓜, 種豆得豆.(天理篇 17조)
（f）曾子曰, 父母愛之, 喜而勿忘, 父母惡之, 懼而無怨.(孝行篇 17조)

　부모가 자녀에게 사랑으로 엄격한 교육을 베풀 필요가 있지만, 자녀
도 부모의 가르침을 진심으로 받아들이지 않으면 안 된다. 이와 같이
여기에서는 부모가 자녀에 대한 엄격한 교육을 부모의 의무로써 행함
에 의해, 지혜롭고 효행심이 깊은 자녀가 된다고 말하고 있다. 또「효
(孝)」는 충(忠)의 기본이 되며 자신이 행한 효는 뒤에 자신의 자식이 자
신에게 효행을 행하는 것으로, 결국 자신에게 되돌아온다고 한다. 효
는 모든 행실의 근본이라는 것이다.

4-2. 사람과의 교제에 관한 내용

①물속에 있는 물고기는 그물을 쳐서 잡을 수 있고, 하늘을 나는 새
는 화살을 당겨서 잡을 수 있다. 높은 하늘과 깊은 땅은 짐작할 수 있
지만, 사람의 마음은 짐작할 수가 없다.   (それ水底の魚ハ。網をひき
釣をもつてとるべし。雲間の鳥は羅をはり。矢をもつておとすべし。
天をもはかり地をもはかるべし。人の心ははかるべからず。飛鳥川の
渕瀬。さだまらぬ物なれば。朝には雲となり。ゆふべには雨となる。
空ふく風の。行ゑもしらぬハ。只これ人の心ぞかし。よくミづから
つゝしむべし。『淺井了意集』p.9)

○『명심보감』이 전거가 되는 조문

諷諫云, 水底魚天邊雁, 高可射兮低可釣. 惟有人心咫尺間, 咫尺人心
不可料.(省心篇 37조)

②사람의 마음은 겉으로 보이는 것과 같다고 생각하지만, 수많은 사
람이 얼굴이 모두 갖지 않는 것처럼 마음도 사람마다 다르다. 나와 같
은 사람이 없다고 하는 것은 이런 것을 두고 하는 말이다. 사마온공이
말하기를 진정한 길은 정말로 들어가기 힘들지만 바로 망언을 하지 않
는 것으로부터 시작되어야 한다고 말한다. 친구와 사귀는 길은 거짓이
없고 조그마한 원망도 참는 것이 중요하다. (人の心ハおもての如しと
て。(a) 幾千万の人みなその。顔おなじからぬごとくに。心も人ごと
に。別々なり我と。ひとしき人なけれバと。いへるハこの事なり。
(中略) ＊（b）司馬溫公のいはく。まことの道ハ。まことに入かたし
しかれどもまさに。妄語せざるより。はじまるべしと云り。友にまじ
ハる道。いつはりなく。すこしのうらミを堪忍するにあるべきなり。
同書, p.124)

○『명심보감』이 典據가 되는 조문

（a）相識滿天下，知心能幾人．(交友篇 8조)

（b）司馬溫公曰，誠之道固難入，然當自不妄語始．(存信篇 6조)

＊③송홍(宋弘)이 말하기를 인정(人情)은 항상 처음 만났을 때처럼 한다면 늙을 때까지 원한의 마음이 없게 된다고 한다. 사람의 사귐도 항상 처음 만났을 때처럼 한다면 죽을 때까지 원한이 없고 사이가 나빠지지 않는다고 한다. (宋弘がいはく。人情つねに。初相識に似らバ。老にいたるまでついに。怨恨の心なからんと云り。人のまじはりもつねに。初めに逢たるがごとくにバ。身ををハるまで。うらみもなく。中たがふ事あるまじきとなり。同書, p.121)

○『명심보감』이 전거가 되는 조문

宋弘曰，(中略) 人情常似初相識，到老経無怨恨心．(交友篇 15조)

④군자의 사귐은 엷기가 물과 같다고 말한다. 물에는 특별한 맛이 없다. 그러한 연유로 사람들은 싫증내지 않는다. 좋은 사람과 사귀는 것도 물과 같다고 한다. 소인의 사귐은 달기가 사탕과 같다고 말한다. 사탕은 처음에는 특별하게 달지만 시간이 지나면 다른 사람들이 재빨리 싫증을 내게 된다. 소인의 사귐과 비슷하다고 할 수 있다. (君子のまじハりハ。淡こと水のごとしといへり。水にハ別して味なし。此の故に人さらに。飽事なし。よき人のまじはりも。水のごとしといふなり。(中略) 小人のまじはりハ。甘きこと飴のごとしと云り。飴ハ始めことの外に。甘き故に。はやく人の飽もの也。小人のまじハリに。たとへられ侍べり。同書, p.121)

○『명심보감』이 전거가 되는 조문

莊子云，君子之交，淡若水．小人之交，甘若醴．(交友篇, 11조)

*⑤안평중(晏平仲)이라는 사람은 친구들과 잘 사귀는 사람으로 사귀어 오래될수록 친절하다고 한다. 사귐이 오래되어 서로 존경하는 것은 공자도 칭찬하였다. 경박한 소인이나 도박에 빠져 있는 자, 욕심이 많은 자, 음란한 자는 문 밖으로 내 쫓고 사귀지 말아야 한다.   진정한 친구를 사귀는 것은 신임이 있고 거짓말을 하지 않는 것이 제일 중요하다. (晏平仲といふ人ハ。友だちまじハりを。よくする人にて。馴て久しきほど。懇懃なりけり。まじはり久しうして。これを敬すと。孔子もほめ給ひたり。輕薄の小人。博奕のあふれ者。欲ふかき人。淫亂なる者にハ。門より立のきて。まじハるべからずとなり。まことの友にまじハるには,信ありていつはりなきを。第一とす。同書, p.122)

○『명심보감』이 전거가 되는 조문

子曰, 晏平仲, 善與人交, 久而敬之.(交友篇 6조)

사람과의 교제에 있어서 항상 신중히 시간을 들여 상대를 잘 헤아려 자기의 마음이 움직이는 대로 행동하지 않고 잘 살펴서 삼가야 할 점을 설명하고 있다. 또한 친구와의 교제에 있어서도 신의를 가지고 서로 존경하는 관계를 만들어 나가야 한다고 한다. 이와 같이 여기에서는 사람과의 관계를 소중히 여기고 신의를 가지고 사람을 대할 것을 말하고 있다.

4-3. 그 이외 부덕(婦德)・지족안분(知足安分)에 관한 내용」

*（a）왕촉이 말하기를 충신은 두 군주를 섬기지 않고 정순한 여자는 두 남편을 섬기지 않는다고 한다. 죽고 사는 것은 운명에 달려 있다고 한다. 혹시 잘 모르더라도 죽어야 할 때는 죽어야 한다. 부귀는 하늘에 달려 있다고 한다. 태어날 때부터 천도의 도리는 아버지의 굶어

죽음은 장군의 관직에 올라가 나아가 있다고 할지라도 피할 수 없다. 추위에 굶주려 얼어 죽는 것은 작은 일이지만, 정절을 지키는 것은 큰 도리이다. 그것도 지금은 말세로서 정절을 지키지 못하여도 사람들은 비난하지 않는다. 정절을 지키는 것은 세상에 드물다, 죽은 남편의 자식의 성장을 지키는 것은 정절이 없으면 지키기 힘들다고 한다. 거기에 아이를 데리고 재가하는 자도 또한 많다. 적어도 지금은 정절은 지킨다고 하는 것은 서방질을 하지 않는 것으로 그렇게 하면 결국 도리는 행하여지게 되는 것이다. 남편이 죽고 정절을 지키지 않는 여자에게 남편에 대한 원망이 있는 경우가 많다. (王燭がいはく。忠臣ハ二君につかへず。貞女ハ兩夫を更ずといへり。(中略) ＊（ｂ）死生命ありといへり。もしハしからず共。死ぬへき時ハ死ぬべし。富貴ハ天にありといへり。生まれつきたる天道の。ことはり亞父が饑死ハ。將軍の官にあづかりてものがれざるをや。凍餒とてこごえうえて死すべきハ。すこしき事也。貞節をまもるハ大なる道也。それも今ハ末代にて。貞ならぬも人そしらず,貞をまもるハ世にすくなし。亡夫が子を生立侍べるハ。貞節ならねばしがたしといへり。それざへ子をつれて。新婦入する者又おほし。せめて今ハ貞をまもるといふハ。間男せぬをよしとすと。やうやう道ハおこなハるゝなり。夫死して貞をまもらぬ女に。夫の冤ありける。ためし又おほし。同書, p.189)

　○『명심보감』이 전거가 되는 조문
（ａ）王燭曰, 忠臣不事二君, 烈女不嫁二夫.(立教篇 10조)
（ｂ）子夏曰, 死生有命, 富貴在天.(順命篇 1조)

　②자두나무 아래에서 의관을 고치지 말고 참외 밭에서 신발 끈을 고치지 말라. 과실나무 아래에서는 머리위로 높이 손을 올리지 마라. 참외

가 있는 밭에서는 신발 끈을 고치지 말라고 한다. 이것은 그 순간의 행동을 보고 참외를 훔친다고 의심하기 때문이다. 사람에게 의심받을 일은 하지 않는 것이 좋다. 나는 결백하다고 생각하지만 홀어미 과부가 의심받는 것과 같으니 근신하고 스스로 조심하여 뜬소문이 나돌지 않도록 감인(堪忍)하는 것을 가장 중요하게 여겨야 한다.(李下に冠を正さず。瓜田に履をとらずとやらん。菓のなりたる木の下にてハ。頭より上に手をあげず。瓜のある畠にてハ足に手をくださずといへり。これとをきより。ミれバ菓瓜をもぬすみとるかと。うたがハれしがためなり。人のうたがふ事をバ。せぬこそよからめ。我ハいさぎよしとおもふとも後家やもめのうたがハしき有様をバふかくつゝしミてみつからつとめ浮名を流さじと堪忍すべしこれ第一のおこなひなり。同書, p.197)

○『명심보감』이 전거가 되는 조문

太公曰, 瓜田勿躡履, 李下不整冠.(正己篇 92조)

③삼종의 미덕이라고 하는 것은 어릴 때에는 부모에게 따르고 결혼해서는 남편에게 따르고 늙어서는 아들에게 따르라는 것으로 항상 사람에 따라서 행동하고 개인적인 생각으로 판단하고 행동해서는 안 된다. (三從といふハ。おさなき時ハ親にしたがひ。さかりなる時ハ。夫にしたがひ。老て子にしたがひ。一期のあひだ。人にしたがひて。我身を心のまゝに。する事かなハず。同書, p.146)

○『명심보감』이 전거가 되는 조문

三從之道在家從父適人, 從夫夫死從子, 無所敢自遂也.(婦行篇 1조)

④색깔은 물들이지 않으면 더러워지지 않고, 재물은 탐하지 않으면 해가 없다고 말한다. 앞의 사람의 물건을 잡으면 뒤의 사람이 이것을

취한다. 뒤의 사람도 이것을 취하여 기뻐하지 마라. 다시 새로 취하는
사람이 뒤에서 기다리고 있다. 옛날 사람이 말하기를 다른 사람의 물
건을 도리에 어긋나게 취하면 반드시 재앙을 만나게 된다고 한다.(色
ハ染されバけがるゝ事なく。財ハむさぼらされバ。害なしといへり。
前なる人の物をとれバ。後なるこれをおさむ。うしろの人もおさめて
これをよろこぶ事なかれ。さらに又おさむる人。うしろにありて。相
待なりと。ふるき人の申されし。人の物を非道にとれバ。かならず。
わざはひあるべしと也。同書, p.42)

　　○『명심보감』이 전거가 되는 조문

　　賢士博曰, 色不染無所穢, 財不貪無所害.(正己篇, 109조)

　여기에서는 부인의 덕은 순종이라 하여 남편의 사후에도 남편의 뜻
에 어긋나는 행동을 하여 사람들에게 의심받는 일이 있어서는 안 된다
고 한다. 또한 「지족(知足)」을 논한 부분에서는 재물을 필요이상으로
탐하지 말며 절도 있는 생활을 하여 족함을 알고 항상 도(道)에 따라
행동할 것을 역설하고 있다.

5. 나오면서

　이상의 『칸닌키』의 『명심보감』 조문 인용에서는 자기의 몸을 바로
세워 가정의 질서를 세우고 나라를 다스리는 것에 관해서 논하고 있
다. 임금으로써 신하로써 또한 부자·부부·형제·붕우로써 귀한자도
천한자도 그 신분과 처지에 따라 감인(堪忍)하여 바람직한 규범를 따
를 것을 권하고 있다. 구체적으로는 군자의 덕에 관한 내용에서 근면
·검약·겸양 그리고 지족안분, 부모에 대한 효도, 자녀교육과 사람과

의 교제에 관한 내용으로 이어져 있다.

앞장의 『우키요 모노가타리』는 주인공 효타로(瓢太郞)라는 쵸닌)의 자식이 보약당(步若党)·하급무사나 승려 등의 행세를 하면서 교훈을 행하는 내용의 줄거리로 세상견문과 처세훈의 이야기이다. 그리고 『명심보감』의 조문 인용은 천의 끊임없는 권능을 바탕으로 인간은 항상 천의 무한한 힘을 자각하고, 천이 명한 각각의 자기 신분에 맞는 생활에 만족할 것을 역설하고 있다. 인간의 부귀빈천이 하늘에 맡겨졌다고 하는 관념을 전면적으로 들어내어 천에 맡기고 있다. 이와 같이 『우키요 모노가타리』가 천의 관념을 바탕으로 한 서민의 교훈서임에 비해, 『칸닌키』는 『우키요 모노가타리』에서는 그다지 인용이 보이지 않는 『명심보감』의 「치정편」을 많이 적용하여 군자의 인(仁), 무사의 덕을 적극적으로 논하고 있다. 이것으로 보아 위정자층에서 서민층에 이르기 까지 폭넓은 대상으로 하고 있다.

「사람은 태어나면서부터 아는 것이 아니다. 이러한 사항을 잘 고려하여 옛날의 성현들이 가엾게 생각하며 도리를 글로 표현하여 후세에 전하였다. 위에서 말하는 사이에 아래에서는 모두 가르침에 따라 실천하려고 하는 마음이 있으면 저절로 천명에 따라 사람들의 신임도 두텁게 된다.(人生れながらにして。物しれることなし。「中略」 こゝをもつて。古しへの聖賢。あハれミをたれて。道をつたへ。筆にあらはして。後の世にしめし給ふ。上は玉たれの内より。下ハ柴の戸ぼそに。いたるまで。同じくおこなふ心ざしあらバ。をのづから天命にかなひ。人望にそむかず。)」(『淺井了意集』, p.4).

이와 같이 내용 전체로부터 보면 무사의 인의의 덕이나 규범에 관한 내용이 많이 있다. 그러나 무사의 언행에 따라 생활하지 않으면 안 되는 하급무사 이하의 쵸닌이 독자층으로 상정되는 것으로 간주되는 부분이 많이 포함되어 있다. 그 가운데에서도 정직·근면·검약의 자기 규율을 논하고, 분수에 맞게 감내할 것을 논하고 있는 것은 쵸닌계급에게 강하게 호소한 것이다.

「馬は馬つれこそ。似合たる事なれ。わか身に過て。町人ハ公家にまじハり。半物ハ奥がたへ。立入たがり。木綿布子の身上にて。絹布を望ミ。田つくりの子が。笛鼓をこのミ。分際に過たる。所よりぬすみも。いつはりもおこる也。只その生れ付たる。果報にまかせて。をのれおのれの家職をだに。をこりなくつとむれバ。かせぐに追付貧乏なしとて。世を渡り身を。すぐる事ハなる物也」。(앞의 주에서 든 서적『堪忍記』, p.139.)

『칸닌키』를『우키요 모노가타리』에 비교하였을 경우 ①「무사의 의리」를 나타내는 내용이나 부모에 대한 효행에 관한 내용을 많이 수용하고 보다 넓은 범위의 신분층의 사람에 대하여「권선징악」을 위한 사회생활의 올바른 길인 정도를 나타내고 있다. ②또 천 이외의 귀신이나 타의 신 관념 가운데는『태상감응편』이나『음즐록』의 사상인 모든 생물에 대한 자비를 권유하는 내용이 일부 수용되어 있는 것이『칸닌키』의 특징이다.

「명심보감의 인용 작품표」

(숫자는 인용부분의 조문의 수를 나타내고 있지만 괄호는 인용이라고 생각되는 부분의 조문의 수)

明心宝鑑	禪林句集	天草版金句集	明意宝鑑	政要抄	童蒙抄	北溪含毫	浮世物語	堪忍記
1継善篇			6(1)	3	8勸善部		4	9
2天理篇		1		2	5天理部		7	3
3順命篇		1			2			1
4孝行篇					7孝子部			5
5正己篇	3	5	3	3	16		8	3
6安分篇		1			2知足部		3	
7存心篇	1	1			12	1	5	1
8戒性篇								3
9勤學篇								
10訓子篇							1	2
11省心篇	6	2	6(1)	7	16	2	5	4
12立教篇			1	1	4務本部	1		1
13治政篇			1	(2)	9			3
14治家篇								1
15安義篇						1		
16遵礼篇					3			
17存信篇	1	1						1
18言語篇	2				3言語部			
19交友篇					6教意部			3
20婦行篇					3婦行部			1
引用箇所計	13	12	17(2)	19(2)	103	5	33	41
編者 혹은 작자	東陽英朝 1428-1504	(하비안 ハビアン)	小瀬甫庵 1564-1640	小瀬甫庵 1564-1640	林羅山 1583-1657	野間三竹 1608-1676	淺井了意 1612-1691	淺井了意 1612-1691

전편의 인용에 관하여서는 각각의 서적에 의하여 큰 차이를 보이고 있다. 상편의 「계선편」・「정기편」과 하편의 「성심편」은 거의 모든 서적에서 인용하고 있다.

제3부

근세 에도시대 후기의
『명심보감』 관련서적

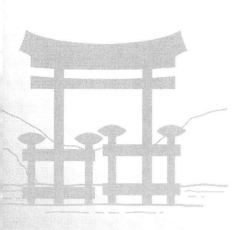

제1장
박물학자 카이바라 에키켄(貝原益軒)의 사상과 『명심보감』

1. 들어가면서

카이바라 에키켄(貝原益軒, 이름은 篤信, 1630–1714)은 에도시대의 유학자로서 주자학을 주로 했지만 만년에 주자학에 대한 의문을 표명했다. 에키켄(益軒)은 후쿠오카 번의 의사(福岡藩医)가 되어 교육·경제 분야에서도 많은 공적을 남기면서 교훈서를 편찬했는데, 저작 가운데 『와조쿠 도지쿤(和俗童子訓)』·『야마토 조쿠쿤(大和俗訓)』·『쇼가쿠치요(初學知要)』·『쇼가쿠쿤(初學訓)』·『지고슈(自誤集)』 등의 저술에는 에키켄이 『명심보감』[1]으로부터 인용했다고 생각되는 부분이 있다.[2]

---

1) 『益軒資料七補遺』(九州史料刊行會編 1961년)을 통해서 필자가 처음으로 확인했다. 에키켄이 30세 전에 읽은 서적 목록 중에 『명심보감』이 들어 있다. 또 그 후 그의 장서목록에도 『명심보감』의 서적 명이 기재되어 있다.

2) 에키켄은 치쿠젠(筑前), 현 큐수 후쿠오까 사람으로 교토의 마츠나가 세키고(松永尺五) 문하에서 수학한 후 키노시타 준안(木下順庵)·야마자키 안사이(山崎闇斎) 문하에서도 수학했다. 그의 학문은 겸허하고 동서고금의 서적을 섭렵하

에키켄은 100부 2백 수십 권에 달하는 방대한 저작을 남기고 있지만, 그 가운데 『야마토 조쿠쿤(大和俗訓)』을 비롯한 많은 수의 일본어교훈서가 널리 읽혀져, 당시 많은 독자층들을 계몽·교화하였다. 특히 79세 이후에 교훈·계몽서를 왕성히 출판하여 민중교화에 공헌했다. 또한 사후에도 오랫동안 지식인에서 민중에 이르기까지 광범위한 층에게 큰 영향을 끼쳐온 사상가이다. 그러므로 에키켄의 권선사상을 규명하는 것은 당시 문예계의 실상을 이해하는데도 중요한 의의가 있다. 에키켄 만년인 79세 이후의 일본어 저작으로 유교도덕과 그 수양법을 역설한 『야마토 조쿠쿤(大和俗訓)』(1708년)이 있다. 또 초학자를 대상으로 유교도덕을 역설한 『쇼가쿠쿤(初學訓)』(저작 연대는 미상이지만, 享保 3년인 1718년 성립설이 있음)이 있다. 81세의 일본어 저작인 『라쿠쿤(樂訓)』(1710년 저작)은 인생을 즐겨야하는 이유와 그 방법을 논하고 있다. 같은 1710년 저작으로 에키켄의 교육사상이 체계적으로 짜여진, 아동의 교육방법·목적·마음가짐을 역설한 『와조쿠 도지쿤((和俗童子訓)』이 있다. 이 밖에 일본어 저작으로서는 인의예지신(仁義禮智信)에 관한 해설서인 『고죠쿤(五常訓)』(1711년 저작)과 가도(家道)의 방법을 저술한 『카도쿤(家道訓)』(1711년 저작)이 있다. 또 일본과 중국의 속담을 정리한 『와칸고겐(和漢古諺)』(상하 2권, 상권은 일본어로 『와겐(和諺)』, 하권은 한문으로 『츄카고겐(中華古諺)』이라는 제목으로 설화 등을 실은 권선서)이 있다. 이상 에키켄의 85년의 생애 가운데 만년이 될수록 교훈서의 저작활동이 왕성했던 것을 알 수 있다.

고 그 내용을 잘 기억하는 박람강기(博覽強記)하였다고 한다. 많은 저작을 남기고 있는데 주자학 관련으로는 『다이기로쿠(大疑録)』(2권)과 시문집에 『지고슈(自娛集)』(7권) 등이 있다. 에키켄의 인물상 전체에 관해서는 橫山俊夫 編 『貝原益軒 —天地和樂の文明學』(平凡社 1996년)에 상세하다.

에키켄의 선행연구는 유학사·교육사·과학사·경제사·지리학사·여성사 등의 다방면의 연구가 있다. 에키켄에 대한 평가 또한 평등주의자·합리 실증주의자·체제 이데올로기의 긍정자 등의 견해가 있다. 그 중에서도 경험적 합리주의의 기초로 에키켄이 라잔에 이어 처음으로 자연사물의 리(理)를 탐구한다는 의의가 주자학적 틀 안에 있다는 점은 평가 할만하다. 에키켄은 라잔과 대조적인 유물론적 입장(理의 입장인 라잔에 반해 에키켄은 氣의 입장)을 취하며 민중 속에 존재하는 습속과 유교도덕을 접합하고자 했다. 또 민중에게 있는 고귀한 도덕을 유교도덕에 의해 보편화하고자 했던 인물이다.

이때 민중 도덕과 유교도덕을 잇는 사고는 기본적으로 천을 만물생성의 근원적 힘을 지닌 자애로운 존재로 보는, 천에 대한 직관적 이해에 있었다. 그리하여 에키켄은 천지의 은총을 「인(仁)」으로 이해하고, 그 은총에 대한 애정 어린 응답을 「보은」으로 간주했다. 이 보은의 태도가 부모에게 향하면 「효」가 되고, 군주에게 향하면 「충」이 된다. 하지만 에키켄은 「충」보다는 「효」를 보다 기본적인 것으로 간주하였다.

또 평등사상과 인간관계에 있어 타자의 인격 존중 및 타자에 대한 관용을 논하고 있는 점이 주목된다.

『명심보감』은 중국·조선·일본의 동아시아 3국에서 각각 독자적인 수용방법을 취하면서 사회에 큰 영향을 미쳤는데, 수용양상에 있어서 중국·조선에서는 주로 판본의 형태를 유지하면서 전파되었다.[3] 물론 일본에서도 1631년 이후 약 80년간에 걸쳐서 화각본(和刻本)이 거듭해서 간행·수용된 것으로 보인다. 그러나 일본 『명심보감』은 중국·조

---

3) 성해준, 『동아시아 명심보감 연구』 (도서출판 문, 2011년) 참조.

선과 같이 판본에 의한 직접적인 영향보다는『명심보감』의 조문을 인
용한 관련 서적을 통하여 간접적으로 영향을 끼쳤다. 이것은『명심보
감』의 수용에 있어서 중국·조선의 직접적인 영향과는 다른 간접적인
영향이라고 할 수 있다.

　『명심보감』이 처음으로 일본에 전래한 것은 당시 한문학에 능통하
고 외교문서를 담당하며 중국 남방과의 직접적인 교류를 가진 무로마
치(室町)시대의 고잔 승려였다. 그러나 당시의 한문 서적을 이해할 수
있었던 층은 고잔 승려를 비롯하여 신도가 등, 일부 제한된 지식인이
었던 것처럼『명심보감』도 고잔 승려 편찬서의 일부에 인용되었을 뿐
당시 사회에 본격적인 수용을 증명할 수 있는 흔적은 찾아 볼 수 없다.

　그 후 임진왜란을 계기로 한 16세기 말경에는 대량의 서적이 조선으
로부터 유입되어 승려들을 중심으로 한 당시의 지식인들에게 널리 읽
혀졌다. 이때 한문 서적 특히 유학서는 중국의 유력 사상으로써 지식
인들에게 무비판적으로 받아들여졌는데,『명심보감』도 중국 유학서의
하나로서 지식인들이 편찬한 서적에 많이 인용되었다. 그 후「화각본」이
간행되었고 이 화각본이 간행되는 가운데서도 중국 남방으로부터『명심
보감』의 판본이 직접 수입된 사실을 보면 당시 일본에서도 중국 조선
에서의『명심보감』의 인기에 버금가는 시기가 있었던 것을 짐작할 수
있다.

　그러나 ①간에이기(寬永期, 1624–1644) 이후가 되면 임진왜란을 통
해 강제 전래된 조선 서적에다 정치적·경제적 안정과 함께 주로 중국
으로부터 직수입한 한서를 중심으로 본격적으로 유학연구가 이루어져
점차 유학서와 권선서와의 상이점을 알 수 있게 되었다. 유학 가운데
서도 특히 주자학의 이기설(理氣說)을 기초로 한 체계적인 사상의 이
해가 있었고 양명학·고학·국학 등의 다른 사상연구도 병행되었다.

②또 무사가 실권을 잡고 있던 에도시대 전기의 사회와는 달리 후기에는 경제적 실권을 가지게 된 쵸닌층 및 농민층 사이에서도 널리 학문을 수용하게 되었다. 이때 테라고야(寺子屋)·카이도쿠도(懷德堂)등에서는 쵸닌을 중심으로 서민 생활과 밀착된 실용적인 학문이 정착되기 시작했고 그에 맞는 사상이 요구되었다. 이러한 사상의 다양화와 실용적인 학문을 추구하는 가운데 서민들을 중심으로 실용성이 높은 권선서(『태상감응편』·『공과격』 등)가 유행했다. 그 배경에는 「천」의 응보관의 변화도 있다. 에도시대 전기까지만 해도 일부 지식인들의 독점적인 학문으로서의 선서가 후기가 되면 지식인들을 매체로 서민층에 널리 침투되어 일상생활의 희로애락의 위안이 되는 일종의 종교로서 수용되었다.

그리고 근세전기에는 운명관·숙명관이 지배적이었고 인간의 선악행위에는 반드시 그에 맞는 상벌이 따른다는 생각이 일반적이었다. 그러나 후기에는 그러한 고정적 천의 관념보다는 인간의 부귀빈천·수요(壽夭)는 숙명이 아니고 인간의 노력여하에 따라 바꿀 수 있다는 생각이 서민들 사이에 일기 시작했다. 또 선행을 한 자가 복을 받고 악행을한 자가 반드시 벌을 받는 것이 아니라는 것이 서민들 사이에 퍼져, 사악한 행위를 하고도 자신의 이익을 위해 신과 부처에게 비는 현세이익적인 사고를 가지게 되었다.[4]

이러한 서민들의 의식의 변화를 염려하며 천 및 신에 의한 인간의 선악행동 여하에 따라 거기에 상응하는 상벌이 있다는 것을 강하게 강조하며 저하된 윤리 의식을 바로잡기 위해 적극적으로 나선 지식인의 한사람으로서 에키켄을 들 수 있다.

---

4) 成海俊, 江戸時代の勸善書『明心寶鑑』の受容と變容(玉懸博之編 (『日本思想史』, ぺりかん社, 1997年) p.198 참조.

2. 카이바라 에키켄의 사상과 『명심보감』

이미 앞에서 언급한 것처럼 카이바라 에키켄(貝原益軒)은 많은 교훈
서를 편찬했으나,5) 그가 30세 전에 읽은 서적 목록 중에 『명심보감』
이 들어 있다. 또 그 후 그의 장서목록에도 『명심보감』의 서적 명이 기
재되어 있다6). 그리고 에키켄의 저작 가운데 『와조쿠도지쿤(和俗童子
訓)』・『야마토 조쿠쿤(大和俗訓)』・『쇼가쿠치요(初學知要)』・『쇼가쿠
쿤(初學訓)』・『지고슈(自誤集)』등의 편에는 에키켄이 『명심보감』으로
부터 인용했다고 생각되는 부분이 있다.7)

에키켄은 2백 수십 권에 달하는 방대한 저작을 남기고 있지만, 그
가운데 『야마토조쿠쿤(大和俗訓)』을 비롯한 많은 수의 일본어 교훈서
가 널리 읽혀져, 당시 많은 독자층들을 계몽・교화하였다.8) 또한 사후
에도 오랫동안 지식인에서 민중에 이르기까지 넓은 계층에 큰 영향을
끼쳐온 사상가이다. 그러므로 에키켄의 권선사상을 규명하는 것은 당
시 문예계의 실상을 이해하는데도 중요한 의의가 있다.9)

---

5) 에키켄의 인물상의 전체에 관해서는 橫山俊夫編 『貝原益軒 -天地和樂の文明學』
   (平凡社 1996년)을 주로 참조했다.
6) 『益軒資料七補遺』(九州史料刊行會編 1961년)를 통해서 필자가 처음으로 확인
   했다.
7) 『명심보감』에서 인용한 것이라고 생각되는 부분은 후술의 본문의 자료를
   가지고 명확히 한다.
8) 특히 79세 이후에 교훈・계몽서를 왕성히 출판하여 민중교화에 공헌했다.
9) 에키켄 만년의 79세 이후의 저작 『라쿠쿤(楽訓)』(保永 7, 1710년 저작)은
   인생을 즐겨야하는 이유와 그 방법을 논하고 있다. 같은 1710(保永 7)년 저작으
   로 에키켄의 교육사상이 체계적으로 짜여진, 아동의 교육방법・목적・마음가
   짐을 역설한 『와조쿠 도지쿤(和俗童子訓)』이 있다. 이 밖에 일본어 저작으로서
   는 인의예지신에 관한 해설서인 『고조쿤(五常訓)』(正德元, 1711년 작)과 가도
   (家道)의 방법을 논한 『카도쿤(家道訓)』(正德元, 1711년작)이 있다. 또 일본과

에키켄의 선행연구는 유학사·교육사·과학사·경제사·지리학사·여성사 등의 다방면의 연구가 있다. 에키켄에 대한 평가 또한 평등주의자·합리 실증주의자·체제 이데올로기의 긍정자 등의 견해가 있고, 그 대표적인 예는 다음과 같다.

먼저 미나모토 료엔(源了圓)은 「상하의 사회관계를 선천적으로 기초짓는 이데올로기가 아니고 일종의 평등사상이다」라고 에키켄을 보고 있다.[10] 이에 대해 에키켄을 막번체제 이데올기의 긍정자로서 규정짓는 설이 있다. 사쿠마 타다시(佐久間正)씨는 「근세전기에 있어서 천의 사상에 대해서」에서 「에키켄의 천명론이 원리적으로는 현실긍정의 운명론이라는 점에 대해서는 그 이데올로기적 성격을 생각했을 때 충분히 주목해도 좋다」고 논하고 있다.[11] 또 미우라 슈이치(三浦秀一)는 「다이기로꾸(大疑錄)에 이르는 길」에서 「에키켄에 있어서는 천 혹은 천도는 인과응보의 주재자로 에키켄의 천도사상은 독창적인 것이 아니고, 전국말기 권력자의 천(天)에 대한 응보관을 에키켄이 취했다」고 논하고 있다. 미우라 슈이치는 또 에키켄이 오제 호안의 서적을 읽은 사실을 지적하고 호안의 천의 관념으로부터의 영향도 시사하고 있다.[12]

그러나 이러한 견해는 에키켄 저작의 계몽서 전체를 통한 것이라기보다는 서적의 일부 내용의 특징을 들어 규정지었다고 생각된다. 이에 필자는 에키켄의 권선사상을 종래의 선행연구의 틀에서 벗어나 『명심

중국의 속담을 정리한 『和漢古諺』(上下2권, 上권은 일본어으로『일본속담(和諺)』 하권은 한문으로『중국속담(中華古諺)』이라는 제목으로 설화 등을 실은 권선서)이 있다. 이상 에키켄의 85년의 생애 가운데 만년이 될수록 교훈서의 저작활동이 왕성했던 것을 알 수 있다.
10) 『德川合理思想의 系譜』(中央公論社 1962년) p.38 참조.
11) 長崎大學 敎養部 紀要(1980년) p.46 참조.
12) 앞의 橫山俊夫編의 서적 p.210 참조.

보감』괴 에키켄의 교훈서(『大和俗訓』·『初學訓』·『樂訓』·『和俗童子
訓』 등)의 내용을 면밀히 분석하여 에키켄의 권선사상의 특징(특히 천
의 관념에 주목해서)을 명확히 하고자한다. 또한 고찰가운데 에키켄과
같이 『명심보감』의 사상으로부터 큰 영향을 받은 오제 호안·아사이
료이의 권선사상과의 유사·상이점도 비교 검토하여 에키켄의 권선사
상의 독자성을 보다 명확히 하고자 한다.

3. 카이바라 에키켄의 상벌관

본문의 자료는 『에키켄젠슈(益軒全集)』(國書刊行會, 1973년)을 사용
했다. 이하 자료중의 번호는 『명심보감』이 전거가 되는 부분의 조문을
나타내기 위해 필자가 적은 것이다.

『상서(尙書)』에 선을 행하면, 천(하늘)이 수많은 행복을 내려주고,
선을 행하지 않으면 수많은 재앙을 내려 주신다고 한다. 또 선악의 결
과는 그림자가 그 형태를 따르고 음향이 소리에 응하는 것과 같이 반
드시 징표가 있다는 것을 성인이 말하였다. 또 천도는 선에는 복을 음
란에는 재앙이 내린다고 한다. 천으로부터 선인에게는 행복이 주어지
고 악인에게는 불행이 주어진다고 한다. 역경에도 선을 쌓는 집안에는
반드시 경사가 넘치고 선을 쌓지 않는 집안에는 반드시 재앙이 넘친다
고 한다.

① 尙書に善をすれば、天より百の祥をくだし、不善をすれば百の禍
をくだし給ふといへり。又善惡のむくひ、影の形にしたがひ、響の音
に応ずるが如く、必其しるし有事を聖人とき給ふ。又天道は善に福

し、淫にわざはひすといへり。天より善人にはさいはいをあたへ、惡
人にはわざはひし玉ふなり。② 易にも、積善の家には必ず余慶あり、
積不善の家には必ず余殃ありといへり。13)

　인간의 선악행위에는 반드시 상벌의 결과가 따른다고 하는 것은 이
하의『쇼가쿠치요(初學知要)』에서도 반복해서 역설하고 있다.

　『공자가어』에 말하기를 선을 행한 사람에게는 천이 복으로 갚고, 선
하지 못한 일을 한사람에게는 천이 화로 갚는다고 하였다. (중략)『사
림광기(事林廣記)』에 말하기를 선에는 선의 응보가 있고, 악에는 악의
응보가 있다. 선악의 응보가 곧바로 없는 것은 아직 때가 되지 않았을
뿐이지 선악의 응보는 반드시 있다고 하였다.
　③ 家語孔子曰, 爲善者, 天報之以福, 爲不善者, 天報之以禍. (中略)
④ 事林廣記曰, 善有善報, 惡有惡報, 善惡無報, 時節未到.14)

　※ 위의 자료 ①②③④에『명심보감』이 전거가 되는 부분으로 이하
『명심보감』계선편을 들 수 있다.
　① 尙書云, 作善降之百祥, 作不善降之百殃. (継善篇, 2조)
　　『상서』에 말하기를 선을 행하면 하늘이 수많은 행복을 내려주시
　　고, 선하지 못한 일을 하면 수많은 재앙을 내려주신다 한다.
　② 易云, 積善之家必有余慶, 積不善之家, 必有余殃. (継善篇, 9조)
　　『역경』에 말하기를, 선을 쌓는 집안에는 반드시 경사가 넘치고,
　　선을 쌓지 않는 집안에는 반드시 재앙이 넘친다고 한다.

---

13)『初学訓』巻之5, (『益軒全集』, 国書刊行会, 1973년) p.38 참조.
14)『初学知要』巻之下, p.438 참조.

③ 爲善者, 天報之以福, 爲不善者, 天報之以禍. (継善篇, 1조)

　　선을 행한 사람에게는 하늘이 이에 복으로 갚고, 선하지 못한 일
　　을 한사람에게는 하늘이 이에 화로 갚는다 한다.

④ 善有善報, 惡有惡報, 若遲不報, 時節未到. (継善篇, 4조)

　　선에는 선의 응보가 있고, 악에는 악의 응보가 있다고 한다. 만
　　약 선악의 응보가 없을 때는 그것은 아직 때가 되지 않은 것이다.

　　여기에서는 인간의 선에는 백가지 좋은 일이, 불선에는 백가지 재앙
(百殃)의 상벌의 응보가 있다고 한다. 그 응보는 마치 그림자가 형태를
따르고 음향이 소리에 응하는 것과 같이 착한 사람에게 복이 악인에게
는 재앙이 따른다고 한다. 또 선을 쌓는 집안에는 경사가 넘치고, 악을
쌓는 집안에는 재앙이 있다고 하는 상벌 등 천에 의한 인간의 선악행
위에 대한 정확한 상벌응보의 필연을 역설하고 있다. 이러한 천에 의
한 정확한 상벌의 응보는 성인(聖人)이 가르쳐준 것으로, 혹시 선악에
대한 상벌의 결과가 곧바로 나타나지 않을지라도 때가 되면, 반드시
선악의 상벌이 있다고 논하고 있다. 이와 같은 내용이『쇼가쿠쿤(初學
訓)』・『쇼가쿠노요(初學之要)』외에『지고슈(自誤集)』의『카후쿠벤(禍
福弁)』에도 있다. 15)

　　이것은 모두 성인의 가르침이기 때문에, 거짓과 허위가 있을 수 없
　　다. 반드시 그 징표가 있으니 의심할 수 없다. (중략) 천도는 아주
　　넓어서 갑자기 그 징표가 없을지라도, 후에 반드시 응보가 있는 법

---

15) 인용부분이『初學訓』・『自誤集』은『명심보감』에도 보이는 부분과 같은 형태이
　　다.『初學知要』의 경우 ①의「尙書云」이「伊訓曰」, ④의「易曰」이「新文言曰」,
　　⑤의「徐神翁曰」이「事林廣記曰」로 되어 있다. 그러나 인용의 내용은 변하지
　　않았다.

이니, 천도를 두려워해야 한다.

是皆聖人のをしえなれば、いつはりたがひあるべからず。必其しるし
あり、うたがうべからず　(中略)　天道は廣大にして、にはかに其しる
しなけれども、後は必むくひあり。天道はおそるべし。16)

다음은 에키켄이 반복해서 강조하고 있는 천도의 인간악행에 대한 벌
로서, 천도를 두려워하고 삼가 해야 하는 것을 논한 그 하나의 예이다.

①공자가 말하기를, 하늘에 죄를 지으면 빌 곳이 없다고 한다. ②맹
자가 말하기를, 하늘에 따르는 자는 살고, 하늘에 거역하는 자는 죽는
다고 한다. ③장자가 말하기를 밝은(顯明)곳에서 선을 행하지 않는 자
는, 사람이 보고 이를 죽이고, 어두운(幽闇) 곳에서 선을 행하지 않는
자는 귀신이 보고 이를 죽인다고 한다.

①子曰, 獲罪於天, 無所禱也. ②孟子曰, 順天者存, 逆天亡. ③莊子曰,
爲不善於顯明之中者, 人得而誅之, 爲不善於幽闇之中者, 鬼得而誅之.17)

또 다음에서는 천은 인간의 심중을 찰지하고 인간의 모든 죄에 어김없
이 벌을 내린다고 하며 천은 속일 수 없는 두려운 존재라고 하고 있다.

무릇 사람의 조그마한 불선 일지라도, 반드시 하늘에 통하는 도리가
있다. 「하늘은 높은 곳에 있으면서, 낮게 듣는다.」고 말한다. 상천을
속일 수 없다. 두려워해야 한다.

およそ、人の一念の不善も、かならず天に通ずる理あり。「天は高

---

16)『初学訓』巻之 5, p.38.
17)『初学知要』券之下, p.437 참조.『명심보감』이 전거가 되는 부분 ①천리편
　　19조. ②천리편 1조. ③천리편 16조.

きに居て、ひききにきく」といへり。上天をあざむくべからず。おそ
るべし。18)

옛날 말에 또한 이르기를, 천도는 돌이켜보기를 좋아한다. 오호, 하
늘의 그물은 넓고 넓어서 빠져나갈 수 없구나. 천도를 진정으로 두려
워해야 한다. 이것은 필연의 도리로서, 매우 밝은 것이니 사람이 당연
히 믿고 따라야 하는 것이다.
　古語亦曰, 天道好還, 嗚呼. 天網恢恢, 而不可逃. 天道眞可畏哉. 是必
然之理. 甚昭晰. 人之所当聽信服也.19)

이와 같은 인간 행위의 선악에 대해 정확한 응보가 내려진다고 하는
견해는 에키켄의 계몽서 전반에 걸쳐 반복하여 역설하는 내용이다. 또
그 외에 에키켄은 이와 같은 천(天)의 강하고 엄한 응보를 근거로 해서
인간 개인의 수명의 장단이나 죽음·길흉화복 등 인간의 모든 것이 천
도의 명령에 달려있다고 논하고 있다.

사람의 길흉·화복·수요·부귀·빈천 등 수많은 행복과 불행은 모
두 하늘이 명하는 곳에 있다. 인간 만사 모두가 천명에 달려있다. 혹은
태어날 때부터 정해지고, 혹은 때에 따라 생각지도 못한 운명으로 우
연하게 복을 만나기도하고 불행을 만나기도 한다. 바라고 원해도 운이
없으면 구하기 어렵고, 바라고 원하지 않아도 운이 있으면 얻기 쉽다.
그러니 단지 사람의 도리를 행하고 천명을 기다려야 한다.
　①人の吉凶・禍福・壽夭・富貴・貧賤、万づの幸不幸、皆天の命ず

る所なり。②人間の万事天命にあらざることなし。或は生れつきて定
まり、或いは時により、不慮に命くだりて、偶然として福にあひ、わ
ざはひにあふ。求めても命なければ得がたく、求めざれども命あれば
得やすし。只、人の法を行ひて、天命をまつべし。20)

　이상 에키켄의 주장을 정리하면 ①천이 인간행위의 선악을 판단해
서 거기에 상응하는 엄격한 상벌을 내린다고 하며　②그 가운데서도

---

20) 『大和俗訓』巻之4.
　　자료 중의 ①에서 ②까지는 『명심보감』의 내용과 상통함. ①子夏曰, 死生有命,
　　富貴在天.「자하가 말하기를 죽고 사는 것은 운명에 있고, 부함과 귀함은
　　하늘에 있다고 하였다」(順命篇 1조). 擊壤詩云, 壽夭莫非命, 窮通各有時.「격양
　　시에 이르기를 장수와 요절은 천명이 아님이 없고, 곤궁과 영달은 각각 때가
　　있다」(安分篇 7조) ②孟子曰. 一飮一擇, 事皆前定. 萬事分已定 (中略) 萬事不由
　　人計較, 一生都是命安俳.「맹자께서 말씀하시기를 한번 마시는 것이나 한번
　　뽑히는 일이 모두 이전에 정해지고, 모든 일의 분수가 이미 확정된 것이다.
　　(중략) 만사가 사람의 계략에 의한 것이 아니고, 일생은 모두 천명의 안배에
　　있다.」(順命篇 3조) 佐藤仁 『朱子學基本用語 −北溪字義譯解』(研文出版 1996
　　年 p.49)에 의하면 주자학에 있어서 명(命)은 두 종류가 있다. ①하나는 빈천·
　　수요·화복을 논하는 경우이다. 예를 들면 「死生有命, 富貴在天. 죽고 사는
　　것은 명에 달려 있고, 부귀는 하늘에 달려 있다.」(『論語』顔淵篇 2). 「莫非命也,
　　順受其正. 하늘의 명령이 아닌 것이 없으니 그 올바른 명령을 순순히 따라야
　　한다.」(『孟子』盡章句上)의 명령으로, 이것은 천으로부터 부여받은 기운에
　　장단(長短)·후박(厚薄)이 가지런하지 않는 것을 역설한 것으로서, 운명과
　　인연의 명분(命分)의 「명(命)」이다. ②다른 하나는 「仁之於父子也, 義之於君臣
　　也, 禮之於賓主也, 智之於賢者也, 聖人之於天道也, 命也. 有性焉. 君子不謂命
　　也.인의 부자에서와 의의 군신에서와 예의 빈주, 즉 손님과 주인에서와 지의
　　현자에서와 성인의 천도에서는 명이나 성이 있느니라. 군자는 명이라 이르지
　　아니하니라.」의 「명」으로, 이것은 천으로부터 부여된 기(氣)에 청탁(淸濁)이
　　갖추어지지 않는 것을 논한 것으로서, 인간의 힘으로 지우(智愚), 현불초(賢不
　　肖)를 어찌하지 못한다는 것을 역설을 하고 있다. 에키켄도 주자학적인 천명에
　　공감하는 부분도 있지만 에키켄의 권선서에 보이는 명(命)의 주는 ①이다.

특히 천은 인간의 모든 것을 감찰하고, 인간의 악에는 무서운 벌을 내린다고 강조하고 있다. 천은 인간에 대해서 초월적인 힘을 가지고 인간의 길흉・화복・부귀・빈천・수명 등 모든 행불행의 운명을 지배하고 있다는 것을 논하고 있는데, 여기에는 천의 엄격한 상벌을 통해 사람들에게 자발적인 선행을 강조하고 있다.

　에키켄이 이와 같은 천도관을 반복해서 강조하지 않으면 안 되었던 이유는 도대체 무엇이었을까. 그 배경에는 에키켄이 생존했을 당시, 사회적으로 천도의 상벌을 강하게 호소하지 않으면 안 되는 도덕관의 결여가 있었다. 에키켄이 활약한 시대는 중세와 같이 내세주의가 아닌 현세주의의 바탕에서 인간이 보다 현실적으로 되었다. 사회전체가 천도를 기준으로 한 선의식이 엷어지기 시작해서 사람들 사이에서는 천도의 고정적 관념보다는 각각 개개인의 능력에 자신을 가지기 시작했다고 생각한다. 이 경향은 시대가 흘러 상업이 발달함에 따라서 민중들 사이에서는 현세의 이익이 제일이라는 생각이 현저하게 되었다. 또 민중 사이에는 천도의 상리에 의한 인간의 선악행위에 따른 정확한 상벌을 믿는 것보다는 선인이 악을, 악인이 복을 받을 수 있다는 천도의 불상리(不常理)의 의식도 나타나기 시작했던 것이다.

　이와 같이 민중들 사이에서 발생하기 시작한 현세이익이 제일이라고 하는 생각이나 천도의 불상리(不常理) 의식에 대해서 에키켄은 천도의 정확한 응보(그 가운데서도 악행에 대한 벌)를 보다 강하게 호소하는 수단으로,[21] 옛날 성인이 역설했던 천도의 상리(常理)는 의연하

---

21) 당시 민중을 중심으로 해서 천도의 불상리관(不常理觀)이 퍼졌지만, 미나모토 료엔(源了圓)의「서민의 인생관(庶民の人生觀)」(『日本思想史講座 近世の思想 2』, 雄山閣 p.174) 에도 인과응보로는 현실에 맞지 않는 사태가 있을 수

게 건재하고 있다는 것을 강조하고 있다.

다음은 인간의 선악행위에 대한 천으로부터의 상벌은 옛날 성인이
말한 것이기 때문에 의심할 수 없다고 강조하고, 아울러 이 천에 관한
사실은 때와 장소 시간과 공간을 초월한 보편적 원리에 있다고 역설하
고 있다.

> 아츠노부(篤信)가 조심스럽게 말하기를, 선악 응보의 설은, 옛날 성
> 인이 자주 말해서 이미 확실하니 의심할 수 없다. (중략) 아츠노부
> 가 이전의 선악 응보론에 말하기를, 천도는 백성의 사명이다. 그러
> 므로 길흉화복은 모두 하늘의 명하는 곳에 있고, 선을 행하는 자는
> 천이 여기에 복으로 갚고, 악을 행하는 자는 천이 여기에 화로서 갚
> 는데, 이것은 천도의 상리이고 고금 일본과 중국(和漢)의 서적에 확
> 실히 나타나 있다. 그러므로 서경에서 말하기를 천도는 선에는 복을
> 음란에는 화를 내린다고 했다.

이로서 옛날 성현은 아침저녁으로 단지 상천(上天)이 눈앞에 감림
(監臨)하는 것을 본다. 그러므로 그 경외를 스스로 하지 않고 항상 천
도에 따른다. 천명을 모르고 경외하지 않으면서 마음대로 기탄(忌憚)
하지 말라. 그 악이 쌓이면 가릴 수 없고, 그 죄가 크게 되면 속죄를
받을 수 없으니, 크게 슬퍼해야 한다.

篤信窃謂, 善惡報応之說, 古昔聖人, 屢言之旣昭明, 固不可疑也. (中
略) 篤信嘗著善惡応論曰, 天道者民之司命也. 故人之吉凶禍福, 皆天之所
命, 而爲善者, 天報之以福, 爲惡者, 天報之以禍, 是天道之常理, 古今和
漢之往迹, 昭昭而可見矣. 故書曰, 天道福善禍淫.[22]

있다는 것을 간주한 예가 있다.
22) 『初学知要』, p.438.

是以古聖賢. 朝夕只視上天在眼前而監臨. 故其敬畏自不能己. 常承順
天道. 罔不祇肅. 庸人昧此理. 不知天命而不畏. 放縱而無忌憚. 其惡積而
不可捨. 其罪大而不可解. 可勝哀哉.23)

또 『쇼가쿠쿤(初學訓)』에도 같은 내용이 있다.

> 옛날의 군자는 아침저녁으로 단지 천도가 목전에 있다고 생각하고,
> 항상 경외하는 마음으로 임하며 천의 뜻을 배반하지 않았다. 지금
> 사람은 천도는 아득히 먼 곳에 있고, 자신과는 상관없다고 생각하여
> 천을 경멸하고 배반하면서 두려워하지 않는다. 마음으로는 나쁜 것
> 이라고 여기면서도 그만두지 않는다.
> 古の君子は、朝夕只天道の眼前にある事を思ひて、つねに心も事も、
> おそれつゝしみて天にそむかず。今の人は天道ははるかに遠き事に
> て、わが身にあづからざる事と思ひて、天をあざむきそむきておそれ
> ず、わが心に惡とおもひながら行ひてやめず。24)

인간의 선악행위에는 천도의 엄한 상벌이 있고, 옛날 군자는 이 천
도를 몸 가까이 느끼며 두려워하여(敬畏) 삼가 했는데, 지금 사람들은
천도를 의식하지 않고 살아가고 있다. 에키켄은 덧붙여 말한다.

> 천도가 선에 행복을 내리고 악에 재앙을 내리는 이치는 고금 일본과
> 중국에 명백하지만 대개 사람들은 이것을 모르고 선을 선호하지 않
> 고 악을 행하고 그릇된 행동을 하면서 행복을 원하며 자신이 제사지
> 내서는 안 되는 음란한 신에게 아부하며 빈다. (중략) 선을 행하면
> 이익이 있다고 아무 신이나 사람에게 아부해서는 이득이 없다는 것

23) 『初学知要』 卷之下, p.439.
24) 『初学訓』 卷之下 p.439.

을 알아야한다.

天道善にさいはひし、惡にわざはいし給ふ理は、古今和漢明白なりと
いへども、凡そ、人はこれをしらずして、善をこのまず、惡を行ひ、
ひがことをなして、さいはいを求め、我が身の祭るまじき淫祠にへつ
らひいのる。(中略) 善を行ひて益あると、みだりに神と人にへつらひ
て、益なきをしるべし。25)

---

25) 『大和俗訓』. 이 자료로부터 엿볼 수 있는 것은 에키켄은 천도의 존재를 인정하고
있지만, 신 가운데는 음사(淫祠)가 있고 , 이것을 나쁜 신으로 규정하고 있는
것으로부터, 분명히 에키켄은 천과 신을 별개의 의미로 파악하고 있다. 이하,
신에게 빌 때에는 자신의 마음을 바르게 하고 올바른 신에게 빌어야한다고
하는 주장은 다른 서적에도 반복해서 설명하고 있다.
「신에게 빌 때는 군부를 위해서 빌고 또 나의 잘못을 고치고, 선으로 바꾸어
마음에 정성이 있고 경이 있으며, 그 위에 예의가 바르고 모셔야할 올바른
신에게 빌기 때문에 복을 받는다. (중략) 도리도 없고 예의도 없이, 빌어서는
안 될 신에게 아부하면서 비는 것이 아니다. 자신에게 상관없고 빌어서는
안 될 제당을 음사(淫祀)라고 한다. 음사는 복이 없다고 한다. 집을 지키는
신이 아니기 때문에 빈다고 해도 이익이 없다. (중략) 도리에 어긋나게 빌면
신은 무례를 받아들이지 않기 때문에 빌어도 그 징표가 있을 리가 없다.
神にいのりしは　君父のためにいのり又わがあやまりを改め、善にうつり
て、こころに誠あり敬あり、其上禮ただしくてまつるべき正神にいのりし
故、其福うけたり。 (中略) 理もなく禮もなく、祈るまじき神にへつらひ祈
りしにあらず。われにあづからずして、まつるまじき社を淫祠と云。淫祀
は、福なしといへり。家を守る神にあらざれば、祈りても利生なしとなり
(中略) 道なくて祈らば、神は非禮をうけ玉はざれば祈るともしるしあるべ
からざる」(『初學訓』p.39)
음사(淫祠)는 복을 가져오지 않으며 집을 지켜주는 신도 아니다. 자신의 군주에
게 따르지 않고, 다른 군주에게 따르는 것과 같이 기도해도 효과가 없다고
하고 있다. 도리에 벗어나면서 신불에게 빌어도 무익하다고 하고 있다. 또
에키켄은 제사지내며 모셔야할 신으로서는 집안의 부모 선조의 신 등, 자신의
몸에 응하는 신으로 하고 있다(자신에게 맞는). 특히 존경해야할 신은 왕공(王
公)의 선조 종묘(先祖宗廟)의 신이나 인민에게 공덕이 있는 인귀(人鬼)라하고
있다. 「王公の先祖宗廟の神や人民に功德ありし人の人鬼である」(『大和俗訓』
p.160). 『명심보감』과 『메이호칸』은 천(天)과 신(神)을 동일하게 취급하고

천도의 상리(常理)를 기준으로 한 선을 중히 여기지 않고 사악한 행
위를 한 후 이익을 찾아서, 신(淫祠)에게 빌며 아첨하는 것은 무익하다
는 것을 말하고 있다.

또 에키켄은 어리석은 민중에 대해서도 말하고 있다.

> 어리석은 사람들은 이 도리를 모르며 천도를 두려워하지 않는다. 악
> 을 멀리하지 않고 선을 행할 의지가 없으며, 악을 행하고도 단지 신
> 과 부처에게 아첨하고 빌면서 행복을 구하며, 재난을 피하려고 한
> 다. (중략) 하물며 신은 총명 정도하고 사심이 없는데 재앙을 면해
> 주겠는가. 평생 선을 행하지 않고, 단지 자신을 위해 아첨하며 이익
> 을 구하는 사람에게 신이 사심으로 행복을 주고 재앙을 면해 주겠는
> 가. 이 도리는 분명하고 알기 쉽다. 또 고어에 말하기를 신은 예의
> 에 어긋나는 것은 받아들이지 않는다고 하였다. 신은 정직하기 때문
> 에 사람의 도리에 어긋나는 제사나 기도는 받아들이지 않게 된다.
> おろかなる人は此理をしらずして、天道をおそれず、惡をさりて善を
> 行ふ志はなくて、惡を行ひても只神仏にへつらひいのりて、さいはい
> を求めわざはひをのがれんとす。(中略) いわんや神は聰明正道にして
> 私なければ、なんぞ人の平生善を行はずして、只へつらひ求むる者に
> 私して、さいはひをあたへ、わざはひをゆるし給はんや。此理明らか
> にしてしりやすし。又古語に、神は非礼をうけずといへり。神は正直
> なれば、人の道理にかなはざる祭と祈禱とをばうけ給はずとなり。26)

성인・현인은 옛날도 지금에도 천의 공평・총명을 항상 의식하며
행동하고 있지만 소인은 그렇게 하지 않는다. 에키켄은 천의 견책(譴
責)을 의식하지 않고 천의 벌로부터 벗어나지 못하는 어리석은 민중에

있다. 특히 『명심보감』 계선편에서는 인간의 선악행위에 대해서 천 또는 신이
화복을 내리는 것을 분명히 나타내고 있다.
26) 『初学訓』 卷之5, p.38.

대해서 천도가 의연하게 존재하는 것을 나타내고, 천 혹은 신의 정직
·총명·공평을 강하게 나타내고 있다.

 에키켄은 천도를 의식하지 않고 인륜을 해하고 경망스럽게 신불에
게 아첨하며 비는 것으로서 복록(福祿)을 받으려고 하는 민중에 대해
서 무서운 천벌을 강조해서 천도의 건재함을 강하게 나타내며 도덕적
질서를 확립하려 했던 것이다. 이점은 에키켄이『명심보감』의 천도관
에 공명·계승하면서도 당시 민중의 천도관·윤리관의 변화에 따른 보
다 강한 권선을 역설하지 않으면 안 되었던 것이다.

 그러나 에키켄이 논하는 권선의 진정한 의도는 이상과 같은 것뿐이
었을까? 이하 에키켄의 천도관은 앞에서도 살펴본『명심보감』·오제
호안·아사이 료이의 것과는 다른 면을 가지고 있다.

4. 카이바라 에키켄의 권선의 독자성

4-1. 인간의 도리로서의 선

 사실 에키켄은 종래의 천도관을 기본으로 한 강한 권선징악·인과
응보를 강조하는 한편 선(善)은 인간의 도리로서 마땅히 행해야 함을
논하고 있다. 에키켄이 말하는 진정한 선이라고 하는 것은 인간의 본
성으로부터 우러나오는 진정한 선이다.(선을 행하더라도 마음으로부
터 우러나오는 진정한 행동이 아니면 모두 거짓된 것이다.) 선은 천도
의 보답을 의식하기 전에 인간으로서 해야 할 도리로서 마땅히 행해야
할 것을 논하고 있다. 이때 사람은 성인(聖人)·소인(小人)을 불문하고
자신의 행동이 선악의 도리에 합당하다면 좋은 것이라고 생각하고, 신
이 부여하는 선악의 결과를 두려워하거나 타인의 칭찬과 비난을 의식

할 필요가 없다는 것이다. 이것을 이하에서 살펴보도록 하자.

> 자신이 행하는 선악은 세상 사람들의 칭찬이나 비방을 강하게 의식
> 해서 기뻐하거나 두려워하지 말라. 단지 도리를 기준으로 해야 한
> 다. 자신의 행함이 도리에 맞으면 세상 모두가 비방을 해도 두려워
> 할 필요가 없다. 자신의 행함이 도리에 어긋나면 세상 모두가 칭찬
> 해도 기뻐하지 말라.
> 我が身の行の善惡は、世人のほめそしりを、あながちに氣にして、よ
> ろこび、おそるべからず。ただ道理を以て法とすべし。わが行、道理
> にかなはば、世にこぞりてそしるとも、おそるべからず。わが行、道
> 理にそむかば、世にこぞりてほむるとも、よろこぶべからず。27)

　여기에서는 ①도리에 따른 행동을 하면 세상 사람을 의식할 필요가
없다고 하여 사람들에게 도리에 맞는 행동을 권하고 있다. 이것은『명
심보감』및 그 조문을 인용한 사상가인 오제 호안・아사이 료이 등이
직접 언급하고 있지 않은 부분이다.
　또 다음에도 말하고 있다.

> 시경에 말하기를, 공손한 군자는 행복을 얻기 위해 구차한 행동을
> 하지 않는다. 이것이 군자가 복을 구하는 도리이므로 군자의 도는
> 바라는 것 없이 행하고 의를 위해 당연히 행하는 것이다. 어찌 많은
> 복을 바라고 행하겠는가.
> 時云. 豈弟君子. 求福不回. 是君子之所以求福之道也. 然而君子之道.
> 無爲而爲. 義之所当然者爲之而已. 豈有心爲求多福哉.28)

---

27)『大和俗訓』卷之4 p.112.
28)『初学知要』卷之下, p.439.

여기에서 에키켄은 ②군자는 응보에 의한 다복을 목적으로 선행을 하는 것이 아니라 자신이 마땅히 해야 할 일을 할 뿐이라고 하고 있다. 이것이 바로 에키켄이 논하고자 하는 음덕과 상통하는 것이다.

또 에키켄은 「그렇지만 군자의 마음은 복을 얻기 위해서 음덕을 행하는 것이 아니라 음덕을 행하면 원하지 않아도 복은 그 안에 있다. (されども、君子の心は、福をもとめんために、陰德を行ふにはあらず。陰德をおこなへば、求めずして福は其の中にあり)」[29]라고 하며, ③타인의 눈이 미치지 않는 나날의 생활에서 정성(誠)이 깃든 음덕을 쌓으면 그 속에 복이 내재해 있다는 것이다. 음덕의 선에는 저절로 복이 내재한다고 하는 주장은 다음에서도 볼 수 있다.

> 음덕은 다른 사람이 의식하지 못하더라도 천도의 뜻에 따르는 것이기 때문에 후에는 반드시 자신이 행복하게 되고, 자손이 번영하게 되는 도리가 있다. 그러므로 행복을 구하는데 이것보다 더 나은 기도는 없다.
> 陰德は人しらざれども、天道にかなふ。故に、後は必ず我が身のさいはいとなり。子孫の繁榮を得る道理あり。かるがゆえに、さいはいを求むるに是にまされる祈禱なし。[30]

같은 『야마토조쿠쿤(大和俗訓)』에서도 반복해서 언급하고 있다.

> 이와 같이 마음속에 음덕을 간직하고 오래도록 선을 행하면 천도의 보답으로 자비를 얻어 그 행복이 자손에게 미친다. (중략) 그러나 군자가 선을 행함은 그 보답을 바라는 것이 아니고 자연스러운 징표

29) 『大和俗訓』卷之3 p.99.
30) 『大和俗訓』卷之3, p.99.

를 말 할뿐이다.

かく心の内に陰德をたもち、善を行ふこと久しければ、天道のむくい
ありと、あはれみをかふぶり、そのさいはい子孫にいたる。(中略)
されども君子の善を行ふは、そのむくいをのぞむにあらず、自然のし
るしをいふのみ。31)

도리로서의 선의 음덕을 행하면 보답을 구하지 않아도 ①주위로부
터 신뢰・존경을 받는 것에 의해 자신의 마음에 안락이 주어져 자신의
지위는 물론 ②집안에까지 그 보답의 은혜가 미치게 된다는 것이다.
③이것에 의해 넓게는 가정이나 사회의 안정이 유지된다는 생각이다.

이와 같이 에키켄이 논한 음덕이라는 선행은 왕공(王公)으로부터 서
민에 이르기까지 신분에 상관없이 일상생활 속에서 행해야하는 것이다.

무릇 사람으로 태어나서는, 신분이 높은 사람이나 낮은 사람이나 부
유한 사람이나 가난한 사람이나 단지 바라는 것은 마음속 깊이 음덕
을 간직하고, 몸소 독실하게 선행을 하고, 다른 사람의 근심을 동정
하고 보살피며, 다른 사람의 괴로움을 도우며 구해야 한다.
およそ人と生れては、たかきもひくきも、とめるもまどしきも、只ね
がはくば、心にふかく陰德をたもち、身にあつく善事を行ひて、人の
うれへをあはれみめぐみ、人のくるしみをたすけ救ふべし。32)

4-2. 마음(心)의 즐거움으로서의 선

에키켄은 모든 사람이 선행을 즐길 것을 논하고 있다. 사람이 도를
알고 선을 행하는 것, 즉 선의 행위 그 자체가 즐거움이라는 것이다.

---

31) 『大和俗訓』 卷之6, p.164.
32) 『初学訓』 卷之5, p.39.

이점을 다음에서 고찰하기로 하자.

그 선행이라고 하는 것은, 부귀한 사람은 다른 사람들에게 베풀고 구하는 것을 자유롭게 하며, 널리 행하기 쉽다. 정성된 마음으로 행하면 그 공이 크고 그 즐거움도 크다. 빈천한 자라도 뜻만 있으면 때와 장소에 따라서 사람들에게 이익이 되는 것이 많다.

その善事とは、富貴なる人は、ひとにほどこしすくふこと自由にして、ひろく行ひやすし。心にかけて行はば、その功大にその樂も亦大なるべし。貧賤なる者も、志しだにあれば、所にしたがひ時にしたがひて、人の利益となること多し。[33]

선의 행위가 자신의 직접적인 이익과는 관계없이 마음(心)의 즐거움으로 보고 있지만 이것은 『야마토 조쿠쿤(大和俗訓)』(p.164).『라쿠쿤(樂訓)』(p.637)에서도 반복해서 언급하고 있다. 에키켄은 부귀한 사람, 빈천한 사람을 불문하고 날마다 선을 행할 것을 권하고 있고, 이러한 선행 그 자체를 이 세상의 최대의 기쁨으로 생각하고 있다. 「무릇 사람의 즐거움이라고 하는 것은 선을 행하는 것만큼 재미있는 것은 없다.」[34]

에키켄이 말하는 기쁨을 가져다주는 선행이란 타인에게 이익이 되는 것이 아니면 안 된다. 예를 들면 곤란한 사람을 돕거나 생활을 영위하는데 있어 방해가 되는 것을 제거하는 것 등의 선으로 선행에 대한 보답을 의식하지 않고 단지 인간이 해야 할 도리로서 마음으로부터 우러나오는 진정한 마음으로 곤란한 타인을 돕는 것에 있다. 이것은 위

---

33) 『大和俗訓』卷之7, p.182.
34) 『大和俗訓』卷之6, p.164.

로는 왕공(王公)에서부터 아래로 서민에 이르기까지 부귀빈천·신분지
위에 관계없이 모든 사람이 행하지 않으면 안 된다고 논하고 있다.[35]
   이들 선은 타인을 돕기 이전에 자신의 즐거움이기 때문에 선 그 자
체가 행위자의 마음을 풍부하게 하는 생활의 여유와 정신적 안락과 연
결된다. 에키켄에 있어서 선행은 인간이 해야 할 도리로서 인생 최대
의 즐거움이며,[36] 선을 행하는 대상은 상하신분 부귀빈천에 관계없이
모든 사람이 해당된다. 그러나 우선적으로 선을 행하여, 돕지 않으면
안 되는 대상은 다음과 같은 사회적 약자이다.

> 환과고독(鰥寡孤獨)한 빈민을 구하고, 여러 가지 선을 행하는 것과
> 비교되는 기도는 더 없다.[37] 무릇 선을 행하는 길은 배고프고 추운
> 사람·병자·신체가 부자유한 자·걸인·빈민을 구하고, 환과 고독
> 의 의지할 곳 없는 사람을 가엾게 여기고 보살피는 것이다. (鰥寡孤
> 獨の貧人をすくひ、諸の善を行ふに及べる祈禱はさらになし。凡善を
> 行ふ道は、うえこごゆるひと、病者、かたわなるもの、乞食、貧人を
> たすけ、鰥寡、孤獨のたよりなきひとををあはれみめぐむべし。[38]

   에키켄은 홀아비(寡夫)·과부(寡婦)나 고아·병자·지체 부자유자
등의 사회적 약자를 위로하며 우선적으로 돌봐주어야 한다고 말하고
있다. 또 에키켄은 그 사회적, 경제적 약자를 인간으로서 같은 生을 이

---

35) 『大和俗訓』 卷之7 p.182.
36) 『假名草子』 등에 보이는 권선은 개개인의 정성어린 마음으로부터 스스로 발동
   하는 자립적인 것이 아니라, 초월적 권능을 가진 천을 의식한 권선징악인
   경우가 많다(이론은 지족안분론과 종합하고 있다). 개개인에 있어서 신분이나
   직분은 절대적 힘을 가진 天命에 의해 결정되는 것으로서 천의 힘에 맡겨지는
   것이다.
37) 『初学訓』 卷之5, p.42.
38) 『初学訓』 卷之5 p.39.

어가는 동포로 간주하고 따뜻한 마음을 가지고 돕지 않으면 안 된다고
강조하고 있다.[39]

    이 세상에 태어나서는 신분이 높은 사람이나 비천한 사람이나 할 것
    없이 모두 같은 천지의 자식으로써 동등한 사람이다. 그러나 불행한
    사람은 집이 가난하고 재물도 없고 항상 의식이 부족하여 아침저녁
    으로 근심걱정으로 괴로워한다. (중략) 그러한 빈민이, 비록 소원한
    사람이라 할지라도 그 뿌리를 찾아보면, 모두 같은 외로운 우리 형
    제인데 어찌 슬퍼하지 않을 수 있겠는가. (此世にうまれては 高きも
    いやしきも、皆同じく 天地の子にして、同じひとなるに、なかにつき
    て、不幸なる人は、家まづしく、財なくして、つねに衣食ともしく、
    朝夕うれひくるしめり。(中略) 彼の貧民、たとひ疎遠の人なりとも、

---

39) 박은식은 새로운 사회에 능동적으로 대처하지 못하였기 때문에 서양보다 뒤떨
어질 수밖에 없었다고 주자학의 경직성을 비판하며 유교가 현실에 보다 적극적
으로 대응하여 제왕중심의 지배자 철학에서 벗어나 공자의 대동사상과 맹자의
민본주의로 환원하여 민중 중심의 유교로 개혁하여 불교나 기독교처럼 민중교
화에 힘써야 한다는 주장은 주자학보다는 양명학이 그 역할을 담당하기에
적합하다고 판단하였다. 쿠마자와 반잔은 왕양명과 나카에 도주에게 배운
것을 자신의 사색활동의 원동력으로 삼으면서 생활 속에서 실천으로 옮겨갔다.
특히 「인간이 모두 천지의 자녀라면 어떻게 미천한 자가 있을 수 있겠는가?(夜會
記)라는 평등원리를 도주로부터 실천에 옮기고자 하였다. 그가 행한 백성의
편에 서서 펼친 기근 구제라든가, 농민의 부담을 덜기위해 사무라이도 토착하여
농병이 되어야 한다는 의견 등은 그 실례. 카이바라 에키켄(주자학을 주로
했지만 만년에 주자학에 대한 의문을 표명했다)도 『명심보감』을 인용하면서
진정한 선행은 천도의 보답을 의식하기 전에 인간으로서 해야 할 도리로서
마땅히 행해야 할 것을 논하고 있다. 사회적, 경제적 약자를 인간으로서 같은
생을 이어가는 천지의 동포로 간주하고 따뜻한 마음을 가지고 돕지 않으면
안 된다고 강조하면서 빈궁기한·환과고독(貧窮飢寒·鰥寡孤獨) 한 사람을
돌보고 구해주는 선행이 가장 기쁜 일이고, 가난한 사람(貧人)에게 베풀고
구원의 손길을 내미는 것은 자신에게 복이 되고 기쁨이 되는 것이라고 말하고
있다.

其のもとをたずぬれば、同じく皆わが兄弟のわびしき人なれば、あに
かなしまざらんや。)40)

또 『야마토조쿠쿤(大和俗訓)』(p.164), 『라쿠쿤(樂訓)』(p.612)에도
불행한 사람인 빈궁기한(貧窮飢寒)・환과고독한 사람을 돌보고 구해주
는 선행이 가장 기쁜 일이라고 하며, 가난한 자에게 베풀고 구원의 손
길을 내미는 것은 자신에게 복이 되는 것이라고 말하고 있다. 에키켄
은 덧붙여 이러한 사회적 약자를 돕는 것은 높은 지위에 있는 사람이
나 부귀한 자가 솔선하여 행해야하는 것이라고 말하고 있다. 즉 백성
의 지도자 및 경제적으로 유복한 사람이 정성어린 인애(仁愛)로 백성
을 인도하는 것에 기쁨이 있다고 말하고 있다. 그 실례는 이하에서 볼
수가 있다.41)

---

40) 『五常訓』 p.267. 中村元 選集第 7巻 『近世日本의 批判的 精神』(春秋社 1965년
p.132) 에서 신은 이 구절을 인용해서 「このような哀れな人々に對して積極的
にどうせようということを。益軒は何も言っていない(이와 같이 가엾은 사
람들에 대해서 적극적으로 어떻게 하라고 하는 것을, 에키켄은 아무 것도
말하지 않고 있다.)」 라고 말한다. 또 「當時の儒佛者か封建社會의 身分的差別
待遇の問題に殆ど觸れていないのに。正三が蔑視されていた賤民の問題を
取り上げたことは佛教の平等觀に基づくものである(당시의 유불자는 봉건
사회의 신분적 차별 대우의 문제에 거의 언급하지 않지만, 正三이 멸시받는
천민의 문제를 취급한 것은 불교의 평등관에 기준 한 것이다.)」 라고 하고
있다. 이것은 에키켄의 『五常訓』 이외의 다른 저작에서 언급한 빈궁자・병자・
환과고독(鰥寡孤獨)한 자에 대해서 베풀어야 할 구체적인 구원에 대해서는
고찰하지 않은 견해라고 할 수 있다.

41) 보통 교훈서는 막번체제의 이데올로기를 긍정적으로 보고 하급신분의 사람을
주 대상으로 쓰여진 경우가 많지만, 에키켄은 이와 같이 위정자나 부귀한
사람에 대해서도 그 의무를 강조하고 있다. 長友千代治는 (「江戶時代の庶民の
讀書」, 『文學』 岩波書店, 1977年 9월호, p.99) 에키켄의 저서는 에도시대
중류 계급이상의 자제를 대상으로 하고 있다고 논하고 있다.

신분이 높은 사람이 정성을 다해서 백성을 사랑하면, 백성도 또한 반드시 감복해서 정성으로 윗사람을 섬긴다.(上なる人、誠を以て民を愛すれば、民も亦必ず感悦して、わだかまらず、誠を以て上につかふ。)42)

민중은 신의 주인이다. 그러므로 성왕은 우선 민중을 돌본 후 신에게 힘을 구한다.43) 사람을 돌보는 것을 즐거움으로 하지 않고 무분별하게 저속한 즐거움을 바라는 것은, 부귀한 사람이라 할지라도, 정말로 불행한 사람이라 할 것이다. 더더욱 부귀한 사람은 빈곤한 자를 가엾게 여기고, 베푸는 것을 즐겨야한다.(民は神の主なり。是を以て、聖王は、先ず民を養ひて後、神に力を用ひ給ふ。人をあはれむを以て、樂とせずして、そぞろなる俗樂をねがふは、富貴の人といへども、誠に不幸なる人といふべし。ことさら、富貴の人は、貧困なるものをあはれみ、ほどこすことたのしむべし。)44)

백성의 지도자가 백성에 대한 자비로운 선의 마음(心)을 가지지 않으면 자신의 일생이 무의미 하게 되고 또 부귀한 사람이 베푸는 선행이 없으면 부귀한자라 해도 불행한 사람이 된다고 하고 있다.

이때에 에키켄은 백성의 위에 있는 자는 부모가 자식을 생각하는 마음으로 백성을 사랑해야하며 또 위에 있는 사람은 그 직분을 천으로부터 받았다고 하는 것을 알고 천도에 따르고 백성을 괴롭혀서는 안 된다고 말하고 있다 (『大和俗訓』卷之3). 위정자나 관·부귀한 사람이 솔선해서 선행을 베풀어야한다는 것은 에키켄의 다른 서적에도 일관성 있게 나타나 있다.45)

---

42) 『大和俗訓』卷之3 p.97.
43) 『大和俗訓』卷之6 p.160.
44) 『大和俗訓』卷之7, p.170.
45) 이러한 에키켄의 약자를 돌보는 사상은 『태상감응편』에서 권하는 선행의

사회적으로 혜택을 받지 못한 그들을 도와주는 것에 의해 사회적 약
자가 그다지 불만 없이 사회에 순응하고 존귀한 사람을 마음으로부터
신뢰하게 된다. 그 신뢰관계에 의해 윗사람을 공경하고 아랫사람을 사
랑하는(上尊下愛) 사상이 생겨나 그것이 사회전체의 안태(安泰)에 직
결된다는 것이다.[46] 이와 같이 에키켄은 인간이 위정자의 강제적 힘에
의해 선을 행하는 것이 아니라 천지자연의 은혜에 따라 선행을 인간의
도리로서 자발적으로 행하여 그 속에서 즐거움을 찾지 않으면 안 된다
고 하는 권선사상을 역설하고 있다.

5. 나오면서

이상 에키켄의 권선 사상을 고찰한 결과 이하와 같은 새로운 사실이
밝혀졌다.

①인간행위의 선악에 대한 천의 엄격 공정한 상벌이 나타나 있다.

주요점이기도 하다. 고아・과부・노인・유아 및 사람의 위급한 상황을 돌보고
구해주는 것에 통한다. 「고아를 가엾게 여기고 과부에게 베풀면서 늙은이를
공경하고 어린아이를 돌보아라. 모든 곤충 초목이라 할지라도 또한 상하게
해서는 안 된다. 반드시 다른 사람의 흉함을 안타깝게 생각한다. 다른 사람의
착함을 기뻐하고, 다른 사람의 괴로움을 구하고, 다른 사람의 위태로움을
구하라(矜孤恤寡, 敬老懷幼, 昆蟲草木, 猶不可傷, 宜憫人之凶, 樂人之善, 濟人
之急, 求人之危.).」

46) 에키켄이 백성을 중히 여기는 사상가운데 위에 있는 사람에 대해서 천도의
무서움 (천도를 두려워 해야한다.『大和俗訓』卷3)을 강조하고 있는 부분도
있지만, 이것은『명심보감』・오제호안・아사이료이를 통해서도 보이지 않는
내용이다. 선행연구에서는 에키켄을 막번체제의 이데올로기의 긍정하는 자,
호안(甫庵)의 천도의 영향을 받았다고 논하고 있지만 이러한 것을 보면 그렇게
는 생각할 수 없다.

또 ②인간의 악에 대해서 인간으로서는 예측 불가능한 천도의 두려운
벌이 강조되어져 있다. ③천도는 절대적 권능을 가지고 있지만 그 권
능 가운데는 인간의 부귀빈천·길흉화복 등 인간의 운명·숙명을 지배
하는 요소가 있다. 이 ① ② ③의 요소를 에키켄은 옛날부터 성인이 믿
어온 것으로 의심할 수 없다고 단정 짓고 있다. 에키켄의 이러한 천도
관은 에키켄 자신이 읽고 보관했던 『명심보감』 「천도관」의 특징과 상
통한다. (또 이미 에키켄에 앞서 『명심보감』의 조문을 인용한 아사이
료이가 인용한 내용이기도 하다)

그러나 에키켄은 종래의 사상가들의 천도관을 답습하고 사회에 전
파시키려고 한 것은 아니다. 에키켄이 천도의 엄격한 벌을 역설한 것
은 에키켄 시대의 민중들 사이에 나타난 천도관의 희박화를 경고한 것
이다. 즉 민중들의 윤리의식의 결여로 인한 사악한 행위나 비도덕적인
행위를 훈계하는 의미가 크다. 에키켄이 말하는 천도는 엄격한 벌을
부여하는 면을 가지면서도 그 이상으로 사람이나 사물을 크게 양육하
는 면을 가지고 있다. 그러므로 에키켄이 논하는 진정한 권선은 무서
운 벌이나 숙명관에 따른 타율적인 권선이 아니고, 인간의 마음으로부
터 저절로 우러나오는 선이다. 그것은 천도의 선악에 대한 응보나 세
간의 칭찬·비방을 의식하지 않는 인간이 해야할 도리로서 사회적 약
자나 곤란한 자를 돕는 정성이 담긴 선으로 이와 같은 선이 인생 최대
의 즐거움이라고 하고 있다. 즉 선행은 타인을 위해 이익이 되고 동시
에 자신에게 진정한 즐거움(행복)을 가져다준다는 것이다.[47]

---

47) 유학은 학문이요 도덕이 분명하지만, 유교라는 말에는 종교의 가르침을 표방하
    는 요소가 있다. 그러나 다른 종교와 유교에서는 사후 천당이나 지옥과 같은
    내세를 논하지 않는다. 또 유교를 믿어야 한다는 말도 하지 않고 강요하지도
    않는데, 그 사상의 이면에는 대동이라는 의미가 존재한다. 이 대동사상은

에키켄의 권선사상은 오제호안·아사이 료이와 같이 그 사상의 기
저는『명심보감』이다. 그러나 에키켄이 논하는 독자적인 권선은 인간
의 도리로서 자발적인 선을 행하는 그 자체에 즐거움을 찾아내는 것이
다. 이와 같은 에키켄의 새로운 권선사상의 등장은 1700년 전후의 에
키켄의 생존 시기에『명심보감』이 가지고 있는 천과 인간과의 관계론
과는 다른 천과 인간과의 관계론이 성립된 것을 알 수 있다.

『예기(禮記)』의「예운(禮運)」편과『서경(書經)』의「홍범(洪範)」편에 보이지만
대체로 예기의 예운편을 들고 있다. 내용인즉 대도가 행하여진 세상에는 천하가
모두 만인의 것이었다. 사람들은 현명한 자와 유능한 자를 선출하여 관직에
임하게 하고 상호간의 신뢰와 친목을 두텁게 하였다. 그래서 사람들은 자기의
부모만을 부모로 여기지 않고 자기의 자식만을 자식으로 여기지 아니 하였다.
늙은이에게는 그의 생애를 편안하게 마치게 해주고 젊은이에게는 충분하게
일을 할 수 있게 해주며, 어린이에게는 잘 자랄 수 있게 하여주며 환과고독(鰥寡
孤獨)한 자, 즉 홀아비, 고아, 자식 없이 혼자 사는 홀몸의 노인 장애자, 질병환자
등을 모두 부양해주며 남자는 직분을 갖게 하며 여자에게는 남편을 얻게 해
주었다. 재화가 버려지는 것을 미워하되 반드시 사사로 숨기지 않았으며 힘이
자기 몸에서 나오지 않는 것을 미워하되 반드시 자신을 위하여 쓰지 않았다.
그렇기 때문에 모략이 생기지 않았고, 도적이나 폭력도 없어 아무도 대문을
잠그지 않았는데 이러한 평안한 사회를 대동사회라고 한다. 즉 이 사상 중에는
현대 사회의 공익과 복지와도 상통하는 사상으로 재검토될 가치가 있는데,
여기에서 그려진 것은 현명하고 능력 있는 사람이 지도자로 발탁되며 각자
타고난 재능과 적성에 맞는 일자리를 얻어 자신의 능력을 유감없이 발휘하고,
노인과 과부와 홀아비와 고아 및 장애인 등 사회적 약자를 배려하고 보살피며,
가족주의에 얽매이지 않고 남의 부모와 자녀를 자신의 부모나 자녀처럼 대하며,
재화를 자기 개인만을 위한 것으로 생각하지 않고 재물에 대한 과도한 욕심이
없어 도둑을 염려할 필요가 없는 사회이다. 이러한 공익 중시의 국가관은
현대법에서도 결코 무시될 수 없다. 일찍이 일본 에도시대 후기 카이바라
에키켄은 지방 교육관의 소임을 다하고 말년에 진정한 대동사상에 근거한
이상사회 현실화를 위해 진정 노력한 자였다는 것도 알 수 있다. 대동사상에
관해서는 이하의 진정염 외 지음, 이성규 역,『중국의 유토피아 사상』, 지식산업
사, 1993; 이동철 외 엮음,『21세기의 동양철학』, 을유문화사, 2005. p.405
등의 논문을 참조하였다.

유교와 불교는 우리나라에 전래하여 서로의 소임을 다했지만 유교
가 불교보다는 가정적이고 효가 더 중시된다. 이는 곧 효의 반경이 확
충될 때에 세계 평화가 가능하고 正常이라고 본 논리 때문이다.

제2장
카가번사(加賀藩士)
아사카 큐케이(淺香久敬)의
『쯔레즈레구사 쇼쇼다이세이(徒然草諸抄大成)』

1. 카가번의 약사(略史)

먼저 카가번(加賀藩)의 역사를 간략하게 살펴보면, 1583년 마에다 토시이에(前田利家, 1539-1599)가 노토(能登)의 23만석 외에 새로 이시카와(石川), 가호쿠(河北) 2군을 토요토미 히데요시(風臣秀吉)로부터 수여 받은 것이 카가번의 시작이다. 구체적으로는 카가(加賀, 이시카와현 남부), 노토(能登, 이시카와현 북부), 엣츄(越中, 도야마현) 3국은 마에다씨의 영지[48]로 초대 번주 마에다 토시이에로부터 13대 번주 마에다 요시야스(前田慶寧, 1830-1874)까지 존속하였다. 1599년 마에다 토시이에가 사망하자 카가 동부와 엣츄를 합한 83만석은 장남 마에다 토시나가(前田利長, 1562-1614)에게 상속되었고, 노토 21만석은

---

48) 후에 토자마번(外樣藩), 카나자와번(金沢藩)이라고도 불린다.

동생 마에다 토시마사(前田利政, 1578-633)에게 상속되었다. 그러나 다음 해인 1600년의 세키가하라 전투(関ヶ原戰)에서 장남 마에다 토시나가는 토쿠가와 이에야스(德川家康)에게 협조하여 코마츠성(小松城), 다이쇼사(大聖寺)를 공격하는데 큰 공을 세운다. 이 공적으로 토시나가는 동생 토시마사의 옛 영토와 카가 서부의 서군 다이묘(西軍大名)의 구 영토를 차지했다. 이로써 마에다 토시나가는 119만 2760석의 오오다이묘(大大名)가 되고, 또 토쿠가와 가문과의 혼인으로 친척관계가 되어 준친번의 지위까지 부여받았다. 그리하여 마츠다이라(松平) 성과 아오이몬(葵紋)을 하사 받고, 3대 번주 마에다 미츠타카(前田光高, 1615-1645) 이후의 번주는 장군의 이름 중 한 자를 사용할 수 있는 편휘(偏諱)를 봉령 받는 등 고산케(御三家)에 준하는 대우를 받았다.[49] 그러나 18세기에 들어와서는 이 지역의 재정궁핍으로 인하여 번체제가 동요하기 시작하였다. 이를 해소하기 위해 재정정책, 농업정책 등이 추진되었으나 실패하여 재정은 더욱 궁핍하였다. 이로 인해「카가(加賀)소동」[50]을 시작으로 많은 봉기와 소동이 일어났고, 이는 번을 폐지

---

49) 木村礎『藩史大事典』, 雄山閣出版, 1999-2000.

50) 에도시대 카가번(加賀藩)에서 일어난 집안 소동으로 카가소동의 전말(顚末)은 막부의 개입 없이 수구파가 승리함으로 객관적 사실의 증거가 부족한 상태에서 진상은 어둠 속에 묻혀 버린 체 유언비어만 난무했다. 사건은 실록본(実録本)으로 불리는 허실을 썩은 소설로 되어 유포하게 되었는데, 그것들에 의하면 5대 번주였던 마에다 요시노리(前田吉德, 1690-1745)의 3남 마에다 토시카즈(前田利和, 1735-1759)는 카가 번사 오츠키 덴조(大槻伝蔵, 1703-1748)와 마에다 요시노리의 측실 신뇨인(真如院, 1707-1748) 사이의 간통에 의해 태어난 자식이라고 한다. 덴조(伝蔵)는 주가찬탈(主家簒奪)을 기도하여 마에다 요시노리와 6대 번주 마에다 무네토키(前田宗辰, 1725-1747)와 번주를 2대에 걸쳐 살해한 후 마에다 시게히로(前田重熙, 1729-1753)와 죠슈인(浄珠院)도 살해하려고 한 사건이 발각되었다는 것이다. 마에다 나오미(前田直躬, 1714-1774)는 오츠키 덴조(大槻伝蔵)의 야망을 저지하고 카가 100만석을

하고 현을 두는 폐번치현(廃藩置県) 때까지 이어졌다.

천황에게 정권을 이양한 다이세이 호칸(大政奉還) 때는 토쿠가와 요
시노부(德川慶喜, 1837-1913)를 지지했지만, 에도 막부군대가 토바
(鳥羽)・후시미(伏見)의 전투에 패배 한 후에는 메이지 신정부의 호쿠
리쿠(北陸) 진압군인 진무군(鎮撫軍)에 귀순하였다. 1869(明治2)년 일
본 정부로부터 행하여진 중앙집권화 사업의 하나로 영주들이 영지를
천황에게 반환 한 한세키 호칸(版籍奉還) 이후에는 번명이 카나자와번
으로 변경되었고,51) 번주는 마에다씨로 한 토자마 다이묘(外樣大名)였
다.52)

『명심보감』과도 관련이 있는 번주 마에다 츠나노리(前田綱紀 松雲
公, 1643-1724)53)의 부친인 3대 번주 마에다 미츠타카(前田光高,
1615-1645)는 1645년 4월, 30세의 젊은 나이에 사망했다. 그로 인해
마에다 츠나노리는 불과 3세의 나이(1645년 6월 13일)에 가독(家督)
영토를 상속받게 된다. 그러나 어린나이로 인해 번정(藩政)은 조부인 2

구한 충신으로 그려졌다. 国史大辞典編集委員会編『国史大辞典』(第3卷)吉川
弘文館, 1983年「加賀騒動」편 참조.
51) 1871년 폐번치현 개혁에 따라 카가번은 현재 도야마현(富山縣), 이시카와현(石
川県)으로 편입되었고, 구 번주 마에다씨는 1884년 화족령(華族令)에 의해
후작(侯爵)이 되었다.
52) 토자마 다이묘는 이른 바 후다니묘(譜代大名)에 대해 세키가하라 전투 전후에
새로 토쿠가와씨의 지배체계에 편입된 영주를 가리키는 것으로 토자마는 느슨
한 주종관계의 가신을 말한다.
53) 카가번(加賀藩)의 제3대 번주 마에다 미츠타카(前田光高)의 장남으로 에도
타츠노구치(辰口)의 번저택(藩邸)에서 태어났다. 이때의『가관소설(可観小説)』
에 미츠타카는 산킨코타이(参勤交代)를 위해 카나자와(金沢)를 떠나 무사시
카시와라에서 꿈에「매화꽃은 천리의 향기인가(開くより梅は千里の匂ひか
な)」라는 한 구절을 얻었다고 하며, 이것이 츠나노리 탄생의 예측이었다고
한다. 바라던 장남 탄생에 미츠타카와 그 부친 토시츠네(利常)는 크게 기뻐했다.

대 번주였던 마에다 토시츠네(前田利常)[54]가 담당했다. 마에다 토시츠네는 당시 현명한 군주로 명성이 높았던 다테 타다무네(伊達忠宗: 伊達政宗의 嫡男)나 이케다 미츠마사(池田光政: 池田輝政의 손자) 등을 소개하며 그들의 이야기를 자주 들려주고, 또 손님이 찾아 올 때는 츠나노리(綱紀)를 차실로 불러 방청시켰다고 한다. 이러한 조부 마에다 토시츠네(利常)의 영향으로 츠나노리는 전국무장(戦国武将)으로서 지혜와 용감성을 겸비하며, 자유분방하게 자랐다.

1658(万治 元)년 7월 27일, 츠나노리는 토시츠네(利常)의 소개로 호시나 마사유키(保科正之, 1611–1672)의 딸과 결혼하고, 같은 해 10월에는 장인인 호시나 마사유키의 견해를 참고하여 번 정치 개혁을 단행한다. 먼저 새로운 전답개발이나 농업방면에 착수하여 십촌제도(十村制度)를 정비하였고, 관문(寛文) 기근 때에는 생활 빈궁자들을 도우기 위해 「비인소옥(非人小屋)」[55]이라는 시설을 설치하였다. 후에 수산시설(授産施設)도 병치했다. 또 번(藩) 안에서 장수하는 자에 대해서는 장수를 축하하는 상으로 녹미인 후치마이(扶持米)를 부여하여 번민으로부터 두터운 신망을 받았다.

이와 같이 츠나노리가 훌륭한 군주가 될 수 있었던 것은 어린 시절부터 받은 조부의 극진한 훈육의 영향이었다. 그는 무예백반(武藝白般) 단련을 시작으로 병법 및 군사학과 함께 학문에 정진하였다. 주자학은 하야시 라잔 가문인 린케(林家)에게 배웠으며, 널리 각 방면의 학자를 초빙하여 여러 학문을 닦아 실제 정치에 활용하기도 하였다. 특

---

54) 제3대 번주로 1639년 가독을 미츠타카(光高)에게 양보하고 코마츠(小松)에 은거했다.
55) 당시 이를 「비인소옥(非人小屋)」이라 불렀지만, 카나자와 사람들은 츠나노리에 대한 경의로 「어소옥(御小屋)」이라고 불렀다.

히 배움을 좋아한 츠나노리는 학자들을 초빙하여 번 안에 학문·문운
을 장려·진흥하고 서물봉행(書物奉行)을 설치하여 공예 표본 등 많은
고서적을 편찬·수집하였다.[56) 또 당대의 석학인 키노시타 준안(木下
順庵), 무로 큐소(室鳩巢) 등을 초빙하여 그들의 도움 아래『상화학원
(桑華学苑)』이라는 백과사전을 편찬하며 가신단에게도 학문을 장려하
였다.[57) 이에 겐로꾸(元祿) 전후 카가번에는 키노시타 준안·무로 큐
소 이외에도 마츠나가 에이죠(松永永三), 히라야마 센카(平山仙佳), 사
와다 소우켄(澤田宗堅), 이소가와 고하쿠(五十川剛伯), 타나카 잇칸(田
中一閑), 스가 신세이(管眞靜), 이나바 자쿠스이(稻生若水) 등의 석학
(碩學)이 모였다.

  당시 쿠게(公家) 출신의 유명한 학자였던 노노미야 사다모토(野宮定
基, 1669-1711)는 카가번사(加賀藩士)는 천하의 서부(書府)라고 하였
고, 당시 카가번주인 송운공 마에다 츠나노리(松雲公 前田綱紀)의 장서
를 평가하기를「당대, 미토전(水戶殿: 미토번주水戶藩主 토쿠가와 미
츠쿠니德川光圀)과 재상전(宰相殿: 마에다 츠나노리) 외에 천하의 진
귀한 서적을 소지한 사람은 결코 없다」고 하였다.[58)

---

56) 오카야마(岡山)의 고라쿠엔(後樂園), 미토(水戶)의 가이라쿠엔(偕樂園)과 함
   께 일본 3대 정원의 하나인 겐로꾸엔(兼六園)도 마에다 츠나노리의 통치시기에
   조성되었다.
57) 이에 대해 오규 소라이(荻生徂徠)는, 츠나노리의 통치는 형편이 어려운 사람들
   을 위한 정책을 펼쳐 거지가 없게 하는 진정한 정치를 행하였다고 평하였다.
58)『書札類稿』近藤磐雄『加賀 松雲公』卷中에 의함.

　노노미야 사다토모가 말한 것처럼 천하의 서고 카가번은 당대의 진
귀한 인문교양 서적을 비롯하여 실생활에 도움이 되는 자연과학 서적
이 두루 갖추어져 있었다. 또 실사구시 정치를 할 수 있는 유명한 학자
들이 모여 어진 정치의 덕을 베푸는 정치를 하였다. 일찍이 전국 시대
에 이러한 카가번의 정치체제에 감복한 토요토미 히데요시는 자신을
대신하여 천하를 움직일 번으로 카가번을 의식하며 가장 두려워하였다
고 한다.

　카가번 4대 번주 마에다 츠나노리의 이러한 호학 정신이 우러나온
긴 세월의 어진 정치가 카가번 뿐만 아니라 에도막부의 무가정권을 지
탱하는데도 중요한 역할을 하였다. 또 번주 츠나노리의 활발한 학문
활동이 번사(藩士)들에게도 큰 영향을 끼쳤다. 그 중에서도 1687년 번
사 아사카 큐케이(淺香久敬, 1657-1718)[59]에 의해 간행된 『쯔레즈레
구사 쇼쇼다이세이(徒然草諸抄大成)』는 그 중요한 결과물의 하나이다.
본장에서는 『쯔레즈레구사 쇼쇼다이세이』의 출판 배경과 사상을 살펴
본 후 지금까지 언급이 없었던 『명심보감』과의 관계를 고찰하고 사상
적 의미를 부여하고자 한다.

---

59) 마에다 츠나노리의 가신으로 자는 산쿄(山鄕), 통칭 큐누스케(九之助), 요로즈
　우에몬(萬右衛門), 산떼이(山井)을 호로 하고 있음. 국학자이지 신도가로 일본
　역사・문학에 정통하고 가요와 문장(歌文)에 밝았다, 『잡기만록(雜記漫錄)』・
　『도읍의 손짓(都のてぶり)』가 있다. 후에 『쯔레즈레구사 쇼쇼다이세이(徒然
　草諸抄大成)』를 간행하고 더욱더 유명해 졌다고 한다. 『日本人名大事典』1,
　平凡社, 1993년 간행 참조.

2.『쯔레즈레구사 쇼쇼다이세이(徒然草諸抄大成)』의 출판 배경과 구성

본래 『쯔레즈레구사(徒然草)』는 유학자를 비롯하여 승려·가인(歌人)·하이카이시(俳諧師) 등 다양한 학문과 관련된 사람들이 그들 스스로의 학문이나 예도와 관련한 논평과 주석을 붙였다. 그러므로 서로 간의 논평이 크게 어긋나는 부분도 있고, 사상적으로 서로 대립하던 유교와 불교 연구자들에게 『쯔레즈레구사(徒然草)』를 제재로 자신들의 사상을 부각시키려는 시도도 있었다.[60]

그 중 『쯔레즈레구사 쇼쇼다이세이(徒然草諸抄大成)』(1685년, 貞亨 5년 간행)는 아사카 큐케이(淺香久敬)의 생애 전반의 인문학 업적이다. 그가 생의 위로로 삼으며 정성과 성심을 다해 쓴 『쯔레즈레구사 쇼쇼다이세이』는 겐로꾸(元祿) 시대의 상황이 진지하게 잘 묘사되어 있어 당대 문예의 총체로 일컬어진다.[61]

겐로꾸시대 문예 총체로 평가받고 있는 『쯔레즈레구사 쇼쇼다이세이』에는[62] 동양고전의 여러 서적이 인용되어 있다. 그 가운데에는 『명심보감』도 있고, 율곡 이이(栗谷, 李珥 1536-1584)가 편찬한 『격몽요결(擊蒙要訣)』도 있다.[63]

---

60) 川平敏文「徒然草をめぐる 儒佛論爭」(『雅俗』)제 8호 2001. p.105.

61) 川平敏文「淺香久敬-元祿加賀藩士の 前半生」(『語文硏究』91号. 平成 12년. 12월. 九州大學國語國文學會)

62) 室松岩雄編輯 『徒然草諸抄大成』 全(『國文學』 註釋全書 國學院大學 出版部刊行, 1910)

63) 다음과 같은 격몽요결 인용관련이 있음. 禪家龜鑑云 名利衲子不如草衣野人参. p.19 卷一 ◀擊蒙要訣云, 多言多慮最善心術 ◀景行錄曰, 寡言則省謗. p.20 卷一. p.535「卷之十四」訶おほく ●無益の訶也説 頭書云 ◀景行録寡言則省謗 ◀ 素書微言所以修身 ◀擊蒙要訣多言害心術説. p.20 ◀擊蒙要訣立志人之容貌

『쯔레즈레구사 쇼쇼다이세이』의 서두에 기록되어 있는 서언(緒言)
에 의하면, 이 책은 20권으로 구성되어 있고, 저자는 아사카씨 산테이
(浅香氏山井)이다. 편찬 연대는 1910(明治 43)년 7월이다. 그리고 『쥬
묘인쇼(寿命院抄)』, 『노즈치(野槌)』, 『테이토쿠쇼(貞德抄)』 등의 주요
서적을 참조하였다는 편자의 견해가 추가되어 있다.[64)]

이 서언의 구체적인 내용을 살펴보면 다음과 같다.

> 「쯔레즈레구사 쇼쇼다이세이(徒然草諸抄大成)는 아사카씨산테이(浅
> 香氏山井)라고 기록되어 있으며 20권이다. 쥬묘인쇼(寿命院抄), 노즈
> 치(野槌), 테이토쿠쇼(貞德抄), 나구사메 구사(慰草), 반사이쇼(盤齋
> 抄), 쿠카이(句解), 제가문서(諸家聞書), 문단초(文段抄), 언해(諺解),
> 고금초(古今抄), 증보텟츠이(增補鉄槌), 대전(大全), 참고(參考) 등,
> 여러 서적을 빠짐없이 초략하여 두서방주(頭書傍注)하고 나아가 해
> 설을 추가하여 완성한 것으로 권두에 전기 계도를 실었다. 쯔레즈레
> 구사 주석서 중에는 본 서적 이해에 편리한 것이 있어 번역한 글을
> 작성함에 있어서 두서 방주(頭書傍注) 일체를 본문 다음에 열거한
> 다. 이것은 원서(原書)에 있는 데로 글자를 옮기는데 곤란한 점이
> 있었다. 메이지 43년 7월 편자 씀.(徒然草諸抄大成ハ、浅香氏山井ト
> 記セリ、二十卷ナリ、寿命院抄、野槌、貞德抄、慰草、盤齋抄、句
> 解、諸家聞書、文段抄、諺解、古今抄、增補鉄槌、大全、參考等、凡
> 諸抄ヲ残サズ抜抄シテ頭書傍注トシ、ナホ自説ヲモ加ヘテ大成シタル
> モノナリ、卷首ニ傳記係圖ヲ載セタリ、徒然草注解書中本書ヨリ便利
> ナルモノ蓋シアラザルベシ、今ニ翻刻スルニ当リ、頭書傍注一切ヲ本
> 文ノ次ニ列擧セリ、コレ原書ノマ々ニテハ、植字上頗ル困難ナルヲ以
> テナリ。明治四十三年七月　編者識ス)

不可變醜爲姸 膂力 不可變弱爲强 身體 不可變短爲長 此則已定之分 不可改也
惟有心志 則可以變愚爲智 變不肖爲賢 此則心之虛靈 不拘於稟受故也句. 참고로
인용문 중의 ◀, ●, 參, 盤, 諸 등은 원문에 표시 상태를 따른 것임.

64) ◀禪家龜鑑云, 名利衲子不如草衣野人參. p.19 卷一.

이 서적은 당시 유행하던 동아시아 고전의 여러 서적을 초략하여 인용한 후 편찬자의 해설과 견해를 추가한 것으로 사회 계몽 교훈서적의 성격을 띤다. 편찬자는 새로운 지식 창출의 사명감으로 본 서적을 전파하고자한 것임을 알 수 있다.

또『쯔레즈레구사 쇼쇼다이세이』본문에서 인용한 인용서적은 매우 많은데 그 인용 서적의 서적명 중에는『명심보감』이라는 서적명도 분명하게 기록되어 있다.65)

인용 서적 중에는, 『논어』·『맹자』·『명심보감』·『격몽요결』·『성리대전』·『노자』·『장자』·『이탁오집(李卓吾集)』·『금강경(金剛經)』·『열반경(涅槃經)』·『법화경(法華經)』 등의 동양고전의 유교·불교·도교 서적을 시작으로『겐지모노가타리(源氏物語)』·『이세모노가타리(伊勢物語)』·『마쿠라노소시(枕草子)』·『코킨슈(古今集)』 등의 일본의 고전문예서적·『고지키』·『니혼쇼키』 등의 역사서 등, 문학·역사·철학·사상 관련 서적을 인용하고 있다.

여러 인용 서적에서도 알 수 있듯이 동양 고전을 시작으로 사상서·역사서·문학서 등에 두루 관심과 지식을 가진 호학자라는 것을 알 수 있다. 특히, 『맹자』가 민중의 사상을 대변하는 일면과 역성혁명을 긍정하는 측면 때문에 당시 일본지배자들에게 경원되어 에도시대 한 때,

---

65) 「源氏物語, 論語, 明心宝鑑, 性理大全, 伊勢物語, 詞花集, 拾遺集, 枕草子(枕草紙), 禅家亀鑑, 撃蒙要訣, 礼記, 老荘, 荘子, 老子, 詩経, 万葉集, 中庸, 杜子美詩云, 大鏡, 観心略要集, 白氏文集, 長恨歌, 往生要集, 大和物語, 朱文公自警詩, 兼好法師, 日本書紀, 風雅集, 孝經, 袁了凡, 懷風操, 古今集, 新古今集, 列子, 漢書, 蒙求, 和泉式部, 枹朴子, 書經, 方丈記, 史記, 古事記, 榮花物語, 朱子語類, 後鳥羽院集, 荀子, 李卓吾集, 孟子, 俠衣, 名義集, 金剛經, 涅槃經, 法華經, 平家物語, 孫子, 自知錄, 日本靈異記, 列女傳, 通鑑綱目, 惺窩集文集, 因果錄, 本草綱目, 性理大全, 程子, 圓覺經,」 앞의 책『徒然草諸抄大成』全(『國文學』註釋全書 國學院大學 出版部刊行) 인용서적 일람표 참조.

일본에서는 『맹자』를 실은 배가 일본으로 향하면 배가 뒤집어 진다는
설이 있을 정도로 지배자들에게 『맹자』 중의 일부 내용은 형편이 좋지
않았다.[66] 그러므로 『쯔레즈레구사 쇼쇼다이세이(徒然草諸抄大成)』 편
자의 『맹자』 인용은 오직 번민(藩民)의 계몽과 교양을 위해 전통적인
동양 고전과 일본 고전의 여러 서적을 인용한 차원이라고 생각한다.

3. 『쯔레즈레구사 쇼쇼다이세이(徒然草諸抄大成)』 속의 『명심보감』

이 장에서 말하고자 하는 것은 『쯔레즈레구사 쇼쇼다이세이』가 『명
심보감』의 사상을 이어받고 있으며 『명심보감』의 내용을 수용하고 있
다는 점이다. 일본 국학원대학 출판사에서 발간한 『쯔레즈레구사 쇼쇼
다이세이』 본문에 의하면 이 책에는 『명심보감』이라고 인용 서적 명을
밝힌 부분이 20곳이나 있다.[67]

이미 앞에서 논한 것처럼 카가번(加賀藩)의 역대 번주들은 그들의
재력으로 많은 장서를 모았는데, 그 장서는 메이지유신의 폐번치현 후
도쿄 코마바(駒場)의 「손케이카쿠 문고(尊經閣文庫)」에 보관되어 전해
지고 있다. 그 가운데는 명(明) · 청(淸) 대의 『명심보감』 판본도 존재한
다.[68] 그 중에서도 『쯔레즈레구사 쇼쇼다이세이』는 에도시대에 수용

---

[66] 『맹자』는 일본의 국체와 상반되는 문장이 있어 오랫동안 금기서(禁忌書)로
    되어 있었다.
[67] 앞의 책 『徒然草諸抄大成』 全(『國文學』 註釋全書 國學院大學 出版部刊行,
    1910. 페이지만 간단하게 밝히면, 8, 20, 22, 24, 76, 32, 153, 189, 238,
    239, 291, 297, 324, 336, 343, 382, 389, 400, 438, 576이다.
[68] 『쯔레즈레구사 쇼쇼다이세이(徒然草諸抄大成)』에 『명심보감』 내용이 인용된

된『명심보감』과 관련한 새로운 자료를 제공하고, 특히 카가번의 주자학 수용과 관련하여 학술적으로 의미가 있다고 생각한다.

다음에서는『쯔레즈레구사 쇼쇼다이세이』에 인용된 내용을『명심보감』의 원본과 대조하면서 『명심보감』으로부터의 인용내용의 특징을 고찰하고자 한다.

3-1. 수분(守分)·근검(勤儉)의 실천에 관한 내용

여기에서는 허영심과 탐욕을 버리고 삼가는 생활을 하면서 분수를 지키면 마음의 풍요와 정신적 평안을 누릴 수 있다는 것을 역설하고 있다.

①인간의 영고(榮枯)와 득실(得失)이 모두 하늘에 있으므로 인간이 어진 성품을 기르고 인연과 분수 자연의 이치에 따르지 않고 인위적으로 온갖 기교를 다 써 보아도 의미가 없다며 분수와 정도를 지키며 인연과 순리에 따라 자연스러운 생을 영위할 것을 논하고 있다.

(◀山案明心宝鑑云得失栄枯総在天機関用尽也徒然 ◀盆経新記云立今廃古必不徒然) (「성심편」149조)[69]

『명심보감』에서는「득실과 영고(榮枯)는 모두가 하늘의 일이요, 온갖 방법을 다 써 보아도 역시 그저 그럴 뿐이다. 사람의 마음은 뱀이 코끼리를 삼켜도 부족하고, 세상일이란 사마귀가 매미를 잡아먹는데 이른다. 명약이라 할지라도 높은 벼슬아치의 수명을 대신할 수 없고,

---

것은 1993년 필자가 도호쿠대학 부속도서관 지하서고 카노문고(狩野文庫)에서 에도시대에 출판된 한문 서적 중,『명심보감』인용 관련을 조사하는 과정에서 찾은 것이다.
69) 앞의 책『徒然草諸抄大成』全 p.8 卷一.

돈이 있어도 자손의 어진 지혜를 사기는 어렵다. 항상 분수를 지키며 인연 따라 사는 것이 바로 스스로 신선 세계에서 소요하는 것이로다. (得失榮枯總是天, 機關用盡也徒然. 人心不足蛇呑象, 世事到頭螳捕蟬. 無藥可醫卿相壽, 有錢難買子孫賢. 家常守分隨緣過, 便是逍遙自在仙.『명심보감』성심편 149조)고 하고 있다.

여기에서는 사물의 일체를 검약하게 지키며 거만하지 말라는 인간의 지나친 욕심을 경계하고 자연의 이치에 따르는 소박한 삶을 요구한다. 『명심보감』의 태공 설을 인용하여 조용하고 항상 평안하고 검소하면 만족할 수 있다고 하였다. 삼가고 참으며 근검절약하면 편안하고 항상 풍족하게 된다는 것을 역설하면서 태공의 말을 인용하였다.

②「집안에 악한 일이 있으면 밖에 이미 그 소문이 퍼져 알려지게 되고, 자신에게 덕행이 있으면 남이 칭찬하여 저절로 퍼지게 된다. 사람이 어질지 않으면 사귀지 말고, 옳지 않은 물건을 취하지 말라. 분해도 선이 아니거든 거론하지 말며, 옳지 않은 일이거든 거론하지 말라. 삼가면 근심 걱정이 없고, 참으면 욕됨이 없으며, 마음을 비우고 고요히 하면 평안하고, 검소한 생활을 하면 풍족하게 된다(太公曰, 家中有惡, 外已知聞, 身有德行, 人自稱傳. 人非賢莫交, 物非義莫取. 忿非善莫擧, 事非是莫說. 謹則無憂, 忍則無辱. 靜則常安, 儉則常足.)고 하며 재차 마음의 평안과 근검절약 선행, 내면적인 덕행 수양을 하면 그 평판이 자연스럽게 칭찬으로 이어진다는 것을 강조하고 있다.(つゝまやかにし●物の字也一切の事を儉約にとり守りておごらざるをいふ謔 頭書云◀明心宝鑑引大公説云静則常安儉則常足参)(「정기편」 95, 96조의 일부 내용)[70]

또 ③「경행록에 말하기를 만족함을 알면 즐겁고, 탐욕이 많으면 넉넉하여도 근심이 많으니, 빈천한 생활이라 할지라도 족함을 찾으면서 주어진 생활에 최선을 다하며 즐겁게 보내고, 부귀한 생활이라 할지라도 자만하지 말고 삼가며 근신하면 만족함을 느낄 수 있어 항상 만족하면 죽을 때까지 치욕적인 일을 당하지 않는다.(◀景行錄曰知足可樂 多務貪則憂知足者, 貧賤亦樂. 不知足者, 富貴亦憂. 知足常足, 終身不辱 ◀) (「안분편」 3조)71)」

④「독서는 집안을 일으키는 근본이요, 이치를 따름은 집을 보전하는 근본이며, 근면함과 검소함은 집을 다스리는 근본이요, 화순은 집안을 고르게 하는 근본이다.(讀書, 起家之本, 循理, 保家之本, 勤儉, 治家之本, 和順, 齊家之本. 儉約を本とす (中略) ◀明心宝鑑引景行録曰勤儉治家之本. 和順齊家之本. 勤富之本. 儉富之源参)」(「입교편」 3조)72)」

⑤주문공이 권학문에서 말하기를 오늘 배우지 않고 내일이 있다고 말하지 말고, 올해 배우지 않고 내년이 있다고 말하지 말라. 일월이 지나가고 세월은 기다려주지 않는다. 오호 늙었다. 이것은 누구의 허물인가.(朱文公勤学文曰, 勿謂今日不學而有來日. 勿謂今年不學而有來年. 日月逝矣, 歳不我延. 嗚呼老矣, 是誰之愆寿)73)

---

70) 앞의 책 『徒然草諸抄大成』全 p.100 卷三.
71) 앞의 책 『徒然草諸抄大成』全 p.343.
72) 앞의 책 『徒然草諸抄大成』全 p.576.
73) 앞의 책 『徒然草諸抄大成』全 p.250과 p.327에서 반복 논함.

지족을 알고 욕심을 적게 하면(寡慾) 몸을 마칠 때까지 부끄럽지 않다며 그렇게 하기 위한 마음 수양으로 독서하며 근면 화목 배움 생활의 중요성을 논하고 있다. 즉 분수를 지키며 근면 실천의 장에서는 탐욕을 경계하고 자연의 이치에 따르고, 근검·검소·만족하면 평안하고 풍족하다. 또 내면적 덕행을 쌓아 탐욕을 경계하고 만족하면 치욕적인 일을 당하지 않고, 수양으로 독서하면 집안을 일으키고 가정이 화목할 수 있다며 독서와 학문의 중요성을 역설하며 근검을 기본으로 한 독서를 권면하고 있다. 조용하고 검소하게 평안한 삶의 근본으로 근신과 근검절약 분수를 지키며 지식을 넓혀 나가는 삶이 마음 속 깊은 곳으로부터 진실성을 자아내는 참된 인덕의 심성수양으로 연결된다는 것이다.

3-2. 재물 경계에 관한 내용

『명심보감』에서는 혼사를 치를 때 재물을 논하는 것은 오랑캐의 논리라고 주장하고 있다. 덧 붙여서, 남자가 장성하여 나이 먹도록 혼인을 하지 못하면 우둔한 말에 고삐가 없는 것과 같이 제 멋대로 뛰고, 여자가 장성하여 나이가 많도록 시집을 못가면 사사로 소금을 만들어 밀매하고 그 범죄를 자백하는 것 같이 힘이 없다(安定胡先生曰, 男大不婚, 如劣馬無韁. 女大不嫁, 如私鹽犯首.「치가편 14조」)74)를 시작으로 딸을 시집보낼 때와 며느리를 맞이할 때의 상황을 논하면서 가정의 평안과 안정에 여자 역할의 중요성을 다음과 같이 간접적으로 주장하고 있다.

---

74) 앞의 책『徒然草諸抄大成』全 p.32 卷一.

①안정호선생(安定胡先生)이 말하였다. 「딸을 시집보낼 때는 반드시 자신의 집안보다 나은 집안으로 시집보내야 한다. 그 이유로는 자신의 집안보다 나으면 딸이 시집 사람을 잘 섬기면서 흠모하게 될 것이라는 것이다. 반면 며느리를 맞이할 때는 자신의 집안 보다 못한 집안에서 구해야 하는데, 그 이유로 며느리로서는 자신의 집안 보다 좋은 집안에 시집가면 시부모를 잘 섬기면서 반드시 며느리로써의 도리를 수행하게 될 것이다.(安定胡先生曰: 「嫁女必勝吾家者, 勝吾家, 則女之事人必欽必戒. 娶婦必須不若吾家者, 不若吾家, 則婦之事舅姑必執婦道.)(「치가편」 13조)

②덕이 재물을 이기면 군자가 되고, 재물이 덕을 이기면 소인이 된다. 사람은 재물 때문에 죽고, 새는 먹이 때문에 죽는다.(●財寶は世渡るたすけながら悪数もてば害をなす也諸 (中略) ◀明心宝鑑引景行録德勝財爲君子. 財勝德爲小人, 寶鑑亦載人爲財死鳥爲食亡参)(「정기편」 76조, 「성심편」 93조)[75]

③재물을 가지지 말라고 하는 것은 재물을 가지기 위해 수전노처럼 하는 사람이 있는데 그렇게까지 취하지 말라는 것이다. 부(富)를 나쁜 것이라고 말하는 것은 아니지만 재물이 많으면 마음이 움직일 수밖에 없으므로 탐욕스럽게 집착하지 말라는 것이다. 『명심보감』에서 소무(蘇武)가 말하기를 「어진 사람에게 재물이 많으면 그 뜻을 손상하게 되고, 어리석은 사람에게 재물이 많으면 그 허물이 자꾸 불어나게 된다. 노자가 말하였다. 「많은 재물은 그 진솔함을 지킬 수 없게 하고, 많은

---

75) 앞의 책 『徒然草諸抄大成』 全 p.336.

배움은 그 들은 바를 미혹하게 한다.(財をもたず ●財をもたずとは財
をもたん為に約にし奢をしりぞく人の有故に財をしかくしてもてとい
ふにはあらずと也盤 ●富るはわろきと云にてはなけれとも財あれば心
をうごかさるゝ程に也 頭書云 ◀山案明心宝鑑云蘇武曰賢人多財, 損其
志. 愚人多財, 益其過. ◀老子曰多財失其守眞. 多學或於所聞.(「성심편」
58, 59조)76)

　혼인은 재물을 보고 하는 것이 아니라 시집 장가간 집의 어른들을
공경하며 평안하고 화목하게 살 수 있는 마음자세와 며느리 역할의 중
요성, 즉 혼사 때, 재물을 논하는 것은 오랑캐 소인배의 논리라는 것을
시작으로 남녀가 장성하여 혼인을 못하면 우둔하게 되는 것과 사위와
며느리를 맞이할 때의 도리를 말하고 있다. 또 사람은 평생 재물을 쫓
다가 재물 때문에 죽고 새는 평생 먹이를 쫓다가 먹이 때문에 죽는 것
처럼 재물은 세상살이에 소중하고 생을 영위하는데 편리한 필요 불가
결한 존재라는 것도 암시하고 있다. 그러나 재물이 있으면 세상을 살
아가는데 편리하고 도움이 되지만 탐욕에 의한 많은 재물은 의를 손상
시키고 진솔함을 지킬 수 없어, 나쁜 수를 만나면 해가 되고 소인이 되
므로 덕이 달콤한 재물에 흔들리지 않는 덕을 쌓는 참 군자가 될 것을
논하고 있다.
　도교의 노자의 무위 자연사상을 역설하며 필요 적절한 재물을 취하
되 너무 집착하면 여러 가지로 부작용이 따른다는 것을 논하며 인간의
탐욕을 경계하고 있다. 이는 재물을 부정적으로 묘사한 『명심보감』과
는 다소 차이가 있다할지라도 재물에 대한 경계는 분명하게 제시하고

---

76) 앞의 책 『徒然草諸抄大成』 全 p.100.

있다.

3-3. 심성수양·언행일치에 관한 내용

여기에서는 자신의 모습을 알려면 거울을 보라고 하면서 거울은 자신의 있는 모습 그대로를 비추며 있는 모습을 고칠 방법도 없다고 한다. 또 깨끗한 거울은 형체를 살펴보고 지나간 옛일을 알게 하여 준다는 공자의 말을 인용하였다. 「깨끗한 거울은 모습을 살펴보는 것이요, 지나간 옛날은 지금을 알게 해 주는 것(子曰, 明鏡所以察形, 往古所以知今)이기 때문에 거울에 비치는 자기 모습처럼 원래 맑은 모습을 있는 그대로 비출 수 있도록 자신의 모습이나 용모·위력·강약은 천성으로 태어날 때 타고 났지만, 스스로 굳은 마음의 의지가 있으면 우둔한 것을 지혜롭고 현명하게 할 수 있다는 것이다. 즉 여기서는 옛 사람의 깊은 인덕과 심성·혜안 등에 관한 글을 모았다.

①「옛사람은 그 모습이 짐승과 같았으나 마음은 대성(大聖)의 덕이 있었지만, 지금 사람은 겉모습은 사람과 같으나, 속은 짐승의 마음을 가지고 있으니 어찌 측량할 수 있겠는가?」「관상은 마음을 따라 생겨나는 것이고, 마음을 따라 소멸되는 것 (生つきたらめ ●官位と男からこそ生付たれば是非なしと也諸 頭書云 ◀孟子尽心云形色天性也疏云人之形與色皆天所賦性所有也野 (중략) ◀明心宝鑑云古人形似獸, 心有大聖德. 今人表似人, 獸心安可測. 有心無相, 相逐心生. 有相無心, 相從心滅参. 존심편 18, 19조)」[77]이기 때문에 심성수양과 덕의(德義)가 있는 마음 수양으로 올바른 마음가짐을 간직할 것을 역설하고 있다.

[77) 앞의 책 『徒然草諸抄大成』 全 p.22 卷一.

또 격언으로 『명심보감』에 말하기를 옛날 사람들이 인연을 맺을 때는 오직 내면의 올바른 참마음을 중요시하고, 지금 사람들이 사귈 때 오직 겉으로 들어난 모습을 중요시한다는 것으로 즉 옛날 사람은 자신의 수양을 위해 학문을 하지만, 지금 사람의 학문은 오로지 입신출세 목적에 있다.[78]는 의미와 상통한다. 이는 현재 사람들의 사리사욕과 자신의 입신출세 영달의 본성을 우회적으로 비판하며 진실된 마음과 인성 수양의 중요성을 호소하고 있는데, 이하의 글도 세상의 이치를 이해하며 최선을 다한 후 때를 기다리라고 하고 있다.

때를 만나지 못하여, 성현의 덕이 있어도 불행하게 좋은 때를 만나지 못하는 사람이 많다, 공자도 이전에 때를 만나지 못하였다는 것과 같다는 말이다.

②두서(頭書)에서 『명심보감』 격양시의 말을 논하였다. 「부귀를 장차 꾀로써 구할 수 있는 것이라면 공자 같은 이는 어린 나이에 제후로 봉해졌을 것인데, 세상 사람들은 하늘의 뜻을 알지 못한 채 야밤중에도 공연히 몸과 마음을 근심하게 한다.(擊壤詩云, 富貴如將智力求, 仲尼年少合封侯. 世人不解青天意, 空使身心半夜愁.)」 즉 잔꾀를 부리어 부귀에만 매진하여 부를 얻으려고 하지 말고, 주어진 자신의 위치에서 최선을 다하며 덕을 쌓은 후 때를 기다릴 것(時にあはずして ●たとひ 聖賢の徳ありても不幸にして時にあはぬ人多し此奥に孔子も時にあは ずといふに同じ参 頭書云◀明心宝鑑曰擊壤詩曰富貴如將智力求, 仲尼

---

78) (●此一句は上品の友をいふ全諺盤　●是までは心友のさまを述べたり句参 頭書云◀ 心友面友之辨 巻二 明心宝鑑云古人結交惟結心, 今人結交惟結面) 앞 의 책 『徒然草諸抄大成』 全 p.76 이 부분에 대해 현재 온전한 가장 오래된 판본인 청주본 명심보감 판본을 확인해본 결과 이러한 내용은 찾지 못하였다.

年少合封侯. 世人不解靑天意, 空使身心半夜愁參. 존심편 5조)」79)을 논하고 있다.

③경행록에 말하기를 빈객이 오지 않으면 문호가 비천해 진다는 말이 있다. (중략) 선악에 대해 쓴『논어』에 군자 소인을 열거하여 추앙하지 않는 것과 같은 필법이라고 불교서적에서도 대교(對教)의 마음이 된다. 노자경(老子經)에 대변(大辯)은 어눌한 것과 같고, 예기(禮記)는 병뚜껑을 막는 것과 같다고 말하는 것80)처럼 군자의 덕으로 빈객을 잘 접대하고 적당한 말만 사용할 것을 논하고 있는데, 군자에 대해서 공자가 말하기를 「먼저 행하고 그 말이 따라야 한다.」고 하고 「군자는 말은 어눌하지만 행동은 민첩하게 행하여야 한다.」고 하였다. 또『명심보감』의 장사숙 좌우명(張思叔座右銘)에서는 「일을 만드는 것은 반드시 그 시작을 도모하고 말이 나오면 반드시 행동을 돌이켜보아야 한다.」고 하였다. 덧붙여서 「닫혀 있는 입은 깊이 감추어져 있는 입, 몸을 평안하게 하는 감옥 이다.81) 라고 하면서 말이 때로는 도끼가 되어 상대방의 감정을 거스를 수 있으므로 필요한 최소한의 말로 하고, 말보다는 실천을 하라는 것이다.

---

79) 앞의 책『徒然草諸抄大成』全 p.189.

80) (景行錄云賓客不來則門戶俗なりとあり(중략)「巻6」p.239 よき人の頭書云 ◀善惡対して書也論語に君子小人の事をならべて仰せられぬると同じ筆法 なり仏書にも対教の心なるべし盤◀老子経に大辨如訥といへり又礼記守口 瓶といへり) 앞의 책『徒然草諸抄大成』全(『國文學』註釋全書 國學院大學 出版 部刊行, 1910년)「巻6」p.238.

81) (論語為政篇子貢問君子曰先行其言而後從之●又里仁篇子曰君子欲訥於言 而敏於行●明心宝鑑云張思叔座右銘曰作事必謀始, 出言必顧行●又離騒経典 云閉口深蔵舌安身処之牢) 앞의 책『徒然草諸抄大成』全(『國文學』註釋全書 國學院大學 出版部刊行, 1910년) p.297

④『명심보감』에 말하기를 인생은 소교(騷驕)와 함께 옮기는 것과 같다. 시작은 많이 있고, 끝은 없다. 시작은 많고 끝이 없는 것이 있다. 왕생 요집에 의하면 일생을 다 한다고 해도 희망은 끝이 나지 않는다. (●終なし頭書云◀明心宝鑑曰人生騷驕與侈、　有始多無終參●望はたゝす頭書云◀往生要集曰一生雖尽希望不尽參)(「성심편」 76조)[82]

성인군자의 도리로, 『주역』「계사(繫辞)」에 말하기를 군자는 편안할 때 위험한 것을 잊어서는 안 되고 잘 다스려 질 때 혼란할 때를 잊어서는 안 된다며 위험과 혼란을 염두에 두면 몸을 편안하게 보존하고 국가를 안정되게 할 수 있다고 한다.[83]

⑤형태는 거울에 비친다. 『명심보감』에 말하기를 밝은 거울은 형태를 살피고 옛 것을 통하여 지금 것을 알 수 있다. 모습이 보기 싫은 것을 고칠 수 없고 늙은 것을 젊게 할 수 없고, 세상과 교재하면 모르는 것과 같게 되는 것과 닮아 있다. 그러므로 거울이 있는 모습을 그대로 비추듯이 무엇이든지 억지로 하려하지 말고 세상의 순리에 따라야 한다.(かたちは鏡に見ゆ　頭書云◀明心宝鑑曰子曰明鏡可以察形往古所以知今參 ●形の見にくきをあらたむるかたもなく老をわかくするかたもなくて世に交れはしらぬに似たりと也彼身の上しらぬ人かやうにいふべしと也文　●我身の事を何を証拠としてみるへき事なければしらぬに似たりと也)(「성심편」 18조)[84]

---

82) 앞의 책『徒然草諸抄大成』全(『國文學』註釋全書 國學院大學 出版部刊行, 1910년) p.324.

83) (聖人のいましめ 頭書云◀易繫辞曰君子安而不忘危存而不忘亡治而不忘乱是以身安而国家可保也寿) 앞의 책『徒然草諸抄大成』全(『國文學』註釋全書 國學院大學 出版部刊行, 1910년) p.382.

거울은 젊으면 젊은 대로 늙으면 늙은 대로 있는 그대로 비추므로 깨끗한 거울은 형체를 살펴보고 지나간 과거 일을 짐작하게 한다. 생긴 용모나 위력 강약은 천성이므로 바꾸기 어려운 면이 있으나 굳은 의지가 있다면 우둔을 지혜롭고 현명하게 극복할 수 있다는 것이다. 옛날 사람은 얼굴 가꾸기보다 마음 가꾸기를 중요시 하였는데 지금 사람은 마음은 짐승의 마음을 하고 외모에만 신경을 쓴다고 하고 있는 대목을 시작으로 겉으로 드러난 것을 꾸미는 것 보다 내면의 마음 수양과 언행일치의 지행합일을 하여 혼란과 무질서에 의한 위험에 대비하여야 마음이 평안한 삶을 누릴 수 있다는 것을 역설하고 있다.

3-4. 학문·벗을 통한 인의 완성에 관한 내용

여기에서는 학문하는 벗과 가까이하여야 하는 이유와 훌륭한 벗을 통한 자신 내면의 인격형성에 관한 글을 모았다.

①『논어』에서 공자가 말하기를 군자는 문(文)으로 벗의 인(仁)을 도우고 선(善)으로 벗의 도리를 권한다고 하였다.『공자가어』에 말하기를 학문을 좋아하는 사람과 동행하면 안개와 이슬 길을 걷는 것과 같이 비록 옷이 젖지 않지만 때때로 스며들고, 지식이 없는 사람과 동행하면 화장실 안에 있는 것과 같아서 옷이 더러워지지 않지만 냄새가 스며든다. 악한 사람과 동행하면 칼을 지니고 있는 것과 같이 상처를 주지 않지만 때때로 두려워하고 놀란다.『명심보감』에서 말하기를 좋은 사람과 사귀는 자는 지란의 향기와 같다. 한 집안에 향기를 뿌리면 두 집안에 모두 향기가 나지만, 악인과 사귀는 사람은 서로 안고 담을 오르는 것과 같다. 한 사람의 발의 실수가 양쪽 사람 모두 재앙을 만나

---

84) 앞의 책『徒然草諸抄大成』全 p.439.

게 되는 것과 같이 친구를 가려서 사귀어야 한다. 나쁜 친구 7종류가 있는데 신분이 높은 사람이란 고위고관(高位高官)이다. 순간의 권세로 대개 과오를 저질러 사람을 무시하는 사람을 벗으로 삼으려고 하면 아첨하여야 함께할 수 있으므로 아첨하면 친구를 떠나 혼자 있고 싶으므로 겐코(兼好)가 좋아하지 않는 것이다.(●論語孔子曰君子以文会友以友輔仁●又曰責善朋友之道也●家語云與好學人同行, 如霧露中行, 雖不濕衣, 時々滋潤與無識人同行, 如厠中居雖不汚衣, 時々聞臭.與不善人同行, 如刀劍中, 雖不傷人, 時々警恐.●明心宝鑑云與好人交者, 如蘭蕙之香, 一家種之, 兩家皆香. 與惡人交者, 如抱子上墻, 一人失脚, 兩人遭殃 如此友択ぶべき古語與てかぞへがたしさて此段悪友七つ書たる先最初の高くやんことなき人とは高位高官にて時の威勢ある人は大凡皆過侈にして人を見下す者なり此人を友とすれは媚詔ねば伴なひかたしさて媚へつらへば露たがはざらんと向ひ居たるは独ある心地して兼好の好まざる所也).[85]

②횡거(橫渠) 선생이 말하였다. 「지금 친구를 사귀면서 부드럽게 잘 해오는 자를 택하여 서로 허여하며, 어깨를 두드리고 소매를 잡아주는 것을 마치 의기가 투합 하는 것으로 여기고 있다. 그러다가 말 한 마디가 마음에 맞지 아니하면 서로 노기를 띤다.[86] 붕우를 사귐에는 서로 자신 낮추기를 게을리 하지 않아야 한다. 그러므로 이 붕우 사이에는 경(敬)을 위주로 하면 날로 서로 친히 허여하게 되어 그 효과가 가장

---

85) 앞의 책 『徒然草諸抄大成』 全 p.400.
86) 장횡거 원문. 橫渠先生曰,「今之朋友, 擇其善柔以相與. 拍肩執袂, 以爲氣合. 一言不合. 怒氣相加. 朋友之際, 欲其相下不倦. 故於朋友之間, 至於敬者, 日相親與, 得效最速.

빠르다.(さながら云々●己が心のやうにあらぬと也句 一度は恨み一度
は喜ぶ●世をわたるならひ皆かくのごとし 頭書云◀論語父母年不可不
知而 一憂一悦とある筆法也盤 ◀山案明心宝鑑張横渠先生曰今之朋友,
擇其善柔以相與. 拍肩執袂, 以爲氣合. 一言不合, 怒氣相加)(「교우편」 5
조)87)

③지극히 어리석은 자라 할지라도 다른 사람 책망을 잘 하고 총명한
자라 할지라도 남을 용서하기는 어려우므로 남을 꾸짖는 마음으로 자
신을 꾸짖고 자신을 용서하는 마음으로 남을 용서하라. 그러면 성인의
지위에 도달 할 수 있다.(ひとの上をのみ◀范忠宣公誡子弟曰人雖至愚,
責人則明. 雖有聰明, 恕其則昏參.●定木たゝしからずしては向の物の
曲直は量り難し諺 爾曹但當以責人之心責己. 恕己之心恕人. 不患不到聖
賢地位也. 交友篇 3条).88)

책망하여도 괴로워하지 마라. 훼예(毀譽)에 마음을 뺏기는 것은 정
의롭지 못하다고 한다. 다른 사람들이 남을 방해하고 악담하는데 동
조하지 말고 남의 선함을 좇아라.

강절 소옹(康節 邵雍)선생이 말하였다. 「남이 비방을 하더라도 화를
내지 말며, 남이 칭찬을 하더라도 기뻐하지 말라. 다른 사람이 남의 악
담을 늘어놓아도 동조하지 말며, 다른 사람이 남의 선함을 말하면 즉
시 맞장구를 치며 나서서 이를 좇아 기꺼워하라. 그러므로 시경(詩經)
에 「착한 사람 보기를 즐겨하고, 착한 일 듣기를 즐겨하며, 착한 말하

---

87) 앞의 책 『徒然草諸抄大成』 全 p.291.
88) 앞의 책 『徒然草諸抄大成』 全 p.438.

기를 즐겨하고, 착한 뜻 행하기를 즐겨하라. 남의 악함 듣기를 마치 가시를 짊어진 듯이 하며, 남의 선함 듣기를 마치 난초를 차고 있듯이 하라」한 것이다.(康節邵先生曰, 聞人之謗, 未嘗怒, 聞人之譽, 未嘗喜. 聞人言人之惡, 未嘗和. 聞人言人之善, 則就而和之, 又從而喜之. 故其詩曰,「樂見善人, 樂聞善事, 樂道善言, 樂行善意. 聞人之惡, 如負芒刺, 聞人之善, 如佩蘭蕙.)

여기의 선행에 관한 내용에서는 악담에 가담하지 말고, 덕담에 동조하라고 말하고 있다.(そしるともくるしまじ●毀誉に心をうばゝるゝ事には非すると也参 ◀莊子逍遙挙世而誉之而不加勧学世而非之而不加沮定乎内外之分弁乎栄辱之境斯已矣野 ◀文中子曰我未見見謗而喜聞誉而懼者又曰聞謗而怒者讒之囮也見誉而喜者佞之謀也 ◀明心宝鑑曰康節邵先生曰聞人之謗, 未嘗怒. 聞人之譽, 未嘗喜. ◀歌に世の中の人にはくずの松原とよばるゝ名こそうれしかりけれとよめる心なり参)(「정기편」16조)[89]

문(文)으로 벗을 만나 인(仁)으로 도우는 것(以文會友, 以友輔仁)처럼 학문하는 사람과 함께하면 좋은 향기가 스며드는 것과 같으므로 붕우를 사귐에 있어서도 자신을 낮추고 경(敬)으로 대하여야 한다는『논어』의 말처럼 학문하는 현명한 사람의 대인 관계의 도리를 논하고 있다. 즉 유순한 마음가짐을 갖고 남을 꾸짖는 마음으로 자신을 꾸짖고, 자신을 이해하는 마음으로 남을 이해하면(責人之心責己. 恕己之心恕人), 사귐이 온전하게 된다. 그러므로 선함 듣기를 좋아하고 남의 악담이나 비방에 동조하지 말고 착한 일 듣기를 즐겨하며 선에 동조하고

---

89) 앞의 책『徒然草諸抄大成』全 p.389.

선함을 쫓으라는 것이다.[90]

4. 나오면서

앞에서 언급한 바와 같이『쯔레즈레구사 쇼쇼다이세이(徒然草諸抄大成)』는 아사카 큐케이(淺香久敬)의 생애 전반의 인문학 업적으로 그가 생의 위로로 삼으며 정성과 성심을 다한 이 작품이 겐로꾸(元祿) 시대의 시대상황을 잘 묘사한 것으로 알려졌다. 특히『쯔레즈레구사 쇼쇼다이세이』에는 많은 부분에서『명심보감』관련 내용 혹은『명심보감』으로부터 직접 인용한 사실을 명기하고 있는데 그 인용의 의미와 주내용을 다음과 같이 정리할 수 있다.

①득실과 영고가 모두 하늘에 있으므로 분수를 지키고 인연에 따라 지내는 것이 신선세계에 소요하는 것이다. 천성으로 용모와 강약을 바꿀 수 없지만 강한 의지가 있으면 우둔한 마음을 지혜롭게 할 수 있다. 그러므로 심성 수양과 덕의가 있는 마음가짐이 중요하다. ②삼가고 참고 근검절약하면 풍족하고 편안하게 되므로 집안의 사소한 나쁜 일은 저절로 밖으로 소문이 퍼지고 자신에게 덕행이 있으면 남이 칭찬하여 그 덕이 저절로 퍼지는 것이니 매사에 조심할 것을 논하고 있다.

③부(富)를 나쁜 것이라고 말하는 것은 아니지만「어진 사람에게 재물이 많으면 그 뜻을 손상하기 쉽고, 어리석은 사람에게 재물이 많으면 그 허물이 자꾸 불어나기 쉬워 그 진솔함을 미혹되게 하는 것처럼 재물이 많으면 마음이 나쁜 쪽으로 움직일 수 있으니 재물을 취하는

---

90) 聞人之謗, 未嘗怒, 聞人之譽, 未嘗喜. 聞人言人之惡, 未嘗和. 聞人言人之善, 則就而和之.

데는 도리가 있어야 한다는 것이다. 즉 부귀를 잔재주를 부려서 공연히 얻으려고 하지 말고 주어진 위치에서 최선을 다하되 주어진 생의 순간을 소중하게 누리라는 것이다.

인용된 내용은 주로, 안분·안정·검소·덕행·재물에 집착하며 사리사욕과 탐욕에 빠져서는 안 된다는 것이다. 특히, 부정하게 취한 재물은 세상을 살아가는데 해가 되므로 잔재주를 부려서 부귀를 얻으려고 하지 말고 자신의 위치에서 최선을 다하며 검약을 기본으로 악담에 동조하지 말고 심신의 안정과 인간 마음의 순수성에 힘쓸 것을 강조하고 있다. 물론,『쯔레즈레구사 쇼쇼다이세이』에는『명심보감』의 내용 외에도 켄코호시(兼好法師)의『쯔레즈레구사』를 비롯하여 율곡 이이의『격몽요결』,『노자』등을 인용하고 있다. 이를 통해 알 수 있는 것은 이 책은 오직 권선을 위해 유가와 도가를 굳이 구별하지 않았고, 타국의 권선서 역시 참고하고 있다는 점이다. 권선이란 대부분의 사상이나 종교에서도 추구하는 바로 권선서는 초시대적으로 존재한다.『쯔레즈레구사 쇼쇼다이세이』는 그 시대의 권선서의 일종이며 권선사상을 깊이 담아 당대의 번민(藩民) 계몽에 일정한 역할을 하였다. 그러나 본장에서 의미를 둔 것은『명심보감』의 권선 사상을 취하고 내용을 인용하였다는 점이다.

이상 본장에서는 주로『쯔레즈레구사 쇼쇼다이세이徒然草諸抄大成)』에 인용된『명심보감』의 내용에 한정하여 살펴보았는데, 이처럼 많은 내용을『명심보감』에서 인용하고 있는 것은 아사카 큐케이가『명심보감』의 유가 윤리 사상을 깊이 받아들이고 있다는 의미이다. 즉 큐케이의 유가사상에는『명심보감』의 실천 윤리가 녹아 있다고 하겠다.

제3장
극작가·신도가·국학자들과『명심보감』

1. 들어가면서

앞에서 언급한 바와 같이『명심보감』의 내용과 사상은 세이카, 호안, 라잔, 산치쿠, 료이, 에키켄 등의 사상가들에게 영향을 미쳤다. 뿐만 아니라『카나죠시(假名草子)』인『지가바찌 모노가타리(似我蜂物語)』(1661년 寬文 원년 간행)에도『명심보감』을 인용하고 있고, 국학자이자 신도가인 미야카와 도타츠(宮川道達 貞享 5, 1688년 경 몰)의『쿤모요겐로꾸 코지(訓蒙要言錄故事)』(別名『쿤모코지요겐(訓蒙故事要言)』全 10卷 10冊)에도『명심보감』을 인용하였다. 또 에도시대 후기의 한학자이자 음운 학자로 후쿠야마번(福山藩)의 문학교수를 역임한 번사 오타 젠사이(太田全齊, 1759-1829)의『겐엔(諺苑)』, 극작가이자 광가사(狂歌師)로 알려져 있는 오타 난뽀(太田南畝, 1749-1823)의 수필집 (p.434), 극작가이자 우키요에시(浮世繪師)로 알려져 있는 산토 쿄덴(山東京伝, 1761-1816)의『무까시바나시 이나즈마효시(昔話稻妻表紙)』등에도『명심보감』이 인용되어 있다.

『명심보감』을 인용한 위의 일본 문예가들 중 이미 앞 장에서 살펴본 에키켄의 경우 권선을 인간의 도리 혹은「선을 행하는 것만큼 재미있는 것은 없다」[91]라고 말하였다. 또 선은 천도의 보답을 의식하기 전에 인간으로서 행하여야야 할 마땅한 도리로써 부귀빈천을 불문하고 자신의 행동이 도리에 합당하다면 신이 부여하는 선악의 결과를 두려워하거나 타인의 칭찬과 비난을 의식할 필요가 없다고도 하였다.[92] 이와 관련하여 모노가타리(物語) 관련 『명심보감』 인용 서적의 공통적인 권선관에는 인간의 도리 혹은 인생의 즐거움으로써의 선행은 논하지 않았다. 그러나 천으로부터 자신의 선악행위에 대한 결과를 의식하며 꾸준하게 선을 쌓으면 사악한 마음이 사라져 온전하고「순수한 마음(誠)」을 유지할 수 있다고 하였다.[93] 특히 사심이 없는 순수한 마음은 신도를 숭상하고 만물에 신이 깃들어 있다고 생각하는 일본인이 중시하는 정서의 하나인 마고코로(眞心)와도 상통한다. 또「사심이 없는」마음은「창조」에 있어서도 중요한 마음상태로 조금이라도「사심」이 있으면 번쩍이는 아이디어는 사라진다는 논리와도 상통한다. 무사(無私), 즉 마음이 투명한 상태로 그 순수하고 때가 묻지 않은 상태에서 신의 계시가 내려오고, 천의 소리를 들을 수 있다는 가치관과도 연결된다. 이와 관련하여 사심 없는 인물로 평가되는 막말의 지사(志士), 사이고 타카모리(西鄕隆盛, 1827-1877)도「자기를 사랑하는 것은 좋지 않은 것의 제일 첫 번째」라고 말했다.[94] 또 메이지 시대의 계몽지

---

91) 『大和俗訓』 卷之6 p.164.
92) 『大和俗訓』 卷之4 p.112.
93) 「마음」이「욕심」이나「사심」에 의해 흐려지지 않았을 때를 잘 닦여진 거울로 비유한다. 마치 거울이 사물을 있는 그대로 비추듯이 있는 그대로 순수한 마음의 상태에 신이 감응하여 선악의 결과를 부여 한다는 것이다.
94) 稻盛和夫・梅原 猛 『近代文明はなぜ限界なのか』 PHP文庫. PHP연구소.

식인 오키쿠라 텐신(岡倉天心)도 「인간은 언제까지나 동물 본성의 욕
구를 벗어나지 못하기 때문에 죄인이 되어 있고, 신사불각(神社佛閣)
은 차례차례로 우리들의 눈앞에서 붕괴되어 갔지만 단지 하나의 제단
(祭壇), 즉 최고의 우상인 「자신」을 위해 향을 피우는 제단만이 영원하
게 보존되고 있다.」95)고 한 것처럼 「사심」은 신이 싫어하는 것이다.

  마음을 비우면 간사한 마음이 사라지고 새로운 도가 생성되어 신불
의 계시를 받을 수 있지만, 자신에 대해 집착이 있을 경우 욕망이나 질
투심 같은 나쁜 감정에 휩싸여 정신이 흐려져 막이 생기기 때문에 신
의 도움을 받기 어렵다는 것이다.96) 즉 분수를 지키고 시비를 삼가며
구설수를 조심하여 관재수가 끼지 않게 근신하는 등, 성심이 이르는
곳에 하늘이 복을 준다는 성심소도 천사행복(誠心所到, 天賜幸福)의 천
은 천지자연의 신 혹은 도교의 신으로 유교의 천 관념과도 상통한다.
이러한 점을 감안하여 이하에서는 에키켄 이후『명심보감』내용을 인
용하고 있는 서적 중에서 1661년 간행의『지가바찌 모노가타리(似我蜂
物語)』와 산토 쿄덴의『무까시바나시 이나즈마효시』를 중심으로 인용
관련을 고찰하고자 한다. 그럼 먼저『지가바찌 모노가타리』의『명심보
감』관련을 살펴보기로 하자.

2011. p.161
95) 岡倉天心,『茶の本・日本の目覚め・東洋の理想』, ちくま学芸文庫, 2012.
     p.68.
96) 성실하게 노력만 하여도 행운이 있다는 것도 서민의 실천윤리로 큰 의미가
     있다.

2. 『지가바찌 모노가타리(似我蜂物語)』의 권선과 『명심 보감』97)

1661년(寬文 원년) 간행의 『카나죠시(假名草子)』인 『지가바찌 모노 가타리(似我蜂物語)』는 작자 미상이었다. 근세 문예가 노다 히사오(野 田寿雄, 1913–2004)씨에 의하면 수필·설화 등의 잡다한 선적(禪的) 내용으로부터 작자에 관해서 원래 무사라고 했는데 후에는 선종의 승 려라고 했다. 이것은 현재 시가현인 「고슈 사카다 군(江州坂田 郡)」의 「서산(西山) 중턱」에 있는 잠용원(潛龍院, 하권 23조)과 관계가 있다. 작자는 이 초암(草庵)에 거주한 자로 불교·유교·도교 사상 관련교양 이 풍부하고 문학방면으로 와카(和歌)나 일본고전, 특히 『겐지모노가타 리(源氏物語)』이후의 모노가타리에 친숙하였던 것으로 추정하고 있다.

유교·불교·도교 사상을 중심으로 한 세상 교훈을 설파하는 가운 데, 극히 일부이지만 『명심보감』과도 관련이 있는 내용을 인용하고 있 다. 특히 판을 거듭하면서 삽화를 넣어 『카나죠시(假名草子)』풍의 체 제로 된 것이 이 『지가바찌 모노가타리(似我蜂物語)』로 모노가타리는 에도시대 사회의 민중계몽에 일정한 역할을 한 것으로 추정한다.98)

『명심보감』 내용과 관련된 주요 내용은 다음과 같다.

타카노(매)는 대명가의 것으로 강과 산의 모든 짐승, 새의 수많은 부류에게 살생을 자행한다. 사람을 죽이면 나도 또 다른 사람에게 죽임을 당한다. 「옛날 말에 악을 감추면 귀신이 이를 죽이고 악을

---

97) 2012년 12월 7일 많은 눈이 내린 오후 1시, 서울 국립중앙도서관에서 『假名草子 集成』의 『명심보감』 인용 관련을 확인하였다.
98) 『假名草子集成』第33巻 しかた咄(寛文11年刊) 似我蜂物語(寛文元年刊) 朝倉 治彦編 2003年 p.258.

드러내면 사람이 이를 죽인다.」후세에 조류나 짐승류로 태어나는 것은 기름으로 불을 끄는 것과 같다. 예로든 개나 닭 이야기와 조금도 다름이 없다. 이와 같은 일이 현생의 눈앞에 닥치는 것으로 여기에도 놀라게 되면 말의 견해를 달리하여 서서히 감당할 수 없게 된다.

그림의 심념(心念) 선악에 의해서 밤의 꿈도 따라 나타난다. 현세의 몸과 입, 마음의 3업의 경중에 의해서 죽은 후에 승침(昇沈)이 있다. 거기에 더하여 고인이 말하기를 업이 몸에 와 닿고, 몸 또한 행동을 만든다. 이것을 잘 인식해야 한다. 현세의 몸에 의하여 내세의 몸을 상속하는 것을 알게 되면 항상(지금) 마음속으로부터 조심하게 된다.(鷹野八大名家の物と、いひて。川がり、山がり、あまたのけだもの、鳥、うろくづ。数をしらず、大殺生を、し給ふ。人をころせば、我又、人にころさる。故事に云、為悪隠鬼誅是、為悪顕人誅是、後世に、鳥類畜類に生る事、如以油銷火、彼犬鶏の物語に、少も、たがハず。如此なる事。今生にて眼前に有事、これにも、おどろき給ハざれば。こと葉異見にて。いよいよかなひがたし。99)

昼の心念の善悪よりて。よるの夢も、相隨って、げんする也。今生、身口意の三業の軽重によりて、滅後の昇沈あり。かるがふへに、古人のいはく。業によりで身をうけ。身、又、行を作る。ここを以て、しるべし。今生の身より、来生の身を相続する事を。若、能これを、しらバ、只今、御用心々にて侍る。)100)

---

99) 『假名草子集成』第33巻 しかた咄(寛文11年刊) 似我蜂物語(寛文元年刊) 朝倉治彦編 2003年 p.208.
100) 『假名草子集成』第33巻 しかた咄(寛文11年刊) 似我蜂物語(寛文元年刊) 朝倉治彦編 2003年 p.141.

뿌린 대로 거두어들인다는 말처럼 나쁜 마음으로 남에게 해를 끼치면 자신도 반드시 그 해를 받게 되니 몸과 입, 마음 3업의 죄를 짓지 말도록 조심하고 또 조심할 것을 훈계하고 있다. 현세의 3업의 결과에 의해서 내세의 몸이 상속되는 것이며 천지자연의 생물을 함부로 살생하거나 남의 목숨을 함부로 뺏으면 자신도 죽임을 당하게 된다는 논리를 펼치면서 불교 사상의 강한 인과응보관을 내세우고 있다. 자신의 내세를 알고 싶으면 현세의 자신의 행동을 보면 알 수 있는 것처럼 특히 현세의 자신의 행실의 결과에 의해 내세의 생이 결정된다는 불교의 일반적 윤회사상을 암시하며 겸손과 경건, 조신을 강조하고 있다. 또, 자업자득의 필연을 논하면서 도교와 유교 및 일본 고전을 골고루 인용하며, 욕망과 게으름으로 나쁜 업을 쌓지 않도록 논하고 있다. 또 다음과 같이 역설하기도 한다.

> 욕망의 길과 놀기만 하면서 나쁜 일과 나쁜 업만 쌓은 결과 벌을 받아 다음 생에는 축생으로 태어나 웃음이 그치지 않는다. (欲の道と、あそぶことばかりに、すきて。けろくハんと、くらし。惡事惡業ばかりを、たくミ、あげくのはてにハ、はりつけに、か々り。後生には、畜生に、うまれ事。お笑止まいらせり。)101)

현생의 업에 의해 다음 생이 결정된다고 하는 인과응보, 즉 원인에는 반드시 거기에 합당한 결과가 있다는 것으로 선한 원인에는 선한 결과, 악한 원인에는 악한 결과가 따른다는 논리이다. 이 인과응보설은 불교의 윤회설과 결부된 중생교화의 중요한 이론으로 어떤 원인에

---

101) 『假名草子集成』第33巻 しかた咄(寛文11年刊) 似我蜂物語(寛文元年刊) 朝倉治彦編 2003年 p.183.

상응하는 합당한 과보는 현생에만 국한되지 않고 내세에도 이어지며, 또 전생의 과보를 현생에 받을 수도 있기 때문에, 선한 원인인 선업을 쌓는 것이 중요하다는 것이다.

탐욕만 가득한 채 노력하지 않고 게으름을 피우며 놀기만 하며 모든 일에 나쁜 행동을 하면 육도윤회 중 축생(畜生), 즉 벌을 받아 짐승으로 태어난다는 점을 역설하면서 생활 속에서 항상 착한 마음으로 선을 생각하고 선을 행하며 선을 쌓아서 악념을 물리칠 것을 논하고 있다. 이와 관련한 짧은 인용으로 장자의 말을 인용하여 「하루라도 선을 생각하지 않으면, 여러 가지 악이 스스로 다 일어난다.(莊子曰, 一日不念善諸惡自皆起.「계선편」 11조)고 말하였다.[102] 여기에서는 항상 선을 생각하여 사악한 마음의 싹을 틔우지 말 것을 역설하고 있는 것으로 이와 관련하여 마원(馬援)의 말을 예를 들어 「선은 죽을 때까지 행하여도 오히려 부족하고, 악은 단 하루만 행하여도 저절로 남음이 있다.(馬援曰, 終身行善猶不足, 一日惡自有餘. 계선편 20조)」고 하였다. 인간 본성의 욕구에 따라 움직이면 금수와 같이 되어 다른 사람의 비웃음을 사게 되므로 항상 선을 생각하며 선을 행하여 사악한 마음을 누르며 나쁜 업을 쌓지 않도록 하여야 한다는 의미로 일상에서 항상 선을 생각하고 선행을 하며 아무리 적은 악이라고 생각할 틈을 가져서는 안 된다는 것을 강조하고 있다.

다음에서는 과욕을 삼가며 경계할 것을 논한 것으로 다음과 같은 예가 있다.

---

102)『假名草子集成』第33巻 しかた咄(寛文11年刊) 似我蜂物語(寛文元年刊) 朝倉治彦編 2003年 p.187.

인삼과 같은 좋은 약도 지나치면 독이 되고, 금은과 같은 재물도 지나치면 독이 된다. 그가 오는 날도 지나가면 허무하고, 산에서 노는 것(遊山)도 매일 매일은 재미없다. 또 달구경과 꽃구경도 지나치면 독이 되는 것처럼 좋아하는 일도 지나치면 독이 된다. 그러나 좋아하는 일도 없는 것 보다 낳지 않겠는가. 라고 하는데 진실은 무사하다. 존귀한 사람(貴人)이 좋아하는 것조차 지나치면 독이 되거늘 하물며 도박이 지나치면 무엇이 좋겠는가. 평생 자신도 선행을 계속해야 하는 것이다.(人参ほどの藥も過ぎれバ、どく。金銀も過ぎれバ、どく。彼くるひハ、いよいよ過ぎね共、毒、遊山も毎日毎日ハ、おもしろくなし、又どく、月見花見も、過ぎたるハ、どく。好事も、どく。好事も、なきには、しかじと哉賢、申侍し。真実ハ無事、是、貴人、よき事さへ過ぎたるハ、あしきに。ましてや、ばくち過ぎたらバ、何かよからんをのれも、よき、はつつけ時分じゃなあ。)

꽃구경, 달구경, 좋은 약, 재물도 지나치면 독이 되지만, 선행은 평생 하여도 부족하므로 죽을 때까지 선행을 쌓도록 하여야 한다는 것을 강조하고 있다. 즉 다른 모든 것은 지나치게 하지 말고 선행은 아무리 해도 지나치지 않으니 끊임없이 선행을 하라는 것이다. 그러한 선행의 일환을 일상에서 악을 행하지 말고 남에게 의심받을 행동을 하지 않는 것은 물론 자신의 행동이 아무리 옳다고 할지라도 의심을 쌓을 만한 동기를 만들어서도 안 된다.

「문선(文選)」에 말하기를 「참외밭에서는 신을 고쳐 신지 말며, 오얏나무 아래에서는 갓을 고쳐 쓰지 말라.」고 하였다.(信の字ハ、行往座臥いましめふかき事にて有ベシ。文選に曰瓜田不納履, 李下不正冠.)(「성심편」 193조)[103]

---

103) 『假名草子集成』第33巻 しかた咄(寛文11年刊) 似我蜂物語(寛文元年刊) 朝倉

매사에 선을 생각하고 선을 행하지 않으면 악은 지절로 일어나므로 끊임없는 선행을 하여야 하는 이유로 사람은 태어날 때 부여된 생에 온 정성을 다해야 하는데, 세간에는 ①사욕 이욕(私慾利慾)에 빠져 금수와 같은 행동을 하는 사람이 많다. 그러므로 선악을 알지 못하는 사람이 되면 할 것이 없다. ②악한 일을 하면 치욕스러운 것을 알면서 자신을 속이고 타인을 속여 눈앞의 이익에 흔들려서 태어난 본심을 천리 밖으로 멀리하고 찾지도 않는다. 또 아무리 좋은 것도 지나치면 독이 되므로 지나친 욕구를 삼가며 타인에게 의심받을 짓을 삼가 하여야 한다. 이와 같이 남 몰래하는 악행이라 할지라도 사람들이 알 것을 두려워하여, 동분서주하며 평생 자신의 마음을 불안하게 하며 괴롭히므로 매사에 선을 생각하고 행하면 나쁜 생각이 저절로 소멸된다. 그렇게 되면 밝은 마음이 되어 천에 대해서도 떳떳하고 타인에 대해서도 부끄러운 얼굴빛을 할 필요가 없다는 것이다. 즉 여기에서는 인간의 착한 본성에 따라 움직이며 다른 생물에 해를 끼치지 말고 과욕을 삼가며 절제하여 선행을 쌓아 마음의 평안을 얻을 것을 논하고 있다.

이상『지가바찌 모노가타리』에서는 불교의 인과응보 사상 가운데 먼저, 살생과 현세의 3업인 몸, 마음, 입 악업의 과오를 범하지 말 것을 논하면서 동시에 과욕과 재물을 탐하는 마음을 경계하고 있다. 현생에서의 몸과 입 마음의 3업은 내세에 상속된다. 또 탐욕과 욕망과 놀기만 하면서 나쁜 업만 쌓으면 다음 생에 축생으로 태어나 사람의 웃음거리가 된다는 것이다. 아무리 좋은 것이라도 지나치면 독이 된다. 그러니 욕망의 업 때문에 남에게 의심받을 짓을 하지 말라는 것이다.

治彦編 2003年 p.199.

동양의 전통적인 선악관에는 행복이나 불행의 운명은 본인 스스로 만든다는 관념이 있는데, 여기에서도 자신의 실수나 욕망에 의한 과오는 자신에게 돌아온다는 것을 암시하고 있다. 즉 뿌린 대로 거두어들인다는 말처럼 나팔꽃 씨를 심으면 나팔꽃이 피고, 해바라기 씨를 심으면 해바라기 꽃이 피는 것과 같은 원리로 선악의 행위도 반드시 거기에 합당한 응보가 있다는 점을 강조하고 있다.[104]『명심보감』에도 오이를 심은데 오이가 나고 콩 심은데 콩이 나니, 하늘의 그물은 엉성한 것처럼 보여도 새어나가는 일이 없다.(種瓜得瓜, 種豆得豆, 天網恢恢疎而不漏. 천명편 17조)는 말처럼 진실을 왜곡하며 거짓만 일삼으면 하늘은 결코 그만두지 않는다는 가르침이 있다. 원인에는 반드시 그에 따르는 결과가 있다는 인과응보의 논리로 불교의 입장에서 말할 때, 선한 원인에는 선한 결과가 따르며, 악한 원인에는 반드시 악한 결과가 따른다. 선인(善因)에 선과(善果), 악인(惡因)에 악과(惡果)가 따른다는 인과응보설은 윤회설과 결부되어 중생을 교화시키는 중요한 불교 이론이기도 하다. 어떤 원인에 상응하는 합당한 과보는 반드시 현생에만 국한되지 않고 내세에도 이어지며, 전생의 과보를 현생에 받을 수도 있기 때문에, 선한 원인을 만드는 것이 중요하다. 이는 개별적 존재자의 단위들이 연기법계(緣起法界)를 이루고 있는 체계적인 연쇄관계를 논리적으로 설명하고 있는 것으로 이러한 응보설은 도교의 권선사상에도 그대로 수용・적용된다.

『지가바찌 모노가타리』에서는 당대의 지식인들의 생활 교양과 올바른 마음가짐과 삶의 잣대를 불교의 인과응보의 논리를 적용하여 과욕과 근신의 권선징악을 이야기 식으로 알기 쉽게 풀어서 반복 설명하고

---

104) 인과의 道理, 원인-결과, 善因-善果, 惡因-惡果, 自因-自果, 順現業, 順次業, 順後業

있다. 여기에서는 살생과 시악·괴욕·악업을 금하며 항상 선을 생각
하며 행할 필요성을 역설하고 있다.

　그러면 『지가바찌 모노가타리』와 동일한 모노가타리 이지만 성격을
달리하는 산토 쿄덴(山東京傳)의 『무까시바나시 이나즈마효시(昔話稲
妻表紙)』에서도 『명심보감』을 인용하고 있으므로 다음에서는 그 관련
을 검토하여 보기로 하자.

3. 『무까시바나시 이나즈마효시(昔話稲妻表紙)』의 권선과 『명심보감』

　먼저 『무까시바나시 이나즈마효시』의 작자 산토 쿄덴(山東京傳,
1761-1816)[105]의 인물평을 보면, 에도 후카가와(深川) 출신으로 우키
요에시(浮世絵師)이자 극작자로 본명은 이와세 사무루((岩瀬醒, 처음
이름은 노부요시)이다.[106] 광가명(狂歌名)을 미가루노 오리스케(身軽
折輔)라고 불렸는데, 어릴 때 이름은 신타로(甚太郎), 통상 쿄야 덴조
(京屋伝蔵) 또는 덴조(田蔵)로 불렸다.[107]

　인기 극작가로 관정 개혁(寛政の改革)에 의해 출판금지 처분의 처벌
을 받았다. 니시키에(錦絵)는 거의 텐메이 년간(天明年間)에 집중하고

---

105) 부친은 이와세덴 사에몬(岩瀬伝左衛門)이다. 合巻作者의 산토 쿄잔(山東京
　　山, 1769-1858)은 남동생이고, 黄表紙·狂歌作者인 쿠로토비 시키부(黒鳶
　　式部, 1772-1788)는 여동생이다.
106) 일설에는 배전(排田) 또는 회전(灰田)이다.
107) 현재 도쿄도 스미다구 료코쿠(東京都 墨田区 両国)의 화향원(回向院)에 「이와
　　세 사무루 묘(岩瀬醒, 京伝의 墓)·「岩瀬百樹之墓」(京山), 「岩瀬氏之墓」(伝
　　左衛門)가 있다.

칸세이(寬政) 3년 이후의 쿄덴의 작품은 대부분 츠타야 쥬사부로(蔦屋
重三郞, 1750-1797)・쯔루야 키에몬(鶴屋喜右衛門, 생몰연대 미상)이
판원(版元)으로 되어 있다. 쿄덴의 합권(合卷)은 특히 삽화(挿絵)가 재
미를 더하여 많은 인기를 누렸다. 고정적(考証的)인 일로 풍속 두루마
리 그림도 남겼다. 그리고 제자로는 산토 케이코(山東鷄告)・산토 토
슈(山東唐州) 등이 있고, 후에 교큐테이 바킨(曲亭馬琴)이 있었지만,
정식 입문은 거절하고 더 이상 제자를 받아들이지 않았다고 한다.

　『명심보감』과 관련이 있는 쿄덴의 독본에는 천・효・충에 영향을
받고 있다. 쿄덴의 독본에는 에도시대의 응보사상으로 천의 벌이나 천
의 보답에 관한 문장이 여러 곳에 보인다. 예를 들면 악인 투성이인 마
을에 천이 홍수를 일으켜 멸망시켰다든가 악인의 개 타로는 홍수를 피
했지만, 결국 천벌을 받아 그 사체가 시냇물에 떠돌아 다녔다는 이야
기나 악행을 한 도구로(洞九郞)는 천벌을 받아 죽고, 선행을 하고 효심
이 강한 향쇄(香晒)는 무사하여 행복하게 살았다는 이야기다. 즉 악행
을 하면 재앙(禍)이 있고 선행을 하면 복이 있어, 천의 보답은 사사로
움이 없고 정확하다고 논하는 『명심보감』의 논리와 같다. 음덕에 있어
서도 자손에게 금전을 남기면 자손은 이것을 지켜낼 수가 없고, 서적
을 남기면 자손이 다 읽을 수도 없지만 음덕을 남기면 후대에까지 복
이 있다고 한다.

　강간병위(綱干兵衛)가 홍수에서 구해준 원숭이와 비둘기가 나중에
위기에 처한 강간병위를 구한 일화가 있는데, 이러한 동물의 보답은
자손에게까지 이르게 된다. 동시에 부모의 악행에 의한 악보(惡報) 역
시 자손에게 까지 이어진다고 하고 있다. 쿄덴의 책에는 천의 두려움
과 응보의 올바르고 정확함이 『명심보감』 이상으로 강조되어 있다.108)

　제자 바킨(馬琴)의 경우 선악은 인간의 마음 씀씀이의 문제로 천은

그 마음 씀씀이에 의해 응보를 내리고 나아가 사람의 노력으로 부귀빈천이 바뀔 수 있다는 것이다. 이 생각은『태상감응편(太上感應篇)』이나 그『태상감응편』을 인용한『명심보감』의 사상(서문 및 계선편) 및『음즐록』과도 상통한다.

4. 산토 쿄덴(山東京傳)의『명심보감』인용

『명심보감』이 묘사하고 있는 천은 인간에게 강한 도덕적 행위를 요청하며 인간행위의 선악에 엄한 상벌을 준다. 초월적 권능을 가지고 인간의 운명을 맡고 있는 천의 사상도 나타나 있다. 즉 인간의 미래가 외재적 힘에 의해 결정된다고 하는 소극적인 생의 관념도 일부 존재한다. 그러나 자신의 적극적인 노력 여하에 따라 그것에 상응하는「길흉화복(吉凶禍福)」이 결정된다고 하는 적극적인 생의 사상도 나타나 있다. 이와 관련하여『명심보감』「계선편」의 사상내용을 좀더 구체적으로 고찰하면 ①에서 ③까지(①子曰爲善者, 天報之以福, 爲不善者, 天報之以禍. 공자가 말하기를, 선을 행한 사람에게는 하늘이 이에 갚기를 복으로써 하고, 착하지 못한 일을 한 사람에게는 하늘이 이에 갚기를 화로써 한다고 했다.『명심보감』계선편, 1조. ②尙書云, 作善降之百祥, 作不善降之白殃. 상서에 말하기를 착한 일을 하면 하늘이 백 가지 상서로움을 내려주고, 착하지 못한 짓을 하면 하늘이 백 가지 재앙을 내린다. 계선편. 2조. ③徐紳翁曰, 積善逢善, 積惡逢惡. 子細思量, 天地不錯. 善有善報, 惡有惡報. 若還不報時辰未到. 서신옹이 말하기를,

---

108) 趙晶『京伝の讀本と中国善書-明心寶鑑を中心に-』(九州大學 大學院 석사논문, 2014년) p.36. p.39.

선을 쌓으면 좋은 일을 만날 것이고, 악을 쌓으면 악을 만날 것이니, 자세히 생각하고 헤아려 보라. 하늘과 땅(天地)의 조화로 차례에 따라 찾아드는 계절과 같이 어기지 않을 것이다. 착한 행실에는 좋은 보답이 있고 나쁜 행실에는 나쁜 보답이 있을 것이다. 만약 되돌려 갚아 주지 못했다면 오지 않을 것이다. 계선편, 3조)는 인간의 「선악행위」에 대해, 천의 「응보」가 인간의 비도덕적인 행위를 엄하게 징계하고 있다. ④는(易云, 積善之家. 心有餘慶. 積不善之家. 必有餘殃. 선을 쌓는 집안은 반드시 경사가 겹치고, 불선을 쌓는 집안은 반드시 재앙이 넘친다. 계선편, 9조) 또한 천의 인간에 대한 엄격한 도덕적 행위의 요청과 그 응보를 설명하고 있다.

더 나아가 그 선행은 개인뿐만 아니고 「가(家)」라고 하는 가족 집단에까지 넓게 적용되며 ⑤는(易曰, 出其言善, 則天里應之. 出言不善, 則天里遠違之. 역경에 말하기를 내뱉는 말이 선하면 천리 밖에서도 응하지만, 착하지 못한 말을 내뱉으면 천리 밖에서도 등 돌린다. 계선편, 22조). 사회 전체라고 해도 될 정도의 범위에서 비윤리적 행동을 경계하고 있다. 즉 ①에서 ⑤까지는 천(③은 天地, ⑥은 神)은 절대적인 권위로 인간에게 강한 도덕적 행위를 요청하고 있다. 그러나 천(天)에는 인간에 대한 강한 명령만을 요구하는 것이 아니라, (「太上感應篇曰, 禍福無門惟人自招, 善惡之報如影隨形」. 「所以人心起於善, 善雖未爲, 而吉神已隨之, 或心起於惡, 雖雖未爲, 而凶神已隨之. 其有曾行惡事後自改悔, 久久必獲吉慶. 所謂轉禍而爲福也. 태상감응편에 말하기를 화복의 문이 없고 오직 사람이 스스로 불러올 뿐이다. 선악의 응보는 마치 그림자가 그 실체를 따르는 것과 같다. 그러므로 사람이 그 마음을 선에서 시작하면 선이 비록 아직 실행되지는 않았다 해도 길한 신이 이를 따라준다. 그러나 혹 마음을 악에서 시작하면 악이 아직 실행되지 않

앗다 해도 흉한 신이 이를 따라온다. 그런데 일찍이 악한 일을 저질렀
으나 나중에 이를 회개한 지 오래되었다면 오랜 뒤에는 반드시 길한
경사를 얻게 된다. 이를 일러 소위 전화위복이라 하는 것이다. 계선편,
41조」. 만약 실수로 어쩔 수 없이 악한 행위를 했다하더라도 그것을 회
개하고 오랜 시간이 지나면 길(吉)을 얻을 수 있다는 내용도 있다. 「(其
有曾行惡事後自改悔, 久久必獲吉慶. 그런데 일찍이 악한 일을 저질렀
으나 나중에 이를 회개한 지 오래되었다면 오랜 뒤에는 반드시 길한
경사를 얻게 된다.)」 천(신)의 관용과 인간의 천(신)에 대한 신뢰감이
나타나 있다. 「계선편」의 천의 관념은 신비적인 천의 관념(중국고대에
보여 지는 사상)이 아닌 합리적인 것으로 인간의 모든 행위가 도덕적
으로 바르게 행해지고, 위정자의 정치가 인도에 따라서 바르게 행해짐
을 강하게 요구한다.[109]

　본래의 『명심보감』의 「계선편」은 사람들에게 끊임없이 선을 권하기
위한 의도로, 공자·노자·장자 등의 유학사상과 함께 도교의 민간 신
앙적 요소도 더하고 있지만, 그 사상은 정연한 사상 체계를 가진 것이
아닌 「유교·불교·도교」의 삼교합일 사상의 입장에서 도덕적 내용을
모은 것이다.

　위의 『명심보감』의 권선사상 중에서 천에는 선악의 결과에 대한 엄
격한 상벌이 존재하고 때로 천은 인간의 운명을 좌우하는 초월적인 권
능으로 강한 도덕성을 요구하지만 인간의 노력여하에 따라 정하여진
운명도 바꿀 수 있다는 논리를 펼치고 있다. 즉 인간의 노력만으로 운
명을 바꿀 수 없다는 논리와 비록 작은 실수로 악행을 저질렀을 경우

---

109) 성해준 『동아시아 명심보감 연구』, 도서출판 문, 2011.

에도 회계하고 오랫동안 선을 쌓으며 끊임없는 선행을 하면 악을 선으로 바꿀 수 있다는 해석도 있다. 그러나 쿄덴은 선악의 정도에 응해서 천이 직접 거기에 합당한 응보를 내리고, 나아가 인간의 노력만이 아니라 부귀빈천이나 운명은 바꿀 수 없다는 논리를 펼치면서 위『명심보감』의 내용을 필요적절하게 그 일부를 수용하고 있다. 또 쿄덴의 천에 대한 보답은 대부분 효와 관계하고 있다. 어린이가 부모에게 효도하고 며느리가 시어머니에게 효행하여 그 효행에 대해서 천이 반드시 보답을 내린다.

①「優雲華物語」 卷 5下 「선가(善家)의 적선에는 넘치는 복이 있고, 악가(惡家)의 적악(積惡)에는 넘치는 재앙이 있다.」
적선하는 집안에는 여경(余慶)이 있다. 천도는 선인에게 복을 내리고 악인에게는 재앙을 내린다는 말은 거짓이 아니다. (계선편 9조)
②「櫻姬全傳曙草紙」 卷5 「사람과 하늘을 속이지 마라. 밝은 곳에는 인간의 법이 있고 어두운 곳에서는 신령이 지켜보고 있다.」
항상 하는 말로 사람을 속이지 마라. 천을 속이지 말라고 한다. 밝은 곳에는 왕법이 있다. 어두운 곳에는 신령이 있다.
또 효를 중시하는 쿄덴의 독본에는 부모를 부양하기 위해 자신의 자식을 죽이는 이야기가 있다. 이러한 이야기는 쿄덴의 제자 바킨(馬琴)의 독본 에도 자식을 죽이는 장면이 있다. 그러나 그 목적이 쿄덴의 경우에는 효행인데 반해 바킨의 경우, 효행이 아니라 충의를 다하기 위한 것이었다.
쿄덴은 효를 중시하는데 나아가 그 효의 사고는 『명심보감』과 비슷하다.
⑤『명심보감』은 「國之將興, 實在諫臣. 나라가 장차 흥하려 함에 진

실로 다투이 긴하는 신하가 있고, 집안이 장차 영광되려면 틀림없이
다투는 아들이 있다.」「孝当竭力 忠則尽命. 효에는 의당 힘을 다할 것
이요. 충성에는 목숨을 다할 것이니라.」, 즉 신하의 주군에 대한「충」
을 다하는 방법은 생명을 다하는 것 또한 간언(諫言)하는 것이다.

⑥또 간언하는 것으로「迎斧鉞而敢諫, 據鼎鑊而盡言, 此謂忠臣也. 忠
臣不破死, 破死不忠臣. 부월 같은 형구를 들이댄다 해도 바르게 간언을
하며, 정확 같은 형구를 들이댄다 해도 할 말을 다하여야 충신이라 한
다.」가 있다. 즉 『명심보감』에 있어서 충신은 두 종류가 있다. 하나는
주군을 위해 목숨을 아까워하지 않는 충신상이고, 다른 하나는 죽음을
두려워하지 않고 옳은 말로 주군에게 간언하는 충신상이다.

5. 나오면서

이상『지가바찌 모노가타리』에서는 생활 교양과 올바른 마음가짐의
잣대를 유불도 사상 중에서 주로 불교의 인과응보의 논리를 적용하여
과욕을 삼가며 근신의 권선징악을 이야기 식으로 알기 쉽도록 풀어
서 반복 설명하고 있다. 여기에서는 살생과 사악·과욕·악업을 금하
며 항상 선을 생각하며 행할 것을 역설하면서도 주로 충효를 논하고
있다.

특히 칸세이(寛政)의 개혁을 계기로 하여 권선징악의 교훈주의가 여
러 작품에 적용되었는데 게샤쿠 작품에서 쿄덴과 그 제자 바킨이 권선
징악 사상을 완성하기 위하여 독자적인 견해를 피력하였다. 쿄덴과는
대비적으로 바킨의 독본에서는 효보다 충이 중시되어 있다. 바킨은 쿄
덴의 독본에서 보이는 부모를 위해 자식을 희생시키는 장면을 부정하

면서도 자신의 독본에서는 비슷한 제재를 사용하면서 충을 보다 강조하고 있다. 이것은 쿄덴의 독본과 바킨의 독본과의 차이이기도 하다.[110] 즉 쿄덴의 독본에 있어서 권선징악의 견해는 천이 절대적이고 「효」를 중시하고 있다. 일찍이 공자는 이상 정치로 인정(仁政)을 내세웠는데, 이 인정은 부모가 마치 자식을 사랑하는 것처럼 자식이 부모에게 효도하듯 하는 정치이다. 학문을 통해서 자신을 수양하고, 가정에서 부모에게 효도하고 조상을 받들며 모두 함께 사는 대동 사회를 이상사회로 여기며 국가에 충성을 다해야 한다고 충(忠)을 강조하였다. 나아가서는 평천하(平天下) 즉, 세계평화를 위해 헌신과 봉사정신을 강조한다. 쿄덴은 평천하를 드러내 놓고 평천하를 강조하지는 않았지만, 효 강조 배경에는 충이 연결되는 것은 분명하다. 이러한 견해가 『명심보감』과 닮아있다. 그러므로 쿄덴의 독본에 보이는 권선징악이 『명심보감』으로부터의 강한 영향을 받았다고 말할 수 있다. 나아가 쿄덴이 자신의 권선징악 사상을 보다 철저하게 확립시키기 위하여 『명심보감』을 자신의 저서에 적극적으로 활용하였다고 할 수 있다.

---

110) 趙晶 『京伝の讀本と中国善書-明心寶鑑を中心に-』(九州大學 大學院 석사논문, 2014년) p.68.

제4장
미야카와 도타츠(宮川道達)의 『쿤모요겐로꾸 코지(訓蒙要言錄故事)』와 『명심보감』

1. 들어가면서

『쿤모요겐로꾸 코지(訓蒙要言錄故事)』(別名『쿤모코지요겐(訓蒙故事要言)』(全10卷 10冊)는 편찬 목적은 당대 사회의 계몽과 권선이 주목적으로 국학자이자 신도가인 미야카와 도타츠(宮川道達, ?-1701)[111]의 작품으로 알려져 있다. 도타츠에 관한 인물상은 상세하지 않고 단지 에도시대 전기의 국학자로 호는 잇스이시(一翠子) 또는 산요껜(三養軒)이라는 정도가 전부다. 저작으로는 중세부터 제가(諸家)의 기행문을 모아 『시린이꼬슈(詞林意行集)』를 간행하고, 『쿤모요겐로꾸 코지』외

---

[111] 「민고슈 와고다이류(眠寤集和語對類)」의 자서(自序)에 의하면 도타츠는 일찍부터 많은 병으로 고생하였다.(余夙に多病,每に辞林を事として,財利に奔らず,塵衛に偷閑にして,澹然として無事し. 後略)

에 하이카이(俳諧) 사서인 『민고슈(眠寤集)』, 시학(詩学) 입문서인 『와고엔기 캇뽀우(和語円機活法)』 등의 편저가 있다.[112] 그러나 도타츠의 저작 『쿤모요겐로꾸 코지』의 권선사상에 『명심보감』이 깊이 관여하고 있다.

이와 같이 본고에서는 지금까지 선행연구에서 언급이 없었던 도타츠의 『쿤모요겐로꾸 코지』 속에 담겨 있는 『명심보감』 관련 내용을 제시하여, 『명심보감』이 도타츠의 사상에 미친 영향을 밝히고자 하였다. 구체적으로는 도타츠나 그의 맹우(盟友) 마츠시타 켄린(松下見林)의 서문을 비롯하여 본문에서 도타츠가 『명심보감』의 서적명을 기록한 부분과 인용 방법에서 『명심보감』으로부터 인용하였다고 판단되는 본문을 발췌하여 그 관련을 밝히고 사상적 의의를 규명하고자 한다.

2. 『쿤모요겐로꾸 코지(訓蒙要言錄故事)』의 편찬의도

『쿤모요겐로꾸 코지(訓蒙要言錄故事)』는 유교·불교·도교의 다양한 사상을 수용하고 있는데, 그 편찬 동기와 의도에 관해서는 도타츠 자신이 쓴 다음과 같은 서문과 도타츠의 학문의 벗인 마츠시탄 켄린(松下見林)의 서문이 있다. 그럼 먼저 도타츠 자신의 서문부터 살펴보기로 하자.

내가 척비(瘠肥)의 한가한 틈에 이 책을 찬술하였다. 건곤과 오륜에

---

112) 건곤(乾坤), 인군(人君), 인신(人臣), 부자, 형제 등 10문(門)에 걸친 고사요언집(故事要言輯)으로 겐로꾸(元禄) 7년의 국학자 마츠시타 켄린(松下見林, 1626-1703)의 서문과 자서(自序)가 있다.

이르기까지 날고 달려 신령함을 머금있으므로 「요언고사(要言故事)」
라고 이름 하였다. 성현의 요언을 두루 모으고, 고인의 행적 또한
근거하였다. 위로는 고관대작에서부터 아래로는 어부와 목동에 이르
기까지 선을 권하고 악을 징계하며, 오륜의 방향이 있음을 알게 하
고자 한 것이지, 견식이 넓음을 보이고자 한 것이 아니다. 그러므로
비루한 일본어로 하였다. 열심히 노력하고 갈고 닦지 않는다면 금수
의 잡문에 이를 것이니 곧 진기 괴이함을 채록하여 이 향기로운 미
끼로 짐승들이 아주(兒酒)113)를 모으듯이 하였으니 성성(猩猩)이도
나의 작은 뜻을 외칠 것이다. 양웅(揚雄, BC53-18 중국 前漢時代末
期의 문인 학자)이 『태현경(太玄經)』114)을 음미하듯이 어린 아이들
이 사탕수수와 엿을 씹듯이 하기 바란다. 그러므로 이 말을 책머리
에 쓴다. 미야카와 잇스이시 도타츠 씀.(訓蒙要言故事 序. 予窺瘠肥
之暇, 纂述此編, 逮乾坤五倫, 飛走含靈, 名曰要言故事. 遍撮聖賢要言,
且攄古人行跡. 上從冠蓋搢紳, 下迨漁童牧豎, 欲勸善懲惡, 令知有五倫
之方, 最不爲高覽傳識. 故以和字鄙語. 不要淬礪刮劘矣, 到禽獸雜門,
則採珍奇恠異, 此香餌聚兽兒酒, 呼猩猩亦予之微意也. 願若子雲味太
玄, 稚子啖蔗飴, 因題于卷首. 宮川一翠子道達. 『訓蒙故事要言』「天地
門一」)

　　위의 서문에서 밝히고 있듯이 이 책의 편찬 목적은 한마디로 「권선
(勸善)」이다. 이를 좀 더 좁혀 말하면 「오륜(五倫)」이다. 오륜만 잘 행
해지면 인간다운 사회가 된다는 것으로 이 오륜의 덕목은 인간관계를
전제로 한다. 타인과의 관계 속에서 자신의 덕성을 함양하고 함양된
그 덕성이 가정과 사회, 그리고 국가로 점차 확대되어 인격적 공감대

---

113) 원숭이가 먹기 위해 저장 해 둔 과일이 저절로 발효된 것을 말함.
114) 중국의 술수서(術数書)의 하나로 전한의 양웅이 찬술한 10권으로 음양의
　　이원(二元) 대신에 시(始)·중(中)·종(終)의 삼원(三元)으로 우주 만물의
　　근원을 논하였다.

와 배려로 이어져 올바른 공동체를 형성한다는 것이다. 즉 한 가정을
이루고 부자관계를 생성시키는 부부관계를 기반으로 형성되는 집안에
서의 부자관계와 대외적으로는 군신과 장유 그리고 붕우의 관계가 인
간사회를 모두 포괄하고 있다. 사실 오륜은 인간사회를 다섯 가지의
틀로서, 이 다섯 가지 구조 속에서 인간사회를 모두 설명할 수 있는 좋
은 모형이다. 따라서 오륜의 질서만 갖춘다면 그 사회의 안정을 취할
수 있을 것이다. 그런 점에서 미야카와 도타츠의 「오륜」강조는 의미가
있다.

또한 옛 성인들의 중요한 말을 모으고, 선인들의 행적을 모은 『쿤모
요겐로꾸 코지』는 위로는 고관대작에서 아래로는 서민과 어부·목동
이 권선의 대상이다. 그러나 서문에서 미야카와 도타츠 자신이 강조한
것처럼 그 대상이 특히 어부와 목동으로 대변되는 하층민에게 오륜과
권선을 가르치기 위해 한자가 아닌 일본어를 택했다. 이 또한 이 책이
지닌 장점이라고 하겠다. 요언과 고사의 내용은 주로 성현의 자취에서
취하였는데, 이는 성현의 성현다운 행적은 물론이고, 성현의 권위를
빌려 교육적 효과를 높이고자 한 것이기도 하다. 다만, 어린아이들이
사탕수수와 엿을 씹듯이 매일매일 이 책을 읽고 실천하기를 바란 편찬
자의 의도가 어느 정도 이루어졌는지는 현재 파악하기 어렵다.

다음은 서봉산인 마츠시타 켄린(西峯山人 松下見林)이 쓴 서문이다.
편찬자 미야카와 도타츠의 의도를 어느 정도 반영하고 있는지 살펴보
자.115)

---

115) 마츠시타 켄린(1637-1704)은 에도시대 전기의 의사이자 유학자로 寬永
14년 1월 1일생이다. 오사카(大坂)의 의사 마츠시타 켄보쿠(松下見朴)의 양자
로 유의(儒医) 후루바야시 켄기(古林 見宜)에게서 수학하였다. 교토에서 병원
을 하면서 「산다이지츠로쿠(三代実録)」를 교정하고, 「이쇼니혼덴(異称日本

무릇 배우는 사람은 반드시 요점을 아는데 힘쓰고, 요약한 것을 잘 지키면, 충분히 넓힐 수 있다. 그러므로 맹자가 말하기를, 『시경』의 시 300편을 한 마디로 말하면 「생각에 사특함이 없다」라고 했다. 후세 사람들이 문봉(文鋒)을 일으켜 이 말이 붓 사이에서 나오니 이른바 「한우충동」을 이루었다. 그러나 그 중에 요점의 말은 많은 것에 가려졌다. 나의 벗 미야카와 도타츠(宮川道達)가 하루는 누추한 나의 집을 찾아와 자신이 편찬한 『훈몽요언고사』를 보여주었는데 각수가 이미 판각한 것이었다. 나에게 서문을 요청하므로 내가 취하여 보니, 내용이 경전(經傳)을 꿰뚫고, 고금을 넘나들었다. 문장의 아름다움은 읽을수록 맛이 있고, 기사는 요체를 제시했으며, 말은 그 현묘함을 낚았다. 옛 철학자의 청언(淸言)과 아로새기고 다듬은 문장을 나무에 새기고 나라 글(일본어)로 그 뜻을 풀이하여 초학자들이 편리하게 사용하도록 하였다. 군신·부자·형제·부부·붕우라는 것은 사람살이의 큰 윤리이다. 인용하여 증거로 삼는 말이니 특히 몰라서는 안 된다. 또한 강절선생(邵雍)이 종종 말하기를 「하늘의 울림이 고요하여 소리가 없으니, 푸르고 푸른 하늘 어디에서 찾을 것인가. 높지도 않고 또한 멀지도 않으니, 단지 내 마음에 있을 뿐이다. 사람 마음에 한 생각이 생기면, 천지는 모두 안다. 선악에 갚음이 없다면, 천지는 반드시 사사로움이 있음이다.」라고 하였다. 나라 글(일본어)로 권선징악의 고사를 열거하여 어리석음을 계도하고 정성스럽게 권계하니 지극하다고 하겠다. 공부하는 사람들이 이 책을 옆에 둔다면 지행(知行)에 큰 진전이 있을 것이다. 이로 말미암아 말한다면, 이 책을 지은 것이 어찌 작은 도움뿐이겠는가. 이 말로써 서문을 삼는다. 겐로꾸 갑술 4월 계유일, 서봉산인 마츠시타 켄린 씀.(訓蒙要言故事 序: 夫學者, 必務知要, 則能守約, 則足以盡博矣. 故孟子曰, 詩三百一言以蔽之曰, 思無邪, 後世人文鋒起, 筆海間出,

伝)」등을 저술했다. 후에 사누키 타카마츠 번주 마츠 타히라 요리츠네(讚岐高松藩主 松平頼常)에게 녹을 받았다. 겐로꾸(元禄) 16년 12월 7일 67세로 사망했다. 원래 성은 타치바나(橘), 이름은 히데아키(秀明)로 자(字)는 쇼세이(諸生), 호는 사이호 산진(西峯山人)이다.

所謂汗牛充棟也. 其中要言蔚乎富矣. 吾友宮川道達, 一日過余陋蒼之
居, 携其所著訓蒙要言故事示之 剞氏已鏤于梓者也. 請余敍其端, 余取
而閱之, 貫穿經傳, 馳騁古今, 含英咀萃, 以記事必提其要, 纂言必釣其
玄, 往哲之淸言, 追琢其章者, 木而集之, 以國字解其義 爲初學之便其
用 君臣父子兄弟夫婦朋友者, 人之大倫也. 引據之語, 殊不可不知之,
亦往往以康節邵先生曰, 天聽寂無音, 蒼蒼何處尋. 非高亦非遠, 都只在
人心. 人心生一念, 天地悉皆知. 善惡若無報, 乾坤必有私. 國字擧勸善
懲惡之故事, 其導童蒙, 丁寧告戒, 可謂至矣. 幼學之士, 置一冊于左右,
則知行大進矣. 由此言之, 則斯書之作, 豈小補乎. 遂爲之序. 元祿甲戌
四月癸酉. 西峯散人 松下見林序.)

　　벗의 요청에 의하여 작성한 서문이지만, 여기에서도 옛 철학자의 밝
은 글을 아로새기며 다듬고 풀이하여 초학자가 알기 쉽게 하였다는 것
으로부터 출판목적이 초학자들의 도덕과 교양 함양에 큰 의미를 두고
있는 것을 알 수 있다. 이와 같이 일본어 해설을 달아 초학자들이 사용
하기 편리하도록 했다는 것과 군신·부자·형제·부부·붕우의 오륜
을 큰 윤리의 예로 강조한 것 역시 이 책의 덕목임을 드러내고 있다.
특히 그는 강절 소옹(邵雍)의 「하늘의 울림이 고요하여 소리가 없으니,
푸르고 푸른 하늘 어디에서 찾을 것인가. 높지도 않고 또한 멀지도 않
으니, 단지 내 마음에 있을 뿐이다. 사람 마음에 한 생각이 생기면, 천
지는 모두 안다. 선악에 갚음이 없다면, 천지는 반드시 사사로움이 있
음이다.(康節邵先生曰, 天聽寂無音, 蒼蒼何處尋. 非高亦非遠, 都只在人
心. 人心生一念, 天地悉皆知. 善惡若無報, 乾坤必有私. 천명편 5조)」는
시를 인용하여 오륜과 선악의 결과를 강조하며 생활 속, 선의 실천이
결국 내 마음의 거울에 비추어야 하는 것이며, 이것이 곧 하늘의 울림
임을 강조하고 있다. 있는 모습을 그대로 비추어 주는 거울과 같이 맑
은 마음을 가지고 조금의 사특한 마음도 가져서는 안 된다는 것을 강

조하고 있다. 이와 관련하여 내 마음에서 생겨나는 선악의 한 생각이 곧 내 삶을 좌우할 것이요 이것이 곧 선악의 갚음이 있다는 것으로 공부하는 사람들이 이 책을 옆에 두고 의미를 깊이 새기고 실천하다면 지행(知行) 하는데 큰 도움이 될 것이라는 것을 역설하고 있다.

미야카와 도타츠나 그의 맹우 마츠시타 켄린 두 사람 모두 인용 서적에 대해서는 구체적인 언급은 없으나 오륜 실천과 선행을 강조한 이 『쿤모요겐로꾸 코지』에는 『명심보감』의 조문이 많이 인용되어있다. 26개소에 이르는 본문 내용에서 인용 문장의 길이 및 인용 방법에서 『명심보감』으로부터 인용하였다고 판단하는데, 본문에서는 『명심보감』 혹은 『보감』에서 말하기를 기재하는 등 인용서적명을 분명하게 지목하고 있는 내용도 있다. 그러므로 다음에서는 미야카와 도타츠의 『쿤모요겐로꾸 코지』와 『명심보감』과의 관계를 밝히며 인용내용의 분석에 초점을 두고자 한다. 그러면 『명심보감』에서는 어떠한 내용들이 인용되었는지 다음에서 살펴보고자 한다.

3. 『쿤모요겐로꾸 코지(訓蒙要言錄故事)』의 『명심보감』 관련

3-1. 천(天)·선(善)에 관한 내용

이하에서는 천, 즉 절대자로서의 천지자연의 신적 위력을 가진 하늘과 그 하늘을 의식하는 인간의 진정한 선행을 논한 부분을 발췌하였다.

①경행록에 말하기를 아침 일찍 일어나고 밤늦게 잠자리에 들면서, 생각하는 바가 충효인 자는 남들이 그를 두고 아는 것이 없다고 해도 하늘이 반드시 알아줄 것이다. 배불리 먹고 따뜻이 입어 편안히 자신

을 보위하는 자는 몸은 비록 편하나 그 자손에게는 어떠하겠는가?(景
行錄云, 夙興夜寐, 所思忠孝者, 人雖不知, 天必知之. 飽食煖衣, 怡然自
衛者, 身雖安, 其如子孫何.)

　이 내용은 『쿤모요겐로꾸 코지』 「권2」의 내용으로 『명심보감』 「존
심편 76조」의 내용과 동일하다.

　②제갈무후가 말하기를 일을 도모함은 사람에게 있지만 일을 이루
어 주는 것은 하늘에 있다.(諸葛武侯曰, 謀事在人, 成事在天.)

　이 내용은 『쿤모요겐로꾸 코지』 「권3」의 내용으로 『명심보감』 「천
명편 3조」의 내용과 동일하다.

　③강절 소선생이 말하기를 하늘의 들음은 고요하여 소리가 없으니,
푸르고 푸른 저 하늘 어디에서 찾을 수 있을까? 높은 곳도 아니요, 먼
곳도 아닐세. 모두가 다만 사람의 마음에 있다네.(康節邵先生曰, 天聽
寂無音, 蒼蒼何處尋. 非高亦非遠, 都只在人心. 人心生一念, 天地悉皆
知. 善惡若無報, 乾坤必有私.)

　이 내용은 『쿤모요겐로꾸 코지』 「권3」의 내용으로 『명심보감』 「천
명편 5조」의 내용과 동일하다.

　④충효략에 말하기를 남을 속이려는 자는 반드시 자신의 마음을 속
여야 한다. 자신의 마음을 속이는 자는 반드시 스스로 그 하늘을 속여
야 된다. 그러니 어찌 마음을 속일 수 있겠는가?(忠孝略云, 欺人必自欺
其心. 欺其心必自欺其天心. 心其可欺.)

　이 내용은 『쿤모요겐로꾸 코지』 「권3」의 내용으로 『명심보감』 「천
명편 8조」의 내용과 동일하다.

⑤명심보감에 말하기를 사람은 착한 사람까지도 속일 수 있지만 하늘은 속일 수 없고, 사람은 악한 사람까지도 두려움에 떨게 할 수 있지만 하늘을 두렵게 할 수는 없다.(寶鑑曰, 人善人欺, 天不欺. 人惡人怕, 天不怕.)

이 내용은 『쿤모요겐로꾸 코지』「권3」의 내용으로『명심보감』「천명편 12조」의 내용과 동일하다.

⑥장자가 말하기를 만약 사람이 선하지 못한 짓을 하고도 이름을 드날린 자가 있다면, 비록 사람은 그를 해치지 못한다 해도 하늘이 반드시 이를 죽인다.(莊子曰, 若人作不善, 得顯名者, 人雖不害, 天必誅之.)

이 내용은 『쿤모요겐로꾸 코지』「권3」의 내용으로『명심보감』「천명편 16조」의 내용과 동일하다.

⑦논어에서 자하가 말하기를 죽고 사는 것은 명에 달려 있고, 부귀는 하늘에 달려 있다.(論語曰, 子夏曰死生有命, 富貴在天.)

이 내용은 『쿤모요겐로꾸 코지』「권3」의 내용으로『명심보감』「순명편 1조」의 내용과 동일하다.

⑧명심보감에 말하기를 멀리 있는 물은 가까운 화재를 구할 수 없고, 멀리 있는 친척은 가까운 이웃만 못하다.(寶鑑曰, 遠水不救近火, 遠親不如近隣.)

이 내용은 『쿤모요겐로꾸 코지』「권3」의 내용으로『명심보감』「순명편 236조」의 내용과 동일하다.

⑨명심보감 상권 계선편의 서신옹이 말하기를 선을 쌓으면 선을 만

나게 되고, 악을 쌓으면 악을 만나게 된다. 자세히 헤아려보면 천지는 조금도 어긋남이 없다. 착한 일에는 착한 보답이 있고, 악한 행동에는 악의 보답이 있다. 만약 아직도 그러한 응보가 오지 않았다면 이는 때가 이르지 않은 것일 뿐이다. 『상서』에 말하기를 선을 행하면 복이 저절로 생겨나고, 악을 행하면 재앙이 저절로 생겨난다. 복은 선을 쌓는 데에 있고, 재앙은 악을 쌓는 데 있다. 평소 선을 행하면 하늘이 복을 주는데 어리석고 완고한 인간은 재앙을 받는다. 선과 악은 머리 끝 어디까지라도 응보가 있게 마련이니, 높이 날아 도망가거나 멀리 달아나 피한다 해도 숨기기가 어렵다.(明心寶鑑, 卷上繼善篇曰, 徐神翁曰, 積善逢善, 積惡逢惡. 仔細思量, 天地不錯. 善有善報, 惡有惡報. 若還不報, 時辰未到. 尙書云作善自福生. 作惡自災生. 福在積善. 禍在積惡. 平生作善天加福, 若是愚頑受禍殃. 善惡到頭終有報, 高飛遠走也難藏.)

　이 내용은『쿤모요겐로꾸 코지』「雜門 上九」의 내용으로『명심보감』「계선편 3, 4, 5, 6. 7조」의 내용과 동일하다.

　⑩또 명심보감의 태공이 말하기를 선을 보거든 목마른 듯이 여기고, 악을 듣거든 귀머거리처럼 하라.(又曰, 太公曰, 見善如渴. 聞惡如聾.)
　이 내용은『쿤모요겐로꾸 코지』「雜門 上九」의 내용으로『명심보감』「계선편 18조」의 내용과 동일하다.

　아침 일찍 일어나서 늦은 밤, 잠자리에 들 때까지 충효를 생각하는 자는 남들이 알아주지 않아도 하늘이 반드시 알아주며, 배부르고 따뜻하게 입고 자신을 편안하게 보위하는 자는 그 자손의 미래가 불투명하므로 마음에서 진정 우러나는 충효는 하늘이 알아준다는 등 평소 육체의 평안만 생각하지 말고 근면한 생활로 주위와 후손에게 귀감이 되는 생활을 할 것을 역설하고 있다. 또 서문에 이어 본문에서도 하늘은 전지전능하여 인간의 모든 것을 파악하고 응당한 대가를 내리고 인간의 일거수일투족을 지켜보며 파악하고 있으므로 하늘을 속이거나 큰 뜻을 거슬러서는 안 되는 이유를 반복해서 논하고 있다.

　하늘의 들음은 고요하여 소리가 없고 푸르고 높지만, 그 높은 곳도 먼 곳도 모두 마음먹기에 달려있으므로 남을 속이려고 하는 자는 반드시 자신의 마음을 속여야 하고 자신의 마음을 속이는 자는 반드시 스스로를 속이는 것이 된다. 또 사람이 일을 도모한다할지라도 그 일을 성사시키는 것은 하늘이므로 하늘은 속일 수 없고, 나쁜 일을 하고 이름을 드날린 자가 있다면 비록 사람이 해치지 않는다 할지라도 하늘이 반드시 죽인다며 전지전능한 하늘이 모든 것을 파악하고 응당한 대가를 치르므로 가까이 있는 이웃을 소중히 하며 선행을 반복하여야 한다.

　멀리 있는 물은 가까운 불을 끌 수 없는 것처럼 멀리 있는 친척보다 가까운 이웃이 소중하다며 선을 쌓으면 선을 만나고, 악을 쌓으면 악을 만나는 논리의 천지이치는 조금도 어긋남이 없으므로 만약 아직도 그 응보가 오지 않았다면 이는 때가 이르지 않은 것일 뿐이라고 하고 있다. 그러므로 복은 선을 쌓는 것에 있어 선행을 하면 저절로 복이 생겨나고, 악은 재앙을 쌓는 데에 있어 악행을 하면 재앙이 저절로 생겨난다고 하고 있다. 즉 평소 선행을 하면 하늘이 복을 얻어주는데 어리석고 완고한 사람은 순간적 이익에 눈이 어두워 악행을 저지르고 재앙을 받는다. 선과 악은 머리 끝 어디까지라도 응보가 있게 마련이니, 높이 날아 도망가거나 멀리 달아나 피한다 해도 숨기가 어렵다. 그러므로 선을 보거든 목마른 듯이 여기고, 악을 듣거든 귀머거리처럼 하라. 라거나 죽고 사는 것은 명에 있고, 부귀가 하늘에 달려 있는 것처럼 일의 도모는 인간이 하지만, 그 일을 행하게 하는 것은 하늘이므로 인간의 일생의 일거일동을 감지하는 하늘은 인간의 불선(不善)에는 반드시 천벌을 내리므로 선행하며 항상 악을 피할 것을 논하면서 여기에서는 전지전능한 천의 강력한 권능으로 선악응보의 정확성을 강조하고 있다. 그러므로 인간은 어떠한 경우에도 악행을 멀리하고 올바른 길인 정도만 생각하여야 하는 이유를 설득력 있게 논리적으로 논하고 있다.

3-2. 치국·치가·교우에 관한 내용

여기에서는 국가를 다스리고 가정을 화목하게 하는데 귀감이 될 만한 가르침과 붕우의 의리와 신의의 중요성을 논한 부분을 정리하였다.

①명심보감에서 말하기를 태공이 말하기를 나라를 다스림에 말재간으로 아첨하는 신하를 쓸 필요가 없고, 집을 다스림에 말재간 있는 부인을 쓸 필요가 없다. 좋은 신하는 나라의 보배요, 좋은 부인은 집안의 보물이다. 참훼하는 신하는 나라를 어지럽히고, 질투하는 부인은 집안을 어지럽힌다. 삐딱하게 밭갈이를 하면 좋은 농토를 버리는 것이며, 참훼하는 말은 어진 이를 망가지게 한다.(明心寶鑑云, 公曰治國不用佞臣, 治家不用佞婦. 好臣是一國之寶, 好婦是一家之珍. 讒臣亂國, 妬婦亂家. 斜耕敗於良田. 讒言敗於善人.)

이 내용은 『쿤모요겐로꾸 코지』 「권3」의 내용으로 『명심보감』 「성심편 121, 124조」의 내용과 동일하다.

②또 명심보감의 왕량이 말하기를 그 임금을 알고자 한다면 먼저 그 신하를 보고, 그 사람됨을 알고자 한다면 먼저 그 친구를 보며, 그 아버지를 알고자 한다면 먼저 그 아들을 보라. 임금이 성스러우면 신하가 충성되고, 아비가 자애로우면 아들이 효성스러운 법이니라. 집이 가난하면 효자가 드러나 보이고, 세상이 혼란하면 충신을 알아보게 된

다.(又曰, 王良曰欲知其君, 先視其臣. 欲識其人, 先視其友. 欲知其父, 先視其子. 君聖臣忠. 父慈子孝. 家貧顯孝子, 世亂識忠臣.

이 내용은 『쿤모요겐로꾸 코지』 「권3」의 내용으로 『명심보감』 「성심편 157, 159조」의 내용과 동일하다.

③『동몽훈』에 말하기를 관직의 마땅한 법이란 오직 세 가지뿐이다. 청렴, 삼감, 부지런함이다. 이 세 가지를 안다면 몸을 어떻게 처신해야 할지를 알게 될 것이다.(童蒙訓曰, 當官之法, 惟有三事, 曰淸, 曰愼, 曰勤. 知此三者, 則知所以持身.)

이 내용은 『쿤모요겐로꾸 코지』 「권3」의 내용으로 『명심보감』 「치정편 3조」의 내용과 동일하다.

④명심보감에서 말하기를 붉은 색을 간직한 자는 붉게 되고, 검은 색을 저장한 자는 검어진다. 이로써 군자는 모름지기 그 더불어 처하는 바를 삼가는 것이다.(寶鑑曰, 丹之所藏者赤. 漆之所藏者黑. 是以君子必愼其所與處者焉.)[116]

이 내용은 『쿤모요겐로꾸 코지』 「夫婦門 6」의 내용으로 『명심보감』 「교우편 1조」의 내용과 동일하다.

---

116) 비슷한 내용으로 「공자가 말하기를 착한 사람과 함께 하면 마치 지란(芝蘭)의 방에 들어가 오래 지나도록 그 향내를 맡지 못하나 그 냄새에 배는 것과 같다. 그러나 착하지 못한 사람과 함께 하면 마치 생선가게에 들어가 오래 지나면 그 냄새를 맡을 수 없으나 그 냄새에 동화되는 것과 같다. 붉은 색을 간직한 자는 붉게 되고, 검은 색을 저장한 자는 검어진다. 이로써 군자는 모름지기 그 더불어 처하는 바를 삼가는 것이다.(子曰與善人居, 如入芝蘭之室, 久而不聞其香, 卽與之化矣. 與不善人居, 如入鮑魚之肆, 久而不聞其臭, 亦與之化矣. 丹之所藏者赤. 漆之所藏者黑. 是以君子必愼其所與處者焉.)」는 말이 있다.

⑤또 보감에서 혜강이 말하기를 흉악하고 음험한 사람은 공경하면
서도 멀리 하라. 현명하고 덕이 있는 사람은 친하게 가까이 하라. 다른
사람이 악으로서 다가오면 나는 선으로 응대하고, 다른 사람이 굽은
것으로 다가오면 나는 곧은 것으로 대응하라. 그리하면 어찌 원망함이
있겠는가?(又曰, 嵆康曰凶險之人, 敬而遠之. 賢德之人, 親而近之. 彼以
惡來我以善應彼以曲來我以直應豈有怨之哉.)
　　이 내용은 『쿤모요겐로꾸 코지』 「夫婦門 6」의 내용으로 『명심보감』
「교우편 7조」의 내용과 동일하다.

⑥또 보감에서 태공이 말하기를 여자로써 밝은 거울이 없으면 얼굴
이 잘 꾸며졌는지 거친지를 알 수 없고, 선비로써 훌륭한 벗이 없으면
자신의 걸음이 흩트리러졌는지 넘어서는지를 알 수 없다.(又曰, 太公
曰, 女無明鏡, 不知面精粗, 士無良友, 不知行步虧蹉.)
　　이 내용은 『쿤모요겐로꾸 코지』 「夫婦門 6」의 내용으로 『명심보감』
「교우편 9조」의 내용과 동일하다.

⑦또 보감에서 말하기를 술 마시고 밥 먹을 때는 형제 같은 이가 천
개나 되나 급하고 어려울 때는 반 사람도 없다.(又曰, 酒食兄弟, 千個
有, 急難之朋, 半個無.)
　　이 내용은 『쿤모요겐로꾸 코지』 「夫婦門 6」의 내용으로 『명심보감』
「교우편 18조」의 내용과 동일하다.

⑧또 보감에서 횡거 장 선생이 말하기를 지금 친구를 사귀면서 부드
럽게 잘해오는 자를 택하여 서로 허여하며, 어깨를 두드리고 소매를
잡아주는 것을 마치 의기가 투합 하는 것으로 여기고 있다. 그러다가

말 한 마디가 마음에 맞지 아니하면 노기를 서로 더한다. (又曰, 橫渠
張先生曰今之朋友, 擇其善柔以相與. 拍肩執袂, 以爲氣合. 一言不令, 怒
氣相加.)

　이 내용은 『쿤모요겐로꾸 코지』 「夫婦門 6」의 내용으로 『명심보감』
「교우편 5조」의 내용과 동일하다.

　위에서는 집안과 국가를 다스리는 기본 도리로 먼저 현명하고 참된
좋은 신하와 어질고 현명한 부인을 집안과 나라의 보물로 삼고 있다.
그러나 나라를 다스림에 말로 아첨하는 신하는 쓸모가 없고, 집안을
다스림에 말재간 있는 부인은 쓸모가 없다며 참훼하는 신하는 나라를
어지럽히고, 질투하는 부인은 집안을 어지럽히므로 농토를 버리는 것
이나 어진 사람을 망치는 것과 동일시하고 있다.
　또 지도자의 모범과 솔선수범으로 임금이 성스러우면 신하가 충성
되고, 아비가 자애로우면 아들이 효성스러운 법이므로 임금을 알고자
하면 먼저 그 신하를 보고, 그 사람의 됨됨이를 알고자 한다면 먼저 그
친구를 보며, 그 아버지를 알고자 한다면 먼저 그 아들을 보라고 한다.
집이 가난하면 효자가 드러나고, 세상이 혼란하면 충신이 드러나는 도
리와 관직의 올바른 도리로 청렴·삼감·부지런함을 들면서 정치하는
선비의 근면과 근검 청렴을 시작으로 충효를 논하면서 부모나 주변의
친구 등의 언행의 중요성을 논하고 있다.
　여자로써 밝은 거울이 없으면 얼굴이 잘 꾸며졌는지 거친지를 알 수
없고, 선비로써 훌륭한 벗이 없으면 자신의 행동거지의 옳고 그름을
판가름하기 어렵다. 술 마시고 밥 먹을 때는 형제 같은 사람이 많지만
급하고 어려울 때 도움이 되는 진정한 친구가 적은 것처럼 부드럽고
인자함에 어깨를 두드리고 소매를 잡으며 의기투합 하다가도 말 한 마

디가 마음에 거슬리면 노기를 더하므로 친구 사귐에는 상대의 행동양
식을 잘 살피고 가려서 사귀어야 한다고 한다. 그러므로 붉은 색을 간
직한 자는 붉게 되고, 검은 색을 저장한 자는 검어지므로 군자는 모름
지기 그 더불어 처하는 바를 삼가며 흉악하고 음험한 사람은 멀리 하
고, 현명하고 덕이 있는 사람은 친하여 가까이 하여야 할 것을 논하고
있다. 이와 관련하여 타인이 악으로서 다가오면 선으로 대하고, 굽은
것으로 다가오면 곧은 것으로 대하여야 한다며 위정자의 정치하는 도
리와 방법을 논하며 나라에는 충신이 중요하고 가정에서는 현명한 아
내가 중요하고, 사회에서는 의리와 신의가 있는 친구가 중요함을 논하
고 있다.

3-3. 효도에 관한 내용

여기에서는 효행에 관한 일상생활에서의 놀이나 외출 시의 방향과
장소를 부모에게 알릴 것을 시작으로 부모 봉양에 이르기까지 효행에
관한 내용을 정리하였다.

①『곡례』에서 말하기를 무릇 남의 아들이 된 자는 외출할 때에는 반
드시 알리고 돌아와서는 반드시 얼굴을 보인다. 놀이에는 반드시 부모
가 늘 아는 곳에서 하며, 늘 그 항업(恒業)을 익혀야 한다. 평소 하는
말에는 늙었다는 말을 하지 않는다.(曲禮曰, 夫爲人子者, 出必告, 反必
面. 所遊必有常, 所習必有業. 恒言不稱老.)

이 내용은 『쿤모요겐로꾸 코지』「父子門 四, 兄弟門 五」의 내용으
로 『명심보감』「효행편 6조」의 내용과 동일하다.

②『논어』에서 말하기를 부모가 계신다면 멀리 가서 놀지 않으며, 놀
러나갈 때에는 반드시 그 위치를 알려야 한다.」공자가 말하기를 부모

님의 연세는 알지 않으면 안 된다. 하나는 살아계심의 즐거움이요 다른
하나는 살아 계실 날이 얼마 남지 않았음의 두려움이다.(論語曰, 父母
在, 不遠遊, 遊必有方. 子曰父母之年, 不可不知也. 一則以喜, 一則以懼.)
　　이 내용은 『쿤모요겐로꾸 코지』「父子門　四, 兄弟門　五」의 내용으
로 『명심보감』「효행편 7, 8조」의 내용과 동일하다.

　　③또 『논어』에서 말하기를 아버지가 살아 계실 때는 그 뜻을 볼 것이
요, 돌아가시면 남기신 행동을 볼 것이다. 3년 동안 아버지 뜻을 바
꾸지 않아야 가히 효자라 할 수 있다.」(又云, 父在觀其志. 父沒觀其行.
三年, 無改於父之道, 可謂孝矣.)
　　이 내용은 『쿤모요겐로꾸 코지』「父子門 4, 兄弟門 5」의 내용으로 『명
심보감』「효행편 8조」의 내용과 동일하다.

　　④『명심보감』에서 이천 선생이 말하기를 부모님이 돌아가시고 없으
면 그 생일에 비통함이 갑절이나 된다. 그런데 그러한 날에 나아가 잔
치에 음악을 베풀어 즐거움을 삼는다면 이를 용서할 수 있겠는가? 그
러나 만약 부모님이 모두 살아 계신 경우라면 가능한 일이다.(明心寶
鑑, 伊川先生曰, 人無父母, 生日當倍悲痛. 更安忍置酒張樂, 以爲樂. 若
具慶者, 可矣.)
　　이 내용은 『쿤모요겐로꾸 코지』「父子門 4, 兄弟門 5」의 내용으로 『명
심보감』「효행편 10조」의 내용과 동일하다.

　　⑤또 『명심보감』에서 태공이 말하기를 어버이에게 효도를 다하면
자식도 자신에게 효도할 것이다. 자신이 이미 불효한데 자식이 어찌
효성스럽겠는가? 효순은 다시 효순한 자식을 낳고, 오역(五逆)은 다시

오역의 자식을 낳는다. 믿지 못하겠거든 처마 끝의 낙숫물을 보라. 점점 방울방울 차이남이란 없다.(又曰, 太公曰孝於親, 子亦孝之. 身旣不孝, 子何孝焉. 孝順還生孝順子, 五逆還生五逆兒. 不信但看檐頭水, 點點滴滴不差移.)

　이 내용은『쿤모요겐로꾸 코지』「父子門 4, 兄弟門 5」의 내용으로『명심보감』「효행편 12조」의 내용과 동일하다.

　⑥맹자가 말하기를 불효에는 세 가지가 있으나, 그 중에 후손 없는 것이 가장 크다.」「자식을 기르는 것은 늙음을 방비하기 위함이요, 곡식을 저장하는 것은 굶주림을 방비하기 위함이다.(孟子曰, 不孝有三, 無後爲大. 養子防老, 積穀防餓.)

　이 내용은『쿤모요겐로꾸 코지』「父子門 4, 兄弟門 5」의 내용으로『명심보감』「효행편 15, 16조」의 내용과 동일하다.

　⑦증자가 말하기를 효도와 자애는 온갖 행동 중에 제일 우선으로 해야 할 일이기는 하나, 그 중에서도 효도보다 더한 것은 없다. 효성이 하늘에 닿으면 풍우가 때를 맞추어 순응하고, 효성이 땅에 이르면 만물이 화육(化育)하여 무성해지며, 효성이 사람에게 이르면 모든 복이 찾아와 이르게 된다.」(又云, 曾子曰孝慈者, 百行之善, 莫過於孝. 孝至於天, 則風雨順時. 孝至於地, 則萬物化盛. 孝至於人, 則衆福來臻.)

　이 내용은『쿤모요겐로꾸 코지』「父子門 4, 兄弟門 5」의 내용으로『명심보감』「효행편 19조」의 내용과 동일하다.

　⑧『효경』에 말하기를 오형에 해당하는 것이 3천 가지지만 죄 중에 가장 큰 것으로서 불효보다 더한 것은 없다.(孝經曰, 五刑之屬三千, 而

罪莫大於不孝.)

　이 내용은 『쿤모요겐로꾸 코지』 「父子門 4, 兄弟門 5」의 내용으로 『명심보감』 「효행편 18조」의 내용과 동일하다.

　부모님이 살아계실 때는 멀리 나가서 놀지 말며, 가까운 곳에 놀러 갈 때도 반드시 그 행방을 알려야 한다. 일찍이 공자는 무릇 자식 된 자는 외출할 때에는 반드시 행선지를 알리고 돌아와서는 얼굴을 보여야 하며 놀이에는 반드시 부모가 아는 곳에서 하며, 항업을 익히면서 평소에 늙었다는 말을 해서는 안 된다고 하였다. 또 부모님의 연세를 기억하는 것은 살아계심의 즐거움이자 살아 계실 날이 얼마 남지 않았음의 두려움이라고 하였다. 그러므로 부모님이 건재하실 때는 그 뜻을 보고 고인이 되시면 남기신 행동을 보며 3년 동안 아버지의 뜻을 바꾸지 않아야 진정한 효자라고 하였다.

　형벌의 종류가 3천 가지이지만 이 중에 가장 큰 것이 불효라고 하며 효행의 중요성을 줄곧 논하면서 효도와 자애는 우선으로 해야 하는데, 불효로 후손을 남기지 않는 것을 으뜸으로 하였다. 그래서 효성이 하늘에 닿으면 풍우가 때를 맞추어 순응하고, 효성이 땅에 이르면 만물이 생육하여 성하게 되며, 효성이 사람에게 이르면 모든 복이 찾아오게 된다고 하며 어버이에게 효도를 다하면 자식도 자신에게 효도하는 도리로 효순은 효순한 자식을 낳고, 오역은 다시 오역의 자식을 낳는다며 처마 끝의 낙숫물이 방울방울 정확히 한 자리에 떨어지는 것처럼 효 불효의 결과도 분명하다는 것을 강조하고 있다.

4. 나오면서

이상『쿤모요겐로꾸 코지』에서는 천의 관념을 중심으로 인간의 도리와 인간다운 삶의 방법을 논한 것으로 선을 으뜸으로 하고 있다. 또 효도가 중심이 된 치국·치가·교우를 논한 유학 서적에 유불 사상을 배척하며 일본의 순수성과 우수성을 주장한 국학사상이 융성한 시기에 에도시대 중기의 국학자 이자 신도가인 미야카와 도타츠의 서적이 인용되어 있다는 것은 주목할 만한 사항이다. 인용내용 중에는『명심보감』과 관련한 내용을 검토하여 제시하였는데, 여기에서는『명심보감』이라는 출처를 분명히 밝힌 것도 있지만, 많은 부분은 출처를 제시하지 않았다. 이것은 어쩌면『명심보감』의 내용이 일반적·보편적 내용이기 때문이기도 할 것이고, 또는 당시『명심보감』이 지식인들 사이에 폭 넓게 수용되고 있었기 때문에 굳이 밝히지 않았다고 보인다.

이 장에서 밝힌 것처럼『명심보감』은 미야카와 도타츠에게도 수용되었고『명심보감』의 유가 윤리 사상을 그의 저서『쿤모요겐로꾸 코지』에도 반영되었음을 확인 할 수 있었다. 이 중에서도 특히 효와 자애(慈愛)를 모든 행실의 우선으로 삼고, 그 중에서도 효도가 가장 중요한 것을 밝히고 있다. 효의 당연성은 부모로부터 혈육(血肉)뿐만 아니라 성명(性命)까지도 받았으며 성명 속에는 온갖 이치가 잘 갖추어져 있다는 것이다. 이러한 효는『명심보감』과 한국의 사상, 특히 퇴계의 경(敬) 철학과 율곡 철학117)의 효 중시 사상과도 상통한다.

---

117) 율곡의 경우「나의 몸은 내 몸이 아니라 부모의 유체(遺體)라고 전재하고 이것을 소급하면 시조까지 이르고, 더 소급하면 천지에 이른다고 본 것이다. 따라서 사친(事親)에서 사천지(事天地)까지 미쳐야 효의 극치가 이루어진다.」고 하였다.

제5장
보덕(報德)사상가 니노미야
손토쿠(二宮尊德)의 사상과『명심보감』

1. 들어가면서

보덕(報德)사상은 에도시대 말기의 농정가(農政家) 니노미야 손토쿠 (二宮尊德, 1787-1856)[118]에 의해 일본 관동(關東)지방의 농가에서 시작된 농촌부흥을 주도한 경세사상이다. 인간 개개인이 천도를 자각하고 이웃과 사회에 공헌하면 스스로 행위자 자신에게 이익이 돌아간다는 논리로 후에 일본 전국과 식민지 조선 및 대만에도 전파된 사상체계다. 여기에 비해『명심보감』의 권선은 유가와 도가사상을 바탕으로 1368년에 편찬된 책을 통해 전파된 선을 권하라는 사상체계이다.[119]

---

118) 1787년 오다와라 번(가나가와현 카야마무라 神奈川県栢山村) 영지의 아들로 태어났다. 통칭은 긴지로(金次郎 또는 金治郎)로 휘(諱)가 손토쿠(尊德)였는데 실제 이름은 다카노리(손토쿠, 尊德)다.
119) 이하 본 논문의『명심보감』관련의 구체적 사상은 성해준,『동아시아 명심보감의 연구』(도서출판문, 2011년)를 참조하였다.

이 두 사상체계가 일본 사회에 미친 영향은 지대하다. 우선『명심보감』으로부터 보면, 『명심보감』의 권선사상은 에도시대에 본격적으로 수용되어 중기이후가 되면 지식인 및 위정자를 비롯하여 민중들에게 널리 전파된 사상이다. 다음으로 보덕사상은 에도시대 후기에 민중을 중심으로 하여 지식인과 위정자들에게 널리 전파된 사상으로서 메이지(明治)·다이쇼(大正)·쇼와(昭和)의 초기까지 농촌계몽과 부흥에 큰 공헌을 한 사상이다. 그러나 현재 일본에서『명심보감』의 권선사상은 연구자 이외에는 잊혀진 사상이고, 보덕사상의 주창자인 손토쿠는 현재에도 대표적인 일본인으로 알려진 인물의 한 사람이다.

보덕사상의 발생동기를 탐색하기 위해 보덕 사상을 주창하고 실천한 니노미야 손토쿠의 일대기를 살펴보면 유복한 유년기를 보냈지만, 다섯 살 때, 집 부근에 있는 사카와가와(酒匂川)가 범람하여 가옥과 전답이 침수되면서 가세가 기울었다. 연이어 14세에 아버지 니노미야 리에몬(二宮利右衛門)이, 16세에는 어머니가 급환으로 사망하면서 경제적 능력이 없는 형제들이 뿔뿔이 흩어져 친척에게 신세를 졌다. 손토쿠는 백부 집에 기거하면서, 새벽부터 밤늦게까지 열심히 일하면서 농민의 자식에게는 학문이 필요 없다는 백부의 반대에도 불구하고 근검·절약하며 틈틈이 공부에 힘썼다.[120]

---

120) 「농민에게는 학문도 문자도 필요 없다. 학문할 시간이 있으면 짚 세공(藁細工)이라도 하여 한 푼이라도 많이 벌 궁리를 하여라」. 井上角五郞編, 『二宮尊德の人格と思想』(財團法人國民工學院, 1935年) p.29. 「농민에게는 학문이 필요 없다고 꾸중하였다. 농민은 자신의 이름을 쓸 수 있고 금전(金錢) 출납의 장부정도를 기입 할 수 있으면 충분하다. 어려운 한자만 나오는 책을 읽는 것은 무사나 지방 호족(나누시, 名主)이나 신관(칸 누시, 神主)·승려가 하는 것이다. (중략) 나도 그러한 어려운 서적을 읽거나 좀 더 학문을 하고 싶다. 농민에게는 학문이 필요 없다고 하는 것은 새빨간 거짓말이다. 학문이 없으면 진정한 농민이 될 수 없다. 나는 훌륭한 인간이 되고 싶다.」(二宮尊德, 『世界傳

근검・절약과 검양・호행(好行)의 모범생활[121] 덕분에 19세가 되어
독립하여 농지 개간으로 곡물을 수확해 모은 돈으로 집안 몰락 때 저
당 잡힌 전답들을 하나 둘씩 사들이기 시작하여 24세가 되어 마침내
일가를 일으켰다. 집안 재건에 성공하면서 지주경영을 개시하였고, 26
세 때는 오다와라성(小田原城)으로 나아가 오다와라번(小田原藩)의 가
로(家老)였던 핫토리가(服部家)를 섬기는 하급무사(奉公人)가 되었다.
29세 때 핫토리가의 가사(家事) 정리를 맡아 재정 재건을 성공적으로
이룩하여 오다와라번 내 유명 인사가 되었다. 1822년 이래 오다와라번
의 영내 농촌경영 수완 발휘를 시작으로,[122] 다른 여러 번의 부흥 사
업에 동분서주하다 다시 막부에 초빙되어 닛코(日光)[123] 등 각지의 황
무지 개척과 농촌 재건에 성공하였다. 인생의 중반기 이후에 농촌부흥
에 전념하여 농업기술을 개량하는 데 공헌하여 일본의 농민철학자라는
명성을 얻을 만큼 농촌진흥사업에 전력을 기울인 후, 사후에도 묘지를
만들어 자신을 추모하는 일조차 거부하는 유언을 남기고,[124] 1856년

記全集20』, 株式會社ポプラ社, 1970, p.74)

121) 「긴지로(金次郎)는 월급에서 조금씩 떼어 주인에게 맡겨두었다가 저금으로
    받았다. 그 저금이 모이면 주인에게 받아서 그 돈으로 가엾은 노인이나 벌이가
    없는 가난한 집에 조금씩 은혜를 베풀었다. 즉 손토쿠는 환과고독한 사람을
    도우는 것을 즐거움으로 하였다. (井上角五郎編, 『二宮尊德の人格と思想』,
    財団法人國民工學院, 1935년, p.97. p.29.)

122) 1834년에 최초의 저서인 『삼재보덕금모록(三才報德金毛錄)』에서 스스로 체
    득한 지혜를 사상으로 표현하였는데, 거기에는 개인적인 경험을 일종의 형이
    상학으로 고양시킴으로써 드디어 스스로의 이상을 확립하게 된 우주만물의
    생생한 발전의 근원인 태극의 개념을 출발점으로 하여 우주의 보편적 법칙에
    따른 실생활의 소중함이 설명되어 있다.

123) 그 후 니노미야는 오다와라 번주 가문의 분가인 우쓰(宇津) 가문의 사쿠라마치
    (桜町) 등지의 농촌 부흥과 경영을 담당하였고, 또 그 인근의 막부 직할령
    경영도 맡게 되어 훌륭한 성과를 내었다.

닛코지역의 부흥에 진력하던 중 10월 20일 70세를 일기로 세상을 하직
하였다.

　이처럼 여러 차례 농촌부흥 운동에 성공한 손토쿠는 실천을 중시한
현실주의자로서 사상의 근본은 덕치주의였다. 위정자의 인정(仁政)과
민중의 근로가 서로 조화를 이룸으로써 부국안민을 실현할 수 있다는 것
이 보덕사법의 논리다. 손토쿠에 관한 연구는 근대 이후 일본에서는 국
민국가에 가장 적합한 모범인물로서 보덕사상 운동의 지도자나 철학·
윤리학·교육학 분야 등 다양한 관점에서 평가가 있었고, 전후는 「지
족안분의 봉건사상에 고착된 인물」, 「봉건 체제의 수리공」이라고 하는
폄하된 평가도 있었다. 최근에는 인간론적인 보덕교의(報德敎義)의 원
리규명 등에 초점을 맞추어 사회경제사적인 관점으로부터의 개별연구
가 이어지고 있다.[125]

---

124)　손토쿠가 추구한 보덕사상의 목표는 그의 인생체험에서의 곤란과 역경 극복
　　과정에서 농민들의 현지주의와 실천 중시주의이다. (井上角五郞編, 『二宮尊
　　德の人格と思想』 p.1)
125)　손토쿠에 관한 선행연구로 먼저 ①김우봉의 국정 수신교과서를 중심으로
　　근대일본의 모범인물상 창출과정을 들 수 있다. 「일본 근대 교육에 있어
　　모범인물 창출과 양상- 수신 교과서의 니노미야 손토쿠(二宮尊德)를 중심으
　　로」『일본어문학』 23(한국일본어문학회, 2004); 「일본 근대의 인신신앙
　　전개에 대한 고찰:니노미야 손토쿠(二宮尊德)의 신격화를 중심으로」『일본문
　　화학보』 제29집 (한국일본문화학회, 2006).등 도덕적 모델로서의 손토쿠를
　　논하고 있다. 또 ②박제홍의 착한 어린이상 만들기 관련으로 「니노미야 긴지로
　　(二宮金次郞)를 통한 착한 어린이상 만들기- 국정교과서를 중심으로」『일본
　　어문학』29, (한국일본어문학회, 2006), 「착한 어린이상 만들기」와 ③임경택
　　의 「니노미야 손토쿠(二宮尊德)의 농촌개발방식- 報德仕法과 실천적 사상」
　　『日本語文學』48, 일본어문학회, 2011)이 있다. 이 연구들은 주로 도덕적
　　모델로서 손토쿠의 사상에 접근하고 있다.
　　이에 앞서 일본의 에도 봉건 말기의 모순을 극복하려고 한 사상가로 손토쿠를
　　평가하고 그의 사상을 분석한 학자들이 있다. ①사상사적인 측면에서 尊德을

　　다음으로 일본에 있어서『명심보감』에 관한 연구는 마에다 긴고로
(前田金五郎)・타마카케 히로유키(玉懸博之)・후카자와 아키오(深澤秋
男)・오가와 타케히코(小川武彦)의『명심보감』관련연구가 있다.[126]
그러나 이『명심보감』의 에도시대의 권선사상수용과 변용 해명은 금후
의 과제다. 그러므로 본 연구에서는 위의 선행연구를 참고로 하여 에
도시대 권선사상 수용상의 상황을 고찰하며 이전의 선행연구에서 주목
하지 않은 천(天)의 관념에 근거한『명심보감』의 권선사상과 손토쿠의
보덕사상의 비교에 초점을 두고 손토쿠가 역설한 권선사상의 특징을
명확하게 하고자 한다.

　　評價した나라 모토 타트야(奈良本辰也)의『二宮尊德』(岩波書店, 1959)을 시
　　작으로 ②마츠우라 레이(松浦玲)의「近世後半期の思想」奈良本辰也編『近世
　　日本思想史研究』(河出書房, 1965)는 손토쿠의 인도에 의한 분도의 설정이
　　봉건제도에 대한 통렬한 내부비판이라 평가하였다. ③고다마 코다(兒玉幸多)
　　의『日本の名著 二宮尊德』(中央公論社, 1970)은 손토쿠의 생애에 대하여
　　봉건말기의 가혹한 모순 속에서 살면서 봉건제의 두터운 벽을 향해 돌파구를
　　연 전투적인 것이었다고 평가하였다. ④야스마루 요시오(安丸良夫)의『日本
　　の近世文化と民衆思想』(青木書店, 1974)은 손토쿠의 사상이 당시 민중이
　　직면하고 있던 문제와의 관계에 착목하여 통속도덕(근면 검약 겸양 호행)의
　　실천에 의한 자기단련 자기규율의 주장을 분석함으로써 민중사상사연구의
　　새로운 영역을 개척한 획기적인 연구라 평가받고 있다. ⑤「天道」と「人道」と
　　の交響：十一番目の戒律を尊德から學ぶ(小島康範)
126)　前田金五郎,「仮名草子の発生と展開」(日本古典文学大系『仮名草子集』解説,
　　　1965年) ; 玉懸博之,「松永尺五の思想と小瀬甫庵の思想」(石田一良・金谷治
　　　編,『藤原惺窩・林羅山』日本思想大系, 1975년)

2. 에도시대 권선사상 수용의 특징

임진왜란 후의 16세기 말기에서 17세기 초기 경에는 대량의 서적이 유입되어 무사나 승려 등을 중심으로 한 지식인 사이에서는 주자학의 유학 사상이라면 별다른 거부 없이 수용하였다. 그때『명심보감』도 유학서적의 하나로 수용되었다. 그러나 간에이기(寬永期) 이후가 되면 유학(儒學) 연구의 성과를 도입한 연구가 심화되어 점차로 유학과 권선서의 차이를 알 수 있게 되었다.127)

무사가 정치적 실권을 장악한 에도시대 전기 사회와는 달리, 후기가 되면 경제적 실권을 장악한 쵸닌층(町人層)이나 농민층 사이에서도 널리 학문을 수용하게 되었다.128) 테라고야(寺子屋)・카이도쿠도(懷德堂) 등에서는 쵸닌을 중심으로 하여 서민의 생활과 밀착한 실용적인 학문이 정착하게 되어 서민들의 취향에 걸 맞는 사상이 요구되었다.

사상의 다양화와 실용적인 학문을 추구하는 가운데『명심보감』이외의 실용성이 높은 권선서가 민중을 중심으로 하여 침투했다. 그 이유에는 천의 응보관념의 변화가 존재한다. 즉 근세 전기에는 나쁜 행위를 하면 천(天)으로 부터의 벌은 당연하고 마음속에 사악한 생각을 하는 것만으로도 그「응답」이 있다고 하는 생각이 꾀 설득력을 가지고 있었다. 그러나 후기가 되면 그와 같은 고정적인 천의 관념보다는 사악한 행동을 하면 그 이상의 선행을 쌓는 것으로 인하여 그 악행을 해

---

127) 吉田公平,「江戸後期の朱陸論」(源了圓編『江戸後期の比較文化研究』ぺりかん社, 1990年) p.101.: 에도시대 권선사상 수용의 특징의 구체적인 사항은 성해준,『동아시아 명심보감의 연구』(도서출판 문, 2011年) 참조.

128) 布川清司,『近世民衆の倫理的エネルギー』風媒社, 1968年. p.110.; 源了圓,「江戸後期の比較文化論的考察」,『江戸後期の比較文化研究』p.16.; 西川如見,『百姓嚢』卷二, 日本思想大系.

소힐 수 있다는 생각이 일반적이었다.129) 특히 『태상감응편』·『음슬록(陰隲錄)』등이 서민을 중심으로 하여 적극적으로 수용되었던 것이다. 『태상감응편』 등 다른 권선서의 천의 신비적 권능가운데는 『명심보감』에 비해 보다 「합리적」인 것이 보인다. 거기에서는 인간의 선악행위의 노력여하에 따라서 선악의 「보답」도 변화시킬 수 있다고 생각한 것이다.130)

특히 이시다 바이간(石田梅岩, 1685-1744)은 인간의 욕구와 필요이상의 부를 부정적으로 생각한 『명심보감』에 비해 인간의 본성과 마음 중시, 검약과 정직의 도덕을 논하면서도 그 직분론에는 인간의 노력에 의한 이익을 긍정적으로 파악했다. 즉 상인의 영리활동을 윤리적으로 의미지어 영리는 상인의 길이고 상인의 이익은 무사의 봉록과 같다고 주장하였다. 이것은 당시의 상업·상인의 정당성을 이론화시킨것이 된다.

『명심보감』은 에도시대 후기까지 인용서적131)이나 「화각본(和刻本)」132)

---

129) 나카에 토주(中江藤樹)는 『明心宝鑑』 이외의 선서(善書)의 사상을 수용하면서 『鑑草』 등에서 선인선과(善因善果),악인악과(惡因惡果)를 역설하고 있다. 그것은 개개인이 그 노력에 의하여 천명(天命)을 변화시킬 수 있다는 의식을 하게 되었다고 시사하고 있다.(前揭書) p.6.

130) 布川清司, 『近世民衆の倫理的エネルギー』(風媒社, 1968年) p.119.

131) 이미 앞에서 살펴본바와 같이 ①藤原惺窩(1561-1619)『寸鐵錄』, ②小瀨甫庵(1564-1640)『明意宝鑑』·『政要抄』·『童蒙先習』, ③林羅山(1583-1640)『童蒙抄』, ④加賀藩主前田綱紀(1643-1724), ⑤野間三竹(1608-1676)『北渓含毫』, ⑥浅井了意(1612-1691)『浮世物語』·『堪忍記』, ⑦貝原益軒(1630-1714)『和俗童子訓』·『大和俗訓』, ⑧太田全斎(1759-1829) 寛政 9년의 서문을 가진 『諺苑』, ⑨寛文元(1661)년 刊行의 仮名草子『似我蜂物語』, ⑩宮川道達(?-1701)『訓蒙要言故事』, ⑪戯作者·浮世絵師로 알려져 있는 山東京伝(1761-1816)의 『昔話稲妻表紙』, ⑫太田南畝「南畝文庫蔵書目」(『太田南畝全集』第19巻, 岩波書店, 1989年, p.434) 등에 『명심보감』의 이름 및 조문이

등이 왕성하게 간행되면서도 17세기를 정점으로 하여 그 후에는 잊혀져 가는 경향이 있었다. 그 경향의 배후에는 『명심보감』이 가진 사상적 경직성에 더해 18세기 이후의 일본 국내의 사회나 사상의 변화가 존재하고 있었던 것이다.

이미 앞에서 언급한 것처럼 『명심보감』이 끊임없는 선행을 권하는 사상체계로서 특히 에도시대 전기를 중심으로 하여 많은 영향을 미친 것에 비하여 후기가 되면 보덕사상이 민중을 중심으로 일본사회에 큰 반향을 일으켰다.

3. 『명심보감』의 권선과 손토쿠의 권선

3-1. 천의 관념에 의한 권선

우선 『명심보감』의 경우, 내용전체에 관계되는 「천」은 도덕적 측면을 가지고 인간의 선악행위에 의한 합당한 엄격한 상벌을 부여한다.[133] 특히 인간의 악에 대하여는 엄격한 벌을 가하는 것이 강조되어 있다.[134] 또 이 천 혹은 신은 인간의 의지나 바람을 넘어서 인간의 운

보인다.

132) 화각본(和刻本) 간행은 1626(寬永 3)년부터이다. 『江戸時代書林出版書籍目録集成』에 의한 화각본의 간행기록은 관문(寬文, 1661–1673)년간에서부터 1715(正德 5)년까지이고, 그것에 의하면 京都·大坂·江戸등에서 간행되었다. 이와 같이 에도시대 전기를 중심으로 관련 인용서적 및 「和刻本」이 많이 간행되었다.

133) 爲善者, 天報之以福, 爲不善者, 天報之以禍. 『明心宝鑑』「継善篇, 1조」

134) 獲罪於天, 無所禱也. 惡鑵若滿, 天必戮之. 若人爲不善, 得顯名者, 人雖不害, 天必誅之.「天理篇, 15조」

멍까지도 결정지우는 것으로 간주되어 있다.[135] 이와 같은『명심보감』
의 천은 인간행위의 선악에 상벌을 부여하는 것과 인간의 운명을 일방
적으로 결정지우는 양면의 권능을 가지고 있다.[136] 즉 유가에서 지성
이면 감천이라는 말처럼 천은 선한 사람의 편에서 도를 논하고 있
다.[137]

이것에 대해 손토쿠의 경우에도 기본적으로는『명심보감』과 같이
권선의 관념을 인용하고 있다.「대개 선을 쌓는 것에 의하여 길흉화복
의 차이가 생기는 것은 예로부터 전해오는 성현의 가르침으로 조금도
의심의 여지가 없다.」[138]고 하고 있다. 또「오이를 심으면 오이가 열
리고 벼를 심으면 벼가 열리는 것은 천지일월의 가호이다. 그런즉 악
을 행하면 형벌이 오는 것은 천지신명의 가호로 볍씨를 뿌리면 벼를
얻는 것과 같다.」[139]라고 하고 있다. 특히 불교의 인과와도 관련지어

---

135) 死生有命, 富貴在天. 一飮一擢, 事皆前定. 万事分己定, 浮生空自忙. 万事不由
人計較, 一生都是命安排.「順命篇, 1조에서 5조」. 壽夭莫非命, 窮通各有時.
「安分篇, 7조」

136)『명심보감』전편의 천의 관념의 상세한 사항에 관하여서는 성해준,『동아시아
명심보감 연구』, 도서출판문, 2011년을 참조.

137) 노자는 인간의 도는 인간에 대해 자애의 감정 없이 무정하고 냉담하다고
하였다. 즉 도는 공평무사하여 선인, 악인이나 미적 감각 등 인간적 기중에
아무런 제약이 없다. 도는 인간의 바람이나 기대에 어떠한 반응도 보이지
않고, 인간의 선악 구분도 도와는 관계가 없다. 도가 천지 만물에 대하여
인정사정없는 것처럼 무위의 정치도 백성들에게 인정사정이 없다. 무위의
공평무사 관념은 법가의 법사상의 법 개념에 영향을 미쳤는데, 지위와 신분을
따지지 않고 인정사정없이 법을 적용하려 하였다. 즉 법가의 법이 국가의
이익 가치 기준이라면 노자의 무위는 백성들의 본래 그러한 삶을 기준으로
하였다.

138)「およそ善を積むと不善を積むとによって吉凶禍福の差を生ずることは、
古來聖賢の教える所であって、少しも疑を挿む余地はない。」井上角五郎
編の書 p.357.

「인과응보의 도리는 벼를 심으면 벼가 열리고, 오이의 넝쿨에 가지가 열리지 않는 이치와 같다.」[140]라며 선악에는 반드시 상벌이 있다고 하는 것을 서민들에게 알기 쉬운 농작물의 「종초화실, 종생화실(種草花實, 種生花實)」의 예를 들고 있다.[141] 즉 불교의 삼세인과(三世因果)의 설을 모방하여 사세(四世), 즉 종자와 잎사귀와 꽃의 열매이고 종초화실(種草花實)이라고도 말하고 종생화실(種生花實)이라고도 말하고 있다. 이는 종초화실 혹은 종생화실이라고 하는 사세인과(四世因果)의 설로 인과응보의 설을 보다 구체적으로 논하면서 흡사 「오화이도설(五火二道說)」과 같은 논리를 전개하고 있다. 「오화이도설」의 근원이 되는 아트만(ātman)은 [142]원래 호흡을 의미하였으나 생기(生氣)・신체

---

139) 「瓜を蒔いて瓜がなり、米を蒔いて米の實るのは天地日月の加護である。然らば卽ち惡を爲して刑罰が來るのは天地神明の加護で、米を蒔いて米を得るのと同じことである。」井上角五郎編の 書 p.122.

140) (因果應報の道理は米を蒔けば米が生え、瓜の蔓に茄子の生らない理である)井上角五郎編の 書 p.122.

141) 他の個所にも繰り返して説いている。「善悪を儒教の道理であると考える」儒教では善を積んだ家では慶があり、不善を積んだ家にはわざわいがあるがこれは天地間の 定まった規則であって古今を貫く格言である。しかしこの道理は仏教の説によらねば判然しないことである。仏教では三因緣を説いているが、これは儒教の及ばぬ点である。譬えば今ここに一本の草がある。その現在は若草であるが、その過去は何であったかといえば種であった。その未来はと問えば花であり実である。茎の高く伸びたのは肥の多い因緣によるもので、茎の短いのは肥の少い応報である。斯様に三世を通して観るときは、因果の道理は明らかである。因果応報の道理は米を蒔けば米が生え、瓜の蔓に茄子の生らない理である。この理は天地開闢から行われて、今日に至って違はない。皇国だけでなく、万国皆そうである。されば天地の真理であることは明らかである。井上角五郎編『二宮尊徳の人格と思想』(財団法人国民工学院, 1935年) pp.197-198 ; 奈良本辰也, 中井信彦校注『二宮尊徳・大原幽学』(日本思想史大系, 岩波書店, 1973) p.146.

(身體)·자신(自身)·본체(本體)·영혼(靈魂)·자아(自我) 등으로 인간의 사후 비록 육체를 떠나지만 지은 업(業, karma)은 계속적으로 따라다니게 되며 업이 끝나게 될 때에는 저 세상에서 다시 이 세상에 옮겨져 윤회한다. 윤회 중의 오화이도설(五火二道說) 중 특히 이도설은 사람이 죽어 화장을 하면 그 영혼이 일단 전원 달에 들어간다. 그 중 전생에 선행을 하고 올바른 지식을 가지고 올바르게 제사를 수행한 사람들은 달세계를 떠나서 브라마의 세계에 이르고 두 번 다시 이 세상에 돌아오지 않으며 이 경로를 신도(神道)라고 한다. 그 외의 사람들은 일정기간 달세계에 머무른 후에 달에서 내린다고 생각했던 비와 함께 지상에 내려와 결국 식물의 종자, 즉 쌀·보리 등의 음식이 되며 그것을 먹은 음식이 남자의 몸속에 들어가 정자가 되고 모태에 들어가 다시 태어난다고 한다. 비가 내리는 현상과 화장의 관습을 결합한 것으로 내려온다고 하는 소박한 순환의 논리다. 어떤 것으로 태어나는 지는 전생의 선악의 과다에 의하며 이 경로를 조도(祖道)라고 한다. 조도에 의하여 이 세상에 태어난 것은 결국 다시 죽음과 늙음의 고통을 받는데 신도에 의해서 브라마의 세계에 도달한 것에는 재생이 없으며 죽지 않고 불사를 얻게 된다. 불교에서도 오래된 문헌에는 해탈대신에 불사라는 말이 가끔 이용되고 있다.[143]

---

142) 철학적 개념으로서는 「자아」, 「개인아(個人我)」, 「영혼」, 나아가서는 「본체(本體)」, 「만물 속에 내재하는 영묘한 힘」을 의미한다.

143) 대부분의 종교에서는 인간 삶을 필연적인 것으로 본다. 예컨대 불교에서는 인간이 전생에서 지은 업(業)에 의해 필연적으로 이 세상에 태어나게 되고, 기독교에서는 신의 뜻에 의하여 특정 개인이 세상에 태어나게 된다고 생각한다. 그러나 유물론자들은 인간의 탄생을 물질 현상의 측면에서는 필연일지 모르지만 정신이나 의미의 측면에서는 순전히 우연에 의한 것으로 파악한다. 이들에 따르면 인간은 그가 어떤 인격적인 존재이거나 그러한 가능성을 가지고 있기 때문에 태어난 것이 아니고 단지 꼬리의 힘이 강한 정자가 난자까지

종초화실 혹은 종생화실처럼 인간의 행위에 따른 결과인 것인데, 만약 그 선악인과(善惡因果)의 결과가 곧바로 나타나지 않으면 10년·20년 혹은 수 십 년 후에 나타나는 것도 있고, 정치의 치란(治亂)이나 가정의 흥망(興亡), 일신상의 화복(禍福)도 모두 그러하다고 하고 있다. 인간의 선악행위에 의한 그 응보에 관한 그것들을 이하에서도 구체적으로 볼 수가 있다.

「선인이 선과를 맺고 악인이 악과를 맺는 것은 모든 사람이 아는 이치지만, 그 선악인과(善惡因果)의 결과가 눈앞에 곧바로 나타나지 않고 10년·20년 혹은 수 십 년 후에 나타나는 것도 있다. 그 때문에 사람들이 그 도리를 두려워하지 않는 것을 개탄할 일이다. 그러나 세상의 모든 사물은 원인과 결과가 없는 것이 없다. 한 나라의 정치의 치란(治亂)이나 한 가정의 흥망(興亡), 일신상의 화복(禍福)도 모두 그러하다. 두려워하며 삼가 선종(善種)을 심고 악종(惡種)을 제거하는 것을 힘쓰지 않으면 안 된다. (중략) 화복의 문이 없고, 단지 사람이 초래하는 것이라고 하는 것처럼 이 재해는 자신의 마음으로부터 일어나는 것이다. (중략) 혹시 자신의 그릇됨을 알고 크게 천을 두려워하고 일신(一身)을 괴로움과 재앙에 둔 타인의 곤란과 괴로움을 제거하려고 한다. 선행을 쌓으면 재앙이 복으로 변하여 구하지 않아도 일가 재건의 길도 스스로 열리는 것이다.[144]

가는 도중에 운 좋게 장애물을 만나지 않았기 때문이라고 하였다. 유호종 『죽음에게 삶을 묻다』 사피엔스21, 2010년, p.36.

144) 「善因には善果を結び惡因には惡果を結ぶことは皆人の知る所であるけれども、その結果が眼前に現れないで、十年二十年乃至數十年後に現れることがある。そのために人々はこの道を恐れないことがあるのはなげかなしいことである。しかし、世の中の總べての事物は、原因のないもの

『명심보감』의 친의 인간행위의 선악 상벌 부여와 인간 운명을 일방
적으로 결정지우는 양면성의 권능에 대해 손토쿠는 인간행위의 선악
결과 응보의 필연성에 초점을 두고 있다. 손토쿠는 선인선과(善人善
果)는 세상 사람들 모두가 그렇지만, 곧바로 그 결과가 나타나지 않을
경우 어느 기간을 두고 나타나며, 세상에 원인이 없는 결과가 없는 것
처럼 인간의 화복(禍福)도 원인과 결과가 분명한 것을 논하고 있다. 또
인간 만사의 성쇠(盛衰)가 인간의 노력에 의하여 좌우되는 것처럼 인
간의 화복도 인간의 선의 노력에 의하여 바꿀 수 있다고 논하고 있다.
인간의 화복(禍福), 성쇠(盛衰), 빈부(貧富)가 고정적이지 않는 것을 이
하에서도 논하고 있다.

「대개 세상에는 봄이 가을로 되고 더위는 추위로 되며, 왕성한 것은
쇠퇴하게 되고 부는 빈궁하게 된다. 유교에서는 순환이라고 말하고 불
교에서는 윤회전생이라고 말한다. 양쪽 다 천리이다. 그리고 불교에
서는 그 윤회전생을 벗어나 안락국(安樂國)에 왕생하는 것을 바라고,
유교에서는 천명을 두려워하고 하늘을 섬기며 태산(泰山)에 평안을 바
라는 것이다. 내가 가르치는 것은 빈궁을 부로하고 쇠퇴를 왕성하게
하여 순환윤회를 벗어나 오랫동안 부유하고 왕성한 곳에서 살게 하는
길이다.」[145]

___

はなく結果のないものはない。一國の治まるも亂れるも、一家の興るも
廢れるも、一身の禍も福も皆そうである。恐れ愼んで、善種を植る惡種
を除くことを勤めねばならぬ。(中略) 禍福門なし惟人の招くところな
り。とある通り、この災害はお前の心一つから起ったことだ。(中略) 若
し己の非を知って大いに天を恐れ、一身を艱難の地に置いて他人の困苦
を除こうとする。行いを積むならば，禍は変じて福となり、求めずとも一
家再興の道も自ら立つであろう」井上角五郎編의 서적 pp.358-359.

여기에서는 자연의 변화와 같이 부귀성쇠(富貴盛衰)는 고정적이지 않고 순환윤회(循環輪廻)한다고 하는 것이다. 계절의 변화와 같이 성(盛)은 쇠(衰)로 부(富)는 빈(貧)으로 옮기는 것을 순환윤회라고 말하고, 이것은 양쪽 다 천리라고 말한다. 유교·불교에서는 평안과 왕생을 바라는 것으로 하고 있지만, 손토쿠는 빈(貧)을 부(富)로 쇠(衰)를 성(盛)으로 하여 영생토록 부성(富盛)의 땅에 살게 하는 길이라고 논하고 있다. 결국, 천리자연(天理自然)에 따르는 선의 노력에 의하여 이 세상에서의 안락의 실현을 주장하고 있다.

3-2. 농촌계몽을 위한 권선

부귀성쇠가 고정적이지 않는 것처럼 선악인의 구별 없이 당면한 힘든 농사일을 슬기롭게 서로 도우면서 악을 선으로 교화시키는 것에 의해 극락과 같은 풍요롭고 평화스러운 살기 좋은 지역사회를 만들 수 있는 것이다. 이하에서는 천지자연에 감사하고 평화롭고 풍요롭게 사는 것이 진정한 생의 보람이라고 말하고 있다.

「천지자연의 은혜와 인간의 힘을 합쳐서 이 지구상을 살기 좋고 윤택하고 즐거운 장소로 만드는 것이 인간의 임무다. 인간이 서로 도우며 자연을 이용하여 평화롭고 풍요롭게 생활하여 가는 것이 진정한 삶

---

145) 「凡そ世の中、春は秋になり暑は寒になり、盛は衰に移り、富は貧に移る。これを儒教では循環といひ仏教では輪轉という。いずれも天理である。そして、仏教ではその輪轉をのがれて安樂國に往生することを願い、儒教では天命を恐れ天に事へて泰山の安きをねがうのである。余が教えるところは貧を富にし衰を盛にして、循環輪轉をのがれて永く富盛の地に住ましめる道である」井上角五郎編の書 p.202.

의 방식이라고 하는 것이다. 그 때문에 노력하여 땀을 흘리고 육체를
움직여 정신을 움직이는 것이 근로라고 하는 것이다. 천의 은혜는 착
한 사람이나 나쁜 사람이나 동일하게 주어진다. 착한 사람이 행복만
받고 오래 사는 것은 결코 있을 수 없고 나쁜 사람이 괴로워하며 일찍
죽는다는 것도 정해진 것이 아니다. 오히려 나쁜 사람이 잡초처럼 강
한 뿌리를 깊이 내려 살아가는 경우가 많다. 그러나 인간들이 선을 존
중하고 악을 미워하며 서로 도우면서 살아가면 나중에는 착한 사람(善
人)이 번성하고 악인은 멸망하여 이 세상은 극락이 된다. 이 세상을 극
락으로 만들기 위하여 서로 도우며 노력하는 것이 인간의 도리이다.
(중략) 단지 자신의 이익만을 추구하며 쟁탈전을 벌이는 것은 짐승이
나 악마의 삶의 방식이다.」146)

　천(天)의 은혜는 선악인(善惡人)의 구별 없이 공평하고, 선인보다 오
히려 악인이 잡초와 같이 강하다고 한다. 그렇기 때문에 서로 도우며
선(善)을 소중하게 생각하고 악을 배척하면서 살아가는 것이 인간의

---

146) 天地自然の恩惠と人の力をあわせて、この地球上を住みよい、ゆたかな
樂しい場所にするのが、人間のつとめなのだ。人間がたがいに助けあ
い、自然を利用して、平和に、ゆたかに生活していくのがほんとうの生
きかたというものだ。そのために努力し汗をながし、肉体をはたらかせ
精神をはたらかせるのが勤勞ということだ。天の恩惠は、善人にも惡人
にも、おなじようにあたえられる。善人が幸福ばかりうけて長生きする
とは決まっていないし、惡人が苦しんで短命だとは決まっていない。い
や、惡人が雜草のように根强く、頑張って生きていることが多いもの
だ。しかし、人間同士が善を尊び、惡を憎みお互いに助けあっていけ
ば、しまいには善人が榮えて惡人は滅びる、この世は極樂になる。この
世の中を極樂にするために、助け合い努力しあうことが人の道、(中略)
ただ、自分の利益だけを追いかけ、奪い合い爭いあうのは獸か惡魔の生
き方なのだ。」井上角五郎編의 서적 p.178.

도리이고 이 세상을 극락으로 만드는 길이라고 한다. 그러나 자신의
이익만을 추구하며 싸우는 것은 짐승이나 악마와 삶과 같은 것이라고
하였다. 즉 선한 사람이 행복하고 장생하는 것이 아니며, 악한 사람이
불행하고 단명 하는 것이 아니라 오히려 악한 사람이 잡초와 같이 강
하게 살아가는 경우가 많다는 것이다. 그러나 인간들이 서로 존중하고
악을 미워하며 도와가면 나중에는 선인(善人)이 번성하여 악인은 멸망
하는 이 세상은 극락이 된다는 것이다.

다음으로 천리(天理)는 자연의 도리이기 때문에 선악이 없고, 인간
의 편리한 것을 선, 불편한 것을 악이라고 하는 것으로 천리는 선인악
인(惡人善人)의 구별 없이 공평하다고 주장하고 있다.[147]

「천리(天理)로부터 보았을 때에는 선악은 없다. 그 증거로는 천리에
맡겨둘 때 논밭은 모두 황무지가 되어 개벽(開闢)의 옛날로 돌아간다.
왜냐하면 그것이 즉 천리자연의 길이기 때문이다. 그 천에는 선악이
없다. 그러므로 벼와 피를 나누는 씨가 있는 것은 모두 생육(生育)하게
하고 생기(生氣)있는 것은 모두 발생(發生)하게 한다. 인도(人道)는 그
천리에 따르지만 그 안에 각각 구별 지워 피·논의 잡초(hagusa,
tabie莠)를 악으로 하고, 쌀·보리를 선으로 하는 등, 모두 사람에게
편리한 것을 선이라고 하고 불편한 것을 악이라고 한다. 여기에 이르
러서는 천리와 다르게 되어 있다. 왜냐하면 이것은 사람이 정한 것이
기 때문이다.」[148]

---

147) 奈良本辰也·中井信彦校 注의 前揭書, 1973) p.133 「천에는 선악이 없다.
　　선악은 인간이 만든 것이다.(天には善惡あらず、善惡は人道にて立たる物
　　なり)」 p.179.

선악은 인간의 편리와 형편에 따라 규정한 것으로 마치 요리사가 양념을 잘하여 요리의 간을 잘 맞추는 것처럼 정치가도 교법과 예법을 잘 만들어 관리하면서 인도를 세우면 인간을 올바른 길로 교화할 수 있다는 것을 시사하고 있다.

「인간의 편리한 것을 선이라고 하고 불편한 것은 악이라고 한다. 여기에서 천리와 다르다. 왜냐하면 이것은 사람이 세운 것이기 때문이다. 인도(人道)는 예를 들면 요리와 같이 3배 식초(三盃酢)처럼 역대의 성군 성현이 요리하여 간을 잘 맞춘 것이다. (중략) 그렇기 때문에 정치를 할 때 교법을 만들고 형법을 제정하고 예법을 만들어 귀찮게 관리하여 차츰 인도를 세우는 것이다.」 (중략) 「인간은 천도에 의하여 날개·털·비늘·견갑을 부여받지 않은 대신 우수한 지혜를 부여받았다. 이것이 즉 천명이다. 이 천명에 따라서 인간이 스스로 살아가는 가장 편리한 방법을 생각해 낸 것이 즉 인도이다. 그것은 천리에 따른 것이지만 천리에 맡긴 것만이 아니고 인간의 지혜와 힘을 가한 것이기 때문에 다른 만물 위에 행하여지는 천리 그 자체 모습과는 다른 성질을 가지고 있다. 즉 천리는 만물을 지배하는 영원불변한 것이지만 인도는 인간들만 한정한 것으로 그 위에 영원불변한 것이 아니기 때문에

---

148)「天理から見るときは善惡はない。その證據には、天理に任せて置くときは、田畑は皆荒地となって開闢の昔に歸るのである。何故ならばそれが即ち天理自然の道だからである。それ天に善惡はない。故に稻と莠とを分たす、種あるものは皆生育せしめ、生氣あるものは皆發生せしめる。人道は其の天理に順うけれども、其の内に各區別をたて、ひえ・莠を惡とし、米・麥を善とするなど、皆人身に便利なものを善とし不便なものを惡とする。ここに至っては天理と異なっている。如何となれば、これは人の立てる處だからである」井上角五郎編의 서적 p.184.

인간이 힘을 합하면 성하고 게으름을 피우면 순식간에 쇠하게 되는 것이다. 말하자면 인도는 인간을 위하여 인간이 세운 규칙으로 인간의 근면과 태만에 따라서 흥패 하는 것이다.」[149)

다음에도 인도를 세워 욕심을 억제하고 근로하는 것을 선의 미덕으로 생각하여야 하는 이유를 논하고 있다.

「인도를 세워 이것을 이행하는 것이 아니고서는 인간은 살아갈 수가 없기 때문에 예로부터 인도(人道)에 따라 욕심을 억제하고 근로하는 것을 선이라고 하고 아름다움이라고 하여 존경하고 있다. 그러나 인간이 그와 같이 인도를 세워 근로하지 않으면 안 되는 것은 날개·털·비늘·견갑의 보호 없고, 또 날카로운 발톱을 가지지 않은 대신 발달한 두뇌를 가지고 천리에 따라 인도를 세울 수 있도록 하여 태어났기

---

149) 「皆人身に便利なものを善とし不便なものを悪とする。ここに至っては天理と異なっている。如何となれば、これは人の立てる処だからである。人道はたとえば料理物のやうに、三盃酢のやうに歴代の聖主 賢臣が、料理しあん梅して拵へたものである。(中略) 故に政を立て、教を立て、刑法を定め、禮法を制し、やかましくうるさく世話をやいて、漸く人道は立つのである。」(中略) 併し人間は天道に由って、羽毛鱗介が与えられない代に優れた智慧が与えられた。これが即ち天命である。この天命に順って人間が自ら生きて行くのに最も便利な方法を考え出したのが、即ち人道である。それは天理に順ったのではあるけれども、天理に任せただけでなく、人間の智慧と力を加えたものであるが、他の万物の上に行はれている天理そのままの姿とは違った性質を持っている。即ち天理は万物を支配して永遠不変であるげれども、人道は人間仲間だけに限ったことであり、且永遠不変のものでなく、人間が力を致せば盛になり、怠れば忽ち廃れるものである。要するに人道は人間の為に人間の立てた規則であって、人間の勤惰に由って興廃するものである。」井上角五郎編、『二宮尊徳の人格と思想』(財団法人国民工学院、1935年) pp.184-185.

때문이다.」고 하고 있다.[150]

손토쿠는 선악은 인간의 형편에 따라 정한 것이기 때문에 타인의 행복을 위해 노력하고 악인을 벌하기 보다는 인도로서 교화(敎化)시키려고 하였다. 천지자연이 모든 인간에게 자연의 은혜를 베푸는 것과 같이 인간으로서 서로 도우며 악인도 배척하지 않고 인간의 도리로서 교화시키지 않으면 안 된다고 한다. 제자들에 의해서 쓰여진 서적에 의하면 악인을 배척하지 않고 교화한 예를 이하와 같이 나타내고 있다.

「또 예에 따라, 투표로 착한 사람을 표창하고 나쁜 사람은 벌하기 보다는 자주 교화시켜 빈궁한 자에게 베풀고 용수(用水)를 통하여 악수(惡水)를 뽑아버리고 농사를 가르쳐 황무지를 개간하여 단지 관계부흥의 길로 매진했다. (중략) 밤이 되어 가르치고 훈계하여 사람의 도리를 가르쳐 권선징악으로 유도하여 형벌을 가하지 않고 결국 소송하는 사람이 없게 되었다.」[151]

---

150) 「人道を立てて之を厲行するのでなくては、人間は生きて行くことが出来ないから古来、人道に順って慾を制して勤労することを以て善といい美といい大といって尊敬しているのであるが、人間が斯様に人道を立てて勤労して行かねばならぬのは羽毛 鱗介の保護もなく爪牙の利も 持たない代りに、一方では発達した頭脳を持って、居て天理に順って人道を立てることが出来るように生れ付いたからである。」井上角五郎編、『二宮尊徳の人格と思想』(財団法人国民工学院, 1935年) p.188.

151) 「また例に依って投票で善人を表彰することを、悪人は罰するよりもよく諭して改めさせ、貧窮のものをめぐみ、用水を通じ、悪水を抜き去り、農事を教へ、荒地を開いて、只管復興の道に邁進した。(中略) 夜に入って教訓し人道を諭して勧善懲悪に勤め毫も刑罰を用いないで、遂に訴訟する者が無いようになった」井上角五郎編の書 pp.102-105.

『명심보감』이 천도의 권위를 중심으로 권선을 논한 데 비해 손토쿠의 보덕사상에서는 천도를 의식하고 중시하면서도 개인의 행위가 보다 중시되고 있다. 「신(神)」이 인간의 선악행위에 대해 상벌을 부여할 때의 기준은 인간 자신의 주체적인 성찰(夫心起於善, 而吉神已随之, 或起於惡, 而凶神已随之)과 자신의 선악 행위이다. 결과적으로는 자기 자신의 선(善)에 대한 노력이 자신의 운명을 변화시킬 수 있게 되는 것이다.

인간의 형편에 따라 구별지운 선악의 논리에 얽매이지 않고, 악인을 교화시키는 것은 악수(惡水)를 뽑아 농사를 가르쳐 황무지를 개간하여 관계부흥의 길로 매진하는 것처럼 권선징악의 도리로 가르치고 훈계하여 사람의 도리를 지니도록 하고자 하였다. 그러한 손토쿠의 권선은 실용적이고 생산적인 권선으로 연결되어 자연스러운 경제적 안정과 평화의 길로 유도된다.

4. 관념적 권선과 생산적 권선

「선(善)」의 결과로서 『명심보감』에서는 위정자는 자신의 「부귀빈천」·「운(運)」을 바라지 않고 윤리도덕으로서의 「선」을 쌓는 것이 중요하다.152) 이러한 행위로 위정자는 민중으로부터 존경받으며 스스로 자

---

152) 『성서』에는 환과고독을 차별하는 부분이 있다. 『성서』에는 인간평등사상에 입각하여 장애인을 배려하여 저주하지 말며 불편하게 하지 말라는 내용도 있다(레위기 19장 14절). 그러나 장애인의 장애 내용을 구체적으로 열거하면서 노골적으로 차별하는 차별적인 내용도 있다. 여호와께서 모세에게 일러 가라사대, 아론(기독교 지도자)에게 이르라(레위기 21장 16절에서 21절). 『명심보감』은 모든 지역 민족 인종에 관계없이 어떠한 경우에도 선의 도를 행하라고 가르치고 있다. 皇上의 영토에 부모님이 나를 낳으시고 성현이

신의 지위를 보전힐 수 있다. 넓게는 사회의 안정과 평화가 유지된나. 이에 손토쿠의 보덕 사상의 선은 「선」을 쌓는 것에 의해 현실적 이익이 부여되지만,[153] 영예를 바라지 않는 마음은 제자들의 기록에서도 알 수 있다.

「자신의 명예를 바라는 것이 아니고, 나아가 자신의 이익을 도모하는 것도 아니고 단지 군주의 명령에 감격하여 사람을 구하는 것으로 자신의 사명을 믿는 것 외에는 일편불순(一片不純)의 무엇도 섞지 않는다. 헌신봉사의 분투(奮鬪)인 것조차도 의식하지 않는다. 다른 사람들의 곤궁을 자신의 곤궁으로 하고, 또 다른 사람들의 행복을 자신의 행복으로 하는 자타일원일체(自他一円一体)의 경지에 들어간 고귀한 선생의 생활은 지금에 이르러 최고조에 달하려고 하고 있다. 지금까지 선생님이 일가의 부흥에 종사한 것도 자신의 안락을 위한 것이 아니고

가르쳐 줌으로써 교훈을 좇는 사람은 어떠한 지역이나 어떠한 경우에도 널리 행해야 할 도를 첫째로 삼나니 박학이 아니면 이로써 널리 알지 못하고, 밝은 마음이 아니면 이로써 자기 본래의 천명을 깨닫지 못한다며『명심보감』을 비롯하여 공자 석가의 가르침은 전체 인류의 평화와 민중의 행복이 되는 교훈을 설파하고 있다. 그러나 위의 『성서』 내용만을 보면 예수가 전 인류는 구원하기 위한 심각한 고민보다는 오직 자기 민족만을 우선시하고 있다.

153) 중국의 송대에는 주자의 등장에 의해 신유학이 계승·발전되는 가운데 종래의 지식인 중심의 특수계층을 중심으로 한 학문이었던 유학이 일반 지식인이나 서민 사이로 확산되어 생활면에서 「공자」·「맹자」의 도가 기준이 되었다. 이와 같이 유학의 사회적 기반이 다져지는 가운데 명대에는 홍무제(洪武帝)가 유학적 발상으로 선서의 유포를 명한 역사적 사실이 있다. (酒井忠夫『中國善書の研究』pp.232-233). 그러나 조선시대에는 위정자로부터 서민에 이르기까지 주자학이 뿌리 깊이 내림으로 인해 조선시대 말기에 「주자학」의 모순이 명확해진 상황 하에서도 주자학 이외의 「양명학」 등의 발전(중국 명말·청초나 일본의 에도시대 중기 이후에 비해)은 보기 힘들다.

오로지 조상의 은덕에 보답하기 위한 것이고, 핫토리(服部), 그 외의 사람들을 도운 것도 자신을 위한 것이 아니었기 때문에 자신을 버리고 타인을 구한다고 하는 태어나면서 지닌 선생님의 아름다운 성격은 더욱 더 그 본심을 발휘하여 지금은 널리 인간을 구제하기까지 발전한 것이다. 한 사람을 구원하는 마음도 대자비심의 발로인 것은 동일하다. 이것을 불보살(仏菩薩)의 권화(權化)라고 할까, 이것을 그리스도의 재림이라고 할까, 조금도 과장된 말이 아니고 참으로 우리 아마테라스(天照)의 족적을 학습하는 것이라고 해야 할 것이다.」154)

손토쿠의 널리 인간을 구제하는 마음을 불타의 대자비심의 발로와 동일한 것으로 불보살의 권화(權化)나 그리스도의 부활이라고 하여도 과장된 표현이 아니라고 손토쿠의 권선사상을 높이 평가하였다. 또 일본 고유의 신으로 간주하며 천황신의 조상으로 여기는 아마테라스(天照)의 족적을 학습하는 것이라고 주장하고 있다

손토쿠의 참선행 중에서도 사회적·경제적 약자인 환과고독(鰥寡孤獨)을 도우는 것을 즐거움으로 하였다. 월급을 주인에게 맡겨 놓고 그것이 일정금액으로 모이게 되면 마을 안의 환과고독한 자와 그 외의 빈궁한 사람들에게 200, 300씩 베푸는 것을 즐거움으로 실천한 기록이 있다.155)

「사람을 도우는 것이 도리다. 사욕을 버리고 사재를 양보하여 공공

---

154) 井上角五郎編, 『二宮尊徳の人格と思想』(財団法人国民工学院, 1935年) p.103.
155) 井上角五郎編, 『二宮尊徳の人格と思想』(財団法人国民工学院, 1935年) p.29.

의 이익을 위하는 것은 인간의 선행으로서 이것보다 큰 것은 없다. 사람이 사람다운 길은 자신을 버리고 타인에게 베푸는 것보다 귀한 것이 없다. 그러므로 지금까지의 행실은 단지 자신의 이익을 도모하는 것 외에 아무것도 생각하지 않았다. 자신의 이익을 위해 타인을 돌보지 않는 것은 금수의 길이다. 사람으로 태어나서 한 평생 금수와 같은 행동을 하는 것은 슬퍼하여야 하는 것이 아닌가. 지금 내가 말하는 것에 따라 금수의 행동을 버리고 인도의 선을 행할 때에는 자신의 마음속의 사욕의 더러움이 일체 벗어나 깨끗하게 되어 다른 사람들도 이것을 보고 그 행실에 감복하고 자신을 믿게 되는 것이 틀림없다.」156)

손토쿠가 주장하는 선은 사람에게 양보하고 베푸는 것이다.

손토쿠는 사욕을 극복하는 것을 가르치는 것에도 유교의 언어를 인용하여 인의예지신(仁義禮智信)을 설파하여 자신을 이기는 예로 돌아온다고 말하고, 또 한 가정이 양보하면 한 나라에 양보하는 것이 성하게 된다고 말하지만 손토쿠처럼 가산전답 일체를 팔아서 빈궁한 자를 위로하라고 하는 명료한 가르침이 유교에서는 보이지 않는다. 인(仁)은 살신성인을 행하라고 가르치지만 재산 처분에 관하여서는 적절한 방법을 제시하지 못하고 있다. 또 불교도 자비·선행을 논하기 때문에 결국 손토쿠의 사상과 일치할 터이지만 대개는 승려나 사원에 기부하라고 논하고 민중구제를 위하여 사제를 헌상하라고는 논하지 않는다. 이 일에 관하여 손토쿠의 가르침은 정말로 설득력이 있는 가르침이다. 손토쿠의 가르침에 있어서는 재산을 양도한다고 하는 것은 단순하게 가난한 자에게 물건을 주어 일시적으로 기쁘게 하는 것만이 아니다.

---

156) 井上角五郎編, 『二宮尊徳の人格と思想』(財団法人国民工学院, 1935年) p.140.

그것도 응급 처치로서 필요한 경우도 있지만, 재산을 양보하는 목적은 상대를 구하는 것이므로 상대가 재기할 수 있도록 하지 않으면 안 된다.[157]

손토쿠의 이웃사랑은 유교의 인이나 불교의 자비보다 구체적이다. 그리고 빈민에게 단순한 도움만을 주는 것이 아니라 자립 할 수 있게 한다. 학문을 통하여 누구나가 강조하는 근검절약의 열심히 일하는 농부가 아니라 지혜를 가진 올바른 인간으로서 훌륭한 농부가 되어 사회에 도움이 되는 일을 꿈꾸었던 것이다.[158]

손토쿠가 「천도인도론(天道人道論)」에서 역설하는 「천지(天地)」 혹은 「천(天)」이라고 하는 것은 자연계를 가리키며 유교의 「천리」에 있어서 도덕적 의의를 포함하고 있지 않다. 그리고 대자연의 이법(理法)을 「천리천도(天理天道)」라고 부르고 천도는 만고불변하고 선악이 없는 것으로 봄에 꽃이 피고 가을에 결실을 맺고 겨울이 지나 여름이 오는 것만 아니고 그 외에도 홍수, 한발(旱魃), 풍우, 우뢰, 번개가 있다고 인식하고 있다. 이 때문에 손토쿠는 종자가 초목을 이루고 꽃을 피워 재차 원래의 종자로 돌아가는 것과 같은 자연 환경 및 전답의 풀을 나게 하고 한발이나 수해, 하천의 제방이 무너져 다리가 썩어 가옥이

---

157) 井上角五郎編 『二宮尊德の人格と思想』(財団法人国民工学院, 1935年) p.145.

158) 實語教にも「人に知識がなければ木や石と同じだ」と書いてあるのではないか。俺は、ただ土を耕す百性になるだけではものたりないのだ。ほんとうの人間としての生きかたを知りたいのだ。人間の知惠というものを身につけたいのだ。正しい人間になりたいのだ。いくら農業がうまくても、はたらきものでも、正しい人間でなければ、りっぱな農夫とはいえないと思うんだ。おれは、りっぱな農夫になりたいのだ。百姓と學問 p.74.

넘어지는 등과 같은 현상을 모두「천리(天理)」, 즉 자연이 행하여지는 천도라고 간주하고 천도에 따라 사업을 성취하는 것을「인도(人道)」라고 부르고 있다.

농경의 협동작업, 전포(田圃)를 열어 밭두둑(畦)을 세워 용수로(用水路)를 끌어들여 집을 세우는 것과 같은 것을 손토쿠의 방식으로 말하면 심전개발(心田開發)이다. 즉 황폐한 토지를 개척하는 것과 같이 개인의 이익만 쫓는 인간 본심을 인간이 서로 경계하며 도우는 것으로 나쁜 풍습을 좋은 풍습으로 악을 선으로 바꿀 수 있는 마을 사람들의 모이는 장소를 마련하였다. 농사에서는 고구마를 씻을 때, 큰 물통에 넣고 봉으로 휘 저으면 고구마가 깨끗하게 되는 것과 같이 인간도 서로 도우면서 교류하는 것에 의하여 사(私)를 공으로 하고 악을 선으로 바꾸어 인간의 마음이 흙탕물로 더러워져 있어도 고구마와 같이 휘저어 씻으면 청결하게 된다는 논리다.[159]

이상『명심보감』과 손토쿠의 권선사상을 정리하여 보면『명심보감』이 선에는 복을 내리고, 불선에는 벌을 내린다(爲善者, 天報之以福, 爲不善者, 天報之以禍.)고 하는 관념을 시작으로 인간의 악에 대해 천의 강한 관념 하에서 인간의 운명도 관여하고 있다.(「하늘에 죄를 지으면 빌 곳이 없다. 그릇에 악이 가득차면 하늘은 반드시 죽인다. 만약 불선을 행하여 이름을 나타내는 자는 하늘이 이를 친다.(獲罪於天, 無所禱也. 惡鑵若滿, 天必戮之. 若人爲不善, 得顯名者, 人雖不害, 天必誅之.)」. 「死生有命, 富貴在天. 一飮一啄, 事皆前定. 万事分已定, 浮生空自忙. 万事不由人計較, 一生都是命安排.」)

---

159) 『二宮尊德全集』36卷 (龍溪書舍, 1931年) pp.503-504.

이에 손토쿠의 권선사상에도 「대개 선을 쌓으면 불선을 쌓는 것에
의하여 길흉화복의 차가 생기는 것은 예로부터 전해오는 성현의 가르
침으로 조금도 의심을 품을 여지가 없다.」[160] 등을 취하고 있다. 그러
나 『명심보감』과는 달리 인간의 화복(禍福)·성쇠(盛衰)·빈부(貧富)가
고정적이지 않고 순환윤회(循環輪廻)하는 것이라고 논하고 있다. 「대략
세상 가운데에 봄은 가을이 되고 더위는 춥게 되어, 왕성은 쇠퇴로 바
뀌고 부유함은 빈곤으로 바뀐다.」[161] 또 천리는 악인선인의 구별 없이
공평하고, 천의 은혜에는 선악이 없는 것을 주장하고 있다. 「천에는 선
악이 없고, 선악은 사람이 도리로 만든 것이다」[162] 「천리를 볼 때 선
악은 없다. 그 증거로 천리에 맡겨 둘 때는 논밭이 모두 황무지로 되어
개벽의 옛날로 돌아가는 것이다. 왜냐하면 그것이 천리자연의 길이기
때문이다. 그 천에 선악은 없다.」[163]

이와 같이 ①『명심보감』이 주로 천도의 권위를 중심으로 한 권선을
논한 것에 대하여 손토쿠의 보덕사상은 천도를 의식하고 중시하면서도
개인의 행위가 보다 중시되어 있다. 또 ②『명심보감』의 권선은 신이나
천의 절대적인 권위에 의한 인간의 순위가 더 강조되어 있는 것에 비
해 손토쿠는 「신」이 인간의 선악행위에 대하여 상벌을 부여 할 때의
기준은 인간자신의 주체적인 성찰과 자신의 선악 행위의 노력이다.[164]

---

160) およそ善を積むと不善を積むとによって吉凶禍福の差を生ずることは、
　　古來聖賢の敎える所であって、少しも疑を挿む余地はない。

161) 凡そ世の中、春は秋になり暑は寒になり、盛は衰に移り、富は貧に移る。

162) 天には善惡あらず、善惡は人道にて立たる物なり。

163) 天理から見るときは善惡はない。その證據には、天理に任せて置くとき
　　は、田畑は皆荒地となって開闢の昔に歸るのである。何故ならばそれが
　　卽ち天理自然の道だからである。それ天に善惡はない。

164) 『명심보감』이나 에키켄(益軒)이 논하는 「선(善)은 인간 본성으로부터 우러나
　　오는 것이다. 그 선은 천도의 보답을 의식하기 전에 인간으로서 해야 할

손토쿠의 친의 괸념에 근기한 권선은 인간의 운명·부귀빈천·수요
(壽夭)는 고정 불변하는 것이 아니고 인간의 노력여하에 따라 변할 수
가 있다고 하는 것이다. 결국, 자신의 운명은 자신의 노력여하에 따라
스스로 결정할 수 있다는 것에 초점이 맞추어져 있다. 또 유교의 순환,
불교의 윤회 양쪽 모두다 천리(天理)로 간주하는 손토쿠의 생각은 빈
(貧)은 부(富)로 하고, 쇠(衰)는 성(盛)으로 한다.

　이것들은 보덕사상의 실체의 하나로서 당시의 농민들이 지키지 않

도리로서 마땅히 행해야 할 것을 논하고 있다. 이때 사람은 성인(聖人)·소인
(小人)을 불문하고 자신의 행동이 선악의 도리에 합당하다면 좋은 것이라고
생각하고, 신이 내리는 선악의 결과를 두려워하거나 타인의 칭찬과 비난을
의식할 필요가 없다. (我が身の行の善惡は、世人のほめそしりを、あなが
ちに氣にして、よろこび、おそるべからず. ただ道理を以て法とすべし.
わが行、道理にかなはば、世にこぞりてそしるとも、おそるべからず. わ
が行、道理にそむかば、世にこぞりてほむるとも、よろこぶべからず)
『大和俗訓』卷之4 p.112.」시경에 말하기를, 공손한 군자는 행복을 얻기
위해 구차한 행동을 하지 않는다. 이것이 군자가 복을 구하는 도리이므로
군자의 도는 바라는 것 없이 행하고 의를 위해 당연히 행하는 것이다. 어찌
많은 복을 바라고 행하겠는가.(詩云, 豈弟君子求福不回. 是君子之所以求福之
道也. 然而君子之道. 無爲而爲, 義之所当然者爲之而已. 豈有心爲求多福哉)
『初學知要』卷之下, p.439. 에키켄(益軒)은「그렇지만 군자의 마음은 복을
얻기 위해서 음덕을 행하는 것이 아니라 음덕을 행하면 원하지 않아도 복은
그 안에 있다.(されども、君子の心は、福をもとめんために、陰德を行ふ
にはあらず. 陰德をおこなへば、求めずして福は其の中にあり)』大和俗
訓』卷之3, p.99. 라고 하며, ③다른 사람의 눈이 미치지 않는 나날의 생활에서
정성(誠)이 긷든 음덕을 쌓으면 그 속에 복이 내재해 있다는 것이다. 음덕의
선에는 저절로 복이 내재해 있다는 것이다. 음덕은 다른 사람이 의식하지
못하더라도 천도의 뜻에 따르는 것이기 때문에 후에는 반드시 자신이 행복하게
되고, 자손이 번영하게 되는 도리가 있다. 그러므로 행복을 구하는데 이것보다
더 나은 기도는 없다.(陰德は人しらざれども、天道にかなふ. 故に、後は必
ず我が身のさいはいとなり. 子孫の繁榮を得る道理あり. かるがゆえに、
さいはいを求むるに是にまされる祈禱なし.)『大和俗訓』卷之 3, p.99.

으면 안 되는 검약과 근로의 규약으로 손토쿠는 장래의 질병·재해 등
에 대비한다든가 자본으로서 이용하거나 세상 사람들에게 도움이 되는
보시의 선을 강조하였다. 손토쿠에게 있어서 가난한 사람들에게 베푸
는 것이야 말로 선의 즐거움을 실천하는 것이다. 즉 손토쿠의 「순환윤
회(循環輪轉)」는 결국 신분제 해제와 완화의 시대적 조류에 맞추어 천
리는 고정적이지 않다는 논리와도 연결되어 있다.[165] 에도시대 전기에
일본에서 영향력을 발휘한 『명심보감』의 권선사상과 후기에 일본에서
유행한 손토쿠의 보덕사상을 비교한 결과 양자의 견해가 기본적으로는
공통성을 인정하면서도 시대변화에 의하여 손토쿠의 보덕사상이 새로
운 점을 나타내고 있다는 것을 확인하였다.

5. 나오면서

　무사가 사회적 실권을 잡고 있던 에도시대 전기의 사회와는 달리,
후기에는 정치적·경제적 안정과 함께 종래의 생사의 갈림길에서 싸움
에 전념한 무사들이 학문에 전념하고 경제적 실권을 잡고 있던 쵸닌층
(町人層)을 중심으로 민중 사이에서도 학문에 관심을 가지게 되었다.
그와 같은 시대적 배경 가운데서 고정적인 천의 관념에 근거한 『명심
보감』의 권선사상보다 민중 중심의 자연계 및 인간세계의 리(理)를 자
득(自得)한 고난의 생활체험을 바탕으로 한 손토쿠의 권선사상이 널리
수용되었다. 그 이유는 본문에서 본 시대적 배경과 당시의 사회상황에
합당한 선을 역설하기 위한 것이기 때문이라고 생각한다.

---

165) 奈良本辰也·中井信彦校注의 前揭書 p.146.

특히 거듭된 농촌부흥운동에 성공한 손토쿠 사상의 근본은 덕치주의(万物有德論, 一円融合論, 天道人道論, 推讓倫理, 分道倫理)였다. 위정자의 인정(仁政)과 민중의 근로가 서로 조화하는 것에 의하여 부국안민을 실현할 수 있다고 하는 것이 보덕사법(報德仕法)의 논리이다. 이 재정재건 방식이기도 한 보덕사법은 보덕사상에 기초한 것이다. 앞에서 본 것과 같이 손토쿠의 사상을 지탱한 실체는 그가 경험한 고난의 생활 가운데서의 인생경험과 많은 서적을 접하고 그 서적의 지식을 천지자연 가운데서 몸소 솔선수범하여 실천한 것이다. 그 내면은 서적으로부터 추구한 유교·불교·신도·도교 등을 혼합한 심학풍(心學風)의 서민적 교학이다. 또 근로 생산자에게는 그들이야 말로 일상생활의 체험으로부터 진리를 체득할 수 있는 가장 적합한 위치에 있다고 하는 자각과 자부심의 표명이었다.

특히 손토쿠는 환과고독(鰥寡孤獨)의 빈곤자들에게 보다 많은 관심을 가지도록 하였다. 그 기본적인 사상이 일원융합(一員融合)으로 이 일원융합이라고 하는 것은 모든 대립물(對立物)은 하나의 원과 같이 연결되어 있다고 하는 것이다. 그렇기 때문에 살아있는 것에는 죽음이 있고, 죽은 후에는 재차 살아 돌아온다고 한다(轉生). 따라서 선악·성쇠(盛衰)·부귀(富貴)·빈부(貧富)도 절대적인 것이 아니다.[166) 사농공상의 신분제도에 관계없이 근로의 덕을 쌓는 것이 모든 인간에게는 존귀하고 그 덕에 의하여 사회생활이 성립된다고 하는 논리이다. 그러니까 서로 그 덕의 은혜를 갚을 수 있도록 도우는 것에 의하여 평화롭

---

166) 천지·한서(寒暑)·남녀·빈부·선악 등이 원래 일원(一円) 아래이고 상대적인 것으로 생각된다.(天地·寒暑·男女·貧富·善惡などが元来一円のもとであり,相対的なものであると考える。)奈良本辰也·中井信彦校注의 前掲書 p.133.

고 안심하고 살 수가 있는 사회가 실현된다는 것, 즉 단순하게 근검절
약하는 것이 아니고 널리 사회에 유익한 일을 하지 않으면 안 된다는
사고로 현대사회에도(도덕을 중시한 갈등과 분열을 막고, 공생정신,
인간과 자연의 조화) 귀감이 되는 소중한 사상이라고 할 수 있다.

제6장

니노미야 손토쿠(二宮尊德)의
분도·추양론과 『명심보감』의 지족안분론

1. 들어가면서

16세기인 에도시대 전기에는 유학의 천사상에 근거하여 인간사회의
질서와 운명을 인간 의지에 의하여 변화시킬 수가 없다고 하는 절대불
변의 고정관념이 내재하고 있었다.[167) 이것과는 반대로 에도시대 후기
인 18세기 이후가 되면 재야의 지식인과 민중을 중심으로 실용적인 사
상이 대두하는 가운데 인간의 의지와 노력에 의하여 자신의 운명을 변
화시킬 수 있다고 하는 관념이 일반화 되었다.[168)

특히 에도시대 중기이후 후기에 접어들면서 농촌은 반복된 흉작·
기근[169) 등의 천재지변으로 황폐화되었다. 이러한 현실에서 니노미야

---

167) 야스마루 요시오(安丸良夫), 『日本の近代化と民衆思想』, 靑木書店, 1974,
   p.60.
168) 성해준, 「『明心寶鑑』과 二宮尊德의 권선사상 비교」, 『退溪學論叢』19, 2012.
   p.96.

손토쿠(二宮尊德, 1787-1856)는 땅을 개척하면서 흙을 통하여 스스로의 힘으로 곤란과 역경의 극복과정에서 얻은 실천체험의 자활 경험을 살려서 근로가 생활과 사회를 성립시키는 근본이라고 하는 도덕적인 경제개념을 중시했다. 그의 사상은 덕치주의를 근본으로 하였으며, 불교·신도 등을 혼합한 심학풍(心學風)[170]의 서민적 교학이었다. 재정 재건 방식을 보덕사법(報德仕法)이라고 하는데, 이는 니노미야 손토쿠의 보덕사상에 기초한 것이다.

　손토쿠에 의해 에도시대 말기 관동지방의 농가에서 피폐한 농촌을 부흥시키기 위한 실천을 중시한 농촌부흥을 주도한 이 보덕사상[171]이 근대에 들어와서는 손토쿠의 문하생인 후쿠즈미 마사에(福住正兄)에 의해 부활되었다. 그는 히라타 아츠타네(平田篤胤)의 사상을 채용하여 『부국첩경(富國捷徑)』 등을 저술하고, 신도에 기초한 「보덕교회(報德敎會)」를 만들어 국민교화운동을 추진하였다. 또 1870년대 후반 경부터 메이지 정부의 후원을 받아 국민규모의 농촌개량운동이나 농촌진흥운동으로 발전해 갔다. 이와 동시에 손토쿠는 근대 메이지시대에 이르러 수신 등의 공교육의 대표적인 모범인물로 추앙되었다. 문하생들에 의해 결성된 보덕회는 메이지정부의 국가 운영에 중요한 역할을 수행

---

169) 1783(天明 3)년 센겐야마(浅間山)가 분화하여 관동지방 일원에 피해를 입혔고, 그 후 오와(奥羽)의 대기근(大飢饉)이 이어졌다. 1786(天明 6)년 7월 대홍수의 피해를 입었고, 그로인한 격한 농민봉기(百姓一揆)가 일어났다.

170) 마음 수양에 중점을 둔 학문으로 양명학·주자학의 흐름이지만 이시다 바이간(石田梅岩)으로 시작되는 세키몬신가쿠(石門心学)가 그 주류를 이룬다. 또 성학(性学)으로 불린 국학과 함께 막말의 농촌에 꾀 침투되었다. 奈良本辰也·中井信彦校注, 『二宮尊德·大原幽学』, 日本思想史体系·岩波書店, 1973. p.125.

171) 손토쿠의 적손(嫡系)인 니노미야 타카치카(二宮尊親)는 조부의 사상이 개편되고 보급 활동이 활발히 전개되는 데에 우려를 표명했다고 한다.

하였다. 이런 보덕 사상을 보급하기 위해, 손토쿠의 제자인 오카다 사헤이지(岡田佐平治, 1812-1878)[172]가 토토미노쿠니(遠江國)에 보덕사(報德社)를 설립하는 것을 시작으로 그의 제자들에 의해 여러 지역으로 보덕사가 확산 건립되어 보덕사상이 실천되었다.[173] 보덕사가 연대하여 1924년에 대일본 보덕사로 발전하여 보덕 사상의 농촌진흥운동은 대 일본제국의 선양사상으로 당시 식민지였던 홋가이도와 조선, 대만 등지에서도 시도되었다. 한국의 경우 보덕사의 건물과 니노미야 신사는 해체되어 흔적도 없이 사라졌지만 과거의 식민 교육상의 실체[174]가 있고 일제시대에 교육된 손토쿠 보덕사상 관련 서적이 남아 있다.[175]

이와 같이 보덕사상은 손토쿠 자신의 의지와는 관계없이 대일본제국의 황국사상 및 근대 천황제의 보완기능에 이용되며「분도(分度)」·「추양(推讓)」이라는 국민의 근로도덕에 커다란 영향을 끼쳤다.[176] 본

---

172) 막말 메이지(明治) 시대의 농촌 지도자로 손토쿠의 보덕사상을 아고인 쇼시치(安居院庄七)에게 배우고 황무지 개척, 빈민구제에 힘썼다. 遠江國(靜岡縣) 사노군 쿠라미(佐野郡倉眞) 마을(村) 대대로 쇼야(庄屋)를 한 부농으로 15세에 가계를 이어받았다. 메이지 8년에 遠江國(靜岡縣) 보덕사(報德社)를 설립하여 초대 사장이 되었다.

173) 오다와라 성 니노마루에 있는 이「보덕 니노미야 신사」(http://www.ninomiya.or.jp/)는 오다와라에서 태어난 니노미야 손토쿠를 제신(祭神)으로 모시는 신사이다.

174) 김우봉,「일본 근대 교육에 있어 모범인물 창출과 양상—수신 교과서의 니노미야 손토쿠(二宮尊德)를 중심으로」『일본어문학』 23, 한국일본어문학회, 2004.

175) 대구사범, 현 경북대도서관 소장, 井上角五郎編『二宮尊德の人格と思想』, 財団法人国民工学院, 1935년.

176) 니노미야 손토쿠의 동상은 1920년대부터 면학을 권장할 의도로 일본 전국 각지의 소학교에 세워지기 시작했다. 손토쿠는 소년 시절 열심히 일하는 와중에도 시간 짬짬이 공부를 하였다는 기록은 있지만 지게로 땔감을 등에

서적에서는 선행연구에서 그다지 주목하지 않은 근세 전기에서 중기까지 일본에 유행한 『명심보감』의 「지족안분론」과 근세 후기 이후에 유행한 니노미야 손토쿠의 「보덕사상」과 관련된 분도 및 추양론에 초점을 맞추어 보덕 사상의 실체를 고찰하고자 한다.

2. 『명심보감』의 지족안분론의 특징

『명심보감』이 논하고 있는 「지족안분론」에는 각자의 신분을 준수하며 분수에 만족할 것을 논하고 있다. 인간 욕망의 긍정과 추구보다는 억제와 극기를 강조하며 물질적 가치추구 보다는 정신적 가치추구를 중시하는 지족안분의 생활 윤리를 강조하며 수양과 극기를 논하고 있다.

①구체적 내용으로는 천(천지 자연)으로부터 부여받은 분수에 만족하고 천이 명한 각각의 신분상응(身分相應)의 생활에 만족하도록 가르치고 있다.

지고 책을 읽으면서 걸어가는 모습을 직접 묘사한 것은 1881년에 발행된 『보덕기(報德記)』라는 책에서 처음으로 나왔다. 고다 로한(幸田露伴)이 1891년에 펴낸 『니노미야 손토쿠 옹(二宮尊德翁)』에 그러한 모습을 그린 삽화가 등장한다. 후대에 만들어낸 이 이미지는 1904년에 수신(修身) 교과서에서 니노미야의 이야기가 등장함에 따라 서서히 굳어지기 시작했고, 1910년에 오카자키 셋세이(岡崎雪聲, 1854-1921)가 지금과 같은 모습의 동상을 만들어 도쿄 조공회(彫工會)에 출품하기에 이른다. 그리고 1924년, 아이치현(愛知縣)의 한 소학교에서 처음으로 긴지로(니노미야 손토쿠) 소년의 나뭇짐 지고 책 읽는 동상이 세워지면서, 쇼와시대에 들어와 지역민들과 졸업생들의 지원에 의해 갑작스럽게 각지의 학교 교정에 많은 수의 동상이 세워지게 되었다.

*경행록에 말하기를 만족한 것을 알면 즐거울 것이고, 재물을 탐하
게 되면 곧 이것이 근심거리가 된다. (景行錄云, 知足可樂, 務(多)
貪則憂. 「安分篇」1조).

*만족할 줄 아는 사람은 비록 가난하고 신분이 낮아 보잘 것 없을
지라도 또한 즐거울 것이요. 만족할 줄 모르는 사람은 비록 돈이
많고 신분이 높다 할지라도 또한 근심할 것이다. (知足者, 貧賤亦
樂, 不知足者, 富貴亦憂. 「安分篇」2조).

*만족을 알아 항상 만족하게 여기면 한 평생 욕을 보지 않을 것이
고, 그칠 곳을 알아 항상 그치면 한 평생 부끄러움이 없을 것이
다.(知足常足, 終身不辱. 知止常止, 終身不恥. 「安分篇」3조).

*위에 비교하면 부족하지만 아래에 비교하면 여유가 있다.(將方(比)
上不足, 比下有餘. 「安分篇」4조).

*만일 자기보다 못한 사람과 비교한다면 자기의 생애에 부족한 것
이 없다.(若比向下, 生無有不足者. 「安分篇」5조).

*격양시에 말하기를 편안한 마음으로 자기 분수를 지키면 자신에게
욕될 것이 없을 것이고, 기미를 알아차려 세상 돌아가는 것을 미
리 알면 마음이 저절로 한가로워 진다. 이런 사람은 비록 이 세상
에 살더라도 도리어 세상에서 벗어난 삶(초연한 삶)이 될 것이다.
(擊壤詩云, 安分身無辱, 知幾心自閑. 雖居人世上, 却是出人間. 「安
分篇」6조).

여기에서는 인간이 재물이나 탐욕에 빠지지 말고 자신에게 부여된
분수에 만족하며 긍정적인 마음으로 살아가면 죽을 때까지 부끄러움
없이 마음의 여유가 있는 안락한 생활을 보낼 수 있다는 것이다.

『명심보감』에는 『논어』(「述而」15조. 「里仁」5조)나 『맹자』(「滕文
公篇」第三下, 55조. 「盡心篇」第七下, 257조)를 인용하여,

①의(義)와 도리에 맞는 부귀나 「재물을 논한 부분이 있다. 공자는
의에 어긋난 부귀는 나에게 있어서 뜬구름과 같이 의미가 없다(子曰,

不義而富且貴, 於我如浮雲「安分篇」9조.)고 했다.177) 또 공자가 말하기를 부귀는 사람이 탐내는 것이지만 그것을 얻는 데는 도(道)에 의하지 않으면 안 된다고 한다(子曰, 富與貴, 是人之所欲也, 不以其道得之, 不處也「安分篇」8조.)고 하고 있다.

②그리고 『논어』나 『맹자』178)에 더해 『주자』179) 도 인용하여 과욕(寡慾)·절욕(節欲)을 언급한 부분도 있다.(경행록에서 말하기를 말을 적게 하는 것은 비방을 덜고, 욕심을 적게 하는 것은 몸을 보호하는 부적이다. 景行錄云, 寡言則省謗, 寡欲則保身「正己篇」26조).

그러나 여기에서 중요한 것은 『논어』·『맹자』에서는 의리나 도덕에 반대하는 부귀는 가치가 없다고 논하고 있지만, 결코 재물이나 욕구를 부정하고 있는 것은 아니다.

즉 인간이 탐욕으로 재물을 바라면 재앙과 고통을 초래하기 때문에 항상 각자의 분수에 만족할 것을 반복해서 주장하고 있다. 『명심보감』은 욕망의 긍정과 추구보다는 욕망의 억제와 극기를 말하며, 적극적 활동보다는 지족안분의 소극적인 인생관을 역설하고 물질적 가치추구보다는 정신적 가치추구를 강조한다. 마음이 안정되고 온화하면 띳집도 편안한 것이고 성정이 안정되면 나물국을 먹을 지라도 오히려 고기국보다 향기로울 것이다. (心安茅屋穩, 性定菜羹香. 世事靜方見, 人情慾淡始長「存心篇」66조). 『명심보감』은 만인이 걸어 가야할 인생의 정도를 갈파한 명언이나 마음의 지침이 될 금언과 지혜가 될 좌우명이 있다. 반성을 촉구하고 진실이 강조되고 수양과 극기 양심성찰을 중시한다.

177) 성해준, 『동아시아 명심보감의 연구』, 도서출판 문, 2011.
178) 「盡心篇」第七下, 257조.
179) 『四書集注』中文出版社, 1988年, p.33.

③한편『명심보감』에는 많은 부분에서 욕심은 정신을 상하게 하고 필요이상의 재물은 몸을 더럽히며, 자신을 해롭게 한다고 하고 있다. 또 후손을 나태하게 하고 해롭게 하는 것으로 사람이 자신의 욕심에만 눈이 멀면 이익을 얻지 못하고 여러 가지 폐해(弊害)가 발생하게 된다고 하며 인간에 있어서 재물·욕구나 부(富) 그 자체를 부정적으로 보는 견해가 있다.

> *황금이 귀한 것이 아니고 편안하고 즐거운 것이 돈 많은 것과 같이 값어치가 있다. (黃金未是貴. 安樂値錢多.「省心篇」90조)
> *노자가 말하기를 욕심이 많으면 정신을 다치게 하고 재물이 많다보면 몸에 폐를 끼치게 된다. (老子曰, 慾多傷神, 財多累身.「正己篇」30조)
> *장자 말하기를 재물을 모으는데 원한을 사는 일이 많지 않았다 할지라도 많은 재물은 사람을 해치게 할 뿐이다. (莊子曰, 求財恨不多, 財多害人己.「存心篇」50조)
> *경행록에 말하기를 이름을 드날리기에 힘쓰는 사람은 자신의 몸을 죽이는 것이고, 재산을 많이 모으려는 사람은 자신의 후손을 죽이는 것이다. (景行錄云, 務名者, 殺其身, 多財者, 殺其後.「正己篇」29조)
> *근사록에 말하기를 천리에 순종하면 이익을 구하지 않더라도 자연이 이익이 아님이 없을 것이오. 욕심을 따르면 이익을 구해서 아직 구하지 못하였는데도 이미 손해가 따른다. (近思錄云, 循天理, 循人欲, 則不求利而自無不利. 利未得而害已隨之.「天命篇」2조)

특히 위의 자료 중『명심보감』이 채용한 노장 사상에서는 재물과 욕심이 많으면 정신을 상하게 하고, 몸을 번거롭게 하므로 재물은 한이 많고, 해가 될 뿐이고, 자신을 죽이고, 그 후손을 죽이게 되는 것이라고까지 논하면서 재물이나 인간의 욕구를 부정적으로 보고 있다. 나아

가 인간을 해롭게 하는 재물이나 욕망으로부터 몸을 보호하고 정신적
건강을 유지하는 수단으로써 항상 필요한 최소한의 음식물에 만족하고
필요 이상의 재물로 사치스런 마음을 가지지 않는 소박한 생활이 중요
하다고 하고 있다.

　조심하면 걱정이 없고 참으면 욕될 것이 없으며, 안정되면 항상 편
안하고, 검소하면 항상 넉넉하다(勤則無憂, 忍則無辱. 靜則常安, 儉則
常足.「正己篇」96조). 이곳에서는 대개 사람의 집은 모름지기 항상 부
족함이 있어야 하고, 만약 충분한 재물로 무장하면 원하지 않는 일이
닥친다고 말한다. 모든 일에 충분하여 제멋대로 낭비해서는 안 된다.
재앙이 와서 몸에 닥칠 때 하늘에 빌고 신에게 고하여 위기를 모면하
려고 해도 자신의 몸이 천리에 반대하여 신불을 배신하고 세상으로부
터 버림받아 사람들로부터 미움을 받게 되면 닥친 재앙을 불식시킬 곳
이 없다고 하며, 하늘이 만든 재앙은 벗어날 수 있는 방법이 있지만 스
스로 만든 재앙은 벗어날 수가 없다고 하였다. 즉 신분에 관계없이 거
만함을 멈추고 욕심을 적게 하여 분수를 알고 만족을 알 때는 마음이
편안하고 두려워할 곳이 없다는 것이다. 그러한 사고를 가져야 하는
것은 정치를 하는 자도 예외가 아니다.

　　*현사박이 말하기를 물감이란 물들이지 않으면 물들어 더러워지는
　　것이 없고 재물이란 탐하지 않으면 손해 보는 것이 없으며 술이란
　　탐내지 않으면 범하는 일이 없게 된다. 남을 업신여기지 않으면
　　스스로는 후덕(厚德)하여지고 남에게 나가지 않으면 스스로는 편안
　　하여 지내니 마음을 편안하게 가지면 원망과 싫어함이 없다. (賢士
　　博曰, 色不染無所穢, 財不貪無所害. 酒不貪 無所觸. 不經他自厚. 不
　　出他自安. 心平則無怨惡.「正己篇」109조).
　　*거친 밥 먹기를 싫어하고서 곱게 친 밀가루 음식을 생각하지 말도

록 하라. (命舍 喫麤食, 莫思重羅麵.「安分篇」12조).

*왕신민이 일찍이 말하기를 사람은 항상 빈궁 속에서 큰일을 할 바
탕이 생기는 것이다. (汪信民嘗言, 人常咬得菜根, 則百事可做.「安
分篇」16조).

*호문정공이 말하기를 사람들은 모름지기 세상 살아가는 맛이 깨끗
하고 담박한 것을 좋아해야하고 부귀의 인상(人相)을 중시해서는
안 된다. (胡文定公曰, 人須是一切世味, 漆薄方好, 不要有富貴相.
「正己篇」31조).

*곡례에 말하기를 재물을 대해서는 그것을 얻으려고 구차스럽게 굴
지 말고 어려움을 당해서는 그곳을 벗어나려고 구차스럽게 굴지
말라. (曲禮曰, 臨財毋苟得, 臨難毋求免.「順命篇」11조).

*근사록에 말하기를 화나는 것과 욕심나는 것은 불난데 불을 끄듯
하고, 물 터진데 물을 막듯이 하라. (近思錄云, 懲忿如救火. 窒欲如
防水.「正己篇」60조).

이는 전제조건이 있긴 하지만 인간의「재물」이나「욕망」을 긍정적
으로 본『논어』·『맹자』나 다른 권선서(勸善書)에 비해,『명심보감』의
지족안분론은 보다 넓은 범위의「천」의 힘의 영향아래 인간의 재물이
나 욕구를 부정적으로 보는 경향이 있다.[180] 또 이는 에도시대 후기의
지식인들이나 사상가들의 재물 긍정론(치까마츠 몬자에몬, 타키자와
바킨 등)이나 손토쿠의 천의 관념에 근거한 권선이나 지족안분론(보덕
사상)과 큰 차이를 보이고 있다. 이하에서는 재물을 부정하기보다 지
족안분의 분도와 추양을 주장하는 손토쿠의 보덕사상의 실체를 고찰하
고자 한다.

---

180) 여기에서「천(天)」은 인간에게 길흉화복·재불재(才不才)·생사(生死)를 부
여하여 개인의 집이나 세상의 치란흥망(治亂興亡)에 이르기까지 인간사의
모든 부분에 관여하고 있다는 것을 알 수 있다.

3. 손토쿠의 분도 및 추양론의 특징

손토쿠는 일찍이 「인간의 편리한 것을 선이라고 하고 불편한 것은 악이라고 하는 것은 사람이 세운 것으로 천리자연의 길이라고 생각하는 것은 큰 잘못이다.」라고 하고 있는데, 이와 같은 것은 인간의 「재물」이나 「욕망」과 관계되는 「지족안분론」 즉 「천의 순리에 따르면 이익을 구하지 않더라도 저절로 이익이 되는 것이 많다」나 「사람의 욕심에 따르면 이익을 구해서 아직 얻지 못하였는데도 이미 손해가 따른다(順天理, 則不久求利, 天而自無不利. 循人欲, 則求利未得而害已隨之. 天理篇 2조)」는 것과도 깊은 관계를 가지고 있다.[181]

①손토쿠의 자조노력 관념의 근원은 사리사욕이 아니고, 독자적인 천의 관념으로서 천도에 의한 분도(分度)와 추양(推讓)[182]으로 사회에 공헌하는 것이다. 농민생활은 결코 천도=자연의 은혜만으로 성립하는 것만이 아니라 농민자신의 주체적인 노력에 의한 것이라며,[183] 주위의 농민들에게 인간으로서의 자율적 주체성의 확립과 서로 도우고 협력하는 자발적인 근로 의욕을 환기시키려고 하였다.

---

181) 큰 부자는 하늘에 달려 있고 작은 부자는 인간의 부지런함에 달려 있다. (大富有天. 小富由勤. 「省心篇」 133조).
182) 추양은 남는 것을 남에게 양보한다는 의미가 내포되어 있는데 이 추양에 관해 나라모토 타츠야는 이하와 같이 논하고 있다. 「손토쿠의 인도의 3요소의 하나로서 생활에 분도를 세워 검약하고 잉여를 자신을 위하여 또는 자손이나 국가를 위하여 양보하고 저축하는 것. 보덕 운동에 있어서 이 추양은 사회적인 의의를 가지는 것으로 가장 중시되었다. (尊德の人道三要素の一つで、生活に分度をたてて倹約し、余剰を自分のためにまたは子孫や國のために讓り貯蓄すること。報德運動において、この推讓は社會的な意義をもつものとして最も重視された。)」 奈良本辰也・中井信彦校注의 前揭書 p.132
183) 内村鑑三, 『代表的日本人』, 岩波書店, 1995, p.86.

　　여기서의 자발적 근로 의욕의 강조는 약자에게 필요 이상의 원조를 멈추고, 자력(自力)으로 고난을 극복하지 않으면 안 되는 것을 주장한 점으로 후쿠자와 유키치(福沢諭吉)가 말하는 「자조노력(自助努力)」으로 연결되어 근대일본의 가치관의 근간이 된다. 또 후쿠자와 유키치의 제자인 이노우에 카쿠고로(井上角五郎, 1935年『二宮尊德の人格と思想』編纂)는 1883년 한국 정부 내의 박문국(博文局)의 한국 최초의 신문『한성순보(漢城旬報)』발간에 힘을 실었다. 또『한성순보』가 폐간된 후에는 한글 한자혼용 신문인『한성주보(漢城週報)』창간에도 관여하였는데 이와 같이 자조노력 사고는 근대 한국과 언론계에 영향을 미친 인물의 사고와도 상통한다.

　　②손토쿠가 주장하는 근로(勤勞)라는 것은 인도(人道), 인심에 따라 사리사욕을 채우는 것이 아니라, 천도(天道)의 도심(道心)에 따라 사회에 공헌하는 덕과 인에 해당하는 지성(至誠)의 단계에 이르러, 그 상태로 일상생활에서 행동으로 실천하는 것에 의해 그 보답이 스스로 환원된다고 하는 것이라고 생각한다.[184] 이러한 지성과 근로가 소비생활에서는 분도(分度)[185]로 나타나는데, 분도란 단순히 구두쇠처럼 아껴

---

184) 井上角五郎編,『二宮尊德の人格と思想』, 財団法人國民工學院, 1935, p.226.
185) 자신의 현 상황에 맞는 적정한 생활수준을 의미하는데, 봉건제도하에서의 원래의 의미는 신분에 걸맞은 생활수준을 가리키는 말이었다. 보덕사법에서는 현실에 비추어 스스로의 생활규모에 적정한 수준을 설정하는 것을 가리킨다. 즉 각각의 경제력에 맞추어 지출에 한도를 정하고 예산을 세워 그 범위 내에서 재정을 운영하는 합리적인 계획경제를 의미한다. 수입보다 지출을 적게 계획하여 분도를 설정하고 검약을 통해 그 분도를 지키면 잉여가 발생한다. 그리고 근로하여 수입을 늘리면 잉여도 증대된다. 분도를 넘는 생활을 지향하여 근면하게 노력함으로써 잉여분이 생겨나고 이것을 적립함으로써 재정의 재건과 농촌부흥 및 발전을 계획적으로 달성한다는 것이다. 그리하여

쓰는 것이 아니라 자연스럽게 써야 하는 것만을 쓰는 것이다. 검약 자
체는 단순히 인색하게 행동하는 것이 아니라 자가 경영의 확대 재생산
에만 투입하여 자신의 가문 존속과 번영을 목적으로 하는 것이었다.
이렇게 쓸 것만 쓰고 남은 것들을 다른 사람에게 양보하는 것이 추양
이다. 이것도 단순히 퍼주는 것이 아니라, 지성에 이르고 근로한 뒤 분
도하고 나서 남은 것을 준다는 것이다. 검약에 의한 부귀·안락이라고
하는 것은 결코 자신의 부귀와 영화(榮華)만을 추구하는 것이 아니고
「부모의 큰 은혜에 보답하고 조상의 가훈을 잇고, 친척 연고자의 은혜
에 보답하고 친구의 빈궁을 분담하고 혹은 곤궁하여 의지할 곳 없는
사람들을 구원하기 위하여 부를 바라는 것이 아니다.」고 하였다.[186)
그것은 친척·친구·고향·읍(쵸, 町)·마을(村)·번(蕃)·국가 등의
행정을 위한 것으로 촌민(村民)이나 번민(蕃民), 국가생활안정과 복지
에 기여하게 된다는 논리다.[187) 그것이 곧 자신을 위한 것이 되는 가
문의 존속 및 번영과 사회 공공의 도리를 분도의 법칙과 추양의 법칙

발생한 잉여를 자신의 장래를 위해 자손을 위해 양도하거나 즉 저축, 친척이나
친구를 위해 마을을 위해 나아가서는 국가를 위해 양도하는 것이 추양인
것이다 그 중에서 스스로에게 양도하는 자양(自讓)은 실천이 용이하지만
자신의 근로 검약의 성과를 타인에게 양도하는 타양(他讓)은 실천하기 어렵다
그래서 교화를 통해 사람들의 심전을 개발하는 것이 필요한 것이다. 손토쿠는
분도의 원리를 도입함으로써 각각의 이에 무라 영주의 재정을 계획적이고
합리적인 운영방식으로 개선함과 동시에 추양을 실천하게 하여 사회의 공공복
리를 실현하려고 하였던 것이다. 또한 봉건제도하에서 농촌의 피폐와 영주의
재정파탄은 일체였으므로 영주층에 대해서도 분도를 부과하고 있다.

186) 이 의미는 후에 저술된 「보덕적선담(報德積善談)」·「보덕안악담(報德安楽
談)」 등에 명확하게 한 곳이 보인다. 井上角五郎編, 『二宮尊德の人格と思想』,
財団法人國民工學院, 1935. p.55.

187) 성해준, 「일본열도의 죽음의례에 관한 근원고찰」, 『日本文化研究』제 43집,
동아시아일본학회, 2012, p.258.

을 통하여 실현하려고 하였다. 각각 무라(村)의 생산력에는 천지자연
의 이치에 따른 한계가 있어서 그것을 천분(天分)이라며 자기의 부만
을 추구하게 되면 타인을 빈궁하게 하여 결국에는 다른 가문을 망하게
하며 나아가 무라(村)를 쇠퇴시켜 자신의 가문도 몰락하게 될 것이라
고 경고하고 사회 공공의 도리를 분도의 법칙과 추양의 법칙을 통해
실현하려고 하였다.

양보라고 하는 것은 근로의 결과로서 얻은 것을 전부 써버리지 않고
그 일부는 쓰지만 일부는 남겨서 이것을 후일로 돌리고, 또는 자손에
게 양도하고 타인에게 양보하고 공공을 위해 양보하는 것이다. (중략)
그것은 친척·친구를 위해 양보하는 것이다. 고향을 위해 양보하는 것
이다. 국가를 위해 양보하는 것이다. 이것들의 양보는 결국 자신을 위
하는 것이 틀림없지만 눈앞에는 타인에게 양보하는 것이므로 실행하기
어렵다.

근로의 결과로서 얻은 것을 전부 쓰지 않고 일부를 남겨 자신의 후
일과 이웃 친척, 친지, 향리, 국가를 위해 양보하는 것이라고 하고 있
다. 이들 양보는 결국 자신을 위한 것이지만 타인을 위하고 공공의 안
정을 위하여 분도의 양보가 꼭 필요한 것을 주장하며 양보의 구체적인
추진계획을 정리하고 있다.

손토쿠가 지향한 보덕사상의 분도의 구조는 이하와 같다[188].
• 천분(天分) − 분도(分度)

---

188) 「報德分度論」井上角五郎編, 『二宮尊德の人格と思想』, 財団法人國民工學
院, 1935. p.238.

- 분내(分內) : 경상(経常)−오늘, 이번 달, 올해를 위해−일용(日用)·교제·교육비 종류
- 임시(臨時)−길흉, 불시의 일, 보족(補足)을 위해−관혼상제·예비의 종류
- 도외(度外) : 자양(自讓)−내년, 자신, 자식을 위해−영속적립(永續積立)·비상제축(非常諸畜)의 종류
- 타양(他讓)−타인, 마을, 나라를 위해−기부·구조·대부의 종류

③단순히 이에(家)와 무라(村)의 존속원리에 머물지 않고 그것을 기초로 하는 사회 국가의 복지와 번영 즉 그가 주장하는 부국안민을 실현하는 원리로 정립한 점이 특징이다. 사법을 실시 할 때도 영주가 자연스럽게 재정 지출의 분도를 정하여 그것을 초과하는 수입은 구민(救民)사업이나 황무지 개발 등을 위해 추양(推讓) 하라는 확약조건을 내걸었다.

손토쿠의 분도(分度)에 의한 추양은 근로 후에 남는 것을 베풀어 자력으로 일어날 수 있도록 하는 것이다. 손토쿠의 구조법은 쌀이나 돈이라도 노동력이 있는 사람에게 공짜로 주는 일은 없었다.

무이자 5년 후 상환 조건으로 빌려주는 것이었다. 5년 후에 상환할 수 없는 사람에게는 무이자로 연장하는 방법을 두었지만 받은 은혜에 대하여서는 반드시 상환하는 의무를 지게 했던 것이다. 또 흉년을 만나서 곧바로 끼니를 때우기 어려운 것은 평소 미래 준비를 게을리 한 자신의 책임을 우선시 하였다. 자신의 준비가 나쁘기 때문으로 게으름을 자신의 실책으로 간주하여 다음 해에 재차 도움을 받지 않도록 하고 스스로 힘을 기르지 않으면 안 되기 때문에 무의미하게 타인을 의지하지 않도록 하기위해 상환의 의무를 가지게 하였다. 그러므로 노동력이 있는 사람과 없는 사람을 구별하였다. 즉 홀아비 과부 고아 등 경제력이 없는 빈민에게는 구원하였지만 노동력

이 있는 사람에게 변제의 의무를 부과하는 등 구별하여 대여하였
다.[189]

장래의 흉년이나 불의에 대비하지 못하는 것은 평소 준비를 하지 않
은 본인의 책임으로 간주하면서도 신체가 온전한 사람은 가능한 자력으
로 살아갈 수 있는 보덕사상의 실현을 위해 여러 가지 궁리를 하였다.

이 덧없는 세상에서 단지 일 하라, 물건을 소홀히 하지 말라, 검약
하여라 만으로 일가의 재건이라고 하는 큰일을 성취할 수가 없다고
생각한다. 좀 더 깊이 생각해보면 이것이면 틀림없이 성공할 수 있
다고 하는 확실한 이론을 세우지 않으면 안 된다. (중량) 결국 인간
은 자연의 논리를 역행하지 않고 자연의 순리에 따라 노력하여 가면
하늘과 땅의 은혜를 받고 성공할 수 있다고 생각한다.」 경제적 능력
정도에 따라 이자와 원금 상환조건으로 빌려주고, 능력 정도에 따라
받은 은혜에 보답하는 시스템을 만들었다. 그러나 환과고독으로 노
동력이 없는 궁민(窮民)에게는 조건 없이 베풀었다.[190]

④에도시대후기 지식인의 대부분은 손토쿠(尊德)와 같이 인간 주위
의 모든 것을 자연의 이치라고 설명하려고 하였다. 그러나 손토쿠는
자연의 그 이치를 긍정하면서도 인간 각각이 가지고 있는 힘, 즉 자력
으로 고난을 극복할 수 있다는 것을 강조한 것이 다른 지식인과 구별
되는 특징이다.
자연의 논리(理法)에 근거한 손토쿠의 보덕사상은 단순하게 마을의
존속원리에 머물지 않고 사회와 국가의 복지와 번영, 즉 부국안민을
실현하는 근원으로 정립한 것이라고 말 할 수 있다. 손토쿠의 그러한

---

189) 이노우에 카쿠고로(井上角五郞) 편집의 서적. p.305.
190) 奈良本辰也・中井信彦校注 前揭書 p.42. 「百姓と學問」 p.74.

사고는 이하의 손토쿠 자신의 글에서도 알 수 있다.

　　70년 가까이의 긴 세월 나의 일생은 「작은 것을 쌓아서 큰 것으로
한다」라는 오래된 말처럼 근로의 생활이었다. (중략) 즉, 힘껏 일하
여 즐거운 생활을 하고 남은 돈을 저금하였다. 그 돈으로 곤란한 사
람을 도와 행복하게 해주려고 노력하였다. 이것이 올바른 인간의 삶
의 방식이라고 나는 믿고 실행하였다. 나는 무학의 농민이다. 그렇
지만 여러 사람에게 가르침을 받고, 좋은 서적을 읽은 덕분에 천지
자연의 이치를 어렴풋이 알게 되었다. 천지자연의 이치라고 하는 것
은 이 세상은 사랑의 세계라고 하는 것이다. 모든 생물은 자신을 사
랑하고 다른 것을 사랑하고 서로 사랑하면서 살아간다. 나도 사랑하
는 마음으로 살려고 노력하여왔다. 많은 사람이 나의 마음을 이해하
여 주고 나의 계획을 실행하여 주었다. 고맙고 기쁜 일이다. 나는 이
러한 사람들에게 마음으로부터 감사하지 않으면 안 된다. 많은 제자
와 야타로(弥太郎)도 나의 이상에 따라 보덕(報德)의 가르침을 넓혀
주었다. 이 가르침은 일본국이 계속되는 한 점점 성하게 될 것이다.
이 가르침은 일본국을 비추는 빛이다. 그것을 생각하면 나는 너무 기
쁘고, 그 기쁨 가운데서 이 세상에 안녕을 고할 수가 있다.」191)

---

191) 七十年近い長い間。わしの一生は、「小をつんで大となす」という古い言
　　葉通りの勤勞の生活だった。そして、「收入に応じて支出をする」という
　　生活だった。つまり、力いっぱい働いて樂しい生活をし、余った金は貯
　　金をした。その金で困っている人を助けて幸福にしてやるように心がけ
　　た。これが、正しい人間の生き方だと、私は信じて實行してきた。私
　　は、無學な百姓だ。けれど、いろいろの人に教えられ、よい書物を讀ん
　　だお陰で、天地自然の理というものが、かすかにわかった。天地自然の
　　理とは、この世界は愛の世界だということらしい。全ての生物は自分を
　　愛し、他のものを愛し心たがいに愛し合って生きている。私も愛の氣持
　　ちで生きるように勤めてきた。たくさんの人が私の氣持ちを理解してく
　　れて私の計畵を實行してくれた。ありがたい、嬉しいことだ。私は、こ
　　れらの人たちに心から感謝しなければならない。多くの弟子も弥太郎
　　も、私の理想をついで、報德の教えを廣めてくれる。この教えは日本の

손토쿠 자신이 생활에서 몸소 실천하고 고민하면서 고안하고 설계한 권선사상은 보덕사상으로 주창되어 에도시대 후기의 농민들의 자활의 자각과 경제활동에 공존공영을 실현하려는 생각을 싹트게 하였다. 손토쿠가 기대한 것처럼 후에 그의 지도를 받은 사람들이 귀향하여 직접 사법(仕法)을 시도한 활동이 일본 각지에 보덕사(報德社)를 조직하는 기초가 되어 에도시대 후기의 농촌 황폐화에 의해 생긴 많은 사람들을 동요시켜 자력갱생에 큰 영향을 미쳤다.[192]

손토쿠의 그러한 사고는 일찍이 그가 꿈꾸었던 학문을 통한 농민철학자의 이상 실현의 결과라 할 수 있다. ①유소년 시기는 일가의 부양을 위해 일하였고, 성장하여서는 부모의 큰 은혜에 보답하기 위하여 일하였다. ②결과적으로는 천지자연의 혜택에 감사하고 사회와 국가

國が續くかぎり、いよいよ盛んになるだろう。この敎えは、日本の國を照らす光なのだ。それを考えると、私は嬉しくてたまらない。喜びのうちに、この世にさよならを言うことができる。」『二宮尊德』、世界傳記全集20, 1970. pp.205-206.

192) 남에게 선을 행할 때 인간은 자기 자신에게 최선을 다하는 것이다(벤자민프랭클린). 남을 위해 봉사하거나 심지어 선한 일을 보는 것만으로도 신체의 면역기능이 크게 향상된다.(마더 테레사) 누구나 나누어 주는 만큼 도로 받는다. 다른 사람에게 나의 사랑과 시간, 힘을 주면 그들 역시 나에게 그들의 사랑과 시간과 힘을 준다.(틱낫한 스님) 불교의 중요한 근본이 되는 자비는 기쁨을 주고(慈) 고통을 없앤다(悲)로 해석된다. 따라서 자비는 괴로움을 없애주는 발고(拔苦)와 즐거움을 주는 여락(與樂)인 발고여락의 덕으로 매우 넓고 큰 이타적 정신이다. 보시는 자비를 바탕으로 한 복지의 실천개념인 단나(dana)의 의역으로 베풀어 준다는 뜻이다.(『大乘義章』T44. p.743a) 즉 자기의 재물을 남에게 나누어 주며(布), 욕심을 버리고 남에게 베푸는 것이다(施). 보시는 육바라밀 중 첫 번째에 해당하는 수행덕목으로서 보살이 중생의 마음을 만족시키기 위하여 자기에게 있는 선근과 모든 재물을 내외로가 희사하되 집착하는 바가 없는 것을 말한다. 김학주, 임정원 「불교사회복지의 현황 및 과제 -조계종과 천태종을 중심으로」, 『한국교수불자연합회』 17권 2호, 사단법인한국교수불자연합회, 2011 p.9.

의 은혜에 보답하기 위하여 일한 것이 된다. 사람에게 베푸는 것은 결국 자신의 정신적인 여유와 평안의 면뿐만 아니라, 크게는 물질적으로도 자신에게 이익이 된다고 하는 것이 궁극적인 손토쿠 보덕사상의 핵심이다. 「보덕이라고 하는 원래의 의미는 은혜를 받은 사람에 대하여 보답한다는 의미로 사용되고 있지만 손토쿠(尊德)의 보덕이라고 하는 말은 「군신, 보은, 사회의 은혜, 천지의 은혜에 보답하는 데에 내가 덕행을 가지고 한다」는 넓은 의미를 가지고 있다. 단지 보덕을 검약과 근면만으로 생각하는 것은 잘못이다」 도리로서의 선의 음덕을 행하면 보답을 구하지 않아도 주위로부터 신뢰·존경을 받는 것에 의해 자신의 마음에 안락이 주어져 자신의 지위는 물론 집안에까지 그 보답의 은혜가 미치게 되고 이로 인해 넓게는 가정이나 사회의 안정이 유지된다는 생각이다.

4. 나오면서

『명심보감』의 지족안분론과 손토쿠의 분도와 추양을 중심으로 한 보덕 사상을 비교 고찰한 결과를 이하와 같이 정리할 수 있다. 먼저 『명심보감』의 경우 ①천지자연으로부터 부여받은 분수에 만족하고 천이 명한 각각의 신분상응의 생활에 만족하도록 가르치는 지족안분론의 주장에는 인간의 재물과 본능적 욕구는 인간의 정신을 상하게 하고, 후손을 폐하게 하는 것으로 생각하는 경향이 있다. ②필요불가결한 최소한의 재물과 욕구로 생활하고, 사치를 금지하는 사고에는 결과적으로 다른 권선서나 『논어』·『맹자』의 가르침에 비해 재물과 욕구를 부정적으로 보는 경향이 있다.

다음으로 손토쿠의 경우는 ①부귀와 안락만의 추구를 금지하는 측면이 있지만, 천리자연의 도리를 의식하며, 긍정적·적극적으로 경제활동과 그로 인한 결과의 분도와 추양을 주장하고 있다. 그 가운데는 제한적이기는 하나 인간의 재물이나 본능적인 욕구를 긍정적으로 생각하는 측면이 있다. ②인간의 적극적인 노력으로 난관을 극복하는 자발적 근로 의욕을 환기시키며 천지자연과 조상의 은혜에 보답하는 의미에서 환과고독을 도우고, 베풀어야 한다는 것이다.

이상 천의 관념에 근거한 지족안분론이 에도시대 전기의『명심보감』에는 재물이나 욕구의 부정적인 견해를 보이는 계몽적인 윤리 도덕의 차원에서 논하여 지는 것에 반하여 에도시대 후기에 유행한 손토쿠의 도덕사상은 사회와 밀접하게 관련되어 인간의 노력여하에 따라 재물과 욕구가 변화 발전되는 자태를 보이며 민중계몽의 주도적 사상으로 발돋움하였다고 할 수 있다. 손토쿠의 단순한 근검절약이 아니라 올바른 인간이 되어 널리 사회를 이롭게 하라는 그 정신을 높이 평가하여야 한다.

당시 조선 민간에서 일본의 손토쿠와 같은 서민 지식인으로 실천적인 계몽가가 활약하지 못한 배경에는 유학 우위 사상의 지배구조 속에서 서민 및 일반 민중의 주장이 공론화되지 못하는 사회 체제의 영향도 있다고 하겠다.

제4부

타 권선서의 사상과
『명심보감』

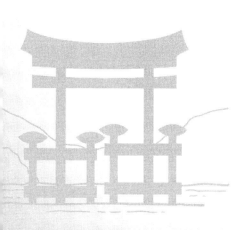

제1장
『성서』와 『명심보감』 권선사상의 공통점

1. 들어가면서

주지하는바와 같이 『성서』는 신과 인간과의 관계를 정립하여 인간의 참된 삶을 논한 유대 지혜의 결정체[1]로 서양인들을 중심으로 세계 각국에 널리 전파된 서적이다. 여기에 대해 『명심보감』은 인간다운 삶을 영위하기 위한 참신한 도리와 인간과의 관계를 비롯하여 천지자연을 상대하는 데 필요한 지혜와 교훈을 설파하기 위해 중국에서 간행되어 한국 일본 등 동아시아 국가와 스페인을 중심으로 서양에도 수용된 동양 지혜의 결정체이다.

특히 『성서』가 하늘에 대한 갈망과 깊은 관계를 가지며 하느님의 영감을 받은 책으로 끊임없는 선행으로 「범사에 감사하라」, 「원수를 사랑하라」 등을 비롯하여 사랑과 믿음과 소망 등 인간 생활에 희망과 용기를 불러일으키는 격언들이 많은 것처럼 『명심보감』도 참신한 삶을

---

[1] 2012년 4월16일 『동아일보』 이송오 박사에 의하면 성경은 하느님의 영감으로 기록된 인류의 역사 서적이라고 소개하였다. 『성서』는 유대 지혜의 결정체라고 할 수 있지만 유대인들의 대부분은 신약을 부정하고 있는 실정이다.

위한 도덕서로 내용 가운데는 하늘에 대한 갈망과 근거가 있다는 것을 주지할 필요가 있다. 즉『성서』나『명심보감』에서는 생명의 존재를 실감하는 인간행동의 선악행위와 하늘과 통하는 소통의 문제를 고민하며 인간생명 현상의 최고 형태의 신으로 하늘 혹은 천을 그 대응책으로 사용해 왔다.2)

　일찍이 서양의 선교사들은 동양의『명심보감』을 서양의『성서』와 동일한 존재라고 평가한 바가 있다. 나아가『명심보감』의 권선사상에 주목한 서양의 선교사들은 동양은 예의 바르고 올바른 윤리적 가치관을 가진 질서의식이 있는 사람들이 살고 있는 매력적인 군자의 나라 (Gent politica)로 생각하며 중국을 비롯한 동아시아 지역은 기독교적 정서가 침투하기 쉬운 나라로 간주하였다.(Lothar G, Knauth・白石晶子 1960:874)3) 그리하여『명심보감』은 16세기 전후 기독교 선교사

---

2)　천명(天命)이란 동양적인 개념으로 서양의 인격신(人格神)과 비교할 때 천(天)은 자연의 질서로 모든 도덕의 원천이며 실천적 행위의 준거이기도 하다. 일찍이 소강절은 인간사와 관계된 최상의 도리와 법칙의 표현으로 (天)을 인간 외부의 어느 곳도 아닌 마음속에 있는 존재라고 설명하고 있다(『명심보감』). 공자는 천(天)을 좀 더 알기 쉽게 신격에 비유한 것이다. 또『중용』의 첫머리의 천은 이러하다. 「천이 명하여 사람에게 부여된 것을 성(性)이라 하며, 성을 따르는 것을 도(道)라 하고, 도를 마름질하는 것을 가르침이라 한다(天命之謂性, 率性之謂道, 修道之謂敎).」 천명이란 다름 아닌 인간의 본성에 내재해 있는 것임을 나타낸 구절이다. 인간의 선한 본성에 충실하게 사는 것이야말로 도덕의 근원이다.

3)　1549년 일본 포교를 목적으로 예수회 선교사 프란시스코 자비에르가 큐수의 가고시마(鹿兒島)에 들어가서 처음으로 기독교(천주교)를 전파하였다. 규슈에서 이윽고 교토에도 전파되었는데 특히 오다 노부나가(織田信長)는 불교와의 대립관계와 남만문화(유럽에서 전래된 신문화)에 대한 관심으로부터 기독교를 보호했기 때문에 1582년경에는 신자수가 규슈에서만 12만 명이 넘었고, 기내지 방에는 2만5천여 명에 이르러 그 후에도 많은 선교사가 일본에 도래하였다. 그들은 포교뿐만 아니라 사회사업에도 힘을 쏟으면서 일본의 서적을 스페인으로 번역하였다.『명심보감』을 스페인어로 번역한 선교사 코보도 이 시기 전후에

들이 동양에서 활동했을 때 전도활동의 수단으로 활용되어 동양의 한 문서적 중에서 처음으로 서양어로 번역되었으며 스페인을 통하여 유럽 제국에까지 전파되었는데 그 번역된 장소가 바로 일본이다.4)

『명심보감』의 내용을 『성서』의 내용과 비교해 보고자 하는 것은 인간의 참신한 도리와 조화 및 상호이해를 강조하는 『명심보감』의 내용이 『성서』의 내용과 유사한 점이 많기 때문이다. 또한 『명심보감』이 동양의 권선서로 오랜 역사 속에서 꾸준히 애독되었다면 『성서』는 서양의 권선서로 꾸준히 애독되었기 때문이다.

물론 현세 지향론적으로 알려져 있는 『명심보감』과 내세 지향론적으로 알려져 있는 『성서』를 비교하는 것은 다소 무리가 있고 비종교적인 서적과 종교적인 서적을 단순 비교하는 것이 어렵다는 견해도 있을 수 있다. 그러나 앞에서도 언급한 것처럼 이미 1592년에 『명심보감』을 스페인어로 번역한 선교사 코보가 『명심보감』을 『성서』와 관련시켜 그 우수성에 주목하였다. 또 선교사 라바레떼는 『명심보감』의 권선사상과 『성서』와의 공통성을 주장하면서 동양의 『명심보감』은 서양의 『성서』와 같은 존재라고 한 예가 있다.(성해준 2005) 이와 같이 『명심보감』이 권선서로서 시대를 초월한 보편성을 띄고 있으므로 『성서』와 견주어 볼만하다고 생각한다.

도일하여 1592년경 큐수에서 스페인어로 번역본을 완성하게 된다.

4) 1595년 12월 23일, 스페인 마드리드에서 스페인어 번역자 코보의 유일한 동행자이자 친구였던 도미니크파의 사제 미겔 데 베나비데스 (Fray Miguel de Benavides, o. p.) 신부가 당시의 황태자(황제 페리페 3세) 에게 『명심보감』의 번역본을 헌상하면서 「이것은 세계에서 처음으로 한문에서 다른 나라 언어로 번역된 책입니다」 라고 하였다. Lothar G, Knauth・白石晶子, 「明心宝鑑=明心宝鑑の流通とイスパニア譯の問題」(多賀秋五郎編, 『近世アジア教育史研究』文理書院, 1960년. p.853.)

또한 『명심보감』과 『성서』에 관한 선행연구도 16세기 선교사들로부터 근래의 한국 기독교 원로목사에 이르기까지 관련 연구가 있다. 그러나 『명심보감』과 『성서』의 권선사상의 공통성을 언급하면서도 그 공통점에 대한 사상상의 구체적인 언급은 없다. 그러므로 본 서적에서는 『명심보감』과 『성서』의 사상상의 공통점을 천의 관념, 지족안분, 타인과의 화합 및 조화를 강조한 부분을 중심으로 비교 고찰하고자 한다.

2. 천 관념에 의한 권선

①『명심보감』과 『성서』의 공통된 내용으로는, 인간에게 천(하느님)은 천지만물의 주재자이며 천(하느님)의 순리(계명)에 따를 때에는 유익이 있다. 그러나 인간의 선악행위에 대해 신의 응보가 있으니 항상 선을 행하며 하늘의 순리에 따라 사랑과 용서로서 타인을 대하라는 것이다. 먼저 『성서』의 내용 중에서 천지자연의 순리를 찬미하는 글을 소개하면 다음과 같다.

> 들에 피어있는 백합을 보라. 그들은 내일을 위하여 생각하거나 수고하지 않는다. 그런데도 그들은 지금 여기에서 그토록 아름답다. 솔로몬의 영화라 할지라도 그토록 아름답지 못하였느니라(마태복음 6장 28-29절).

이 구절에서 하느님은 천지만물의 주재자로 하느님의 뜻에 따라 인간의 도리를 다하면 인간에게 모든 자연의 순리가 더하여 진다는 것이다. 나아가 인간은 자연(천)의 순리에 따라 도리를 다하면 자연스럽게 스스로가 마음의 주재자가 된다는 것이다.

『명심보감』에 이와 같은 의미의 말은 「하늘의 들음이 고요하여 소리
가 없다. 푸르고 푸른데 어느 곳에서 찾아야 하는지? 높지도 않고 멀지
도 않다. 모두가 다만 사람의 마음에 있다.(康節邵先生曰, 天聽寂無音,
蒼蒼何處尋. 非高亦非遠, 都只在人心. 「天理篇」 5조)」가 있다. 여기에
서 천은 자연스럽게 윤리와 도덕에 기초한 종교적 형태의 권위를 가지
며 인간에게 경외의 대상이 된다.[5] 이러한 천의 관념에 의한 선악 관
념은 고대 유교와 기독교는 물론 불교의 윤회관에서도 비슷하게 역설
되어 있다. 곧, 인간의 선악행위에 대해 신의 응보가 있으니 항상 신을
의식하며, 선을 행하고, 하늘의 순리에 따라 사랑과 용서(仁德寬大)로
서 타인을 배려하라는 것이다.

② 한편『성서』와『명심보감』두 서적 모두 천의 관념에 의한 선행
은 인간의 운명과도 관계한다고 말하고 있다. 『성서』와『명심보감』의
내용을 비교해보자.

> 『성서』 : 여호와여 내가 알거니와 인생의 길이 자기에게 있지 아니
> 하니 걸음을 지도함이 걷는 자에게 있지 아니 하나이다(예레미야 10
> 장 23절, 24절).
> 사람이 마음으로 자기의 길을 계획할지라도 그 걸음을 인도하는 자
> 는 여호와시니라(잠언 16장 9절)

이 성서 구절들은 인간의 모든 것을 주재하는 하느님이 지혜와 통찰

---

5) 노자는 천인관계가 우주의 질서 속에서 상호작용할 뿐 천(天)의 절대적 권위가
    인간에게 일방적으로 영향력을 발휘하지는 않는다고 한다. 공맹과 노장에서
    인식하는 천인관계의 차이는 향후 천명론과 자연론의 기본 성격과 발전방향을
    제시한다.

력 분별력 사고력을 주기 위해 기록한 것이라고 할 수 있다.(잠언 1장
1-4절.)

> 『명심보감』 : 제갈무후(諸葛武侯)가 말하기를, 일을 꾀하는 것은 사
> 람에 있고, 일의 성사여부는 하늘에 있다.(諸葛武侯曰, 謀事在人, 成
> 事在天.「천리편」 3조).
> 「맹자」가 말하기를, 「한 번 마시고 선택되는 일이라 할지라도 미리
> 정해진 것이다. 인생만사의 모든 일에 분수가 이미 정해져 있는데
> 덧없는 인간들은 쓸데없이 바빠한다. 만사가 사람의 계교(計較)에
> 말미암은 것이 아니고, 일생의 모두가 천명의 안배에 있다.(孟子曰,
> 一飮一擢, 事皆前定. 萬事分已定, 浮生空自忙. 萬事不由人計較, 一生
> 都是命安排.「順命篇」 3조)

　이렇게 인생만사의 미래 행로가 절대자에 의해 숙명적으로 정해져
있다는 것을 표현하며 순민(順民)을 권유하고 있다.[6] 구체적으로는 선에
는 선, 악에는 악의 암시로 서로 사랑과 용서로 죄를 짓지 말라는 내용
으로 선행의 결과에는 반드시 신의 응보가 있다는 것이다.

　동양에서의 하늘과 관계되는 천의 관념은 인간의 모든 것을 주관하
고 결정한다는 내용도 있다. 중국의 고대 이래 전통적 개념의 경우, 천
은 인간의 운명을 결정하는 주재자(主宰者)이다. 인간 행위의 선악에
따라 운명이 좌우된다고 하는 신비적 측면을 의식하고 좋은 결과에 대
해서는 천(天)의 호의에 감사하고 나쁜 결과에 대해서도 운명적으로 받
아들였다.[7] 그러므로 지도자들은 천을 인식하면서 자신의 몸가짐을 바

---

6)　순민(順民)이란 인간은 하늘이 결정하는 바를 따르는 사람으로 장수와 요절
　　부귀와 가난 똑똑함과 어리석음 등이 모두 천명에 의해 결정된다는 것이다.
7)　曾根原理「天道から德川權力の莊嚴裝置へ」, 苅部直, 片岡龍編, 『日本思想史
　　ハンドブック』.新書館, 2000. p.70

로 하고 정직과 도덕성을 겸비한 올바른 통치를 할 것을 논하고 있다.

③『성서』와『명심보감』의 두 서적은 지도자가 정의롭고 항상 선으로 솔선수범의 모범을 보일 때, 자연스럽게 평화가 유지된다는 것을 주장한다.

『성서』 : 만물을 그에게 복종하게 하실 때에는 이들 자신도 그 때에 만물을 자기에게 복종하게 하신 이에게 복종하게 되리니 이는 하느님이 만유의 주로서 만유 안에 계시려 하심이라.(고린도전서 15장 28절)
의로운 자가 많아지면 백성이 기뻐하지만 악한 자가 통치하면 백성이 한숨짓는다.(잠언 29장 2절)
낮은 백성을 다스리는 악한 통치자는 으르렁거리는 사자 같고 달려드는 곰 같다. 참된 분별력이 없는 지도자는 사취행위 또한 많지만 부당한 이익을 미워하는 자는 자기 날이 길어지게 한다.(잠언 28장 15절−16절)

『명심보감』 : 공자가 말하기를, 「그 몸이 바르면 명령하지 않아도 행하고, 그 몸이 바르지 않으면 비록 명령하여도 따르지 않는다. 말이 진실 되고 신용이 있으며, 행동이 진지하고 조심스러우면 비록 미개한 야만인들의 나라에서라 할지라도 행해지거니와 말이 진실되지 못하고 믿음이 없으며, 행동이 진지하지 못하고 공경함이 없으면 비록 향리에서라도 행해질 수가 없다.(子曰, 其身正, 不令而行, 其身不正, 雖令不從. 言忠信, 行篤敬, 雖蠻貊之邦, 行矣. 言不忠信, 行不篤敬, 雖州里行乎哉.「政治篇」14조)」
힘으로 남을 복종시키면 겉으로는 복종하는 체하지만 마음속으로부터 진심으로 복종하는 것이 아니고, 덕으로써 남을 복종시키면 마음속으로 기뻐서 진심으로 복종하게 된다.(孟子曰, 以力服人者, 非心服也, 以德服人者, 中心悅而誠服也.「正己篇」11조)

의롭게 하면 백성들이 기뻐하며 천명에 순종한다. 즉 의롭고 올바르게 하면 만물이 순화되어 자연스럽게 따르게 되고, 정치도 성실하고 신용이 있고 행동이 진지하고 조심스러우면 미천한 백성이라 할지라도 기뻐하며 순종한다는 것이다. 『성서』의「악한 자가 통치하면 백성이 한 숨 짓는다. 악한 통치자는 으르렁거리는 사자 같고 달려드는 곰 같다」라는 말처럼 동양에서는 가혹한 정치인의「악정(惡政)은 사나운 호랑이 보다 사납다(苛政猛於虎也)」라는 말이 있다. 이는 호랑이가 사람을 잡아먹어 해치는 것보다 가혹한 정치가 더 무섭다는 것으로 가렴주구(苛斂誅求)가 얼마나 심한지를 적나라하게 보여주는 말이다.[8]

④천과 직접적 관련은 없지만 인덕관대(仁德寬大)와의 관련으로『성서』에서는「오른쪽 뺨을 치면 왼쪽 뺨을 내어 주라(마태복음 5장 39절)」는 말처럼 타인의 악행도 인내하며 원수로 삼지 말아야 하며, 적을 사랑하고 적을 위해 기도하여야(마태복음 5장 44장)하고, 악을 악으로 갚지 말아야 한다(로마서 12장 17절). 또『성서』에서는「너는 네 형제를 마음으로 미워하지 말며(마태복음 5장 23절-24절) 이웃으로 인하여 죄를 당치 않도록 그를 반드시 책선하라 원수를 갚지 말며 동포를 원망하지 말며 이웃 사랑하기를 네 몸과 같이 하라 나는 여호와니라

---

8) 이야기 근원은 이렇다. 옛날 공자가 태산을 지나갈 때 무덤 앞에서 한 부인이 슬프게 통곡하고 있었다. 공자가 자초지종을 물으니 부인이 대답하기를,「옛날에 시아버지가 호랑이에게 물려죽었고, 남편 또한 호랑이에게 물려 죽었습니다. 그리고 이번에는 제 아들까지 잡혀 먹혔습니다.」공자가,「그런데 왜 이 고장을 떠나지 않는가?」라고 물으니「가혹한 정치가 없기 때문」이라고 하였다. (孔子過泰山側, 有婦人哭於墓者而哀. 夫子式而聽之, 使子路問之, 曰,「子之哭也壹似重有憂者.」而曰,「然, 昔者吾舅死於虎, 吾夫又死焉, 今吾子又死焉.」夫子曰,「何爲不去也?」曰,「無苛政.」夫子曰,「小子識之, 苛政猛於虎也.」『禮記』「檀弓 下」.)

(레위기 19장 17-18절).」라고 하였다. 비슷한 가르침으로『명심보감』
에서는 나에게 선을 베푼 사람에게도 선을 베풀고 나에게 악을 베푼 사
람에게도 선을 베풀라는 가르침이 있다.(莊子云, 於我善者, 我亦善之,
於我惡者, 我亦善之, 我旣於人無惡, 人能於我無惡哉.「繼善篇」29조)」.[9]

　이 처럼 두 서적에서는 타인을 미워하지 말며 이웃 사랑하기를 내
몸같이 하고 나에게 악행을 한 사람에게까지도 선을 베풀면서 원수를
원수로 갚지 말고 항상 선으로 대하라고 하고 있다. 또 천의 관념(하느
님의 뜻)에 따라 정직하고 진실하게 사랑과 용서로 대하며 악에 대해
서도 선으로 대하라고 가르치고 있다. 그러나 잘못하는 이웃에 대해서
는 그 사람으로 인하여 함께 죄를 짊어지지 않도록 책선 할 때는 책선
하고 조언해야 할 때에는 조언하는 것이 진정 이웃을 사랑하는 것이라
고 하고 있다. 이렇게 선을 베푸는 방법은 여러 가지가 있지만 기본적
으로는 선을 베풀고, 원수를 원수로 갚지 말고, 이웃을 네 몸 같이 진
심으로 관심을 가지고 사랑하라는 등, 천의 관념에 따라 끊임없이 선
을 행하는 것이 하늘의 뜻이라는 것을 논하고 있다.

　⑤「천」 즉「하늘(하느님)」의 순리에 따라 끊임없이 선을 행하는 것
은 바르고 참된 삶을 영위하는 수단이고 선악의 결과는 봄에 농부가
밭에 씨를 뿌린 대로 가을에 거두어들이듯이 인간의 결실도 자신의 선
악행위 여부에 달려 있다는 것이다. 먼저『성서』에서는「이와 같이 좋
은 나무마다 아름다운 열매를 맺고, 못된 나무가 나쁜 열매를 맺나니
좋은 나무가 나쁜 열매를 맺을 수 없고 못된 나무가 아름다운 열매를
맺을 수 없느니라. 좋은 열매를 맺지 않는 나무는 모두 잘려 불에 던져

---

9)　중국과 일본의 판본의 경우 내용상 약간의 차이가 있다.

집니다. 그리므로 여러분은 참으로 그들의 열매로 그들을 알아볼 것입니다.(마태복음 7장 17-20절) 내가 틀림없이 생산적인 땅위에 그 악을 악인들 위에 그들의 잘못을 되돌아가게 할 것이다. 내가 주제넘은 자들의 교만을 실제로 그치게 하고 포악한 자들의 교만을 실제로 그치게 하고 거만을 낮출 것이다.(이사야 13장 11절)라고 선과 악의 구별은 열매 즉 행실의 결과로 판단하여 선악결과에 합당한 응보가 있음을 말하고 있다.

『명심보감』에서도 「오이를 심으면 오이를 얻고, 콩을 심으면 콩을 얻는다. 하늘의 그물은 넓고 넓어서 엉성한듯하지만 잘못에 대해서는 빠뜨리지 않고 벌을 내린다는 것이다.(種瓜得瓜, 種豆得豆. 天網恢恢, 疏而不漏.「天理篇」17조)」즉 뿌린 대로 거두어들인다는 속담처럼 좋은 시작에는 좋은 결과가 나쁜 시작에는 나쁜 결과가 따른다는 것으로 자신의 행위에 대해서는 거기에 합당한 결과가 있으므로 좋은 열매와 결실을 얻기 위해서는 지속적으로 악을 멀리하여야 한다는 것이다.

『성서』는 온갖 형태의 악(惡)을 멀리하라고 하며(데살로니카 첫째 5장 22절), 악에서 발을 떼고 악을 중단해야함을 다음과 같이 구체적으로 논하고 있다.

악한 자들에게는 평화가 없다(이사야 57장 21절). 악을 미워하고 선을 사랑하며 선을 구하십시오(아모스 5장 14절-15절). 사랑은 악한 일을 하지 않는다(로마서 13장 10절). 사랑하는 자여 악한 것을 본받지 말고 선(善)한 것을 본받으라. 선을 행하는 자는 하느님께 속하고 악을 행하는 자는 하느님을 뵙지 못 하였느니라. 선한 일을 행한 자는 생명의 부활로 악한 일을 행한 자는 심판의 부활로 나오리라(요한복음 5장 29절). 네 혀를 잘 지켜 악한 것을 삼가고 네 입술을 잘 지켜 속이는 말을 하지 말아라(시편 34편 13절).

위의 여러 구절에서는 한 결 같이 선을 행하고, 악은 어떠한 경우이든 사람에게 유익이 없고 멸할 것이니 악을 멀리하고 미워할 것을 권유하고 있다.

『명심보감』에서도 천의 관념에 의거하여 선에는 복을 내리고, 불선에는 벌을 내린다(爲善者, 天報之以福, 爲不善者, 天報之以禍.「繼善篇」)고 하는 관념을 시작으로 인간의 악행에 대해 천의 강한 관념이 다음과 같이 강조되어 있다.

> 하늘에 죄를 지으면 빌 곳이 없다.(獲罪於天, 死生有命, 富貴在天.「繼善篇」)
> 하늘에 따르는 자는 존재하고 하늘에 거스르는 자는 망한다.(順天者存, 逆天者亡.「天理篇」1조)

이와 같이 선은 하느님(천)에게 속하며 생명의 부활을 받고, 악은 심판의 부활을 받아 하느님(천)으로부터 버림받게 되므로 선을 본받고 악을 본받지 말아야 한다. 인과응보의 법칙이 곧바로 잘 나타나지 않을 경우는 사물이 그에 상응하는 시간을 필요로 하는 것으로 2년이나 3년이라는 짧은 단위의 결과 보다 20년 30년 단위로 보면 인과의 계산 수치는 대개 정확하다.

어떤 생각이나 행동의 결과를 장기적으로 보면 성실하게 선행을 계속한 사람은 언제까지나 불우하게 지내는 경우가 없다. 또 게으르고 수완만 좋게 살아온 사람이 영원히 영화를 누리는 일도 없다. 중국 명대의 홍자성(洪自誠, 이름은 應明) 저작의 『채근담(採根譚)』에는「선행을 해도 결과가 바로 보이지 않는 것은 풀숲 속의 참외와 같다」[10]고

---

10) 爲善不見其益, 如草裡東瓜, 自応暗長. 爲惡不見其損, 如庭前春雪, 当必潜消.

하였다. 즉 선행의 결과는 바로 사람의 눈에 보이지 않더라도 스스로 훌륭하게 성장하고 있다는 의미다. 결과에 노심초사하지 말고 평소 꾸준하게 선행 쌓기에 힘쓰는 것은 자연의 섭리로 오랜 기간을 두고 보면 좋은 원인이 나쁜 결과를 부르거나 나쁜 원인이 좋은 결과를 부르는 인과관계는 결코 일어나지 않는다는 것이다. 모두 선인선과(善因善果), 악인악과(惡因惡果)의 순열로 이어진다. 이는 하늘의 이치이자 뜻으로 다스려지기 때문에 지켜지는 섭리이다.[11]

⑥불선으로 하늘에 죄를 지으면 동정의 여지없이 멸망하게 된다는 것으로 『성서』나 『명심보감』에서는 죄와 악행을 경계하고 인간의 죄나 악행에 강력한 심판이 있다는 것을 논하고 있다.

> 『성서』: 여호와께서 악인들의 막대기, 통치하는 자들의 지팡이를 꺾으셨다(이사야 14장 5절). 인자를 천대까지 베풀며 악과 과실과 죄를 용서하나 형을 받은 자는 결단코 면죄하지 않고 아버지의 악행을 자손 삼사 대까지 처벌하리라(출애굽기 34장 7절).
> 공의(公義)로 허리띠를 삼고 성실(誠實)로 몸의 띠를 삼아, 입술의 기운으로 악인(惡人)을 멸하리니(시편 97장 10절).
> 아침마다 내가 이 땅의 모든 악인(惡人)을 멸하리니 죄악(罪惡)을 행하는 자는 여호와의 성에서 다 끊어지리로다(시편 101장 8절).
> 여호와는 자신을 사랑하는 이들은 모두 지켜 주시지만 악한 자들은

(착한 일을 하고 그 이익을 보지 못함은 마치 풀속에 난 동과와 같아서 남이 모르는 사이에 저절로 자라나며 악한 일을 하고 그 손해를 보지 않음은 마치 앞뜰의 봄눈과 같아서 모르는 사이에 반드시 스스로 녹게 될 것이니라.『採根譚』 前集)

11) 이것은 우주 창조와 그 형성 과정을 생각해보면 쉽게 밝혀진다. 엄청난 고온과 고압의 소립자 덩어리가 약 130억 년 전에 대폭발을 일으켜 이 우주를 만들었고, 그것은 지금 현재도 여전히 팽창하고 있다. 이것은 빅뱅 이론이며 현재 우주물리학에서 거의 정설로 받아들여지고 있다.

모두 멸절하실 것이다(시편 145편 20절)

이와 같은 구절에서는 악을 행하는 자는 결단코 면죄 받지 못하고 자손 3-4대까지 영향을 주는 파멸의 처벌과 멸망 등으로 반드시 그 죄 값을 치루게 되는 강력한 징벌을 강조한다. 『명심보감』에서도 천은 작은 불선(不善)에도 반드시 죽음과 멸망이 따른다는 것을 역설하고 있다.

> 『명심보감』: 장자(莊子)가 말하기를, 만일 사람이 선하지 못한 일을 하여 이름을 세상에 드러내면 비록 사람이 해하지 않을지라도, 하늘(天)은 반드시 그를 친다 하였다.(莊子曰, 若人作不善, 得顯名者, 人不害, 天必誅之.「천리편」16조)」. 익지서(益智書)에 이르기를 나쁜 마음이 가득하면, 하늘(天)은 반드시 이를 죽인다 하였다.(益智書云, 惡鑵若滿, 天必戮之.「天理篇」15조)

위의 『성서』 구절과 『명심보감』 각 편에서 보면 악인은 멸할 것이고 죄악을 행하는 자는 여호와의 백성이 되지 못하며 나쁜 마음이 가득차면 반드시 죽인다고 한다. 또 나쁜 행동으로 상대에게 막대한 피해를 입혔을 경우 피해를 당한 자는 용서할지 몰라도 하늘은 반드시 그를 칠 것이고 모든 숨겨진 악을 파헤쳐 재판하여 강력한 징벌을 줄 것이라고 한다. 또 악행에 따른 징벌은 본인만이 아니라 자손 3대까지 이어진다는 강력한 징벌이 있다는 것을 강조하고 있다.

⑦ 한편 『성서』에서는 의로운 자에게는 재난이 많아도 여호와는 그 모든 것에서 그를 구출하신다(시편 34편 19절). 「올바른 사람들은 땅에 거하리로다(잠언 2장 21절). 온유한자들은 땅을 차지할 것이다(시편 37편 11절). 온유한자들에게 은혜를 베푼다(잠언 3장 34절). 나를 사랑하고 나의 계명을 지키는 사람들에게는 천 대까지 사랑의 친절을 나타낸다(출애굽기 20장 6절)라고 하여 올바른 사람, 온유한 사람, 의

로운 사람과 같이 선한 사람에게는 영생과 함께 축복이 따른다고 하고 있다. 즉 선한 사람, 의로운 사람은 자손대대로 축복과 영생이 따르니 악행을 금하고 조건 없는 선행을 할 것을 논하고 있다. 또한. 하늘(하느님)의 가장 기본적인 뜻인 선(사랑)을 행하는 것은 선택사항이 아니라 인간 본연의 의무에 해당한다고 까지 강조하고 있다.[12] 그러나 자신이 행한 행위의 잘못을 뉘우치고 회개하여 악을 선으로 행하여 오랫동안 선행을 실천하면 정상 참작의 여지가 있다는 것을 암시하고 있다.

『성서』에서는, 「자기의 죄를 숨기는 자는 형통치 못하나 죄를 자복하고 버리는 자는 불쌍히 여김을 받으리라(잠언 28장 13절). 회개하고 돌이켜 여러분의 죄가 없게 하십시오. 그러면 상쾌하게 하는 시기가 여호와로부터 올 것입니다(사도행전 3장19절). 회개할 필요 없는 의로운 사람 아흔아홉보다 회개하는 죄인 한 사람에 대하여 더 기뻐할 것입니다(누가복음 15장 7절)」고 했다.

또 『명심보감』에서도 「모든 인간은 천의 필요에 의해 태어났다. 하늘은 녹 없는 사람을 내지 아니하고, 땅은 이름 없는 풀을 기르지 아니한다(不生無祿之人, 地不長無名之草.「省心篇」132조)」라고 하며 「일찍이 악한 일을 행하였다 할지라도 후에 스스로 후회하여 고치고 오랜 시간이 지나면 반드시 좋은 일이 있게 될 것이다(其有曾行惡事, 後自改悔久, 久必獲吉慶.「繼善篇」41조)」라고 하였다.

이와 같이 두 서적에서는 인간의 선악행위에는 천의 엄격한 상벌이 있고, 때로 그 천은 운명적으로 인간의 모든 것을 관장하며 악에는 강한 징벌을 강조하지만, 자신의 잘못을 회개하고 선의 실천을 몸소 행

---

12) 참 하느님을 두려워하고 그분의 계명을 지켜라 이것이 사람 본연의 의무이다. 참 하느님께서는 모든 부류의 일을 숨겨진 모든 것과 관련하여 선한지 악한지 재판하실 것이다(전도서 12장 13절-14절).

하며 오랜 시간이 지나면 반드시 천(하느님)의 마음을 얻어 좋은 날을 맞이할 수 있다고 한다. 또 양 서적에서는 천의 관념을 의식하며 자신의 능력과 분수에 맞게 적절하게 처신하고 행동할 것을 논하고 있다.

3. 천 관념에 의한 지족안분

① 다음으로 자신의 분수나 처지에 만족하는「지족안분」에서는 자신의 지혜나 용맹이나 부나 능력을 자랑하지 말고 겸손함을 시작으로 분수에 맞게 행동할 것을 권유하고 있다.

『성서』 : 「여호와께서 이와 같이 말씀하시되 지혜로운 자는 그의 지혜를 자랑하지 말라 용사는 그의 용맹을 자랑하지 말라 부자는 그의 부함을 자랑하지 말라.(예레미야 9장 23절)」, 「내가 이르노니 너희는 성령을 따라 행하라 그리하면 육체의 욕심을 이루지 아니하리라.(갈라디아서 5장 16절)」

이 구절에서 따라야 될 성령에 해당하는 것은 영의 열매 즉 사랑·기쁨·평화·오래　참음·친절·선함·믿음·온화·자제이며(갈라디아서 5장 22절 23절), 자제해야 될 육체의 욕심은 음행·더러움·방종·분쟁·질투·화를 터뜨리는 일, 다툼·분열·분파·시기·술 취함·흥청거림(갈라디아서 5장 19절 20절)등이 여기에 속한다.

『명심보감』: 스스로 옳다고 여기는 사람은 분명하게 판단하지 못하고, 스스로 만족해하는 사람은 드러나지 않으며, 스스로 뽐내는 사람은 공로가 없어지고, 스스로 자랑하는 사람은 오래 가지 못한다.(君子曰, 自是者不明, 自足者不彰. 自伐者無功, 自矜者不長.「正己篇」

82조)

　지혜와 능력이 있는 자, 용맹의 능력이 있는 자, 부함이 있는 자는 각자 자신의 그 능력을 자랑하지 말고 삼갈 것을 논하고 있다. 자랑하고 뽐내면 그 공로가 오래가지 못하고 스스로 소멸되는 것이다. 각자 자신의 능력에 맞게 분수를 지키며 지족하고, 겸손과 자중으로 매사에 근신하며 욕심을 막아야 한다고 논하고 있다.

　이외에도 재물에 대한 만족을 권하는 구절 또한 많다. 온유한자들은 먹고 만족할 것이며(시편 22편 26절), 은을 사랑하는 사람은 은으로 만족하지 못하고 부를 사랑하는 사람은 수입으로 만족하지 못하리니 이것도 헛되다. 섬기는 사람은 적게 먹든지 많이 먹든지 잠이 달지만 부유한 사람의 풍요는 그를 잠들지 못하게 한다. 사람은 자기 어머니의 배에서 나올 때처럼 온 그대로 벌거벗은 채 다시 사라져 가리니(空手來空手去) 자기 수고에 대하여는 자기 손에 들고 갈 만한 어떤 것도 결코 가지고 가지 못한다(전도서 5장 10절 12절 15절). 자기의 부를 신뢰하는 자는 쓰러지지만 의로운 자들은 나뭇잎처럼 번성한다(잠언 11장 28절). 풍부한 부보다 이름이 택할만한 것이고 은과 금보다 호의가 더 낫다(잠언 22장 1절). 부유해지기로 결심하는 사람들은 유혹과 올무와 여러 가지 무분별하고 유해한 욕망에 빠진다. 그것들은 사람을 멸망과 파멸에 빠뜨린다.(디모데전서 6장 9절)라고 했다.
　또『명심보감』에서는, 「지나치게 욕심을 부리면 걱정이 많다(慾多傷神, 財多累身.「正己篇」30조). 경행록(景行錄)에 만족할 줄 알면 즐겁고, 지나치게 욕심을 부리면 걱정이 많다(景行錄云, 知足可樂, 務貪則憂.「安分篇」1조)」, 「만족함을 아는 사람은 가난하고 신분이 낮아도 또

한 즐거울 것이고, 만족함을 모르는 사람은 돈이 많고 신분이 귀하여
도 또한 걱정한다. 편안함을 알면 번영하고, 만족함을 알면 부유해진
다(知足者, 貧賤亦樂, 不知足者, 富貴亦憂. 知安則榮, 知足則富.「安分
篇」2조,「順命篇」2조)」는 것으로 지나친 욕심은 근심 걱정하게 하고 욕
망에 빠져 멸망과 파멸이 따른다는 것이다.

　이와 같이 지족안분에 있어서도 성서와 『명심보감』은 부에 대한 지
나친 욕망을 경고하고 적정한 선에서 만족할 줄 아는 것이 안정과 평
화를 가져다준다는 점에서 같은 맥락이다. 그리하여 재물 자체를 부정
적으로 보고 있으며 지족안분에 있어 물질에 대한 욕망 자제는 두 서
적 모두가 강조하고 있는 부분이다.

　②『성서』에서는「우리는 아무것도 세상에 가지고 오지 않았으며 또
아무것도 가지고 갈 수 없습니다. 따라서 먹을 것과 입을 것이 있으면
우리는 그것으로 만족할 것입니다. 돈을 사랑하는 것은 온갖 해로운
일의 뿌리입니다.(디모데전서 6장 7절 8절 10절)」라고 하고, 『명심보
감』에서도「이름 날리기에 힘쓰는 사람은 그의 몸을 없애고 재물을 많
이 가지려는 사람은 그의 후손을 없앤다며 안분지족을 역설하며(景行
錄云, 務名者, 殺其身, 多財者, 殺其後.「正己篇」29조)」, 금전은 온갖
해악의 뿌리로 재물에 집착하면 후손을 없애는 결과가 된다며 재물을
부정적으로 간주하는 경향이 있다.13)

---

13) 공자가「거친 밥을 먹고 맹물을 마시고 팔을 굽혀 베개로 삼는다 해도 즐거움이
　　그 안에 있다. 의롭지 않은 행위를 통해 얻는 부귀는 내개는 뜬 구름과 같다」고
　　말 한 것처럼 가난하여 거친 밥을 먹을 지라도 도둑질이나 강도질을 하지
　　말라는 뜻으로 추한 음식과 옷을 부끄러워하는 사람과는 이야기 할 가치가
　　없다고 하였다. 그렇다고 하여 공자가 가난을 장려한 것은 아니라 부정한
　　방법으로 부를 취하는 것을 경계하였다. 즉 일부러 가난하게 살 필요는 없지만

　어기에서는 만족 할 줄 모르고 지나치게 욕심을 부리면 걱정이 많고, 재물을 많이 가지려고 무분별한 부를 탐하면 유해한 욕망에 빠져 멸망과 파멸로 후손을 없앤다고 하였다. 즉 재물에만 관심을 가지면 항상 근심 걱정 속에서 살아가야하므로 지나친 욕심(過慾)을 금하고 주어진 생활에 만족할 줄 아는 삶을 살 것을 권장하고 있다. 이와 관련하여 노자는 욕심을 적게(寡慾)하면 고통과 번민을 떨쳐버리는 삶으로 무릉도원(武陵桃源) 외에 배가 고프면 어머니의 젖을 먹고 졸리면 자는 기초적인 욕구밖에 없는 갓난아이의 삶을 들었다. 갓난아이와 같은 상태로 돌아가면 근심걱정이 사라지고 평온한 상태가 된다는 것이다. 그러나 인간이 성장하면서 좀 더 나은 삶을 위하여 바라는 것이 많아지기 때문에 머리는 복잡해지고 근심 걱정이 생기게 된다고 생각했다. 「만족할 줄 모르는 것 보다 큰 화가 없고 욕심을 부리는 것 보다 더 큰 허물은 없으므로 만족하는 만족이 변치 않는 만족이다.」 생명을 유지하기 위한 필요 최소한의 욕망을 부정하는 무욕(無慾)보다는 욕심을 줄이는 과욕(寡慾)을 하면서 만족 할 줄 알아야 한다. 불교에서는 소욕지족(少欲知足)이라는 말로 필요이상의 욕망을 절재하고 줄여 만족할 줄 알아야 한다고 한다. 소욕지족 즉 일상적이고 극히 사소한 일에 행복의 씨앗이 들어 있어 작은 것으로도 고마워하며 만족할 줄 알면 행복을 보는 눈이 열린다고 한다. 자신의 소유에 만족하지 못하고 자기 보다 더 잘 살고 더 많이 가진 자를 부러워하고 배 아파하는 사람은 결코 행복

　옳지 않는 방법으로 부자가 되려한다거나 억지로 가난에서 벗어나려고 하는 것보다 가난을 한스럽게 생각하지 않고 그 속에서 삶의 의미와 기쁨을 찾는 태도를 높이 평가했던 것이다. 즉 예측 불허의 삶을 살면서 부를 위해서 인생을 보내기 보다는 자신이 좋아하는 일을 위해 매진하겠다는 의미가 담겨있다. 진현종 『노자의 웃음』, 웅진닷컴, 2000. p.71.

할 수 없다. 질투는 인간의 본능 가운데 하나로 부도덕과 불행의 가시
를 품고 있어 예부터 질투는 인간의 행복을 가로막는 적이자 죄악으로
간주되었다. 가능한 질투라는 본능을 인간의 내면에서 잡초처럼 뿌리
뽑고 행복하려면 자기보다 못한 자가 얼마나 많은가를 생각하며 살아
야 한다. 행복이란 먼 곳에 있는 것이 아니라 항상 우리 주변에 존재하
는데 단지 인간이 그 조건을 상황에 따라 어떻게 받아들이느냐에 따라
만족과 불만족이 갈라진다는 것이다. 그러므로 이 소욕지족을 실천하
는 사람은 마음이 평안하고 생활도 여유롭고 넉넉하지만 소욕지족의
만족을 모르는 사람은 돈 벼락을 맞아도 그칠 줄 모르고 더 큰 욕심을
부리기 때문에 늘 걱정 속에서 살아간다고 하는 것이다.[14]

4. 타인과의 교제 및 화합의 강조

『성서』와 『명심보감』에는 선(善)이 주가 되는 교육 · 교우 · 지족안
분으로 정신적 평안을 논하는 것은 비슷하다.(이규일 2005)

①『논어』에서 인(仁)이란 모든 인간과 동물에 보편적으로 적용될
수 있는 자연조화의 심정인데 『성서』와 『명심보감』에서도 겸손과 지
혜를 통해 좋은 사람에게 배우고 동화될 수 있다며 겸손과 조화를 논
하고 있다.

  『성서』 : 겸손한 자에게 여호와로 말미암아 기쁨이 더하겠고 사람
  중 가난한 자가 이스라엘의 거룩하신 이로 말미암아 즐거워하리니
  (이사야 29장 19절). 겸손의 결과는 부와 영광과 생명이다(잠언 22

---

14) 진현종 『노자의 웃음』, 웅진닷컴, 2000, p.48.

징 4절)」. 거만한 사람들을 대적하지만 겸손한 사람들에게는 과분한 친절을 베푼다(야고보 4장 6절)

『명심보감』 : 자신을 낮출 줄 아는 사람이 되라고 한다. 『경행록』의 내용을 인용하여 「자신을 낮출 줄 아는 사람은 중요한 자리에 오를 수 있다. (景行錄云, 屈己者, 能處重.「戒性篇」9조)」고 한다.

『성서』에서 겸손한 자는 온유한 사람, 선한 사람이다 겸손한 사람은 하느님의 뜻에 순종하여 선을 행하는 사람으로 하느님으로부터 인정받을 수 있는 사람이다. 그러므로 선한 사람에게 하느님의 축복과 마음의 부와 영생이 따라올 수 있다는 것이다. 『명심보감』도 같은 맥락으로 자신을 낮출 줄 아는 겸손한 사람이 모든 사람으로부터 존경받고 신용 있는 사람으로 중요한 자리를 믿고 맡길 수 있다고 하고 있다.

② 타인과의 교제에는 인내하며 설령 남이 자신을 욕할지라도 모르는 체하고 참아야 한다며 참는 자에게는 복이 있다는 것을 암시하고 있다.

『성서』 : 인자로 말미암아 사람들이 너희를 미워하며 멀리하고 욕하고 너희 이름을 악하다 하여 버릴 때에는 너희에게 복이 있도다.(누가복음 6장 22절)

『명심보감』 : 악한 사람이 선한 사람을 욕하거든 선한 사람은 모르는 체 해야 한다. 모른 체하고 대답하지 않으면 마음이 편하고 욕하는 사람의 입만 아플 뿐이다. (惡人罵善人, 善人總不對. 善人若返罵, 彼此無智慧. 不對心清閑, , 罵者口熱沸.「戒性篇」11조)

『성서』나 『명심보감』에서는 인자(仁者)로 하여금 선을 행함에 있어

차별과 멸시가 따를 수 있지만, 욕을 먹는다 할지라도 참고 선을 행하면 분명한 복(축복)이 따라 온다는 것이다. 욕하는 자는 자신의 얼굴에 침을 뱉는 격이라는 것은 자신의 인격과 품격을 오히려 낮추는 결과를 가져오는 것으로 멀리하고 참으면 다른 사람도 그 사람의 선함을 인정하는 날이 올 것이라는 긍정적 표현으로 자제와 인내를 권하고 있다.

다음에서도 화가 나도 인내하면 근심을 면하고 복된 삶을 살 수 있다고 한다.

> 『성서』 : 「보라 인내하는 자를 우리가 복되다 하나니 너희가 욥의 인내를 들었고 주께서 주신 결말을 보았거니와 주는 가장 자비하시고 긍휼히 여기시니라(야고보서 5장 11절)」. 자기의 마음을 제어하지 아니하는 자는 성읍이 무너지고 성벽이 없는 것과 같으니라(잠언 25장 28절). 참을성을 보이면 명령자도 권유를 받아들이고 온화한 혀는 뼈를 꺾을 수 있다.(잠언 25장 15절)

> 『명심보감』 : 「아무리 화(禍)가 나도 참아야 한다. 한때의 분노를 참으면 백 일 동안의 근심 걱정을 면할 수 있다.(忍一時之氣, 免百日之憂.「戒性篇」2조)」

위 성구에서는 온화하게 참을성을 나타낼 때는 서로 평화롭고 원만한 관계를 이룰 수 있으나 참을성 없이 격노하는 사람은 불화를 일으킨다고 하고 있다. 『명심보감』에서도 이와 관련한 내용으로 아무리 화가 나도 참아야 하며 화와 분노를 참아내면 근심 걱정을 면한다는 것을 논하고 있다. 즉 여기에서는 타인과의 원만한 교제를 위해서는 화와 분노를 자제 할 수 있는 인내성이 필요함을 강조하고 있다.

③ 또 교제에는 상대방을 업신여기고 무시하여서는 안 된다.

　　『성서』: 아무도 그를 업신여기지 말고 그가 무사히 나에게 돌아올
　　수 있도록 잘 주선해 주십시오. 나는 그가 돌아오기를 교우들과 함
　　께 기다리고 있습니다. (고린도 전서 16장 11절)」

　　『명심보감』: 남을 무시하지 말라. 자기가 잘났다고 생각하여 남을
　　업신여겨서는 안 되고, 자신이 크다고 생각해서 작은 사람을 무시해
　　서는 안 되고, 용기를 믿고 적(敵)을 가볍게 대해서는 안 된다. (太
　　公曰, 勿以貴己而踐人. 勿以自大而蔑小. 勿以持勇而輕敵.「正己篇」8조)

　남을 무시하거나 업신여기고 가볍게 여기면 큰 화를 당할 수 있으니
너그럽게 이해하고 관대한 마음으로 서로 존중한다면 평화롭고 화합된
원만한 교제를 이룰 수 있다는 것이다. 다음에서도 비슷한 내용을 역
설하고 있다.

　　『성서』: 나는 마음이 온유하고 겸손하니 나의 멍에를 메고 내게 배
　　우라 그리하면 너희 마음이 쉼을 얻으리니. (마태복음 11장 29절)
　『명심보감』: 너그러운 사람에게 복이 온다. 모든 일에 관대하면 많
은 복을 받는다.(萬事從寬, 其福自厚.「正己篇」79조)

　④ 마음이 너그럽고 온유한 자와 지혜로운 자들과 걸으면 지혜롭다.
그러므로 지혜를 중시하며 사귐을 가려서 하여야 한다고 하고 있다.

　　『성서』: 지혜의 그늘 아래 있음은 돈의 그늘 아래 있음과 같으
　　나, 지혜에 관한 지식이 더 유익함은 지혜가 그 지혜 있는 자를 살
　　리기 때문이니라(전도서 7장 12절). 지혜로운 자들과 함께 걷는 자
　　는 지혜롭지만 미련한 자들과 관계하는 자는 해를 입습니다.(잠언
　　13장 20절). 미련한 자의 손에 일을 내맡기는 자는 자기 발을 베어
　　버리는 자와 같고 폭력만 마시는 자와 같다(잠언 26장 6절).

『명심보감』: 지혜는 경험에서 얻어진다. 한 가지 일을 겪지 않으면 한 가지 지혜가 자라지 못한다.(不經一事, 不長一智.「省心篇」63조). 태공이 말하였다.「붉은 것을 가까이 하는 자는 붉어지고, 먹물을 가까이 하는 자는 검어진다. 어진 이를 가까이 하는 자는 밝아지고, 재주 있는 자를 가까이 하는 자는 지혜로워진다. 멍청한 자를 가까이 하는 자는 어리석어지고, 선량한 자를 가까이 하는 자는 덕이 있게 된다. 지혜로운 자를 가까이 하는 자는 현명해지며, 우둔한 자를 가까이 하는 자는 어두워진다. 아첨하는 자를 가까이 하는 자는 아첨꾼이 되고, 훔치는 자를 가까이 하는 자는 도적이 된다.(太公曰, 近朱子赤, 近墨者黑, 近賢者明, 近才者智. 近癡者愚, 近良者德, 近智者賢, 近愚者暗. 近佞者諂, 近偸者賊.「交友篇」4조)

지혜에 관한 지식이 유익한 것은 지혜는 지혜를 자라게 하고 한 가지 일을 겪으면 한 가지 지혜가 자라게 되기 때문이다. 지혜로운 자들과 사귀면 지혜롭게 되지만 미련스럽고 우둔한 자들과 사귀면 나쁜 물이 들게 된다는 것을 역설하고 있다. 또 나쁜 교제는 자신의 앞길을 망치게 된다.

『성서』: 그릇 인도되지 마십시오. 나쁜 교제는 유익한 습관을 망칩니다(고린도 전서 15장 33절). 자신의 일에만 개인적 관심을 가지고 계속 살피지 말고 다른 사람들의 일에도 개인적 관심을 가지고 계속 살피십시오(빌립보 2장 3절).

『명심보감』: 공자가 말하기를「착한 사람과 함께 하면 마치 지란(芝蘭)의 방에 들어가 오래 지나도록 그 향내를 맡지 못하나 그 냄새에 배는 것과 같다. 그러나 착하지 못한 사람과 함께 하면 마치 생선가게에 들어가 오래 지나면 그 냄새를 맡을 수 없으나 그 냄새에 동화되는 것과 같다. 붉은 색을 간직한 자는 붉게 되고, 검은 색을 저장한 자는 검어진다. 이로써 군자는 모름지기 그 더불어 처하

는 바를 삼가는 것이다.(子曰: 「與善人居, 如入芝蘭之室, 久而不聞其
香, 卽與之化矣. 與不善人居, 如入鮑魚之肆, 久而不聞其臭, 亦與之化
矣. 丹之所藏者赤; 漆之所藏者黑. 是以君子必愼其所與處者焉.「交友篇」
1조)

그러나 자신과 다른 사고를 가진 사람에게도 꼼꼼히 따져보면 배울
점이 있다.

『성서』 : 밤에 내 영혼이 주를 사모하였사온 즉 내 중심이 주를 간
절히 구하오리니 이는 주께서 땅에서 심판하시는 때에 세계의 거민
이 의를 배움이니 이다(이사야 26장 9절). 배우고 받아들이고 듣고
본 것을 계속 행하십시오(빌립보 4장 9절).

『명심보감』 : 누구에게나 배울 점이 있다. 세 사람이 길을 가면 반
드시 내 스승이 있게 마련이다. 착한 사람한테서는 그 선함을 배우
고, 악한 사람한테 서는 그를 보고 자신의 잘못을 반성할 수 있다.
(子曰, 三人行, 必有我師焉. 擇其善者而從之, 其不善者而改之.「正己篇」
23조)

이상 『명심보감』과 『성서』의 공통된 내용으로 인간의 선악행위에
대해 신의 응보가 있으니 항상 선을 행하며 하늘의 순리에 따라 사랑
과 용서로 타인을 배려하라는 것이다. 또 천의 관념에는 인생만사의
미래 행로가 절대자에 의해 숙명적으로 정해져 있다는 것을 표하며 순
민(順民)을 권유하고 있는 부분이 있다. 이 처럼 두 서적에서는 타인을
미워말며 이웃을 사랑하기를 내 몸같이 생각하며 선행을 하며 자신의
지혜나 용맹이나 부나 능력을 자랑하지 말고 겸손히 하는 것을 시작으
로 분수와 처지에 만족하는 「지족안분」을 권유하고 있다. 또 겸손과
지혜를 통해 좋은 사람에게 배우고 동화되는 조화로운 삶을 권장하고

있다.

　도덕적인 권선과 천의 관념에서의 공통점을 비롯하여 겸손과 인내·지혜·관대·지족·신뢰의 교류 등에서 동일한 사상을 가지고 있다. 또 인간의 선과 복지를 위해 정신적 자원이 되는 지혜·연민·등 인간 개개인이 스스로를 위해 행하는 최고의 선을 남에게도 행하여야 한다는 것을 일깨워 주고 있다.

5. 나오면서

　『명심보감』에 담긴 천의 관념에 근거한 권선의 내용은 16세기 일부 선교사들에 의해 『성서』와 같은 지위를 인정받았다. 특히 이들이 선교사라는 점에 흥미를 가지고 『명심보감』에 담긴 권선의 내용을 『성서』와 비교해 볼 필요를 느꼈다. 그 사상적 유사점이 무엇인가에 대한 관심은 서양의 종교서와 동양의 유가 윤리서 라는 얼핏 보면 이질적인 두 서적이 어떤 사상적 공통점을 지녔기에 선교사들에게 『성서』와 나란히 일컬어졌을까에 대한 문제의식이었다.

　천의 관념에 의한 선과 권선징악·지족안분 타인과의 교제에서 『성서』와 『명심보감』을 통한 사상적 공통점으로 먼저 ①두 서적의 공통적 사상은 천(하느님)에 의한 선을 강조하며 인간의 선악행위에 대한 보답과 처벌이 주어지는 권선징악사상이 있다. 다음으로 ②천(하느님의 뜻)의 관념에 의한 선행은 인간의 운명과도 관계하며 지도자의 모범적이고 올바른 행동에는 평화가 따른다. 인덕관대(人德寬大)하게 서로에게 선을 베풀며 악은 멀리하되 악한 자를 배척하지 말고 올바른 길로 인도하여 참되고 가치 있는 삶이 되는 좋은 결실을 맺도록 이끌어 주라는 점을 강조하고 있다. ③또 잘못을 했을지라도 회개하고 선을 실천하면 얼마든지 바른 삶을 살 수 있고 그에 대한 상(축복)도 받을 수 있다. ④인간의 욕망 중에 가장 약한 것이 물질에 대한 욕망일 것이다 두 서적에서는 교만하지 말고 자랑하지 말며 자신의 분수에 만족하며 특히 겸손하고 돈에 대한 욕망을 자제 할 것을 권하고 있다.

구체적으로는 인간의 선악행위에 대해 천의 관념에 의한 응보가 있으므로 「천」 즉 「하늘」의 순리에 따라 끊임없이 선을 행하는 것이 진정 참다운 삶이고, 선악의 결과는 봄에 농부가 밭에 씨를 뿌린 대로 가을에 거두어들이듯이 인간의 결실도 자신의 선악행위 여부에 달려 있다는 것이다. 『명심보감』과 『성서』이 두 서적은 인간의 선악행위에는 천의 엄격한 상벌이 있고, 특히 불선으로 하늘에 죄를 지으면 동정의 여지없이 파멸하게 되며 인간의 죄나 악행에 대해 강력한 심판이 있음을 경고하고 있다.

제2장
『성서』와 『명심보감』 권선사상의 차이점

1. 들어가면서

동양에서 오랜 역사 속에서 권선서로 꾸준히 애독되면서 서양에 알려진 『명심보감』이 있다면 서양에서 시작하여 동양과 세계전역으로 알려진 『성서』가 있다. 『명심보감』과 『성서』는 많은 시간이 흐른 고서임에도 불구하고 현대에도 여전히 권선서로서 독보적인 사랑을 받고 있다. 인간의 바른 도리와 선(사랑)의 실천이라는 면에서 유사한 점이 많아 『성서』와 『명심보감』에 대해서는 다른 학자들도 관심을 가지고 있으며 본인 또한 그 공통점에 대해서는 이미 앞 장에서도 고찰하였다.

『성서』와 『명심보감』의 두 서적은 천의 관념과 선악에 대한 응보·겸손·인내·지혜·관대·지족·신뢰의 교류 등에서 동일한 사상을 가지고 있다. 즉 서로에게 선을 베풀 것을 강조하고, 선악행위에 따라 그 응보가 주어지는 권선징악 사상이 있으며 잘못을 했을지라도 회개하고 선을 실천하면 올바른 새로운 삶을 살 수 있다는 가르침이다. 또 교만하지 않고 겸손하며, 물질에 대한 욕망을 자제하는 지족안분 등의 사상이 깔려있다. 그러나『성서』에서는 유일신인 하나님을 신봉하여, 그것이 타종교와 타민족을 배척하는 결과로 이어져 일부이지만, 부모 형제·이웃과 장애인에게 차별적인 내용이 있는 것이『명심보감』과의 결정적인 차이이다.

이렇게 두 서적은 권선이라는 주제로는 그 사상 상의 맥락을 같이하지만 현세 지향적인『명심보감』과 내세 지향적인『성서』, 누구인가 정해지지 않은 신(천)이 존재하는『명심보감』과 여호와 하나님이라는 유일신의 영감을 받아 기록하였다고 하는『성서』, 비종교적 서적인『명심보감』과 종교적 서적인『성서』는 상이점도 분명히 존재한다. 그러나 지금까지는『명심보감』과『성서』의 권선사상의 공통점은 언급하면서도 구체적인 사상 상의 차이점에 대한 언급은 없었다. 그래서 본 연구에서는 두 서적의 사상 상의 차이점을 고찰하였다. 그러나『성서』는 유일신 여호와 하나님에 대한 믿음과 순종 그리고 하나님의 나라에 대해 초점이 맞추어져 있고, 그 표현에 있어서도 비유적 표현과 예언적인 의미를 담은 난해한 내용도 있어 종교적 관점(기독교인과 비기독교인)이나 견해 차이에 의한 상이점도 달라 질 수 있다. 그러므로 본 서적에서는『성서』의 문자적 표현 그대로를 비교하면서 관련 성구의 흘러가는 맥락에서 본 의미를 중심으로 각 서적이 추구하는 권선사상(효와 가족관, 타민족과 약자에 대한 견해 등)의 의의를 밝히고자 한다.

2. 효도와 가족관에 대한 견해

효도는 인간윤리의 기본으로 나를 낳아 길러주신 부모를 잘 봉양하고 자기 처신을 올바르게 하여 부모의 마음을 기쁘게 하고 부모의 뜻을 좇아 순종하며 그 뜻을 실천하는 것이다.15) 그러므로 효는 모든 덕행의 근본으로 부모에게 공경과 사랑을 기울였을 때, 그 덕화는 온 세상에 퍼진다고 하는 것이 『명심보감』의 효 개념이다. 그러나 이 효의 개념은 어디까지나 상호간의 윤리보다 자식으로서의 부모에 대한 일방적인 태도로 피를 분급한 자가 부모요 형제요 친척이 되는 혈연(血緣)을 토대로 한 것이다.

  『명심보감』과 『성서』가 선악행위에 대한 결과와 천 관념에 의한 선 및 지족안분의 도덕적인 측면을 강조하는 것은 유사하다. 특히 『명심보감』이 일상생활에서 부모에게 효를, 자식에게 사랑을, 형제간에 우애를 강조하며 특히 그중에서도 부모에 대한 효를 최우선으로 한다. 먼저 『명심보감』에서는 「공자가 말하기를 효자가 부모를 섬기는데 보통 거처할 때에는 그 공경하는 마음을 다하고, 봉양할 때에는 그 즐거움을 다하여야 하고, 부모가 병이 들었을 때에는 그 근심을 다하고, 부모가 돌아가서 상중일 때에는 그 슬픔을 다하고, 제사지낼 때에는 그 엄숙함을 다할 것이다 하였다.(子曰, 孝子之事親也, 居則致其敬, 養則致其樂, 病則致其憂, 喪則致其哀, 祭則致其嚴. 「孝行篇」 3조)」또 「형벌의 종류가 3천이나 되지만, 그 죄가 불효보다 더 큰 것은 없다 하였다. 증자가 말하기를 부모를 잘 섬기고 자식을 깊이 사랑하는 것이 모든 행실에 우선한다. 그러므로 효도보다 더한 것은 없나니 효가 하늘에 이르면 풍우(風雨)가 시운(時運)에 응하고, 효가 땅에 이르면 만물이 화하여 번성하며, 효가 사람에 이르면 만복이 온다.(子曰五刑之屬三千, 而罪莫大於不孝. 曾子曰孝慈者, 百行之先, 莫過於孝. 孝至於天,

---

15) 父兮生我, 母兮鞠我. 哀哀父母, 生我劬勞. 欲報深恩, 昊天罔極. (아버님 날 낳으시고 어머님 날 기르시니, 애닯도다 부모님이여, 나를 낳아 고생하시네. 깊은 은혜 보답코자 하나 하늘과 같아 끝이 없도다. 효행편 1조)

則風雨順時. 孝至於地, 則萬物化盛. 孝至於人, 則衆福來臻. 孝行篇, 18, 19조)」고 하였다. 즉 효는 모든 행실의 근본임으로 거처→공양, 봉양 →즐거움, 병→근심, 상중→슬픔, 제사→엄숙을 다하여야 한다. 이러한 효를 다하여 효가 하늘에 닿으면 비바람이 시운에 응하고, 땅에 닿으면 만물이 화합 번성하여만 복이 온다고 한다.

　이와 같이 『명심보감』의 「효행편」은 자식 된 도리로서 부모에 대한 절대적 인효(仁孝)를 강조한다. 근심걱정을 끼치지 않고 항상 부모의 뜻에 따르고 부모를 봉양하고 섬기며 존중하는 것이 효의 기본인데 그렇게 하기 위해서는 자신의 마음가짐과 절제된 생활로서 부모에게 정성을 다하고 기쁜 마음으로 봉양하여야 한다. 이렇게 천륜의 도리로서 효도를 하면 운이 따르고(皇天不負孝心人. 天命14조) 모든 일이 만사형통하여 복을 받는다고 하고 있다. 즉 효는 부모를 이롭게 함과 동시에 자신도 이로워지는 것이 된다.

　『성서』에서도 부모에 순종하는 자에게 축복으로 「너는 네 하나님 여호와께서 명령한 대로 네 부모를 공경하라 그리하면 네 하나님 여호와가 네게 준 땅에서 네 생명이 길고 복을 누리리라(신명기 5장 16절. 에베소 6장 1절–3절)」라고 하여 부모 공경으로 복을 받는다고 하며 부모에 대한 공경은 하나님의 명령이라는 표현을 보아 취사선택이 아니라 당연성을 강조하고 있으므로 기본적으로는 부모에 대한 효를 중요시하고 있다.

　구약성서의 여러 곳에도 효에 대한 교훈이 있고 그 개념을 모세의 십계명에서 찾는다. 「너의 아버지와 어머니를 공경하라 그래야 너의 하나님 여호와가 너에게 줄 땅에서 너의 날이 길어질 것이다(출애굽기 20장 12절)」라는 효의 근본을 시작으로 「네 부모를 즐겁게 하며 너를 생육한 자를 즐겁게 하라(잠언 23장 25절)」는 성서구절에서도 부모에 대해 공경·즐겁게 하라는 표현으로 효를 강조하고 있다. 또 이하에서는 효를 행하지 않는 자에게는 강도 높은 징계가 있음을 암시하고 있다.

「자기 부모를 멸시하는 태도로 대하는 자는 저주를 받습니다(신명기 27장 16절). 자기 아버지나 어머니에게 악담하는 자는 반드시 죽임을 당해야 한다(출애굽기 21장 17절). 누구든지 자기 아버지나 어머니에게 악담하는 사람이 있으면 반드시 죽임을 당해야 한다(레위기 20장 9절). 아비를 조롱하며 어미 순종하기를 싫어하는 자의 눈은 골짜기의 까마귀에게 쪼이고 독수리 새끼에게 먹히리라(잠언 30장 17절)」는 등의 교훈이 있다.

구약에서는 자신을 낳고 길러준 부모를 멸시·악담·조롱하거나 순종하지 않는 자는 죽임을 당해야 된다고 하며 효를 강조하고 있다. 즉 부모를 공경하고 부모에게 순종하며 악담을 하지 말 것을 강조하며 부모에게 경솔히 대하고 조롱하면 골짜기의 까마귀에게 쪼이고 독수리새끼의 먹이가 되고 또 부모의 악담을 하면 저주를 받고 죽임을 당할 수 있다. 나아가 자신의 부모에 대한 효도의 중요성과 함께 부모 이외의 다른 노인도 공경하며 이웃 사랑을 실천하라고 권하고 있다. 「너는 백발 앞에 일어서고 노인의 얼굴을 공경하며 네 하나님을 경외하라(레위기 19장 32절)」.

신약성서에서도 효를 강조하고 있다. 「자녀 된 자여 범사에 네 양친에게 순복하라. 이것이 주께 즐겨하시는 바니라(골로새서 3장 20절). 너의 아버지와 어머니를 공경하라. 그리고 네 이웃을 너 자신처럼 사랑하여야 한다.(마태복음 19장 19절)」라는 말이 있다. 그러나 에베소 6장 1절에서 주와의 결합 안에서 부모에게 순종하라는 표현을 보면 부모에 대한 효는 중요시 하지만 하나님의 계명 안에서라는 조건적인 효임을 나타낸다.「자녀들이여 주와의 결합 안에서 여러분의 부모에게 순종하십시오. 이것이 의로운 것입니다(에베소 6장 1절).」

　이상『명심보감』과『성서』의 두 서적 모두 불효는 가장 큰 죄라고 표현하고 있다. 그러나 효에 대한 방법에서 상이점이 보이는데, 먼저 『명심보감』에서는 효는 백행의 근본으로 효를 행함으로 모든 것에 복이 따르고 만사형통하니 효를 행하라고 권장하고 있다. 반면『성서』에서는 불효의 결과로 저주를 받거나 죽음에 이른다는 과격한 표현으로 부모공경의 강제성을 보이는 면이 있다. 또 부모를 중심으로 한 혈연에 국한되어 있는『명심보감』에 비해『성서』의 효의 범위는 자신을 생육한 부모 이외의 노인도 포함한 보다 보편적인 효의 관념을 가지고 있다.

　그러나 여기에서『성서』에서의 효를 좀 더 구체적으로 살펴보면,『성서』에서의 모든 효는 앞에서 본 바와 같이 하나님의 뜻에 합당한 범위 안에서의 사랑의 실천으로「주와의 결합 안에서(에베소 6장 1절)」이루어져야 함을 말하고 있다. 즉 성서는 믿음과 순종, 영생에 관련된 구절에서는 유일신인 여호와가 순종하여야 할 절대적 존중과 경외의 대상이므로 부모에 대한 사랑(효)은 상대적으로 하위에 있게 된다. 이러한 관계는 하나님과 부모의 의견이 상반될 때에는 신의 존재인 하나님의 가르침을 당연히 우선시한다.16) 여기에서『명심보감』과『성서』의 기본적인 차이점이 발생한다. 또 성서에는 비유적인 표현이 많이 있어 그 뜻을 문자적 표현 그대로 비교할 경우 더 큰 오해가 생기게 된다. 즉『성서』에서는 유일신 여호와 하나님에 대한 경외를 강조한 나머지

---

16) 부모가 부모답지 못한 부모의 뜻에 순종한다면 불행이 닥칠 우려가 있으므로 효에도 사랑의 원칙을 두어야 한다는 것이 성서의 주장이라고 생각하는 견해도 있다.

부모에 대한 효는 상대적으로 하위에 두고 자신과의 혈연관계인 부모 형제보다 자신의 창조주를 모시라는 것이 된다. 『성서』의 마가복음 10장 29-30절에 보면 「부모나 처자나 자매나 형제나 재산을 버리는 자는 이 세상에서 백 배나 얻으리라.」[17]고 했으며, 또 마태복음 8장 22절에는 아버지의 장례를 치른 후에 따르겠다는 사람에게 「죽은 자는 죽은 자로 장사하게 하고 너는 나를 따르라」고 명하였다.[18]

부모에 대한 효보다 하나님에 대한 믿음을 강조한 『성서』 구절을 보면 다음과 같다.

> 『성서』: 내(예수) 이름을 위하여 집이나 형제나 자매나 부모나 자식이나 전토(田土)를 버린 자마다 여러 곱절을 받고, 또 영생을 상속하리라(마태복음 19장 29절).
> 아비나 어미를 나보다 더 사랑하는 자는 내게 합당치 아니하고 아들이나 딸을 나보다 더 사랑하는 자도 내게 합당치 아니하다.(마태복음 10장 37절).[19]

위의 『성서』 구절에서는 부모나 아들딸을 예수보다 더 사랑해서는 안 된다. 부모 자식 형제자매, 재산을 버리는 자가 복을 받고 영생한다고 표현하고 있다. 재물이나 부모 형제를 버려야 영원한 생명을 얻을 수 있다거나 부모자식보다 예수를 더 사랑하는 것은 합당하지 않다는

---

17) 마가복음 10장 17절에서 31절을 하나의 문맥으로 간주하였을 때 부자와 천국의 상관관계의 내용으로 예수와 복음을 위해 자신만을 사랑하지 말며 자신의 아픔을 겪으면 영생을 얻는다는 것의 비유로 생각할 수 있다.
18) 살아도 영적으로 죽은 자는 죽은 자로 표현하여 영적으로 죽은 사람들이 육체적으로 죽은 사람들의 장사를 치르게 하라는 의미로 생각된다.
19) 마태복음 10장 34장에서 37절은 효를 중요시하지만 예수가 혈연관계보다 하나님의 뜻과 예수를 따르는 것이 더 중요함을 강조한 것이다.

표현은 재산도 다 버리고 부모형제를 문자 그대로 버리라거나 자신을
생육한 부모나 또 자식이 낳아 기른 아들이나 딸을 예수 보다 더 사랑
하지 말라는 이기적인 사고(思考)로 오해를 불러올 소지가 있다. 그러
나 예수가 주장하고자 하는 바는 혈연을 중심으로 한 주관적인 견해에
대한 지나친 집착에서 벗어나, 혈연관계보다 하나님의 뜻을 따르는 것
이 중요하고 진정한 큰 사랑이라는 것과 진정한 믿음을 비유적으로 표
현한 것으로 효(선, 사랑)의 중요성을 무시한 것은 아니라고 보인다.
다만 부모에 대해 효(사랑과 공경)를 실천해야 하지만 하나님에 대한
사랑보다는 부모나 형제·이웃사랑이 후 순위라는 의미이다. 즉 일상
생활에서 유일신 여호와의 원칙과 부모(인간)의 원칙이 상반될 때에는
부모(인간)보다 전지전능한 하나님의 원칙을 우선시하라는 뜻으로 폭
넓게 이해하고 싶다. 그러나 이것은 분명히 『명심보감』과 다른 측면의
하나라고 볼 수 있다. 이러한 점에서 볼 때 『성서』의 효와 동양의 충효
주의를 대표하는 『명심보감』의 효는 서로 양립하기 어려운 점도 있다.
　또한 『명심보감』에서는 일관되게 천의 관념아래 끊임없이 선을 행
할 것을 권유하는 일관된 주장과 함께, 가정에서의 부모와 자식 간의
자애와 형제간의 우애를 시작으로 친구간의 의리와 화목을 존중하고
있다. 「아버지가 자식에게 할 도리는 자애에 머물러야 하고, 자식이 부
모에게 할 도리는 효도에 머물러야하고, 친구가 친구에게 할 도리는
신의에 머물러야 한다.(禮云, 爲君止於敬, 爲父止於慈, 爲子止於孝, 爲
朋止於信.「立教篇」9조)」즉 부모에 대한 효와 형제간의 의리와 상호
간의 협조와 화합의 근원으로 효가 존재한다. 아울러 정치의 공정성을
논하고 사회적 약자와 아랫사람을 소중히 할 것을 강조하며, 현실에
만족할 것을 논하고 있다. 이는 종교적 원칙 혹은 시대적 환경적 차이
때문이라고 보인다. 예컨대 『성서』는 보편적인 사랑을 강조하지만 원

칙적으로는 하나님을 우선으로 하며 부모형제라는 혈연으로 결합된 혈육보다는 영적으로 결합된 종교적 논리를 보다 중시하는 경향이 있다.

『성서』: 장차 형제가 형제를 아비가 자식을 죽는데 내어 주며 자식들이 부모를 대적하여 죽게 하리라(마태복음 10장 21절)는 구절이 있다. 이는 형제가 형제를 죽게 하고 아버지가 자식을 죽게 하므로 자식들이 부모에게 맞서 부모를 죽게 한다는 패륜의 불화를 말하고 있다.[20] 또 「너희 각 사람은 자기 칼을 옆에 차라 진영의 문에서 문으로 오고 가면서 각자 자기 형제와 각자 자기 동료와 각자 자기의 절친한 친지를 죽여라.(출애굽기 32장 27절)」라고 하고 있다. 이 표현은 모세가 소의 형상을 만들어 우상을 숭배하는 사람들을 징계한 내용이라 할지라도 범인을 이해시키기에는 설득력이 부족하다. 또 이러한 내용도 있다. 「너희가 내(여호와) 말을 듣지 않고 반항한다면, 나는 크게 노하여 너희(인간)와 맞설 것이며, 너희 죄(여호와를 믿지 않음)를 일곱 배로 징계하리라. 그리하여, 너희는 아들들의 살을 먹고, 딸들의 살을 먹어야 하게 되리라(레위기 26장 27절-29절)」.

특히 레위기 26장 14절에서 29절에 걸쳐서 하나님의 말씀에 불순종할 때에는 반드시 강한 징벌을 내린다는 것을 인간이 깊이 인식해야 된다는 의미로 여호와의 말을 듣지 않으면 엄한 징벌을 받는 것은 물론이고, 아들딸의 살을 먹게 한다는 끔찍한 표현을 하고 있다. 또 마태복음 10장 35절의 「내가 온 것은 사람이 그 아비와 딸이 어미와, 며느리가 시어미와 불화하게 하려 함이니라」는 말은 결국 가족의 구성원인 형제와 형제, 아버지와 아들, 부모 형제의 골육상잔에 이어 아들이 아

---

20) 기독교의 일반론으로 마태복음 10장 22절 내 이름 때문에 미움의 대상이 될 것이라는 내용에서 알 수 있듯이 종교적 믿음으로 인하여 제자들이 박해받는 것은 물론 가정의 불화가 일어날 것의 예고라고 생각한다.

버지에게, 딸이 어머니에게 며느리가 시어머니에게 맞서게 히여 가족 사이를 불화하게 한다는 것을 노골적으로 드러내고 있다. 이『성서』 구절 또한 진리를 따름에 있어서는 불화가 있을 수 있으며 예수를 거절하며 진리를 거부하는 것에 대한 강력한 경고로 예수를 절대적으로 따라야 함을 피력한 것이다. 이는 구약에서처럼 예수도 오직 자신만을 신봉하라는 절대적 신앙심을 강조하고 있다고 할 수 있다.

또 여호와를 믿지 않거나 받들지 않으며 너무 호강스럽게 살아서 땅을 밟아 보지도 않던 아리따운 여자에게 자신이 낳은 자식의 고기를 먹게 하겠다는 내용으로 그것도, 남편이나 다른 자식들이 빼앗아 먹을까봐 몰래 숨어서 먹게 하겠다는 내용도 있다.

> 너희 가운데 호강하며 하느작거리던 여자, 너무 호강하여 발바닥을 땅에 대본 일도 없는 여자가, 자기를 가슴에 안아주는 남편이나 아들딸을 외면하고, 궁한 나머지 제 다리 사이에서 나온 자식을 태 째 몰래 먹어치울 것이다.(신명기 28장 56-57절)

이는『성서』적 측면에서는 하나님에게 불순종에 따르는 징계에 대한 내용이며 극한 상황에서 인간은 어디까지 악해질 수 있는지 인간의 야만성을 보여주는 부분이라고 할 수 있다. 그러나 굶주림으로 아무리 죽을 지경일망정 자신만 살겠다고 자식의 살을 뜯어 먹을 수 있을까. 또 이것이 불순종에 대한 진정 하나님이 내린 징계일까라는 생각이 든다.

위의 구절들은『성서』에서 사랑(선, 효)을 강조하면서 이면에 종교적 합리화를 위한 엄한 징계를 강조한 부분이기도 하다. 이러한 사고를『성서』적 측면에서 보면 인간의 자기중심적인 면은 과거나 현재에도 별 차이가 없겠지만 특히 오늘날의 배금주의 사상 속에서 사랑과 믿음이 점점 엷어지고 서로 미워하고 속이는 사회를 예언한 내용으로

그러한 미래 사회에 대한 경고라고 이해할 수도 있다.[21]

　그러나 내세 지향적이며 유일신을 신봉하는 『성서』에 비해 현세 지향적이며 천지자연과 만물의 순리를 존중하는 동양고전 『명심보감』에서의 가정은, 인간생활의 근본이며 사랑과 신뢰로 결합된 화목한 평화의 보금자리이다. 그러므로 가정이 평안해야 구성원 개개인의 정신적 평안과 안락함이 보장되고 나아가 사회와 국가의 평안과 천하 안정이 보장된다.(修身齊家治國平天下). 그러나 『성서』에서는 오직 하나님만이 절대적 신앙의 대상으로 혈육인 부모 형제는 그 아래에 두며, 하나님과 예수만을 절대적으로 사랑하고 충성하며 섬길 것을 주장한다. 그러므로 예수를 위해 부모, 형제, 처·자식과 전 재산도 버릴 수 있는 믿음을 가진 자라야 천국에 들어가서 영생 복락을 누리게 된다는 것이다. 이는 사랑으로 「타인이 자신의 오른쪽 뺨을 때리면 왼쪽 뺨을 대어주라. 원수를 원수로 갚지 말라(마태복음 5장39절, 44절)」는 가르침과는 상반되는 내용으로 종교적 한계라고 생각된다.[22]

　이하의 『성서』 구절에서도 하나님 보다 혈육을 받들어서는 안 되는 것은 물론 다른 신을 숭배해서는 더더욱 안 되며, 하나님에게 불순종하면 엄한 징벌이 따른다는 것을 언급하고 있다.

---

21) 사람들은 자기를 사랑하고 돈을 사랑하고 자만하고 거만하고 신성을 모독하고 부모에게 불순종하고 감사하지 않고 충성스럽지 않고, 본연의 애정이 없고 쉽게 합의하지 않고 중상하고 자제하지 않고 사납고 선을 사랑하지 않고, 배반하고 제 고집대로하고 교만으로 우쭐대고 하나님을 사랑하기 보다는 쾌락을 사랑하고.(디모데 후서 3장2절－4절)

22) 구약과 신약의 내용이 연결되어 있으면서도 상반되는 것은 예수가 옴으로써 폐지된 율법과 영원한 율법(십계명)의 관계에서 어느 정도 완화될 수 있다 그러나 유일신에 대한 절대성은 불변의 법칙이라는 점이 종교적 한계이다.

어호와가 말하기를 네 동포 형제나, 네 자녀나, 네 품의 아내나, 너와 생명을 함께 하는 친구가 너를 꾀어 이르기를 네 열조(조상)가 알지 못하던 다른 신들, 다른 민족의 신들을 우리가 가서 섬기자 할지라도 너는 그를 좇지 말며, 듣지 말며, 긍휼히 보지 말며, 애석히 여기지 말며, 덮어 숨기지 말고, 너는 용서 없이 그를 죽이되, 그는 네 신(神) 여호와에게서 너를 꾀어 떠나게 하려한 자니, 너는 돌로 쳐 죽이라.(신명기 13장 6-11절)

이 구절에서는 여호와 외에 다른 신(神)을 섬기자고 꾀는 사람이 있으면, 그 대상이 비록 부모 형제, 처자식 또는 친구나 동포일지라도 불쌍히 여기지도 말고, 덮어 숨기지도 말고, 인정사정 볼 것 없이 잔혹하게 돌로 쳐 죽이라고 한다. 우상숭배에 대해서는 이집트에서 이스라엘 민족이 탈출한 후 하나님에게 받은 십계명(Ten Commandments)에서도 첫 번째로 강조한 부분으로(탈출기 20장 3절-5절) 그 징계는 철저하다. 또 여호와의 지엄한 명령인 것처럼 자신의 종교를 오로지 신봉하고 다른 종교와 다른 종교를 믿는 사람들을 경시하며 파멸시키고자 하는 내용이 있다.

바알(타 종교)의 목상을 헐며, 바알의 당을 훼파하여 변소를 만들었더니 오늘날까지 이르니라.」(열왕기 하 10장 27절)

다른 종교의 신전을 헐어내는 것뿐만 아니라 타 종교를 파괴한 다음 그 자리에다 혐오하는 변소를 만들었다고 한다. 일부 기독교인들이 타 종교, 불교나 구교의 신전과 신상을 파괴하거나 초등학교에 설치된 단군상까지도 파괴하는 불법행위도 위의 『성서』 구절의 가르침과도 관계가 있다고 할 수 있다. 타인의 신앙을 인정하지 않고 파괴적인 행동을 한 점은 타인에 대한 배려(선)가 없는 행동임은 분명하며, 여호와의 원칙을 따르기 위한 것이지만 파괴행위는 납득하기 힘든 부분이기도 하다.

> 너희는 믿지 않는 자와 멍에를 함께 메지 말라. 의(義)와 불법이 어
> 찌 함께 하며, 빛과 어둠이 어찌 사귀며, 그리스도와 벨리알이 어찌
> 조화되며 믿는 자와 믿지 않는 자가 어찌 상관하며 하나님의 성전과
> 우상이 어찌 일치가 되리요 우리는 살아계신 하나님의 성전이라(고
> 린도 후서 6장 14절)」
> 남편이 죽어 잠들면 그는 원하는 사람과 결혼할 자유가 있으나 주
> 안에서만 할 것입니다(고린도 전서 8장 39절)

　여기서는 기독교가 타(他)교와 공존할 수 없다는 의미로 기독교인은
의로운 빛이고, 비기독교인들은 의롭지 못한 어둠의 불법자로 간주하
고 비 기독교인과는「멍에를 함께하지 말라, 타 종교 신자 혹은 비기독
교인들과 결혼하지 말며 가까이 하지도 말라」고 하고 있다. 기독교적
입장에서 이 구절의 진정한 의미는 여호와의 원칙 아래 있으면 유익하
다는 것을 비유적으로 표현한 것이라고 할지 모르지만 위의『성서』구
절은 비기독교인에게는 설득력이 부족하고 오로지 하나님의 말씀이니
까 절대적으로 믿어야한다는 일방적인 서술에 가깝다.
　아가페적 사랑의 의미는 전 인류에 대해 무조건·일방적인 절대적
인 사랑을 베푸는 것을 가리키는 말이다. 그러나 예수가 자신을 믿고
따르면 구원을 받지만 믿고 따르지 않으면 엄청난 고통을 당하게 된다
는 것은 조건적인 사랑이다. 종교는 때로 인간의 어리석음을 질타하며
인간이 타 지식을 쌓는 것을 가로 막고「의심하지 말라」,「한낱 인간이
신의 섭리를 어찌 알랴」는 식으로 선지자가 명령하는 대로 움직이게
하는 절대성을 강조하며 인간의 욕구를 버릴 것을 요구하는 면이 있
다.[23] 이는 종교가 갖는 한계이며 이기성이다. 그런 점에서『명심보감』
이 좀 더 보편성을 띤다고 하겠다.

3. 타민족과 약자에 대한 견해

위에서 본바와 같이 『성서』에서는 선을 강조하면서 그 선은 하나님의 계명 안에서 이루어져야하며 신의 의사에 반하고 그 가르침에 따르지 않으면 그 징벌로 때로는 끔찍한 징계가 있음이 강조되어 있다. 한편 『명심보감』에서는 앞에서 본바와 같이 끊임없는 선행을 강조하며, 비록 악인이라 할지라도 인간이 인간을 징벌하는 것은 부정한다(於我善者, 我亦善之, 於我惡者, 我亦善之.「繼善篇」29조). 천은 비도덕, 비윤리적인 마음가짐과 그 행위와 또 인간의 악행을 미리 알고 그에 합당한 징계를 하겠지만(人心一念, 天地悉皆知.「天命篇」6조. 人間私語, 天聽若雷, 暗室其心, 天目如電.「天命篇」7조), 인간은 비록 악행을 당했을지라도 선으로 대하고 선으로 교화시켜야 한다. 『명심보감』은 모든 지역 민족 인종에 관계없이 어떠한 경우에도 선의 도를 행하라고 가르치고 있다. 또 「황상(皇上)의 영토에 부모님이 나를 낳으시고 성현이 가르쳐 줌으로써 교훈을 좇는 사람은 어떠한 지역이나 어떠한 경우에도 널리 행해야 할 도를 첫째로 삼나니 박학이 아니면 이로써 널리 알지 못하고, 밝은 마음이 아니면 이로써 자기 본래의 천명을 깨닫지 못한다.(皇上水土, 父母生身, 聖賢垂教, 而從教者, 達道爲先, 非博學無以廣知, 不明心無以見性, 序文)」고 하고 있다. 이는 일반적인 동양고전에서의 가르침과도 상통하는 것이다. 선행을 하지 않고 악한 행동으로 남에게 피해를 끼치는 나쁜 행동에 대해서는 하늘이 합당한 벌을 내린다는 것이다. 그러므로 국가와 민족 인종과 종교·이념을 초월하여 널

---

23) 노자조차도 쓸데없는 지식을 추구하지 말 것을 주장하였다. 극단적으로 배움을 끊으면 근심이 없다고 하며 불필요한 욕구야 말로 마음을 날카롭게 하여 타인과 갈등을 일으키게 하는 원인이라고 하였다.

리 선을 행하고 천명을 존중하며 세상의 노약자 병든 자, 즉 환과고독 (鰥寡孤獨)을 보호하고 지도하여야 한다는 가르침이 있다. 그러나 『성서』에는 이와 달리 타 민족이나 장애인에 대한 편견의 내용이 있다.

①타민족 차별
『성서』에서는 비 기독교인이나 타민족을 어떻게 대해야하는지에 대해 다음과 같이 언급하고 있다.

> 어떤 성에 접근하여 치고자 할 때에는 먼저 「평화를 맺자」고 외쳐라. 만일 그들이 너희와 화평을 맺기로 하고 성문을 열거든, 너희는 안에 있는 백성을 모두 노무자로 삼아 부려라. 만일 그들이 너희와 화평을 맺을 생각이 없어서 싸움을 걸거든, 너희는 그 성을 포위 공격하여라. 너희 신 여호와께서 그 성을 너희 손에 부치실 터이니, 거기에 있는 남자를 모두 칼로 쳐 죽여라. 그러나 여자들과 아이들과 가축들과 그 밖에 그 성안에 있는 다른 모든 것은 전리품으로 차지하여도 된다. 너희 신 여호와께서 너희 원수(비기독교인들)들에게서 빼앗아 주시는 전리품을 너희는 마음대로 쓸 수가 있다. 여기(근처)에 있는 민족들의 성읍이 아니고, 아주 먼데 있는 성읍들에는 모두 그렇게 해야 한다. 그러나 너희 신 여호와께 유산으로 받은 이 민족들의 성읍(이스라엘 근처)들에서는 숨 쉬는 것을 하나도 살려두지 마라. 그러니, 헷족, 아모리족, 가나안족, 브리즈족, 히위족, 여부스족은 너희 신 여호와께서 명령하신 대로 전멸시켜야 한다.(신명기 20장 10-17절)

이민족의 성을 침략하여 화평을 맺자고 하고, 들어가서는 성안의 백성들을 노무자로 삼고 남자는 칼로 죽이고 여자와 어린아이들은 전리품으로 챙겨 성에서 숨 쉬는 자가 없도록 하여야 한다는 것을 역설하고 있다. 특히 『성서』에서 거짓과 교활한 민족으로 간주하는 헷족24),

아모리족25), 가나안족26), 브리즈족, 히위족, 여부스27)족과는 계약도

---

24) 헷족은 1800년대까지만 해도 성경 작가가 그냥 써넣은 상상 속의 족속으로
알려졌으나 고고학자들의 발굴에 의해 실제로 존재한 것으로 판명되었다.
헷족은 기원전 2천년께 오늘날 터키반도에 정착한 인도 유럽어를 사용하는
민족이었고, 아나톨리아 지방 정복을 통해 자신들의 제국을 확장해 나갔을
것으로 추측된다. 터키 카파도키아의 화려한 고대 지하 도시의 건설자들도
헷족이라는 추측이 있다. 터키지역에서 힛타이트인들의 고대 유적이 발견되
고, 그곳에 묻혀 있던 점토판 문서의 해독 결과 상당한 과학 문명이 발달하였음이
확인되었다. 헷족은 전차와 역사상 처음으로 철을 성공적으로 무기로 이용한
민족으로 그들은 한때 시리아에 있던 여러 소국을 멸망시키고, 수도에 견고한
성벽을 쌓는 등 헷 왕국을 큰 제국으로 발전시키기도 했다. 그러던 헷 왕국은
기원전 1200년께 갑자기 해양민족들의 침입을 받아 멸망했다. 성서는 약속의
땅 가나안을 가나안족과 헷족과 아모리족과 브리즈족과 히위족과 여부스족이
사는 땅(출애굽기 3장 8절)으로 묘사하고 있다. 이처럼 헷족은 이스라엘 사람들
이 여호수아의 인도로 약속의 땅인 가나안에 들어갈 때 이미 그 땅에 살고
있던 부족 중 하나였다(여호수아 3장 10절).
25) 아모리족은 난폭한 유목민족으로 알려져 있으며, 3대 우르 왕조(BC 2112경
-2004경)가 무너진 원인 가운데 하나로 보인다. BC 2000년대의 아카드어
아무루(Amurru)는 민족 집단만을 가리키기보다는 시리아와 팔레스타인의
언어적·지리적·정치적 단위를 뜻하는 것으로 BC 2000년대초 아랍으로부터
대부족연맹이 대규모 이동을 시작하여 바빌로니아, 유프라테스 중부지역,
시리아-팔레스타인 지역 등을 손에 넣었다. 이들은 소왕국 연합체를 이루었으
며, 빠르게 수메르-아카드 문화를 받아들였다. 이 집단이 그 옛 글에 나오는
아모리족과 관련되었을 가능성이 있다고 한다.
26) 가나안족은 기원전 4000년경부터 가나안에 살고 있던 민족으로 기원전 16-14
세기에 페니키아를 지배하여 번성하였고, 기원전 13세기까지 주로 이집트의
통치를 받았으나 이스라엘에 멸망하였다. 이스라엘 지역의 고대 지명이 가나안
이며, 이곳에 살던 원주민이 가나안족으로 기원전 7천 년경부터 농경을 시작하
였다. 기원전 3천 년경 청동기 시대부터 셈족, 히타이트족 등 여러 민족의
침입을 받았는데, 이것은 가나안 지역이 고대 이집트 문명과 메소포타미아
문명 사이에 위치하여 두 문명이 자주 충돌했기 때문이다.
27) 여부스는 밟다. 짓밟다를 의미하는 것으로 현재 예루살렘으로 알려진 곳에
있던 여부스 사람들의 고대 도시였다. 여부스족은 함(노아의 세 아들 중의
한 사람)과 가나안의 자손으로 헷 기르가스, 아모리, 가나안, 브리스, 히위족이

맺지 말고, 혼인도 하지 말고(신명기 7장 1절에서 3절), 그들의 재단을 헐고 석상을 깨뜨리고 석상을 찍어 버려라(신명기 7장 5절) 라는 등으로 비기독교인 민족들을 원수로 생각하고 침략하여 살해하고 약탈하여 전리품을 마음대로 취하는 것을 허용 하고 있다. 가까운 곳에 있는 비기독교인 민족뿐만 아니라 먼 곳에 있는 민족들도 차례차례로 모두 그렇게 침략하여 살육하고 노획하라고 한다.

사무엘상 15장에서는 여호와의 백성인 이스라엘 민족이 직접 다스리며 살아갈 지역을 포함한 주변지역은 남녀노소를 가릴 것 없이 모두 전멸시키라고 한다. 또 직접 살지 않는 먼 지역은 남자들만 모두 죽이고 여자들은 모두 차지해도 된다는 것이다. 그 외 가축과 금은 보물의 모든 재물을 강탈하고 사람이 살만한 터전인 성읍을 쳐서 헐어 버리고(열왕기 하 10장 27절), 밭에다 돌을 가득하게 던져 넣어 다시는 농사를 지을 수 없게 만들고, 모든 우물을 메워 어느 누구도 물을 마실 수 없게 하라고(열왕기 하 3장 25절) 한다.

구약성서를 보면 복수와 저주의 신으로 여호와 「하나님이 타민족에게 무자비한 공격을 명하였다」는 이야기가 자주 등장한다. 가나안 정복 때 여리고나 성의 주민들은 갓난아기와 어린이 까지도 죽여서 씨를 말리라고 명령하셨다는 것이나, 이집트의 맏아들들을 모두 죽이라고 하셨다는 것 등이 모두 그러한 경우이다. 또 이방인 남자는 칼로 쳐 죽이고, 여자는 강간하고, 재물은 약탈하고, 성은 불 지르고, 이방신들의 우상은 불 지르고 찍어버리라고 한다. 또 신명기 23장 3절에는 암몬인과 모압인을 노골적으로 배척하는 구절이 있다.(암몬 사람이나 모압 사람은 여호와의 회중에 들어오지 못합니다. 십대에 이르기까지도 그

친척뻘이 되는 부족이다.

들에게 속한 자는 누구도 한정 없는 때까지 여호와의 회중에 들어오지 못합니다.)

그 외에도 이하와 같은 잔인한 내용이 있다.

> 하솔은 본래 그 모든 나라의 머리였더니 그 때에 여호수아가 돌아와서 하솔을 취하고 그 왕을 칼날로 쳐 죽이고 그 가운데 모든 사람을 칼날로 쳐서 진멸하여 호흡이 있는 자는 하나도 남기지 아니하였고 또 불로 하솔을 살랐으며, 여호수아가 그 왕들의 모든 성읍과 그 모든 왕을 취하여 칼날로 쳐서 진멸하여 여호와의 종 모세의 명한 것과 같이 하였으되 여호수아가 하솔만 불살랐고 산위에 건축된 성읍들은 이스라엘이 불사르지 아니하였으며 이 성읍들의 모든 재물과 가축은 이스라엘 자손들이 탈취하고 모든 사람은 칼날로 쳐서 진멸하여 호흡이 있는 자는 하나도 남기지 아니하였으니(여호수아 11장 10-14절)

위의 내용은 유태 민족이 가나안 땅으로 들어가기 위해서 타 민족을 멸망시키는 내용이다. 온갖 대량 살상과 약탈의 피비린내 나는 전쟁으로 얼룩진 기록이다. 이 이외에도 『성서』의 일부 왜곡된 교리로 예를 들면 「내가 세상에 화평을 주러 온 줄로 생각하지 말라. 화평이 아니오. 검을 주러 왔다.(마태복음, 10장 34절). 내가 세상에 화평을 주려고 온 줄로 아느냐 내가 너희에게 이르노니 아니라 도리어 분쟁하게 하려 함이로다(누가복음, 12장 51절).」라는 문자에만 국한된 편협한 해석에 치우치다보니 중동에서 가장 아름다운 도시였던 베이루트는 기독교와의 전쟁으로 인하여 지금은 폐허가 되었다. 또 1099년 십자군이 베들레헴을 점령하고 예루살렘을 진격하였을 때 성문안의 황금과 보석 약탈과 말을 타고 달리며 칼을 휘둘러 수많은 사람을 학살한 사건을 시작으로 아메리카와 아프리카를 침략하여 토지의 원주민들의 학살과 재물 약탈, 남은 원주민들에게 저지른 식민지의 노예적 지배, 이교도들에 대한 박해, 잔인한 종교 재판의 죄악, 성 바르톨로메오[28] 축일의 잔혹한 박해와 1만 8천명의 그리스인 처형 사건 등 기독교가 인류에게 저지른 만행은 너무나도 크다.[29]

구약성서에서는 하나님 여호와를 모든 인류의 보편적인 창조주라고 믿고 있다. 그러나 위에서 본 내용에서는 다른 민족을 화합하기 보다는 오히려 이스라엘민족에게 명령을 내리기를 타민족을 파멸과 전멸하여야 할 대상으로 갓난아기까지 죽여서 씨를 말려야한다고 하고 있다.

집주인(예수)이 일어나 (천국의) 문을 한 번 닫은 후에, 너희(비기독교인들)가 밖에 서서 문을 두드리며 「주여 열어 주소서」 하면, 저가 대답하여 가로되 「나는 너희가 어디로서 온 자인지 알지 못하노라」 하리니, 「너희가 아브라함과 이삭과 야곱과 모든 선지자는 여호와 나라에 있고, 오직 너희(비기독교인들)는 밖에 쫓겨난 것을 볼 때에, 거기서 슬피 울며 이를 갊이 있으리라.(누가복음 13장 25절에서 28절)」 이 성구에서는 예수를 믿지 않는 비 기독교인들은 여호와의 나라에 들어가지 못할 것이며 하나님의 나라에 들어가는 것도 때가 있고 그 때가 지나면 아무리 사정해도 들어 갈 수 없다는 것으로 비 기독교인(타민족·불순종하는 자)에게는 차별적 대우라고 생각 할 수 있다. 그러나 성구의 문맥 흐름상 불순종의 댓가는 처절하며 여

---

28) AD 1세기에 활동한 12사도 가운데 한 사람으로 바르톨로메오는 톨마이 또는 탈마이의 아들을 뜻하므로 가문의 이름이다. 전하는 바에 의하면 바르톨로메오는 에티오피아·메소포타미아·지금의 이란에 속하는 파르티아·지금의 터키에 속하는 리카오니아·아르메니아에서도 선교활동을 했다고 한다. 그는 바빌로니아 왕 아스티아게스의 명령으로 채찍형을 당한 뒤 참살당해 순교하여 그의 유해는 로마에 있는 산바르톨로메오인더티베르 성당으로 옮겨졌다고 한다.

29) 심차 자코보비치·찰스 펠리그리노 지음, 강주현 옮김 『예수의 무덤』, 예담, 2007, p.197

호와의 원칙과 믿음을 지키는 것은 힘든 것으로 그만큼 애써 노력해야함을 강조한 것이다(누가복음 13장 24절).

「가나안 여자 하나가 그 지경에서 나와서 소리 질러 가로되 주 다윗의 자손이여 나를 불쌍히 여기소서. 내 딸이 흉악히 귀신 들렸나이다 하되, 예수는 한 말씀도 대답지 아니하시니 제자들이 와서 청하여 말하되 그 여자가 우리 뒤에서 소리를 지르오니 보내소서. 예수께서 대답하여 가라사대 나는 이스라엘 집의 잃어버린 양 외에는 다른 데로 보내심을 받지 아니하였노라 하신대(마태복음 15장 22-24절)」, 또 「예수께서 이 열 둘을 내어 보내시며 명하여 가라사대 이방인의 길로도 가지 말고 사마리아인의 고을에도 들어가지 말고, 차라리 이스라엘 집의 잃어버린 양에게로 가라(마태복음 10장 5-6절)」는 성구에서 기독교인들에게 모든 초점이 맞추어져 있다. 또 비 기독교인이라는 이유만으로 「너의 평생에 그들의 평안과 형통을 영영히 구하지 말지니라.(신명기 23장 6절)」라고 하였다.

이스라엘 집의 잃어버린 양 외에는 다른 데로 보내심을 받지 아니하였고, 이방인의 길로도 가지 말고 사마리아인의 고을에도 들어가지 말고, 차라리 이스라엘 집의 잃어버린 양에게로 가라는 등의 태도로 방관하던 예수는 다른 민족을 개로 비유했고 가나안 여자가 결국 자신을 개로 인정한 후에야 병을 고쳐준다.

여자가 와서 예수께 절하며 가로되 주여 저를 도우소서, 대답하여 가라사대 자녀의 떡을 취하여 개들에게 던짐이 마땅치 아니하니라. 여자가 가로되 주여 옳소이다마는 개들도 제 주인의 상에서 떨어지는 부스러기를 먹나이다 하니, 이에 예수께서 대답하여 가라사대 여자야 네 믿음이 크도다. 네 소원대로 되리라 하시니 그 시로부터 그의 딸이 나으니라.(마태복음 15장 25-28절)

이는 자신을 낮추고 예수에 대한 믿음을 확인 하고자 하는 의도가 엿보이는 성구이며 비 기독교인이라 하여도 믿음이 크다면 그에 대한 보답을 기대 할 수 있다는 것을 보여주는 부분이기도 하다. 이민족에 대한 이러한 차별적인 언행에 더해 타 민족을 인간 이하의 취급을 하는 대목도 있다.

> 너희는 너희 하나님 여호와의 성민(聖民: 거룩한 백성)이라. 무릇 스스로 병들어 죽은 것은 먹지 말 것이니, 그것을 성중에 우거하는 객에게 먹게 하거나, 이방인에게 팔아도 가하니라.(신명기 14장 21절)

병들어 죽은 고기나 불량 식품을 거룩한 하나님의 백성들은 먹지 말고, 타민족 즉, 이방인들에게 먹이거나 팔아도 된다고 가르치고 있다. 또 외국인과 제사장의 품꾼은 거룩한 제물인 성물(聖物)을 먹지 못할 뿐만 아니라 외국인에게 출가한 제사장의 딸도 성물을 먹지 못한다고 하고 있다. 그러나 과부가 되거나 이혼 등으로 친정에 돌아왔을 때는 어릴 때와 마찬가지로 먹을 수 있다. 또한 타국인으로부터 제물을 받아 바쳐서도 안 된다고 하고 있다(레위기 22장 10절, 12절, 25절). 이와 같이 이스라엘 민족은 스스로를 성민(성스러운 하나님의 택함 받은 백성)이라 하고 타종교 타 민족에 대해서는 배타적이다.

십계명30)에는 네 부모를 공경하라, 살인하지 말라, 간음하지 말라,

---

30) 십계명(十誡命, Ten Commandments)은 하나님이 시나이산(山)에서 모세를 통하여 이스라엘 백성들에게 주었다는 열 가지 계명으로「모세의 십계(十誡)」또는 「십계」로도 불리는데, 원래 두 개의 돌판에 새겨졌었다고 한다. 그 내용은 구약성서의 『출애굽기』 20장과 『신명기』 5장에 거의 비슷한 형태로 쓰여 있다. 이 계명은 후대 이스라엘의 모든 율법의 기초가 된 것으로, 이집트에서 탈출한 이스라엘 민족이 농경문화를 이루고 있던 가나안의 토착민들과의 대결에서 필연적으로 자기들의 사회의식·종교의식·윤리의식 등의 고유 전통을

도적질 하지 말라, 이웃 재물을 탐내지 말라 등의 말을 하고 있지만, 앞에서 예로 언급한『성서』내용은 십계명의 가르침과는 상반되는 내용이다.[31)]

②약자에 대한 차별

『명심보감』과『성서』에서는 사회적 약자나 어려움에 처한 자의 구원에 대한 견해가 있다. 먼저『명심보감』에서는 사회적 약자인 환과고독을 중시하고 있다.「남의 흉사는 불쌍히 여기고 남의 선함은 즐거워하라. 남의 급함을 구제해 주고 남의 위험은 구원해 주어라.(憫人之凶, 樂人之善; 濟人之急, 救人之危. 省心篇, 177조)」고 가르치고 있다. 또 어려운 상황을 위로하고 바로잡아 주며 환난에서 구해 주어라고 하고 있다.「덕업은 서로 권하고, 과실은 서로 바로잡아주며, 예속은 서로 성취시켜주고, 환난에는 서로 구제해 준다.(呂氏鄕約云, 德業相勸, 過失相規, 禮俗相成, 患難相恤. 省心篇, 176조)」

『성서』에서도「농아인과 맹인은 하나님의 내신바라.(누가 사람에게 입을 정해 주었느냐 또 누가 말 못 하는 사람이나 귀먹은 사람이나 눈 밝은 사람이나 눈먼 사람을 정해 주느냐 나 여호와가 아니냐.(출애굽

보존하는 데 중요한 역할을 하였다. 이 십계명은 이스라엘 왕국시대는 물론, 초대교회 이후 오늘날까지도 모든 그리스도인들의 기본 생활규범이 되고 있다. 이 십계명이 새겨진 원래의 돌비는 후에「언약의 궤(법궤)」에 담아 예루살렘 성전의 지성소에 간직되었다. 십계명의 주 내용은 다음과 같다. ①여호와 이외의 다른 신을 섬기지 말라. ②우상을 섬기지 말라. ③하나님의 이름을 망령되게 부르지 말라. ④안식일을 거룩히 지키라. ⑤너희 부모를 공경하라. ⑥살인하지 말라. ⑦간음하지 말라. ⑧도둑질하지 말라. ⑨이웃에게 불리한 거짓증언을 하지 말라. ⑩네 이웃의 재물을 탐내지 말라.

31) John Shelby Spong, 한성수 옮김『성경을 해방시켜라』, 한국기독교연구소, 2002, p.30-47.

기 4장 11절)」라고 하며 하나님 앞에서 모든 사람은 평등하다는 사상에 입각하여 장애인을 저주하지 말며 불편하게 하지 말라는 내용이 있다. 예컨대「너희는 귀먹은 자를 저주하지 말며 소경 앞에 장애물은 놓지 말고 네 하나님을 경외하라 나는 여호와니라.(레위기 19장 14절)」라는 구절이 그것이다.

또 신약성서에서는 당시의 장애 자체를 죄악시하며 부정적인 의미의 관점을 초월하여 예수가 유대인들의 비난에도 불구하고 장애인의 병을 치유한 예가 있다. 예를 들면, 꺾인 사람을 싸매게 하시고, 포로된 자들에게 자유를, 갇힌 사람에게 눈이 활짝 열리는 일을 공포하게 하셨다(이사야 61장 1절). 안식일에 시작장애인을 고쳤다(요한복음 9장 1절-14절). 예수는 안식일에 병 고치는 일을 허용하였다(마태복음 12장 9-13절). 18년 된 병자를 고쳤다(누가복음 13장 10-13절). 38년 된 병자를 고쳤다(요한복음 5장 2절). 가난한 사람과 장애인을 초청하여 잔치를 열었다(누가 복음 14장 12-14절).」등, 사회적 약자와 장애인을 하나님의 당당한 주체로 당당하게 살아갈 수 있도록 돕고 있다.

한편『명심보감』에서는 사회적 약자를 조건 없이 돌볼 것을 강조하는 반면,『성서』에서는 사회적 소수자나 약자인 장애인을 차별하는 내용도 있다. 창세기에서 장애를 이유로 사랑하지 않는 내용으로 야곱이 라헬보다 레아를 사랑하지 않는 이유는 레아의 시력이 부족했기 때문이라고 하였다.(레아의 눈에는 광채가 없는 반면에 라헬은 외모가 아름답고 얼굴도 아름다웠다. 야곱은 라헬을 사랑하였다. 창세기 29장 17절)를 비롯하여 레위기 21-22장에는 장애인들이나 문둥병자들을 예식에 참여할 자격이 없는 부정한 자들로 규정하는 차별적인 발언을 하였다.

그들에게 이르라 무릇 너의 대대 자손 중에 그 몸이 부정하고도 이스라엘 자손이 구별하여 여호와께 드리는 성물에 가까이하는 자는

내 앞에서 끊어지리라 나는 여호와니라. (레위기 22장 3절)
아론의 자손 중 문둥병 환자나 유출병이 있는 자는 정하기(깨끗해
질 때까지) 전에는 성물(聖物)을 먹지 말 것이요. (레위기 22장 4절)
무릇 사람을 부정하게 하는 벌레에 접촉된 자나 무슨 부정이든지 사
람을 더럽힐 만 한 자에게 접촉된 자.(레위기 22장 5절)

「또 신랑(불알)이 상한 자나, 신(남근)을 베인 자는 여호와의 총회에
들어오지 못하리라.(신명기 23장 1절)」라며 고환이 으스러져서 거세되
었거나 남근이 잘린 남자 즉 성불구자들은 여호와의 총회(회중)에 참
석할 자격이 없다는 규정도 있다. 이와 같이 장애인의 장애 내용을 열
거하면서 장애인은 성전 가까이 오지 못하며 예배를 드리지 못하도록
하는 차별적인 내용도 있다. 이하에서는 더 구체적으로 장애 내용을
열거하면서 차별하고 있다.

여호와께서 모세에게 일러 가라사대, 아론(이스라엘의 제사장)에게
이르라.「무릇 너의 대대 자손 중 육체에 흠이 있는 자는 그 여호와
의 식물(예배)을 드리려고 가까이 오지 못할 것이라. 무릇 흠이 있는
자는 가까이 못할지니, 곧, 소경이나, 절뚝발이나, 코가 불완전한 자
나, 지체가 더한 자나, 발 부러진 자나, 손 부러진 자나, 곱사등이
나, 난장이나, 눈에 백막이 있는 자나, 괴혈병이나, 버짐이나, 불알
상한 자나, 제사장 아론의 자손 중에 흠이 있는 자는 나와 여호와의
화제(예배)를 드리지 못할지니, 그는 흠이 있은 즉, 나와 여호와의
식물(예배)을 드리지 못하느니라.」(레위기 21장 16절에서 21절)

이 구절에서는 모세시대 제사장은 아론과 아론의 자손으로 한정되
어 있었고 그 중에서 불구자나 병자[32]는 흠이 있다고 하여 하나님에게

---

32) 소경, 다리를 저는 자, 코가 불완전하거나 지체가 불완전한자, 문둥병 등

가까이 갈 수 조차 없는 차별적 대우를 받았다.[33] 앞에서 본 바와 같이 같은 집단에 속하지 않은 자는 물론 장애인을 비롯하여 나와 같지 않은 사람, 어떤 종류이든 신체적 결함을 가진 장애 때문에 교회에 발을 들여놓지 못하고 하나님께 헌금이나 예물을 바칠 자격도 없다는 것이다. 이는 신에 대한 깨끗함과 신성함을 강조한 나머지 장애자에 대한 배려가 부족한 것으로 보인다.

　이상 『성서』의 신·구약의 많은 내용 중에 극히 일부분이지만 이러한 구절 내용만을 보면, 하나님에 대한 믿음·소망·사랑이라는 일반적인 상식과는 달리 오직 유대민족을 중시하고 타 민족과 타 종교를 경시하며 사회적 약자로 보살핌을 받아야 하는 장애인에 대한 차별이 존재한다. 이는 『명심보감』과 다른 차이점이라 할 수 있다.

4. 나오면서

　『성서』와 『명심보감』은 오랜 세월동안 애독된 경서인 만큼 인간의 참된 도리와 겸손과 지혜를 통해 상호이해와 조화로운 삶을 권장하고 있다. 지도자가 항상 솔선수범의 모범을 보일 때, 자연스럽게 평화가 유지된다는 것을 주장하며 선(善)이 주가 되는 교육, 교제, 지족안분으로 정신적 평안을 논하고 있다. 타인을 미워말며 이웃 사랑하기를 내 몸같이 하며 자신의 지혜나 용맹이나 부나 능력을 자랑하지 말고 겸손

　　피부병을 가진 자, 발이나 손이 불완전한자, 곱사나 난장이, 눈에 백막이
　　있거나 성적불구자 등.
33) 이는 중동지방의 사막 벌판을 배회하며 농경과는 달리 노획을 일삼는 민족으로
　　알려져 있는 히브리인들의 민족성과 관계되는 내용이다.

히게 할 것, 분수와 처지에 만족하며「지족안분」할 것, 겸손과 인내, 지혜와 관대, 신뢰와 교류를 원만하게 할 것을 권하는 내용은 동일한 사상이다. 이러한 면이 일찍이 기독교 선교사들이『성서』와『명심보감』을 동일한 사상을 가진 서적으로 간주한 이유라고 생각한다.

그러나 본문에서 살펴본 것과 같이『성서』와『명심보감』에는 공통된 내용도 있지만 상이한 내용도 있다.『명심보감』이 무조건적인 선을 권한다면『성서』에서는 조건적인 선이다. 주와의 결합 안에서 부모에게 순종하라(에베소 6장 1절). 결혼할 자유는 있으나 주안에서만 결혼하라(고린도 첫째 7장 39절). 믿음을 위해 부모형제 소유물을 버려야 영생을 상속받을 수 있다. 타 종교를 가진 민족, 순종하지 않는 백성에게는 인간에 있어 너무나 참혹하고 끔찍한 죽음과 멸망이 있었다. 또 순결하고 흠 없는 예배를 강조한 나머지 장애인이나 몸이 성치 못한 사람에게는 흠이 있다는 이유로 신성한 곳에서의 예배가 허락되지 않았다는 점, 이웃과의 교류에서도 기독교인과의 교류를 가장 유익한 교류로 보고 비 기독교인과는 교제하지 말라(데살로니카 둘째 3장 14절)는 냉혹함도 있다.

가정의 화목과 효에 대해 강조하는『명심보감』과 달리『성서』에서는 부모와 가정보다 여호와를 우선시 하며 유일신인 하나님을 신봉하며 타민족과 타 종교의 신을 배척한 결과 부모 형제 이웃 장애인의 대우에 있어서 차별적인 내용이 있다. 이는 유가(儒家)의 정서와 사상을 담은 보편적이며 현실적인『명심보감』과는 달리 특정 종교의 제한된 사상이 갖는『성서』의 한계라고 판단된다. 다른 말로 표현하면 구약『성서』에 나오는 여호와는「이스라엘의 하나님 여호와께서」라는 말처럼 유대인 자신들만의 하나님(토템)이라 할 수 있다.[34]

『성서』의 전체적 흐름은 하나님의 나라가 어떻게 이루어져 갈 것인가, 하나님의 백성이 되기 위해서는 어떻게 해야 되는가에 대해서이다. 그러므로 인간의 생각으로서의 인간의 도리를 위한 선이 아니라 하나님의 백성이 되기 위한 삶의 도리로서의 선이라는 것이다. 『성서』는 하나님을 절대적 숭배자로 하는 하나님의 백성들이 하나님에게 인정받기위해서 행하는 계명, 율법이라는 정해진 틀 안의 선이기도 하다.

기독교의 훌륭한 종교 윤리 외에 기독교와 같이 유일신을 신봉하는 이슬람교나 다신교인 힌두교·불교도 기독교와 동일한 정직과 근면·성실, 관용과 온유, 인내와 사랑이 모두 갖추어져 있다. 그러나 역사적으로 이교도 보다 기독교가 저지른 야만적 잔악행위가 더 많다. 타 종교에 배타적이고 비관용적이며 위험하다고 생각한 원리주의에 근거한 일신교(一神敎), 지리적으로 보면 『성서』가 탄생한 중·근동일대(서아시아)는 사막과 돌산의 혹독한 자연 환경 속에서 살아가는 사람들은 구세주를 찾고 천국을 꿈에 그리며 살아가기 위해서는 이것저것 선택의 여지없이 오로지 유일신을 믿지 않으면 안 되는 상황에 놓여 있는 것도 하나의 이유라면 이유일 것이다. 그러나 『명심보감』이 탄생한 중국·한국·일본 등의 동북아시아의 나라들은 사계절이 뚜렷하고 풍성

---

34) 바젤대학교의 고전철학과목의 교수였던 프리드리히 빌헬름 니체(Friedrich Wilhelm Nietzsche, 1844-1900)는 일찍이 할아버지와 아버지가 루터교 목사인 기독교 집안 출신이었지만, 예수의 행적에서 신화적 요소를 삭제하고 초자연적인 요소를 제거하려고 했던 독일인의 성서비판에 깊은 영향을 받은 것으로 알려져 있다. 그래서 기독교와 이상주의의 도덕을 '약자의 도덕', '노예의 도덕', 혹은 퇴당파나 퇴폐파로 불리는 「데카당스(D cadence)라고 배격하였다. '초인' '영원 회귀' 사상을 중심으로 하여 일종의 형이상학을 수립한 후에 생의 철학이나 실존 철학에 큰 영향을 주고, 『즐거운 지식』에서는 신의 죽음을 선언하였다. 특히 기독교에 대한 강렬한 비판으로 『성서』는 「지금까지 존재했던 거짓말 중에서 가장 치명적이고 유혹적인 거짓말이며, 가장 비속한 거짓말」이라고 묘사한 것은 유명하다. W. Molesworth 편 『영국철학대계(English Works)』1권, 『철학의 제원리(The Elements of Philosophy)』 p.11

한 자연환경이 갖추어져 여유로운 마음가짐으로 서로를 존중하며 관용적이라 할 수 있는 다신교인 경우가 많다. 그러므로 기독교와 같이 인간은 원죄를 가지고 있다는 등의 생각은 없었고, 당연한 논리일지 모르겠지만 그러한 점이 『성서』와 『명심보감』의 내용이 다른 이유라고도 할 수 있다. 그래서 지금까지 살펴본 『성서』와 『명심보감』에서의 권선사상의 상이점은 모든 부분이 하나님에 대한 절대적 순종에서 근본적인 차이점이 나타난다고 할 수 있다.

종장

일본 『명심보감』의 전래와
수용 의미

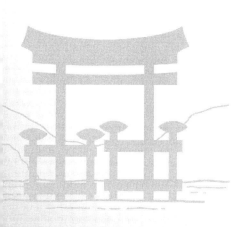

1. 유학(儒學) 이념의 확대와 일상성

『명심보감』은 1368년 범입본에 의해 성립되어 한국·일본·베트남 나아가 서양 등에서 그 내용이 가감되면서 주요한 사상서로서 수용되었다. 그 중에서 『명심보감』의 일본 전래에 대해서는 에도시대라는 것이 지금까지의 정설이었다. 그러나 이 책에서 필자는 이 견해에 대해 의문을 제시하면서 『명심보감』의 일본 전래와 독자층에 대해서 새로이 고찰하였다. 현재 판명된 일본 『명심보감』의 전래 경로는 두 가지 이다. 첫째, 무로마치시대에 고잔승려(五山僧)를 통한 중국으로부터의 전래. 둘째, 아즈치모모야마 시대의 「분록쿠·케이쵸(文禄·慶長)의 역(役)」 즉, 임진왜란 때 조선을 통한 전래이다. 먼저 『명심보감』의 첫 일본 전래가 무로마치 시대의 고잔 승려에 의한 것이었다고 판명한 이유는 그들이 『명심보감』의 성립연대인 홍무제(洪武帝) 시대에 『명심보감』의 간행장소인 중국 남방 강소성(江蘇省)의 태창(太倉)에 빈번하게 왕래하였다는 점과 당시 고잔 승려가 직접 홍무제를 알현했을 가능성에 근거를 둔 것이다. 또 고잔 승려가 한문의 교양을 지니고 외교의 실무에 관여했던 것은 물론이고 고잔 관련의 출판물인 『젠린쿠슈(禪林句集)』에 『명심보감』의 내용이 인용되었기 때문이다. 그러나 『명심보감』의 본격적인 일본 수용은 주자학 수용과 때를 같이한 에도시대이다.

이는『명심보감』이 주자학이 융성한 간에이(寬永) 이후(1624년) 약 80 년간 판본을 거듭한 사실과, 에도시대의 저명한 유학자 후지와라 세이카, 하야시 라잔을 비롯하여 유학자·승려·국학자·신도가·극작가 등의 지식인에게 널리 읽혀진 것에서 알 수 있다.

   무로마치시대의 『명심보감』 수용 이후 임제종 묘심지파(妙心寺派)의 승려, 토요 에이쵸가 편찬한『젠린쿠슈』에『명심보감』의 조문이 인용되기 시작했다. 또 크리스트교 선교사 하비안이 전도 교화를 위한 요령 및 일본어·문학·역사 등을 알리기 위해서 편찬한『아마쿠사판 금구집(天草版 金句集)』에도『명심보감』의 조문이 인용되었다.

   『명심보감』의 내용을 인용한 조문에는 사람을 비방하지 않고, 해(害)하지 않고 자신의 언동을 삼가 하면 몸의 재앙을 방지할 수 있음을 주로 논하고 있다. 인간 스스로가 인륜적인 도리에 따라서 행동하면 치욕 혹은 부당한 죄를 받지 않는 다며, 스스로가 삼가는 생활이 역설되어 있다. 『아마쿠사판 금구집』에서는 인간의 운명이 천에 맡겨져 있다는 것과 인간은 천의 도리에 어긋나는 죄를 범해서는 안 된다는 점을 강하게 강조하며 천에 대한 인간이 지켜야할 인의(仁義)의 도리를 논하고 있다. 곧『명심보감』이 일본에 전래됨으로써 유학의 이념이 보다 확대되고 일상화 되었다는 것이다.

2. 근세 일본의 윤리관 형성에 기여

　흔히 일본은 무사도에 의해 강한 책임성과 정의의 도리로 윤리·도덕관이 형성된 것으로 알려져 있다. 그러나 그 외에 근세일본의 윤리관 형성에는 유학, 특히『명심보감』의 전래와 수용도 많은 기여를 하였다. 예컨대『슨테츠록』을 비롯한 후지와라 세이카의 저술에『명심보감』내용이 인용되었다. 또 이는 에도시대 중기에서 후기에 이르기까지 당대의 주요 지식인들에게 읽혀져 다시 지식인들이 편찬한 서적에『명심보감』의 조문이 인용된다. 그 내용은,「부유와 존귀는 누구나 바라는 사항이지만, 정당하지 못한 방법으로 받아들여서는 안 된다. 나무는 먹줄에 의해서 곧고, 사람은 간언으로 밝다. 먼 걱정이 없으면 가까운 근심이 있다. 젊은이들은 집에서 효도, 밖에서 공손, 신중히 행동하여 신의와 널리 사랑하고 인자를 가까이 하며 그 후 여력이 있으면 글을 익혀라. 선을 보면 목마른 듯이 하고 악을 들으면 귀머거리처럼 하라. 가난하면 원망하고 부유하면 교만하기 쉽다.」등 스스로 선을 택하여 따르고 불선을 고쳐나가라는 것이다. 이는 일차적으로는 지도자에게 전하는 메시지이지만 인간 누구에게나 요구하는 덕목이다.

　에도시대 전기의 유학자이자 정치가인 오제 호안의 저서인『메이호칸(明意寶鑑)』역시『명심보감』의 내용들, 곧 인간행위의 선악에 대해 그에 상응하는 엄격·공정한 응보가 있다는 내용이 인용되어 있다. 또 호안의 다른 저서『세이요쇼』에도 천의 절대적인 권능이 강조되어 천이나 신이 인간의 마음속에 품고 있는 선과 악의 생각까지 알아차리고 그에 상응하는 엄정한 재앙과 복을 내린다는 부분이 인용되어 있다. 그러나 호안이 인용한『명심보감』의 내용을 유심히 관찰하면 그는 주로 정치론에 관심을 가지고 있다. 그는 정치에는 인의(仁義)라는 정치도덕이 필요하다는 주장을 강하게 나타내는 부분을 인용하고 있다. 호안이『명심보감』에서 인용한 내용의 특징은 천의 관념을 주축으로 하여 권선사상과 정치론을 결부시키고 있는 점이다. 즉 위정자를 대상으로 한「정리(政理)」를 역설하면서 유교에서 이상으로 하고 있는「왕도정치」,「덕」으로 인도하고「예」로 질서를 잡는다는 도덕론을 이상으로 생각하고 있다. 아마도 호안은 공인으로서 당시 새로운 정권을 획득한 토쿠가와 막부의 중앙정부와 각 지역의「번」인 지방정부가 어떻게 하면 정치적·경제적으로 안정된 정권을 지속·유지하면서 국가를 번영시킬 것인가에 중점을 둔 것으로 보인다.

이것은 호안이 일본 에도시대의 전시대인 아즈치모모야마 전후의 전국시대에 와서 약육강식과 의리와 명분보다는 무력적인 힘과 권모술수에 의해 좌우되던 하극상의 시대를 종식시키고 안정된 정권을 지속·유지시키려는 에도시대의 정치 현실에 맞게『명심보감』의 내용을 변용한 결과라고 할 수 있다.

호안보다 뒤에『명심보감』을 읽은 하야시 라잔은『도모쇼(童蒙抄)』에서『명심보감』내용의 전편을 골고루 인용 할뿐만 아니라『명심보감』과 편의 구성방법 및 내용도 유사하다.『도모쇼』「권선부(勸善部)」의 기술에서는 개인 또는 집안을 중심으로 권선을 논하고 있다. 특히「집안(家)」이라고 하는 장에 역점을 두고, 인간으로서 해야 할 도리를 언급

하고 있다. 예를 들면 『명심보감』 말미의 「치가국이가구(治家國而可
久)」의 「가국(家國)」이 호안의 『메이호칸』에서는 「치국가이가구(治國
家而可久)」, 즉 「국가(國家)」로 되어 있다. 이에 비해 라잔의 『도모쇼』
에서는 「치가이가구(治家而家久)」, 즉 「국(國)」을 빼버렸다. 이는 「집
안(家)」 혹은 「가문(家)」에 역점을 둔 것이다. 또 라잔의 권선사상 가
운데는 「천」의 사상이 있다. 그러나 호안과 같이 「천」을 권선의 지주
기반으로서 강하게 표출시키지는 않았다. 즉 「천」의 현실 외재성과 현
실 내재성의 양쪽을 중시하는 호안에 비해 라잔의 「천」은 주로 인간의
내면적인 것에 역점을 두고 천의 외재적 관념에는 그다지 흥미를 나타
내지 않았다. 라잔은 『명심보감』의 사상으로부터 도덕적 요소를 적극
적으로 받아들이고 있음을 알 수 있다.

또 문학자이자 승려인 아사이 료이의 시대에는 사회가 안정됨과 더
불어 자기 행위의 선악에 대하여 「천」으로부터 그 응보가 부여된다는
적선여경(積善余慶)·적악여앙(積惡余殃)의 관념과 그와 상관성을 지
닌 권선징악의 관념으로 퍼져나갔다. 이와 더불어 가업에 정진하여 분
수에 맞는 생활을 하는 것이 인간의 도리라고 하는 지족안분의 관념도
서민층을 중심으로 널리 퍼졌다. 료이의 경우 권선징악·지족안분의
주장은 자율적인 것이 아니다. 각 개인의 신분이나 직업은 절대적 힘
을 가지고 있는 천도(天道)에 의해 결정되어지며, 사람들에게 「천」의
강한 힘을 의식시키면서 신분 직업에 맞는 선(善)을 언급하는 경우가
많다.

료이의 『명심보감』 조문인용은 호안과 동일하게 「천」의 관계를 가
진 권선이다. 그러나 호안에 비해 「천」의 권능은 인간의 비도덕적인
행위에 대해서 두려운 벌을 주는 면이 강조되어 있다. 인간생활의 「부
귀빈천」이나 「운(運)·수요(壽夭)」가 인간의 노력여하에 따라 변화되

는 것이 아니라는『명심보감』의 주장에 대해 호안의 경우는 전혀 관심
을 보이지 않았다. 그러나 료이는 자신의 교화서(教化書)에 이를 적극
적으로 수용하였다. 또 사람들에게「천」이라고 하는 절대적 존재를 의
식 시키며 보다 강한 권선이나 지족안분을 역설하고 있다. 료이의 이
러한 천의 관념에서는 영리활동은 물론이고 재물에 대한 욕구나 본능
적인 성욕을 부정하는 입장을 나타내고 있다.

료이는『명심보감』의「천의 권능」을 논하는 조문을『우키요모노가
타리』에 폭넓게 인용하고 있다. 그러나『명심보감』에서 신분・직업을
초월하여 일반적인「선」을 권하고 있는 것과는 달리, 서민의 신분과
직업에 상응하는 선을 권하고 있다. 즉 지족안분론과 연계된 권선이
다. 기존의 신분제도를 긍정적으로 받아들여 그 정당화를 꾀하고 있다
는 점에서 당시의 막번 체제를 합리화하고 체제에도 공헌한 것이 인정
된다. 그러한 사상내용을 포함하고 있는 료이의『카나죠시』등이 차례
로 개판(改版)되어 널리 읽혀진 사실에서도 료이를 통해서『명심보감』
과 그에 의한 윤리관이 당시 사회에 간접적으로 큰 영향을 끼쳤다는
것을 알 수 있다.

카이바라 에키켄 역시『명심보감』을 수용하고 그와 관련한 권선사
상의 저서를 편찬하여 지식인은 물론 쵸닌 사이에서도 많은 독자층을
가지고, 당시 사회에 큰 영향을 끼쳤다. 에키켄의 저작에서도「천」의
관념이 중요한 위치를 차지하고 있다. 그것은 ①인간행위의 선악에 대
해, 천의 엄격・공정한 상벌이 있다는 것을 나타내고 특히 인간의 악
에 대한「천도」의 엄격한 벌을 강조하고 있다. 또 ②천도는 절대적인
권능을 가지고 있지만 그 권능 속에는 인간의 부귀・길흉화복 등 인간
의 운명을 지배하는 요소가 포함되어 있다. 에케겐은 이러한 ①②의
사항을 반복해서 논하고 있으며 그것들은 옛날부터 성인이 믿어온 것

으로 의심할 수 없는 것이라고 주장하고 있다. 이와 같이 에키켄이 『명심보감』 관련서적에서 천도관을 적극적으로 거론한 이유는 에키켄이 활약한 시대에 민중을 중심으로 현세 이익주의의 대두와 함께 윤리의식의 저하가 보였기 때문이다.

곧, 『명심보감』이 일본에 전래됨으로써 근세 일본의 사상, 보다 좁게 말하자면 윤리관을 형성하는데 직간접적으로 기여하였다고 하겠다. 물론 한편으론 일본 근세의 신분제도를 공고히 한 측면이 있다는 점도 간과할 수는 없지만, 이를 보다 긍정적으로 말하면 자연의 순리에 따라 정치체제에 순종적이고 겸손하며 책임성이 강한 윤리관을 형성했다고 하겠다. 이러한 점이 일본 『명심보감』의 전래와 수용의 큰 특징으로 현재의 일본인들의 의식에도 남아 있다고 할 수 있다.

3. 에도시대 후기
『명심보감』 수용상의 변화

①무로마치시대 고잔 승려에 의해서 일본에 전래된 『명심보감』은 임진왜란 이후 16세기 말에 조선으로부터 다량의 서적이 유입되어 무사나 승려들에게 널리 읽혀졌다. 이때, 한문서적, 특히 유교 관련서적은 중국의 유력사상으로서 지식인들에게 무비판적으로 받아들여졌다. 그때 『명심보감』도 중국 유학서의 하나로서 널리 읽혀졌다. 그러나 간에이기(寬永期) 이후가 되면 직수입된 본격적인 유학서적을 중심으로 임진왜란을 통해 강제 전래된 조선서적에다 중국·한국에서의 유학연구의 성과를 도입한 연구가 심화되어, 점차 유학과 선서(善書)의 상이점을 알 수 있게 된다. 유학 가운데서도 주자학의 이기설(理氣說)을 기초로 한 체계적인 사상의 이해가 본격적으로 시도되고, 주자학이 정착함에 따라 『명심보감』은 상급 지식인들로부터 점차로 멀어지기 시작했다.[1] 이 점은 『명심보감』의 조문을 폭넓게 인용하여 권선을 역설한 상

---

1) 마에다 긴고로는 에도시대 전기의 지식인에 의해 왕성히 『명심보감』이 수용된 것에 관해 「명심보감은 근세초기 대중적 漢서적이었다고 보이나 일본의 유학연구가 본격적으로 시작된 겐로꾸 이후에는 잊혀 진 서적이 된 것 같다」라고 유학연구의 성숙과 함께 『명심보감』이 잊혀 진 것을 주장하고 있다.(「浮世物語

급지식인이 료이·에키켄까지였고 에키켄 이후는 지식인이 『명심보감』을 인용한 서적이 사회에 그다지 나오지 않게 된 것에서 알 수 있다.

또 무사가 정치적·경제적으로 실권을 잡고 있던 에도시대 전기의 사회와는 달리, 후기가 되면 당시의 정치적 경제적 안정과 함께 종래의 생사의 갈림길에서 전투에만 전념했던 무사들이 학문에 전념했고 여기에 쵸닌계급을 중심으로 한 서민층에서도 학문에 관심을 가졌다. 경제적 실권을 가지고 있던 쵸닌층 및 농민층 사이에서도 넓게 학문을 수용하게 되었다. 「농민이라고 해도 지금의 세상흐름에 따라서, 각각 분수에 맞게 글자를 배우고 학문이라고 하는 것을 익혀 마음을 바르게 하여, 충효의 의지가 일어나게 해야 한다.(百姓といへども, 今の時世にしたがひ, おのゝ分限に応じ, 手を習ひ學問といふ事を人に尋聞てこころを正し, 忠孝の志をおこすべし。」(西川如見 『百性襄』 卷2, 日本思想大系, 参照).2)

雜考 『國語國文』 34, 1965, p.48.)

2) 당시의 수많은 테라고야는 배움의 필요성을 자각한 민중의 자발적인 노력에 의해 성립되었다. 농민에게 눈을 돌리면 학문의 필요는 상품경제의 농촌침투를 동반하여, 농민이 농촌의 동요에 의한 몰락에서 자신들을 지키기 위해 「읽기·쓰기·주산」은 필요불가결한 부분이 되었다. 테라고야에서 교양을 쌓는 것은 보다 나은 삶을 살기위한 필요조건이기도 했다. 더욱이 테라고야는 단지 「습자장(手習場)」에서 민중의 「인륜도덕」 교화의 장으로 전환하고 있었다. 마을 간부의 집안 혈통(家筋)이나 부농가운데는 테라고야보다 한층 고도의 교양을 습득하고 번교(藩校)에 들어가기도 하고 혼자서 사서오경, 일본사서, 국학 등의 서적을 보유한 사례가 있다.(布川清司 『근세 민중의 윤리적 에너지(힘)』 風媒社, 1968, p.110 참조) 또 源子圓 「江戸後期の 比較文化論の 考察」 (『江戸後期の 比較 文化研究』, p.16)에는 학자나 예술가에 쵸닌이나 농민출신이 많이 나왔으며, 무사의 처자가 人情本을 읽는가 하면 쵸닌들이 사서를 공부하여 독서에 있어서 무사와 쵸닌의 가족이 경험을 공유하는 것이 많아 졌다는 것이 기록되어 있다.

테라고야(寺子屋) · 카이도쿠도(懷德堂) 등에서는 쵸닌을 중심으로 하여 서민의 생활과 밀착된 실용적인 학문이 정착하기 시작했고, 그에 상응하는 사상이 요구되었다. 민중 사이에서는 처음부터 유학보다는 불교적인 권선징악 · 인과응보에 익숙해져 권선서를 받아들일 기반이 있었다.[3)]

②사상의 다양화와 실용적인 학문을 추구하는 가운데 『명심보감』 이외의 실용성이 높은 권선서가 민중을 중심으로 침투했다. 그 이유에는 「천의 응보 관념」의 변화가 존재하고 있다. 즉 근세 전기에는 「악」을 행하면 「천」으로부터의 벌은 반드시 따르고, 마음속에 사악한 생각을 품는 것만으로도 그 응보가 있다고 하는 생각이 꽤 설득력을 가지고 있었다. 그러나 후기가 되면 이러한 고정된 천의 관념보다는 인간의 노력에 의해 악행은 그 이상의 선행을 쌓음으로 인해 해소될 수 있다는 생각을 수용하게 된다.[4)]

에도시대 후기(18세기 이후)에는 『명심보감』을 대신해서, 타 권선서

---

3) 1719년 조선 통신사의 제술관(製述官)으로 내일한 신유한(申維翰)이 『海遊錄』(姜在彦飜譯, 東洋文庫, 1974년)에서 「정치와 교육(政敎), 민간의 풍습(民風)은 군인(兵)이 아니면 즉 부처」(p.307), 「지금 일본의 풍속을 보니 대부분 불교를 숭상한다.」(p.308)고 지적하고 있는 것과 같이 당시 서민의 권선관은 불교에 의한 부분이 많았다는 것을 알 수 있다.

4) 나카에 도쥬(中江藤樹, 1608-1648)는 『명심보감』 이외의 선서의 사상을 받아들이면서 『카가미구사(鑑草)』 등에서 선인선과(善因善果), 악인악과(惡因惡果)를 역설하고 있다. 그것은 개개인이 그 노력에 의해 천명(天命)을 바꿀 수 있다고 의식하게 된 것을 시사하고 있다. 또 이것에 대해 시바타 쥰(紫田純)은 「근세는 정치문제가 인간의 주체적 영위에 관계있는 문제임을 사람들이 인식하게 된 사회이기도 하다. (중략) 이리하여 사회적 존재로서의 인간의 자각이 생겨나기 시작한 것이다. 바꾸어 말하면 중세가 신불(天)에의 귀의(歸依)를 기조로 한 사회이었음에 비해 근세는 점차로 인간의 힘(智)에의 자각을 높여 나가는 사회라고 할 수 있다」(앞의 책, p.6)라고 기술하고 있다.

인『태상감응편』이 서민층에게 인기를 불러일으켰다. 특히『태상감응편』은 민중도교의 성전(聖典)인 중국 권선서의 기본서이며 동일한 계통으로『음즐록(陰騭錄)』·『공과격(功過格)』등이 있다.[5] 이들의 권선서와는 성격을 달리하는『명심보감』도 극히 일부분이지만『태상감응편』의 내용을 인용하고 있다.

이 두 서적은 에도시대의 사회에 큰 영향을 끼쳤다.『태상감응편』과『명심보감』의 일본에의 전래는 무로마치시대이지만,『명심보감』의 본격적인 수용은 에도시대 전기 무렵이며, 후기가 되면 거의 읽혀지지 않게 된다. 이에 대해『태상감응편』의 본격적인 수용은 에도시대 중기에 와서이며 에도시대 후기이후, 메이지(明治) 시대까지도 많이 읽혀졌다. 독자층을 보면『명심보감』이 주로 위정자나 지식인층에게 많이 읽혀진데 반해,『태상감응편』은 내용 중에 있는 경신신앙(庚申信仰)의 의식이 주로 민중들 사이에 상업번성·무병속죄를 기원하는 현세이익 신앙으로 널리 받아들여졌다.

이와 같이 에도시대 후기가 되면 지식인에게서 멀어진『명심보감』을 대신하여 다른 권선서가 활발히 받아들여지게 되었다. 특히『태상감응편』·『음즐록』등이 서민을 중심으로 적극적으로 수용되었던 것이다.『태상감응편』등 다른 권선서의「천」의 신비적 권능가운데는『명심보감』에 비해 보다 합리적인 면이 보인다. 거기에는 인간의 선악행위의 노력 여하에 따라 선악의 응보도 바꿀 수 있다는 것이다. 즉 예를

---

5) 음즐(陰騭)이라고 하는 것은「천」이 비밀리 인간의 선악 행위를 보고 화복을 결정하는 것이다. 또 인간행위의 선행을 플라스, 악행을 마이나스 라고 하는 수치의 환산에 의해 화복이 결정된다고 한다. 그 점수표가『공과격(功過格)』이며 적중한 실례를 기록한 것이『음즐문(陰騭文)』이다. 즉 인간행위의 선행·악행이 수치로 적산되어 그것에 의하여 화복이 결정되어 인간행동의 선악여하에 따라 천명을 바꿀 수 있다는 것이다.

들면 「악」을 행해도 「신」을 세속 쌓으면 그 선행의 분량만큼의 악을 없앨 수 있다는 것이다. 이 사상은 인간의 운명·부귀빈천·수요(壽夭)는 고정불변한 것이 아니고 인간의 노력여하에 따라 바꿀 수 있다는 것이다. 결국 자신의 운명은 자신의 선의 노력에 따라 결정된다는 것이 된다.

  지식인 사이에서는 에키켄까지는 선서류(善書類)에서는『명심보감』이 주로 읽혀졌다. 그러나 에키켄과 거의 동시대의 사상가들에게는『명심보감』은 물론 그 이외의 다른 이속(俚俗)적인 선서인『태상감응편』·『음즐록』등도 읽혀지고 있다. 또 그 후의 지식인에 의한 천도에 관한 인용은 서민층이 보다 알기 쉬운 이속의 선서가 주를 이루고 있다. 히로세 단소(廣瀬淡窓, 1782-1856)는『공과격(功過格)』을 기준으로 자신의 선악행위 여부에 의해 자신의 화복 운명을 결정할 수 있다고 보고『만선부(万善簿)』(10권)를 지었다.[6]

  권선 혹은 교화사상의 내면의 변화와 함께 에도시대 중기이후부터 종래의 재물이나 욕망을 부정적으로 생각하여 사람들에게 소극적인 삶의 방식을 구하는 지족안분의 사상도 그 형태를 변화시켜나갔다. 히로세 단소에 앞서 이시다 바이간(石田梅岩, 1685-1744)은 인간의 본성을 중시하면서 검약과 정직의 도덕과 그 직분론, 인간의 노력에 따라

---

6)   田中加代『廣瀬淡窓の研究』(ぺりかん社, 1993年)에서는「『約言』에 보이는 운명관」에서 「인간행위의 선과 악을 이분하는 권선징악의 논리가 지배적이며 따라서 수행 덕행 정진이라고 하는 인간의 노력이 전면적으로 드러난다. 그것은 사람의 노력여하에 따라 운명을 변화시킬 수 있다는 입장이며 전형적인 유교윤리 도덕관에 근거한 것이다」(p.390)라고 하고 또 「『析玄』에 보이는 운명관」에서는 「사람은 마음을 가지고 있으므로 定數를 행함에 따라 변화시킬 수 있다. 따라서 數는 운명을 의미하는 것이지만 지금 운명이 찾아오는 것을 계속 기다리는 것이 아니고 그것에 앞서 운명 짓는 것이 가능하다고 하는 운명관에 대한 능동적 자세를 나타내고 있다」(p.2)고 논하고 있다.

이익을 긍정적으로 보았다. 또 상인의 이익은 무사의 봉록과 같다고 주장했는데 이미 앞에서도 언급한 것처럼 이것은 당시의 상업·상인의 정당성을 이론화한 것이기도 하다.

결론적으로,『명심보감』의 천의 관념이 에도시대 후기에 그다지 인용되지 않게 된 것은 절대적인 천의 관념에 의한 것일 것이다. 더 자세히 말한다면 이 천의 관념과 연결된 지족안분의 관념이 당시의 실용을 중시하던 풍조에 대응할 수 없었다는 것이 큰 원인이 아닐까 생각된다. 에도시대 후기에는『명심보감』의 숙명론적 뉘앙스는 더 이상 시대에 맞지 않게 되었기 때문이다. 다른 권선서가 에도시대 중기에 주목되어 에도시대 후기에 널리 읽혀졌음에 비해『명심보감』은 에도시대 중기에 인용서나「화각본」이 성행하여 간행되었음에도 17세기를 정점으로 그 후에는 잊혀져가는 경향에 있었다. 그 경향의 배후에는 18세기 이후의 일본 국내 사회나 사상의 변화가 있었다.

그러나 지금은 잊혀진『명심보감』이지만 무로마치 시대에 일본에 전래되어 에도시대를 통하여『명심보감』이 지식인을 중심으로 사람들의 도덕사상 형성과 도덕적 교화에 기여한 역할은 아주 큰 것이었다. 특히 일본 근세 전기에서 후기까지의『명심보감』의 내용을 인용한 여러 종류의 문예서적이 출판·보급되어 상당히 높은 교양을 가진 신분층이었던 위정자 및 지식인에게 널리 읽혀져『명심보감』의 조문을 인용한 관련 서적이 각각 독자적인 사상을 추구하면서 사회에 간접적으로 영향을 끼친 것은 주목할 만하다.

『명심보감』이 지식인에게 널리 수용되어 많은『명심보감』관련 서적이 편찬된 사실을 보면 에도 시대에『명심보감』의 권선 사상이 주자학과 더불어 막번 체제 이데올로기로서 일본 사회에 넓은 독자층을 가졌던 점이 그 증거라고 할 수 있다. 또 이것은『명심보감』의 수용에 있어서 중국과 조선은 판본의 형태를 필요에 따라 가감시키면서 수용한 것과는 다른 일본의 독자적인 수용 방법이라 할 수 있다. 『명심보감』 이 지식인에게 읽혀져 많은 관련 서적이 편찬된 것은 중국·조선과는 다른 일본 『명심보감』의 독자적인 수용 방법으로 주목할 사항이다.

참고문헌

1. 『명심보감』 관련 최근저서

임동석 『명심보감』상하 2권 (林東錫中國思想100, 동서문화사, 2010)

성해준 「동아시아 『명심보감』 연구(도서출판 문, 2011)

2. 『명심보감』을 대상으로 한 논문

〈박사 논문〉

김동환 『明心寶鑑』의 書誌的 研究(한국 中央大學校, 1994)

成海俊 『明心寶鑑』の傳播に關する比較思想史的研究(일본 東北大學, 1999)

周安邦 『明心寶鑑』研究(대만 逢甲大學, 1999)

민승도 『조선시대 이후 아동용 도덕교재의 주제 분석』(한국 昌原大學校, 2012)

〈석사 논문〉

신흥식 『명심보감의 天에 관한 신학적 이해』(한신대학교, 1996)

박경연 『朝鮮時代 初學教材로서의 明心寶鑑 研究』(서울대학교, 1998)

이진희 『韓國人의 傳統的 精神要素 研究 -『明心寶鑑』을 중심으로』(서울대학교, 2001)

방호주 『명심보감을 활용한 중학교 도덕과 가치탐구 수업지도에 관한 연구』(한국 교원대학교, 2001)

최승호 『보편화가능성의 효 윤리 체계에 의한 「明心寶鑑」분석』(성산효도대학교, 2003)

최해교 『현행도덕과 주요가치 덕목에 따른 명심보감 내용분석』(부산대
　　　학교, 2003)

송　규 『명심보감을 활용한 도덕교육 방법 모색』(전주교육대학교,
　　　2004)

장승원 『심성계발프로그램을 적용한 명심보감 활용수업이 중학생의
　　　사회성에 미치는 영향』(동국대학교, 2004)

백태순 『명심보감을 활용한 예절교육』(대구교육대학교, 2006)

박광희 『소학과 명심보감에 나타난 여성미에 관한 연구』(대전대학교,
　　　2006)

강환명 『도덕형성체계론적 분석을 통한 明心寶鑑의 孝교육 연구』(성산
　　　효도대학교, 2006)

송기원 『한문학습을 위한 명심보감 CAI 프로그램 설계 및 활용방안』
　　　(울산대학교, 2008)

변종환 『명심보감의 내용 분석』(창원대학교, 2008)

羅暎媛 『明心寶鑑初刊本과 抄略本의 板本比較 硏究』(부산대학교, 2009)

조연심 『초등학교 덕교육론 연구 : 명심보감 활용사례 분석을 중심으
　　　로』(서울시립대학교, 2010)

박영민 『中國의 傳統 人性敎育 敎材를 活用한 中國語 敎育方案 硏究 :
　　　『三字經』,『四字小學』,『明心寶鑑』을 中心으로』(한국외국어대학
　　　교, 2012)

趙　晶　『京伝の讀本と中国善書　-明心寶鑑を中心に』(일본　九州大學,
　　　2014)

〈명심보감 관련 석사 논문〉
김영옥 『書堂敎育의 分析的 考察』(조선대학교, 1992)

오세정 『한국전통사상에서의 효개념에 관한 연구』(이화여자대학교, 1997)

김남규『漢文 指導를 통한 孝行心 涵養:초등학생을 중심으로』(경성대학교, 2001)

안은영 온달전의 서사전략과 전승양상 연구』(동아대학교, 2002)

강순진『창의적 재량활동을 통한 초등학교에서의 효 교육 방안』(서울교육대학교, 2002)

서원경 『18세기 사회변화 속에서의 書堂의 역할』(이화여자대학교, 2003)

추성범『初等學校 漢文教育 方安에 대한 研究:『蒙學教材』活用을 통하여』(성균관대학교, 2004)

김철희『공업고등학교 특성에 맞는 인성교육 프로그램 개발 및 활용방안』(인천대학교, 2004)

최지선『온달설화의 전승과 수용』(성신여자대학교, 2005)

정상규『교양교육 프로그램이 수용자에게 미치는 효과에 관한 연구』(고려대학교, 2006)

김현숙『직장예절 교육이 자기효능감과 대인관계에 미치는 영향』(고려대학교, 2006)

천병훈「온달전 연구 : 해석 현상을 중심으로』(세종대학교, 2007)

현재우『小學의 덕목분석과 교육적 시사점 탐구』(창원대학교, 2010)

이혜진 『타자와의 관계성을 나타낸 섬유조형 표현』(이화여자대학교, 2011)

심호남『「勸學文」을 통한 학습태도 指導方案 研究: 朝鮮朝 문인을 중심으로』(중앙대학교, 2011)

김은정『한문고전을 활용한 인성교육 : 한문수업 인성 글쓰기, 요선도

학생 인성 글쓰기 중심』(성균관대학교, 2012)

이아영 『인문고전 독서교육이 초등학생의 독서력 향상에 미치는 영향
에 관한 연구』(경기대학교, 2013)

신미영 『창의성 신장을 위한 초등학교 한문고전 수업 지도 방안 연구:
초등 5,6학 국어 교과서 한문고전을 중심으로』(강원대학교,
2013)

심재성 『현대 기업상호의 작명에 관한 연구: 동양의 명리학적인 접근
을 중심으로』(용인대학교, 2014)

3. 각국의 『明心宝鑑』 대상 논문

〈한국〉

이동환 「明心宝鑑解題」(『明心宝鑑』, 玄岩社, 1969)

이우성 『初版原本明心宝鑑』해제(동방문화사, 1977)

이우성 「淸州版 明心宝鑑에 대하여」(『서지학』7호, 한국서지학회, 1980)

이우성 편 「栖碧外史海外蒐佚本31」, 『淸州版 明心寶鑑』(서울 아세아 문
화사, 1990)

법인스님 「『명심보감』의 저자에 관한 소고」(『한국불교학』 제6집, 한국
불교학회, 1981)

Frist Vos 「韓國語に与えたオランダ語の間接的影響, 『明心寶鑑』の著者
問題及び 「崔致遠伝」と遊仙窟との比較研究」(韓國精神文化研究
院編 『第五回, 國際學術会議, 世界韓國學大会論文集』, 1988)

김윤수 「『명심보감』에 인용된 景行錄에 대해서」(『道敎思想의 韓國的展
開』, 1989)

장기천 『잠언과 명심보감』(한들 출판사, 1990)

황순구 「明心宝鑑攷」(『原本明心宝鑑』太學社, 1991)

성백효 역주 『懸吐完譯明心宝鑑』(伝統文化研究會, 1992)

김동환 「『명심보감』의 書誌的 研究」(『書誌學 研究』10, 1994)

유명종 「露堂秋適의『明心宝鑑』抄叢言」(원광대학종교문제연구소편『韓國宗敎』20, 1995)

금장태 『儒敎思想과 儒敎文化』(전통문화연구회, 1995)「명심보감의 著者秋適」(『故鄕慶北』慶尙北道 大邱慶北鄕土史研究協議會, 1996)

김동환 『초략본(抄略本)『명심보감』의 간행 경위와 그 내용』(『書誌學 研究』18, 1999)

송희준 「『명심보감』의 諸問題」(『啓明漢文學會』14, 1999)

朴曘衍『朝鮮時代 初學敎材로서의 明心寶鑑 性格 研究』(『敎育史學 研究』l9, 1999)

崔亨旭『『明心寶鑑』의 流傳·版本 및 編者에 대한 考察』(『中語中文學』26, 2000)

성해준 「『명심보감』 스페인어 번역의 정신문화적인 의의」(『동북아 문화연구』 9집, 동북아시아 문화학회, 2005)

백태순 「명심보감을 활용한 예절교육(『동양예학』 동양예학회, 2006)

성해준 「『明心寶鑑』과 佛敎와의 關係」(『退溪學과 韓國文化』 45호, 경북대학교 퇴계연구소, 2009)

車柱環『한국의 도교사상 연구』(서울대학교 출판부, 1978)

李康五 「『學世新編』考察」(『도교와 한국문화』, 亞細亞文化社, 1989)

이경하『내훈(內訓)』과 "소학(小學), 열녀(烈女), 여교(女敎), 명감(明鑑)"의 관계 재고(『한국고전여성문학연구』 17, 한국고전여성문학회, 2008)

이경하『삼강행실도』의 폭력성 재고 -열녀편을 중심으로(『古典文學研究』 35, 韓國古典文學會, 2009)

정천구『명심보감』의 사상적 특성 연구(동양한문학연구, Vol.29, 2009)

임동석『初刊明心寶鑑 및 그 編者에 대한 一考』(朴鵬培 교수 회갑기념 논문집, 1986)

임동석『明心寶鑑』과『昔時賢文』의 同一句節 比較考(『중국어문학논집』 31, 2005)

임동석『明代 三種 格言集의 比較 硏究』(『중국어문학논집』 32, 2005)

손경호 이수정『정보통신윤리의식에 대한 명심보감 학습의 효과 (정보 교육학회논문지, Vol.16 No.2, 2012)

김유리『명심보감明心寶鑑』의 현대 교육적 메시지(국학연구, Vol.23, 2013)

김유리『명심보감』의 교육적 가치(大東文化硏究, Vol.84, 2013)

임완혁『기획주제: 동아시아 한자, 한자교육의 현황과 과제; 조선조 『명심보감』의 수용양상』(漢字漢文敎育 30, 2013)

송진흠『명심보감 해설(1):삶의 지혜를「명심보감」에서 (한글한자문화, Vol.2, 1999)

_____『나루터 명심보감 (明心寶鑑)과 사회생활 3 생 김종락 (月刊 海洋韓國, Vol.224, 1992)

유완빈『고전의 향기:영어와 함께하는 명심보감(3) (한글한자문화, Vol.77, 2005)

이정배『잠언과 명심보감 (세계의신학, Vol.- No.46, 2000)

_____「민주주의가 판을 친다 명심보감(明心寶鑑) 가르쳤으면」(한국 논단, Vol.228, 2008)

이응백 칼럼 : 명심보감에 나타난 명구(1) (한글한자문화, Vol.50, 2003)

유완빈 21C 한국을 대표하는 신지성의 지식교양 정보지 : 영어 세대를 위한 한문강독(漢文講讀)(20) ; 영어로 배우는 명심보감 (한글한

자문화, Vol.101, 2007)

조환규 기획연재]컴퓨터 과학 산책(25):컴퓨터 과학을 위한 명심보감
(정보과학회지, Vol.15 No.10, 1997)

이경하 『내훈(內訓)』과 "소학(小學)·열녀(烈女)·여교(女敎)·명감(明鑑)"의 관계 재고(한국고전여성문학연구, Vol.17, 2008

문태순 『童蒙先習』의 교육적 의의에 대한 연구(한국교육사학, Vol.25
No.1, 2003)

김형목 한말 천안지역 근대교육운동의 성격(한국독립운동사연구,
Vol.30, 2008)

서명석 『明心寶鑑』의 교육적 의의 -가다머의 '전통' 관점과 도킨스의
'밈' 가설을 중심으로(교육철학 53, 2014)

〈일본〉

昔話稻妻表紙, 本朝醉菩提, 山東京傳作; 三浦理 編輯, (有朋堂書店,
1914)

宮武外骨編『山東京伝』(吉川弘文館, 1916)

小池藤五郎『山東京伝の硏究』(岩波書店, 1935)

國民精神文化硏究所 編纂, 『惺窩先生文集』上·下, (思文閣出版, 1941)

酒井忠夫『中國善書の硏究』(弘文堂, 1960)

Lothar G Knauth·白石晶子「明心宝鑑の流通とイスパニア飜譯の問題」
(文理書院, 1960)

小池藤五郎『山東京伝』『人物叢書』(吉川弘文館, 1961)

前田金五郎「仮名草子の發生と展開」(『仮名草子集』解說, 1965)

前田金五郎「浮世物語雜考」(『國語國文』34-6, 1965)

半村良『およね平吉時穴道行』(早川書房, 1971)

渡部學　「朝鮮在來民間初等教科書『童蒙先習』の轉移相-總督治下朝鮮民
　　　　　衆陶冶保衛」(『思想』5, 1972)

深擇秋男　「浮世物語-付明心宝鑑解題」(『近世文學資料類從12』仮名草子
　　　　　編所收, 1974)

金谷治　「藤原惺窩の儒學思想」, 『藤原惺窩・林羅山』,(日本思想大系28,
　　　　　岩波書店, 1975)

藤本幸夫「東京教育大學藏朝鮮本について」(『朝鮮學報』81, 1976)

小川武彦「堪忍記と明心宝鑑」(『近世文芸研究と評論』第 12号, 1976)

水野稔『山東京伝の黄表紙』(有光書房, 1976)

渡部學「原本明心宝鑑影印本の刊行」(『韓』7巻3号, 1978)

曲亭馬琴『伊波伝毛乃記』『新燕石十種』第6巻(中央公論社, 1981)

都光淳「韓國の道敎」(『道敎』第三巻,東京平河出版社, 1983)

中村璋八「日本の道敎」(『道敎』第三巻,東京平河出版社, 1983)

「遊びのデザイン　山東京伝『小紋雅話』」(岩崎美術社, 1984)

Frist Vos「明心宝鑑に關して」(『日本文化研究所研究報告』第21集, 1985)

申正午「明心宝鑑の編者に關して-秋適說の疑問-」(東方學會編『東方學』
　　　　　제70輯, 1985)

_____『朝鮮の民間流布初學入門書目錄-付解說-』(中央大學図書館,
　　　　　1986)

「洒落のデザイン　山東京伝画『手拭合』」(岩崎美術社, 1986)

吉田漱『浮世絵の見方事典』(北辰堂, 1987)

山本陽史編『山東京伝』(『シリーズ江戸戯作』桜楓社, 1987)

佐藤深雪校訂『山東京伝集』(『叢書江戸文庫』18 国書刊行会, 1987)

石毛忠「戰國武士の運命觀とその轉換」(『日本歷史』484號, 1988)

稲垣進一編『図説浮世絵入門』(『ふくろうの本』河出書房新社, 1990)

水野稔『山東京伝年譜稿』(ぺりかん社, 1991)

『山東京傳全集』(同編集委員会編,ぺりかん社, 1992)

船木勝馬 「明心宝鑑雜考」(『人文研紀要』18号, 日本中央大學人文科學研
究所, 1993)

玉懸博之 「小瀬甫庵の思想的營爲とその後-近世思想『文藝研究』133
集, 1993)

長尾直茂「山東京伝の中國通俗小說受容-「通俗物」の介在を論ず-」(『國語
國文』64-12, 1995)

成海俊「明心寶鑑が日本文學に与えた影響-ことに浅井了意の 『浮世物
語』を中心として」, (『日本文學』45号, 日本文學協會, 1996)

成海俊「江戸時代における勸善書明心宝鑑の受容と変容」(玉懸博之編
『日本思想史』ぺりかん社, 1997)

成海俊「江戸時代の勧善書受容-『明心寶鑑』と 『太上感応篇』の比較を
中心として」(『文芸研究』 144号, 日本文芸研究會, 1997)

小池正胤 『反骨者大田南畝と山東京伝』(『江戸東京ライブラリ-』, 教育
出版, 1998)

川平敏文「淺香久敬-元禄加賀藩士の前半生」『語文研究』90号.(九州大學
國語國文會, 2000)

川平敏文「徒然草をめぐる 儒彿論爭」(『雅俗』8号 2001)

大高洋司 「京伝, 馬琴と勧善懲惡」(『國語と國文學』835, 2006)

小川陽一「日本近世文學の中の中國善書」(『江戸文學』38. 2008)

佐藤貢悅「退溪學과 藤原惺窩의 儒學」, (『退溪學論集』 5, 2009)

佐藤至子『山東京伝滑稽洒落第一の作者』(『日本評伝選』, ミネルヴァ書
房, 2009)

細窪孝『山東京伝黄表紙の世界』(ア-バンプロ出版センタ-, 2010)

古書院 昭和51 岡雅彦編 『江戸時代初期出版表 大正19-明歷4』 (勉誠出
     版, 2011)

棚橋正博 『山東京伝の黄表紙を読む 江戸の経済と社会風俗』(ぺりかん
     社, 2012)

疋田啓佑 『儒者―日本人を啓蒙した知の巨人たち』(致知出版者, 2013)

顏正註釋. 顏文瑞補案 丹柱籍 九大保存和裝 刊記不明 請求番號123/タ
     /31. 中央

長澤規矩也 和刻本 漢籍分類目錄 增補補正版 027.81 N22 2F

〈중국〉

「流落於西葡的中國文獻」(『方豪60 自定稿』, 臺北 臺灣學生書局, 1969)

方豪 「十七八世紀來華西人對我國經籍之研究」(『方豪六十自定稿』, 台北
     台灣學生書局, 1969)

方豪 「明末淸初天主敎適應儒家學說之研究」(『方豪六十自定稿』, 台北台
     灣學生書局, 1969)

方豪 『中國天主敎史方人物傳』(香港公敎眞理學會, 1970)

余嘉錫, 『余嘉錫論學雜著』(台北：河洛圖書出版社, 1976)

王重民 『中國善本書提要』(上海古籍出版社, 1983)

王重民 『中國善本書提要』(台北 明文書局, 1984)

王雲五主持 『合印四庫全書總目提要及四庫未收書目禁燬書目·三』(台北：
     臺灣商務印書館, 1985)

陳慶浩, 王三慶 編 『越南 漢文小說 叢刊』 第1冊(臺灣 學生書局, 1987)

鄭志明 『中國善書與宗敎』(臺灣學生書局, 1988)

鄭阿財 『敦煌寫卷新集文詞九經抄研究』(台北 文史哲出版社, 1989)

陳慶浩 「第一部 飜譯成西方文字的中國書 -『明心寶鑑』(『中外文學』, 第21卷, 第4期, 1990)

陳慶浩 「第一部翻譯成西方文字的中國書 『明心寶鑑』(台北國際譯學研討會論文『中外文學』21.4, 1992)

鄭阿財 「流行域外的明代通俗讀物 『明心寶鑑』初探」(『法商學報』 25, 1991)

鄭阿財『明心寶鑑』所保存的諺語」(『林伊教授逝世十週學術論文集』台北, 1993)

王三慶「第一部中國西譯書『明心寶鑑』中載存的閩南語譯音研究」(『華岡文科學報』18,1991)

黃一農 『中國 「禮儀之爭」研究』(台北 行政院國家科學委員會微縮小組, 1995)

李天綱『中國禮儀之爭：歷史, 文獻和意義』(上海古籍, 1998)

游子安『勸化金箴─清代善書研究』(天津 人民出版社, 1999)

蘇爾 諾爾 沈保義 顧衛民 朱靜 『中國禮儀之爭:西文文獻一百篇(1645～1941)』(上海:古籍, 2001)

閻國棟「喀山大學與十九世紀俄國漢學」(『漢學研究通訊』, 20, 2001)

張衛東「明心寶鑑及其所記漢越音」(漢字傳播 中越文化交流國際學術研討會, 中國深圳, 2003)

成海俊 「日本思想上的明心寶鑑-与中國・朝鮮相關聯」(『近世中日思想交流論』, 世界知識出版社, 2003)

劉莉美 「當西方遇見東方─從 「明心寶鑑」兩本西班牙黃金時期譯本看宗教理解下的偏見與對話」(『中外文學』第33卷, 第10期, 2005)

李朝全『明心寶鑑』(中國 花藝出版社, 2007)

周安邦, 試析『明心寶鑑』一書的定位(『逢甲人文社會學報』 第16期, 逢甲

大學人文社會學院, 2008)

〈서양〉

Aduarte, Diego. *Historia de la Provincia del Sancto Rosario de la Orden dePredicadores en Philippinas, Japon, y China.* Manila: Colegio de Sancto Thomas, 1640.

Cheng, A-Tsai. "os refranes populares en el BSPC." Congreso Conmemorativo del Profesor Lin yi. Taipei, 1993.

Cobo, Juan. *Beng Sim Po Cam o Espejo rico del claro corazon.* Madrid: Biblioteca Nacional, Fondo antiguo, Ms. 6040.

_____, *Beng Sim Po Cam o Espejo rico del claro corazon.* Ed. Carlos Sanz. Madrid: Victoriano Suarez, 1959.

_____, 『辯正教真傳實錄』. *Pien cheng-chiao chen-chɹan shih-lu o Apología de la verdadera religión.* Ed. Fidel Villarroel. Serie "rientalia Dominicana- Filipinas" ∝ 3. Manila: UST, 1986.

Fernandez Navarrete, Domingo. *Tratados historicos, politicos, eticos y religiosos de la monarquia de China.* Madrid: En la Imprenta Real. Por Juan Garcia Infanzon, 1676.

Knauth, Lothar. "l inicio de la sinologia occidental. Las traducciones españolas del Ming Hisin Pao Chien." Segundo Congreso Sinologico Internacional. Taipei, 1969.

Liu, Limei. *La traducción castellana del libro chino Beng Sim Po Cam / Espejo rico del claro corazón, realizada por Juan Cobo c. 1590 Estudio crítico y bio-bibliográfico.* Tesis Doctoral. UCM, 2003.

_____, *Espejo Rico del Claro Corazón.* Madrid: Letrúmero, 2005.

Pelliot, Paul. "otes sur quelques lives ou documents conserves en Espagne." *Tong Pao* 29 (1929) : 43-47.

Remesal, Antonio de. *Historia de la Provincia de S. Vicente de Chyapa y Guatemala de la Orden de Nuestro Glorioso Padre Sancto Domingo*. Madrid: por Francisco de Angulo, 1619.

Sun Su Ming. *El padre Domingo Fernández Navarret y el problema de los ritos chinos*. Madrid: Universidad Complutense, 1981.

저자 후기

    필자의 일본 도호쿠(東北) 대학 유학시절, 지도 교수였던 타마카케 히로유키(玉懸博之) 교수는 지도하지 않는 것이 지도라는 지론을 가지고 있었다. 그러한 지도하에 대학원생들끼리 서로 논문을 바꿔 읽고 조언을 주고받으면서 논문 작성을 한 적이 많았다. 그러나 지도하지 않는 것이 지도라던 타마카케 교수는 항상 가까이서 지켜보면서 원생들의 연구 상황을 파악하고 때로는 엄한 질책을 하였다.

    지도교수인 타마카케 교수의 또 다른 지론은 연구자로써 일본에서 최고가 아니라 세계에서 최고가 되어야 한다는 것이었다. 그 지론 하에 필자에게도 그동안 진행하였던 일본의 고전연구(『源氏物語』의 死生觀) 보다는 동양고전인 한문학(주로 勸善書) 연구를 무리하게 권하였고, 이에 대해 엄격한 가편(加鞭)을 하였다. 솔직히 당시는 지도 교수의 먼 미래를 생각한 혜안(慧眼)이라기보다는 그 동안 본인의 연구 성과를 짓밟는 매정하고 야속한 처사라는 생각을 많이 하였다. 그러나 시간이 지나면서 깊은 마음과 혜안이라 이해하고 받아들였다.

    귀국하여 지금까지도 어느 곳에선가 지도교수가 눈을 부릅뜨고 지켜보고 있다는 생각을 하며 연구에 매진하고 있다. 이것은 어쩌면 학자의 당연한 기본적인 자세이기도 하겠지만, 지도하지 않는 것이 지도라던 지도교수의 지도가 지금까지 영향을 미치고 있는 것이기도 하다.

    당시 스스로 학문하는 자세를 배우지 못했다면, 또한 자신의 분야에서 세계 최고를 향한 거시적이면서도 미시적인 연구방법을 터득하지 못했다면 이렇게 딱딱한 연구서적을 만들지는 못했을 것이라고 생각해 본다. 특히 이 책에 사용된 기본 자료들 중에는 도호쿠 대학 유학시절 카노(狩野)문고 지하서고에서 찾은 것이 많다. 당시 자료와 장시간 시름할 때, 고서적 보관용 나프탈렌의 심한 냄새로 눈이 따갑고 오랜 시간 조사로 인한 두통에 시달려야 했다. 때로는 왜 이러한 비생산적인 중노동을 해야 하나 하는 회의적인 생각도 들었지만, 아무도 언급하지 않은 새로운 자료를 찾았을 때의 기쁨과 함께 그때의 인고(忍苦)의 노력이 오늘 이 책을 만든 일등 공신임을 부인하기 어렵다.

이미 앞에서도 언급한 것처럼 『명심보감』은 동아시아의 대표적인 권선서의 하나로 동아시아는 물론 유럽에도 전파된 서적이다. 그 내용은 대부분 현실생활의 인간관계를 비롯한 바람직한 인간상의 구체적 실천 덕목으로 이른바 선행을 중심으로 한 정의와 화합, 소통과 배려에 관한 것이다. 그러므로 상처 난 심성과 관계를 돌아보고 치료하는 하나의 좋은 서적이 될 것이다.

물론 필자의 연구는 권선서로서의 『명심보감』을 그대로 독자들에게 제공하는 것은 아니다. 이 책은 한국·중국·일본을 포함한 동아시아의 『명심보감』에 대한 전파 및 수용양상, 타 사상과의 관계, 의미와 의의를 일본 무로마치시대로부터 에도시대에 이르기까지의 사상가와 그 사상가들의 『명심보감』 조문을 인용한 관련서적을 통해서 실증적으로 규명하고, 사상적 의의를 고찰한 연구서이다. 그러나 연구의 대상이 된 내용은 '권선'이고, 이 '권선'이 어떻게 수용 변용되면서 동아시아인들의 심성을 순화시켰는지를 그려 보이고 있다. 아무쪼록 이 서적이 동아시아 각국에서 수용되어 다양하게 변용되고 읽혔던 『명심보감』에 대한 이해를 넓히는데 도움이 되었으면 한다.

　이 책이 나오기까지 많은 사람들과 단체의 도움이 있었다. 먼저 연구의 토대를 제공해준 도호쿠대학의 타마카케 히로유키 교수, 사토 히로오(佐藤弘夫) 교수를 비롯하여 일본사상사(日本思想史) 연구실의 선후배들에게 감사의 마음을 표한다. 또 2014년 본 서적 최종 마무리를 위해 방문연구원 자격으로 방문한 큐슈(九州)대학 중국철학사(中國哲學史) 연구실 시바타 아츠시(柴田篤) 교수님과 큐슈 퇴계연구회 회장 난바 유키오(難波征男) 교수님의 관련 자료제공에도 깊은 감사의 마음을 표한다.

　끝으로『동아시아 명심보감 연구』(2011년 출판)에 이어 이 책의 출판에 직접적인 도움을 준 한국연구재단과 관련연구에 도움을 준 공익재단법인 일한교류기금 및 일본국제교류기금에도 깊이 감사드린다. 또한 출판 불황이 본격화 되는 오늘날에도 좌고우면(左顧右眄)하지 않고 인문학 관련 학술서적을 출판하는 학고방(學古房) 출판사의 존재에도 깊은 위안을 받는다. 아울러 학고방 출판사의 하운근 사장님과 관계자 여러분들의 노고에 심심(甚深)한 감사의 마음을 전한다.

　이 서적에 실린 글은 다음의 논고를 대폭 수정 가필(加筆)한 것이다.

제1부 중세 무로마치 시대의『명심보감』관련서적

　일본중세 사상사에 있어서『젠린쿠슈』와『아마쿠사판 금구집』(『日本文化研究』7집, 동아시아 일본학회, 2002년)

제2부 근세 에도시대 전기의『명심보감』관련서적

　제1장 승려출신 유학자 후지와라 세이카(藤原惺窩)의『슨테츠록(寸鐵錄)』과『명심보감』(『퇴계학논총』25집, 퇴계학 부산연구

원, 2015년)
제4장 林羅山と朝鮮の書物(『日本文化研究』 제 38집, 동아시아일본
학회, 2011년)
제5장 野間三竹의 『北溪含豪』와 『明心寶鑑』 (『日語日文學』 41집,
대한일어일문학회, 2009년)

제3부 근세 에도시대 후기의 『명심보감』 관련서적

제5장 『明心寶鑑』과 二宮尊德의 권선사상 비교(『퇴계학논총』 19집,
퇴계학 부산연구원, 2012년)
제6장 니노미야 손토쿠의 분도 및 추양론과 명심보감의 지속안분론
(『日本文化研究』 제 44집, 동아시아일본학회, 2012년)

제4부 타 권선서의 사상과 『명심보감』

제1장 『성서』와 『명심보감』 권서사상의 공통점(『日本文化研究』 45
집, 동아시아일본학회, 2013년)
제2장 『성서』와 『명심보감』 권서사상의 차이점(『日本文化研究』 47
집, 동아시아일본학회, 2013년)

2015년 8월
저자 성해준 씀

영문 및 일문요약

The study of Japanese Myoungsimbogam's introduction and reception

Myoungsimbogam embodies the wide thought such as a mode of behavior and philosophy of life, and also closely connected to the thought of Confucianism, Buddhism, and Taoism. The specific contents of Myoungsimbogam argues about the virtue that need to possess as human by including conduct of life and view of life from Mencius(孟子), Confucius(孔子), Taosim(老子), Chuang-tzu(莊子). The Myoungsimbogam emphasis on all the people should keep do good and prohibit immoral act. The representative thoughts are ① retribution of heaven and god ② knowing satisfaction ③ politics. Specially, the thinking of believing heaven is personal being like Chinese ancient Confucianism and thinking of believing heaven mostly as Ri(理) coexisted in idea of heaven and god.

The heaven(天) of Myoungsimbogam strongly recommends ethical behavior to human by reward and punishment. For such reasons, the Myoungsimbogam have influenced on formation of Asian's morality. And also the Western missionary who did missionary work in China and japan noticed about it. So, it was the first Chinese publication translated to western language in 1592.

Thus, the Myounsimbogam is precious and important book that influenced many areas such as religion, philosophy, thought and literature. Specially, China, Korea and Japan accepted it by their own ways and widely accepted to intellectual such as the Buddhist monk, Confucian scholar and litterateur. Considering its aspect of spread and acceptance in Western society and process of settlement in Japan, this publication acquires important meaning.

This research takes method that combining time line and place line and also follows Japan's historical flow. Japan is the final destination of Myoungsimbogam's acceptance in East Asia. For this reason, this research illuminates Japan's Myoungsimbogam by relating Japanese Confucian scholar. As result, Edo period Japanese politician and scholar accepted Myoungsimbogam for teaching Chu-tzu(朱子). Therefore, the Japanese wood block(和刻本) that Japanese version of Myongsimbogam assists for formation of Japanese thought of goodness(善) in Edo(江戸) period. Additionally, the Myoungsimbogam spread throughout China, Korea and Japan by wood-printed book, but Japan's Myoungsimbogam was indirectly influenced society by many literatures that quote Myoungsimbogam with seeking their own independent thought.

At that time, the people who read Japanese Myoungsimbogam were stratum of high cultural background. For example, Buddhist monk of Muromachi(室町) period and Toyo Eichyo's quotation of Zenringusyu(禪林句集) and Amakusa version of Kinkusyu(天草版金句集). And also Edo period's famous Confucian Seika Fujiwara, Razan Hayashi, Ekiken Kaibara, Ryoi Asai, Dotatsu Miyakawa, Nanpo Ota.

Lastly, according to time period this publication organized it by prolouge outline of Japanese Myoungsimbogam, Part 1 introduction of Japanese Myoungsimbogam and related publications, part 4 Thought of exhort to righteousness and Myoungsimbogam and 「Last part」 meaning of Myoungsimbogam's acceptance and introduction. In other words this research clarifies Myoungsimbogam's ideological meaning and empirically investigates how it accepted during period Muromachi to Edo.

日本『明心宝鑑』の伝来と受容

　『明心寶鑑』は、儒教・佛教・道教思想と密接な關係を持ちながら人生の哲學と行動の規範から政治理念にいたるまで幅広い思想を含んでいる。『明心寶鑑』の具體的な内容は、『論語』・『孟子』・『中庸』・『大學』の四書をはじめ『老子』・『莊子』・『性理大典』・『朱子』などから選んだ、勧善・勧学、勤勉・孝行・婦徳の勧めなど、処世論ないし人生論を多様に収載し、人間として持つべき徳目を論じている。このような『明心寶鑑』の主眼点は、爲政者や民衆の區別なしに各身分層の人々に非道德的な行爲を禁じ、人間生活において重要な善をたえずに行うことを勧める。代表的な道德思想としては、①天あるいは、神の應報 ②知足安分 ③爲政をあげる事をできる。そのなかでも特に天あるいは神の觀念には朱子學的な側面から天が主に理として現實世界に内在する者として信じる思考と中國古代の儒教と同じように天を現実世界に外在する人格的な存在として信じる思考が竝存している。この二つの觀

念の中でも『明心寶鑑』の天は、後者いわゆる、天は明確な意志を持って人間行爲の善惡に厳しい賞罰と應報をくだすことで、人間に道德的な行爲をより強く要求するのが特徴である。そのため、道德書として重視された。

　このように『明心寶鑑』は、中國・韓國・日本・ベトナムなどの東洋の知識人たちを中心として、一般の人々にも広く読まれ、東洋人の倫理・道德形成に大きな影響を及ぼした。こればかりではなく、中國と日本でキリスト教傳導活動をした西洋の宣教師たちにも注目され1592年東洋の漢文書籍のなかで一番最初に西洋語に翻訳され、スペイン・ドイツ・フランスなどの西洋知識人たち(ドイツの哲学者ライフニッツ Gottfried Wilhelm Leibniz 1646〜1716、フランスの外科医で経済学者、ケネ Franois Quesnay 1694〜1774、フランスの文學者ボルテル Voltaire Franois Marie Arouet、1694〜1778などのヨーロッパの著名な思想家たち)にも東洋人の心性を理解することができる書籍として受容された。このように『明心寶鑑』は世界各國に傳播され、いろいろな階層の人々に読まれ、哲學・文學・思想・宗教などの多くの分野で影響を与えた重要な書籍として先人たちが傍に置きながら心を修めてきた宝になる本である。そのなかでも中國・韓國・日本の東アジア3國では、各々獨自的な受容方法を取りながら文學者・儒學者・僧侶などの知識人たちに広く受容された。特に、中國から韓國へさらに日本へと傳播され、定着して行く過程と日本のカトリック宣教師たちに注目され、彼らを中心として西洋社會に傳播・受容された様相を考慮するとこの書籍の日本社會の受容と定着は重要な意味を持つと言える。

　本研究は、日本中世から近世に繋がる時間の史的な流れを従いながらも當時の多様な書籍との關聯および思想を對比するいわゆる、時間

と空間を交織する方法を取ったのである。このような方式で東アジア『明心寶鑑』受容の終着点と言える日本の『明心寶鑑』を日本の儒學者たちを中心とした知識人たちの引用書籍と關聯づけて照明した。その結果、江戸時代の前期を中心として、代表的な爲政者および知識人たちは『明心寶鑑』を朱子学と併用して、あるいは朱子学の一部として受容したのである。たとえば日本版『明心寶鑑』である和刻本が刊行され爲政者や知識人たちの『明心寶鑑』の條文を引用した書籍を編纂し江戸時代の日本人の善思想の形成に大きな役割を果した。

　また、『明心寶鑑』の受容様相における韓國・中國では主に板本の形態を維持しながら伝播された。もちろん日本でも1631年以降約80年間に渡って「和刻本」が繰り返して刊行された記録がある。しかし、日本の『明心寶鑑』は、韓国や中國のように板本による直接的な影響よりは條文を引用したいろいろな種類の文藝書籍が各々獨自的な思想を追究しながら社會に間接的な影響を与えた。当時の日本の『明心寶鑑』は室町時代の僧侶である東陽永朝の『禪林句集』とハビアンの『天草版金句集』の引用の他に、江戸時代初期の僧侶出身の著名な儒學者である藤原惺窩の『寸鐵錄』と彼の弟子林羅山の『童蒙抄』をはじめ、貝原益軒などの儒學者である。また、淺井了意・宮川道達・太田南畝・山東京伝などの陽明學者・國學者・神道家・歌人など『明心寶鑑』を理解した人は、相当の高い教養を持つ身分層の人々であった。

　最後に本書の構成は「序章」の日本の『明心寶鑑』の概要、第1部の『明心寶鑑』の日本の傳來と關聯書籍をはじめ、第4部の他の勸善思想と『明心寶鑑』を経て「終章」の日本の『明心寶鑑』の傳來と受容の意義を時代別に編成した。先ず、①序章では、日本の『明心寶鑑』の研究史をはじめ、にほんの朱子學と關聯づけて『明心寶鑑』の受容と定着に関す

る全体的な事項を考察した。②第1部では、中世の僧侶たちと『明心寶鑑』との関係を究明した。③第2部と第3部では、『明心寶鑑』の日本傳來と關聯、近世江戸時代の前期から後期の様相を　知識人と關聯づけて考察し、④第4部では他の勸善書、特に『聖書』の思想と『明心寶鑑』との関係を考察した。すなわち、本研究では日本の朱子學と共に室町時代から江戸時代にいたるまでの『明心寶鑑』がどのように受容されたかを時間と視空間を交織しながら『明心寶鑑』の條文を引用した關聯書籍を通して實證的に究明し、その思想的意義を明確にした。

찾아보기

ㄱ

가인(歌人) 19, 326
가키소시(餓鬼草紙) 64
간에이기(寬永期) 389
강간병위(綱干兵衛) 357
강항(姜沆) 98
겐엔(諺苑) 26, 37
겐지모노가타리(源氏物語) 328
격몽요결(擊蒙要訣) 326
견당사(遣唐使) 48
견명선(遣明船) 48
경신신앙(庚申信仰) 501
계몽서 24
고세이바이 시키모쿠(御成敗式目) 83
고잔(五山) 20
고학 18
공과격(功過格) 18, 229, 501, 502
광가사(狂歌師) 26, 37
교큐테이 바킨(曲亭馬琴) 357
교토(京都) 28
국학 18
권선서 18, 20

권선징악 18, 500
극작자(劇作者) 26
금강경(金剛經) 328
금언류취집(金言類聚集) 68
기리시탄(吉利支丹) 69
기온 난카이(祇園南海) 105
긴쿠슈(金句集) 69
길흉화복(吉凶禍福) 36
김성일(金誠一) 96

ㄴ

나고야(名護屋) 22
나와 카쇼(那波活所) 103
나이카쿠 문고(內閣文庫) 21
나카에 토주(中江藤樹) 88
난부 난잔(南部南山) 105
노마 겐타쿠(野間玄琢) 201
노마 산치쿠(野間三竹)
 24, 33, 123, 201
노즈치(野槌) 327
니노미야 리에몬(二宮利右衛門) 385
니노미야 손토쿠(二宮尊德) 384

니치렌(日蓮)   47
니혼쇼키산소(日本書紀纂疏)   51
닛코(日光)   386

ㄷ

다이가쿠 요랴쿠(大学要略)   106
다이세이 호칸(大政奉還)   322
다테 타다무네(伊達忠宗)   323
도구로(洞九郞)   357
동몽선집(童蒙先習)   25
도모쇼(童蒙抄)   24, 33
동몽훈   376
동악성제의 수훈   154
동양기(東陽記)   203

ㄹ

라이프 니쯔   526
라쿠쿤(樂訓)   311
락교손 우산부이십자(洛橋巽隅山阜
      己十子)   56
레이제이케(冷泉家)   93

ㅁ

마나세 겐사쿠(曲直瀬玄朔)   201
마에다 긴고로(前田金五郞)   388
마에다 미츠타카(前田光高)   322
마에다 요시야스(前田慶寧)   320
마에다 츠나노리(前田綱紀)
                        24, 37, 322
마에다 츠토무(前田勉)   177

마에다 토시나가(前田利長)   320
마에다 토시마사(前田利政)   321
마에다 토시이에(前田利家)   320
마에다 토시츠네(前田利常)120, 323
마츠나가 세키고(松永尺五)103, 202
마츠시탄 켄린(松下見林)   365
마츠우라 캇쇼(松浦霞沼)   105
마쿠라노소시(枕草子)   328
막번체제(幕藩體制)   26
만선부(万善簿)   502
만요슈(萬葉集)   68
말법변토(末法辺土)   63
메이지(明治)
      17, 18, 39, 169, 385, 416, 501
메이호칸(明意寶鑑)   21, 33, 493
명간본(明刊本)   122
명심보감   18
명치유신   17
묘심사파(妙心寺派)   20
무까시바나시 이나즈마효시(昔話稲
      妻表紙)   26, 38, 346
무로 큐소(室鳩巢)   104, 324
무카이 소슈(向井滄洲)   105
미나모토 료엔(源了圓)   177
미야기 현립(宮城縣立)도서관   175
미야카와 도타츠(宮川道達)   19, 25
미야케 칸란(三宅観瀾)   105
미토학   18
민고슈(眠寤集)   365

ㅂ

바이손 사이히츠(梅村載筆) 108

바킨(馬琴) 357

번사(藩士) 24

법화경(法華經) 328

보덕(報德)사상 38

보덕교의(報德敎義) 387

보덕사(報德社) 416

보덕사법(報德仕法) 412, 415

보르텔 526

부국첩경(富國捷徑) 415

부귀빈천(富貴貧賤) 72

분도(分度) 40

비토 마사히데(尾藤正英) 87

ㅅ

사와다 소우켄(澤田宗堅) 324

사이고 타카모리(西鄕隆盛) 347

사카와가와(酒匂川) 385

사카이 타다오(酒井忠夫) 228

사카키바라 코슈(榊原篁洲) 105

사쿠마 타다시(佐久間正) 295

산토 쿄덴(山東京伝) 19, 38, 346

산토 케이코(山東鷄告) 357

산토 토슈(山東唐州) 357

서경(書經) 98

성리설(性理說) 98

성서 40

성혼(成渾) 98

세이요쇼(政要抄) 21

세이카선생문집(惺窩先生文集) 106

세키가하라(關が原) 98

손케이카쿠 문고(尊經閣文庫) 21, 329

손토쿠 387

쇼가쿠치요(初學知要) 289

쇼가쿠쿤(初學訓) 289

쇼헤이코(昌平黌) 168

순환윤회(循環輪廻) 397, 409

스가 신세이(管眞靜) 324

슨테츠록(寸鐵錄) 24

시경(詩經) 98

시노부오카(忍岡) 168

시라이시 마사코(白石晶子) 229

시린이꼬슈(詞林意行集) 364

신초키(信長記) 25, 129

ㅇ

아라이 하쿠세키(新井白石) 104

아마미 군도(奄美群島) 97

아마쿠사판 금구집(天草版金句集) 19

아마테라스(天照) 405

아메노모리 호슈(雨森芳洲) 104

아사노 유키나가(淺野幸長) 107

아사이 료이(淺井了意) 19

아사카 큐케이(淺香久敬) 25, 326, 344

아사카씨 산테이(淺香氏山井) 327

아오야니기(靑柳)문고   172, 175
아즈치 모모야마(安土桃山)   15, 23
아카마츠 히로미치(赤松廣通) 95, 99
악경(樂經)   98
안락국(安樂國)   396
야마자키 안사이(山崎闇斎)   17
야마카와즈(山川津)   97
야마토 조쿠쿤(大和俗訓)

                       25, 289, 311
야소교(耶蘇教)   67
양명학   18
에도(江戸)   28
에도(江戸)시대   15
역경(易經)   98
연기법계(緣起法界)   355
열반경(涅槃經)   328
예기(禮記)   98
오가와 타케히코(小川武彦)

                        53, 229, 388
오다와라번(小田原藩)   386
오다와라성(小田原城)   386
오사카(大坂)   28
오오타 세이큐(太田青丘)   100
오제 호안(小瀬甫庵)   21
오카다 사헤이지(岡田佐平治)

                            40, 416
오카쿠라 텐신(岡倉天心)   348
오타 난뽀(太田南畝)   19
오타 젠사이(太田全齊)   37, 346
오화이도설(五火二道說)   393, 394

와고엔기 캇뽀우(和語円機活法) 365
와조쿠 도지쿤(和俗童子訓) 25, 289
와카야마(和歌山)   108
와칸고겐(和漢古諺)   290
왕양명(王陽明)   166
요시다 소안(吉田素庵)   104
요시다 스미오(吉田澄夫)   69
요시다신도(吉田神道)   168
요시츠네(義経)   47
우키요(憂世)   17
우키요모노가타리(浮世物語)   25
우키요에시(浮世繪師)   346
우키타 히데이에(宇喜多秀家)   22
위정자   26
유시마(湯島)성당   168
유희춘(柳希春)   96
육상산(陸象山)   166
육상산(陸象山)   94
음즐록(陰騭錄)   18, 501
이나바 자쿠스이(稲生若水)   324
이세모노가타리(伊勢物語)   328
이세신도(伊勢神道)   168
이소가와 고하쿠(五十川剛伯) 324
이소호 모노가타리(伊曽保物語) 69
이시다 바이간(石田梅岩) 390, 502
이시카와 죠잔(石川丈山)   104
이즈모(出雲)   120
이케다 미츠마사(池田光政)   323
이케다 츠네오키(池田恒興)   118
이탁오집(李卓吾集)   328

인과응보 18, 500
임제종 20
임진왜란 15, 16

ㅈ

장수요절(長壽夭折) 72
절해(絶海) 55
정관정요(貞觀政要) 97
정도론(政道論) 25
정유재란 16
젠린슈쿠 집중훈해서(禪林集句 集中
　訓解書) 63
젠린쿠슈(禪林句集) 19, 491
주자학 15, 16
쥬묘인쇼(寿命院抄) 327
쥬카신도(儒家神道) 170
지가바찌 모노가타리(似我蜂物語) 25
지고슈(自誤集) 289
지고쿠소시(地獄草子) 64
쯔레즈레구사 쇼쇼다이세이(徒然草
　諸抄大成) 25, 37, 325
쯔레즈레구사(徒然草) 38, 326
쯔루야 키에몬(鶴屋喜右衛門) 357

ㅊ

청간본(淸刊本) 122
청주본(淸州本) 22
쵸닌(町人) 27
추양(推讓) 416

춘추(春秋) 98
츄카고겐(中華古諺) 290
츠타야 쥬사부로(蔦屋重三郎) 357

ㅋ

카가(加賀)소동 321
카가미구사(鑑草) 25
카가번(加賀藩) 320
카나죠시(暇名草子) 15, 25
카노문고(狩野文庫) 208
카도쿤(家道訓) 290
카모노 나가아키라(鴨長明) 245
카쇼키효반(可笑記評判) 25, 227
카이도쿠도(懷德堂) 389, 500
카이바라 에키켄(貝原益軒) 25
칸닌키(堪忍記) 25, 35, 227
칸 도쿠안(菅得庵) 104
칸세이(寛政) 357
케네 526
켄코호시(兼好法師) 245, 345
코킨슈(古今集) 328
코마바(駒場) 329
코메이(光明) 천황 102
코바와카와 히데아키(小早川秀秋)
　101
쿠마자와 반잔(熊澤蕃山) 88
쿤모요겐로꾸 코지(訓蒙要言錄故事)
　25, 367, 371
쿤모코지요겐(訓蒙故事要言)37, 346

큐슈(九州) 22

키노시타 준안(木下順庵) 104, 324

키노시타 쵸쇼시(木下長嘯子) 98, 202

키요하라 노부타카(清原宣賢) 165

키요하라 히데타카(清原秀賢) 104

키요하라가 신도(清原家神道) 168

카에시 노리토(返祝詞) 82

ㅌ

타나카 잇칸(田中一閑) 324

타마카케 히로유키(玉縣博之) 124, 388

타이코키(太閤記) 25, 121, 129

타케무라 사부로헤이에이(武村三郎兵衛) 171

태상감응편(太上感應篇) 18, 229, 358

테라고야(寺子屋) 389, 500

테이토쿠쇼(貞德抄) 327

테키기츠로쿠(迪吉錄) 229

텐쇼군키(天正軍記) 25

토바(鳥羽) 322

토요토미 히데요시(豊臣秀吉) 15, 96, 320

토요토미 히데츠구(豊臣秀次) 118

토요 에이쵸(東陽英朝) 19, 20, 54

토쿠가와 요시노부(德川慶喜) 322

토쿠가와 이에야스(德川家康) 15

토키씨(土岐氏) 118

토토미노쿠니(遠江國) 416

통신사 16

ㅍ

폐번치현(廃藩置県) 322

ㅎ

하리마(播磨) 94, 120

하비안 19

하야시 라잔(林羅山) 15

하야시 호코(林鳳岡) 168

하이카이(俳諧) 202

하이카이시(俳諧師) 326

한세키 호칸(版籍奉還) 322

핫토리 칸사이(服部寬斎) 105

핫토리(服部) 405

핫토리가(服部家) 386

향쇄(香晒) 357

헤이케이 모노가타리(平家物語) 69

호리오 요시하루(堀尾吉晴) 120

호리 쿄안(堀杏庵) 103

호시나 마사유키(保科正之) 323

호죠키(方丈記) 64, 245

홋케이간고(北溪含毫) 24, 123, 202

홍무제(洪武帝) 20, 55, 491

화각본(和刻本) 19

화복응보(禍福應報) 63

환과고독(鰥寡孤獨) 405, 412

효경   381
효타로(瓢太郎)   227
후시미(伏見)   322
후지와라 세이카(藤原惺窩)   15
후치마이(扶持米)   323
후카자와 아키오(深澤秋男)229, 388
후쿠시마 쿠니미치(福島邦道)   69
후쿠야마번(福山藩)   26, 346
후쿠즈미 마사에(福住正兄) 39, 415
히라야마 센카(平山仙佳)   324
히라타 아츠타네(平田篤胤) 39, 415
히로세 단소(廣瀬淡窓)   502

저 자

성해준 成海俊

일본 도호쿠(東北, 국립) 대학 대학원 문학연구과를 수료(문학박사)하고, 일본 미야기현 경찰청본부 상근강사와 일본 센다이 지방재판소 법정통역원으로 일하였다. 귀국 후에는 경북대학교 퇴계연구소 전임연구원을 시작으로 일본 도호쿠대학 대학원 일본사상사 연구실 객원연구원(2010년)과 큐슈대학 대학원 중국철학사 연구실 방문연구원(2014년) 등을 역임하였다. 학회봉사로 「동아시아 일본학회」 회장을 역임하였으며, 현재 동명대 학교 일본학과 교수로 재직하고 있다.(sunghj@tu.ac.kr)

[저서] 『日本思想史』(共著 ぺりかん社, 1997), 『새로운 일본의 이해』(공저 2002), 『동아시 아 유교문화의 새로운 지향』(공저 2004, 2006년도 대한민국학술원 기초연구 우수 학술도서 선정), 『동아시아 명심보감 연구』(2011, 2012년도 대한민국학술원 우수 학술도서 선정) 등이 있다.

[역서] 『일본사상사의 이해』(공역 2004), 『성서 신림속의 여인들』(공역 2004), 『일본여성 사』(공역 2004), 『근대일본의 조선인식』(2005), 『일본열도의 사생관』(2011), 『신국 일본』(2014) 등이 있다.

[논문] 「『源氏物語』-宇治と薫」(1993), 「貝原益軒の勸善思想」(2000), 「근세 일본인들의 조선관」(2005), 「일본속의 한국문화」(2006), 「퇴계와 일본과의 遭遇에 관한 고찰」 (2010), 「일본 사생관에 담긴 죽음의식의 특징」(2011), 「동양사상에서의 統治者와 被統治者의 관계」(2013), 「이상 정치의 前提, 유가 사상에 나타난 君子」(2015) 등이 있다.

일본 명심보감의 전래와 수용 연구

초판 인쇄 2016년 1월 6일
초판 발행 2016년 1월 15일

저   자 | 성해준
펴 낸 이 | 하운근
펴 낸 곳 | 學古房

주   소 | 경기도 고양시 덕양구 통일로 140 삼송테크노밸리 A동 B224
전   화 | (02)353-9908 편집부(02)356-9903
팩   스 | (02)6959-8234
홈페이지 | http://hakgobang.co.kr
전자우편 | hakgobang@naver.com,   hakgobang@chol.com
등록번호 | 제311-1994-000001호

ISBN   ISBN   978-89-6071-564-6 93150

값 : 27,000원

이 도서의 국립중앙도서관 출판시도서목록(CIP)은 서지정보유통지원시스템 홈페이지
(http://seoji.nl.go.kr)와 국가자료공동목록시스템(http://www.nl.go.kr/kolisnet)에서 이용하실
수 있습니다.(CIP제어번호: CIP2016000345)

■ 파본은 교환해 드립니다.